2011
中国卫生统计年鉴

中华人民共和国卫生部　编

中国协和医科大学出版社

图书在版编目（CIP）数据

中国卫生统计年鉴. 2011 / 中华人民共和国卫生部编. —北京：中国协和医科大学出版社，2011.9
ISBN 978 -7 -81136 -536 -8

Ⅰ. ①中… Ⅱ. ①中… Ⅲ. ①卫生统计 - 中国 - 2011 - 年鉴 Ⅳ. ①R195 -54

中国版本图书馆 CIP 数据核字（2011）第 146668 号

2011 **中国卫生统计年鉴**

编　　者：中华人民共和国卫生部
责任编辑：吴桂梅　姜淑惠

出版发行：中国协和医科大学出版社
（北京东单三条九号　邮编 100730　电话 65260378）
网　　址：www. pumcp. com
经　　销：新华书店总店北京发行所
印　　刷：北京佳艺恒彩印刷有限公司

开　　本：889 × 1194　　1/16 开
印　　张：28. 25
字　　数：800 千字
版　　次：2011 年 8 月第一版　2011 年 8 月第一次印刷
印　　数：1—1000
定　　价：170. 00 元

ISBN 978 -7 -81136 -536 -8/R · 536

（凡购本书，如有缺页、倒页、脱页及其他质量问题，由本社发行部调换）

《中国卫生统计年鉴》编辑委员会

《中国卫生统计年鉴》编辑部

编者说明

一、《中国卫生统计年鉴》是一部反映中国卫生事业发展情况和居民健康状况的资料性年刊。本书收录了全国及31个省、自治区、直辖市卫生事业发展情况和目前居民健康水平的统计数据，以及历史重要年份的全国统计数据。本书为《中国卫生统计年鉴》2011卷，收编的内容截至2010年底。

二、全书分为15个部分，即卫生机构、卫生人员、卫生设施、卫生经费、医疗服务、基层医疗卫生服务、妇幼保健、人民健康水平及营养状况、疾病控制与公共卫生、居民病伤死亡原因、卫生监督、医疗保障制度、人口指标，另附主要社会经济指标、世界各国卫生状况。各篇前设简要说明及主要指标解释，简要说明主要介绍本篇的主要内容、资料来源、统计范围、统计方法以及历史变动情况。

三、资料来源

（一）本资料主要来自年度卫生统计报表，一部分来自抽样调查。

（二）人口和社会经济数据摘自《中国统计年鉴》以及公安部、教育部、民政部统计资料，城镇居民基本医疗保险数据摘自人力资源与社会保障部，各国卫生状况数据摘自世界卫生组织《世界卫生统计》。

四、统计口径

（一）除行政区划外，书中所涉及的全国性统计数据均未包括香港特别行政区、澳门特别行政区和台湾省数据。

（二）卫生部三次修订了《国家卫生统计调查制度》，适当调整了卫生机构和人员的统计口径，导致1996、2002、2007年卫生机构和人员数变动较大。

（三）从2010卷起，村卫生室的机构、人员和诊疗人次分别计入卫生机构总数、卫生人员总数、总诊疗人次数中（村卫生室不再单独统计）。各年数据已按此口径调整。

五、统计分组

（一）东、中、西部地区　东部地区包括北京、天津、河北、辽宁、上海、江苏、浙江、福建、山东、广东、海南11个省、直辖市；中部地区包括山西、吉林、黑龙江、安徽、江西、河南、湖北、湖南8个省；西部地区包括内蒙古、广西、重庆、四川、贵州、云南、西藏、陕西、甘肃、青海、宁夏、新疆12个省、自治区、直辖市。

（二）主办单位　以医疗卫生机构登记注册为依据，分为政府办、社会办和私人办。政府办医疗卫生机构包括卫生行政部门和教育、民政、公安、司法、兵团等政府机关主办的医疗卫生机构；社会办医疗卫生机构包括企业、事业单位、社会团体和其他社会组织办。

（三）城乡　1949～1984年以前医疗卫生机构及其床位和人员按城市、农村分组，1985～2004年按市、县分组，2005年起按城市、农村分组。城市包括直辖市区和地级市辖区，农村包括县及县级市，乡镇卫生院及村卫生室计入农村。

六、符号使用说明　“空格”表示无数字，“…”表示数字不详，“①”表示表下有注解。

卫生部统计信息中心

目　录

一、医疗卫生机构

二、卫生人员

三、卫生设施

四、卫生经费

五、医疗服务

六、基层医疗卫生服务

七、妇幼保健

八、人民健康水平

九、疾病控制与公共卫生

十、居民病伤死亡原因

十一、卫生监督

十二、医疗保障制度

一、医疗卫生机构

简要说明

一、本章主要介绍全国及31个省、自治区、直辖市医疗卫生机构数，主要包括各级各类医疗机构、疾病控制机构和卫生监督机构数，医院等级情况，按床位数分组的医院、乡镇卫生院和社区卫生服务中心数等。

二、本章数据来源于卫生资源统计年报。

三、医疗卫生机构分类

1. 按城乡分，城市包括直辖市区和地级市辖区，农村包括县及县级市（乡镇卫生院及村卫生室即计入农村）。按市县分，市包括直辖市区、地级市区和县级市，县包括自治县和旗。

2. 按经济类型分为国有、集体、联营、私营和其他。

3. 按主办单位分为政府办、社会办和私人办，政府办包括卫生行政部门和教育、民政、公安、司法及兵团等行政部门办的医疗卫生机构，社会办包括企业、事业单位、社会团体和其他社会组织办的医疗卫生机构。

4. 按分类管理分为非营利性和营利性医疗卫生机构。

四、统计口径调整

1. 村卫生室数计入医疗卫生机构总数中（不再单独统计）。

2. 2002年起，医疗卫生机构数按卫生或工商、民政部门登记注册数统计，1949~2001年卫生机构数按卫生或其他行政部门批准成立数统计。

3. 2002年起，按照行业管理原则，医疗卫生机构总数不再包括国境卫生检疫所、高中等医学院校、药品检验所（室）和由各级计生委批准设立的计划生育指导中心。

4. 1996年起，依据《医疗机构管理条例》将个体开业人员改称私人诊所计入医疗卫生机构，当年医疗卫生机构总数增加较多（包括13万所私人诊所）。

主要指标解释

医疗卫生机构：指从卫生行政部门取得《医疗机构执业许可证》，或从民政、工商行政、机构编制管理部门取得法人单位登记证书，为社会提供医疗保健、疾病控制、卫生监督服务或从事医学科研和医学在职培训等工作的单位。医疗卫生机构包括医院、基层医疗卫生机构、专业公共卫生机构、其他医疗卫生机构。

医院：包括综合医院、中医医院、中西医结合医院、民族医院、各类专科医院和护理院，不包括专科疾病防治院、妇幼保健院和疗养院。

中医医院：指中医（综合）医院和中医专科医院，不包括中西医结合医院和民族医院。

专科医院：包括口腔医院、眼科医院、耳鼻喉科医院、肿瘤医院、心血管病医院、胸科医院、血液病医院、妇产（科）医院、儿童医院、精神病医院、传染病医院、皮肤病医院、结核病医院、麻风病医院、职业病医院、骨科医院、康复医院、整形外科医院、美容医院等其他专科医院，不包括中医专科医院、各类专科疾病防治院和妇幼保健院。

公立医院：指经济类型为国有和集体的医院。

民营医院：指经济类型为国有和集体以外的医院，包括联营、股份合作、私营、台港澳投资和外国投资等医院。

基层医疗卫生机构：包括社区卫生服务中心（站）、街道卫生院、乡镇卫生院、村卫生室、门诊部、诊所（医务室）。

专业公共卫生机构：包括疾病预防控制中心、专科疾病防治机构、妇幼保健机构、健康教育机构、急救中心（站）、采供血机构、卫生监督机构、卫生部门主管的计划生育技术服务中心。不包括传染病院、结核病医院、血防医院、精神病医院、卫生监督（监测、检测）机构。

其他医疗卫生机构：包括疗养院、临床检验中心、医学科科研机构、医学在职教育机构、医学考试中心、农村改水中心、人才交流中心、统计信息中心等卫生事业单位。

医院等级：指由卫生行政部门确定的级别（一、二、三级）和由医疗机构评审委员会评定的等次（甲、乙、丙等），是反映医院规模和医疗水平的综合指标。

联合办村卫生室：指由两个或多个乡村医生联合办、执业（助理）医师与乡村医生联合办的村卫生室。

1-1-1 医疗卫生机构数

年份	合计	医院				基层医疗卫生机构					专业公共卫生机构数				
			综合医院	中医医院	专科医院		社区卫生服务中心(站)	乡镇卫生院	村卫生室	门诊部(所)		疾病预防控制中心	专科疾病防治院(所、站)	妇幼保健院(所、站)	卫生监督所(中心)
1949	3670	2600								769			11	9	
1950	8915	2803	2692	4	85					3356		61	30	426	
1955	67725	3648	3351	67	188					51600		315	287	3944	
1960	261195	6020	5173	330	401			24849		213823		1866	683	4213	
1965	224266	5330	4747	131	339			36965		170430		2499	822	2910	
1970	149823	5964	5353	117	385			56568		79600		1714	607	1124	
1975	151733	7654	6817	160	543			54026		80739		2912	683	2128	
1978	169732	9293	7539	447	643			55018		94395		2989	887	2571	
1980	180553	9902	7859	678	694			55413		102474		3105	1138	2745	
1981	800205	10252	8044	781	718			55500	610079	111189		3202	1197	2789	
1982	801869	10471	8146	878	731			55496	608431	113916		3271	1272	2827	
1983	870686	10901	8370	1009	772			55559	674669	115826		3274	1326	2851	
1984	905424	11381	8545	1218	810			55549	707168	117028		3339	1458	2955	
1985	978540	11955	9197	1485	938			47387	777674	126604		3410	1566	2996	
1986	999102	12442	9363	1646	1030			46967	795963	127575		3475	1635	3059	
1987	1012804	12962	9657	1790	1097			47177	807844	128459		3512	1697	3082	
1988	1012485	13544	9916	1932	1190			47529	806497	128422		3532	1727	3103	
1989	1027522	14090	10242	2046	1265			47523	820798	128112		3591	1747	3112	
1990	1012690	14377	10424	2115	1362			47749	803956	129332		3618	1781	3148	
1991	1003769	14628	10562	2195	1345			48140	794733	128665		3652	1818	3187	
1992	1001310	14889	10774	2269	1376			46117	796523	125873		3673	1845	3187	
1993	1000531	15436	11426	2298	1438			45024	806945	115161		3729	1872	3115	
1994	1005271	15595	11549	2336	1440			51929	813529	105984		3711	1905	3190	
1995	994409	15663	11586	2361	1445			51797	804352	104406		3729	1895	3179	
1996	1078131	15833	11696	2405	1473			51277	755565	237153		3737	1887	3172	
1997	1048657	15944	11771	2413	1488			50981	733624	229474		3747	1893	3180	
1998	1042885	16001	11779	2443	1495			50071	728788	229349		3746	1889	3191	
1999	1017673	16678	11868	2441	1533			49694	716677	226588		3763	1877	3180	
2000	1034229	16318	11872	2453	1543	1000169		49229	709458	240934	11386	3741	1839	3163	
2001	1029314	16197	11834	2478	1576	995670		48090	698966	248061	11471	3813	1783	3132	
2002	1005004	17844	12716	2492	2237	973098	8211	44992	698966	219907	10787	3580	1839	3067	571
2003	806243	17764	12599	2518	2271	774693	10101	44279	514920	204468	10792	3584	1749	3033	838
2004	849140	18393	12900	2611	2492	817018	14153	41626	551600	208794	10878	3588	1583	2998	1284
2005	882206	18703	12982	2620	2682	849488	17128	40907	583209	207457	11177	3585	1502	3021	1702
2006	918097	19246	13120	2665	3022	884818	22656	39975	609128	212243	11269	3548	1402	3003	2097
2007	912263	19852	13372	2720	3282	878686	27069	39876	613855	197083	11528	3585	1365	3051	2553
2008	891480	19712	13119	2688	3437	858015	24260	39080	613143	180752	11485	3534	1310	3011	2675
2009	916571	20291	13364	2728	3716	882153	27308	38475	632770	182448	11665	3536	1291	3020	2809
2010	936927	20918	13681	2778	3956	901709	32739	37836	648424	181781	11835	3513	1274	3025	2992

注：①村卫生室数计入医疗卫生机构数中；②2008年社区卫生服务中心(站)减少的原因是江苏省约5000家农村社区卫生服务站划归村卫生室；③2002年起，医疗卫生机构数不再包括高中等医学院校本部、药检机构、国境卫生检疫所和非卫生部门举办的计划生育指导站；④1996年以前卫生院指乡镇卫生院，门诊部(所)不包括私人诊所。

1-1-2　2010年各地区医疗卫生机构数

地区	合计	医院							基层医疗卫生机构						
		小计	综合医院	中医医院	中西医结合医院	民族医院	专科医院	护理院	小计	社区卫生服务中心	社区卫生服务站	街道卫生院	乡镇卫生院	村卫生室	门诊部
总　计	**936927**	**20918**	**13681**	**2778**	**256**	**198**	**3956**	**49**	**901709**	**6903**	**25836**	**929**	**37836**	**648424**	**8291**
东　部	339306	8124	5144	992	105	7	1833	43	325944	3455	15441	247	9991	225156	5846
中　部	308990	6467	4128	980	80	12	1262	5	298058	1951	6856	609	11467	228230	1226
西　部	288631	6327	4409	806	71	179	861	1	277707	1497	3539	73	16378	195038	1219
北　京	9411	544	321	90	6	3	122	2	8651	310	1273			2972	777
天　津	4542	277	183	28	4		62		4115	101	776	1	160	1855	258
河　北	81403	1226	812	178	32		204		79493	234	938		1962	66277	173
山　西	41098	1198	632	204	14		348		39351	190	564	513	1201	29253	105
内蒙古	22565	467	296	61	6	43	61		21571	240	787	4	1331	14500	90
辽　宁	34805	821	507	98	5	2	209		33300	224	723	33	1001	20591	383
吉　林	19385	568	346	76	9	2	134	1	18475	138	1938	9	768	9862	410
黑龙江	22073	917	650	120	7	5	135		20461	376	659	13	954	13141	118
上　海	4708	306	185	17	5		85	14	4261	296	635			1437	430
江　苏	30956	1155	754	86	12		284	19	29095	496	1681	8	1268	17127	535
浙　江	29939	687	354	109	13		208	3	28642	310	5793	42	1508	13643	712
安　徽	22997	728	501	85	7		132	3	21751	366	1345	9	1437	15636	133
福　建	27017	455	292	71	8	2	81	1	26193	190	296		869	20032	431
江　西	34068	504	329	96	7		72		33019	185	515	10	1570	26904	34
山　东	66967	1377	917	149	8		302	1	64797	374	1874	76	1646	50471	146
河　南	75741	1198	794	186	10		207	1	73865	236	625	5	2079	64140	86
湖　北	34269	602	394	87	12	2	107		33164	222	908	44	1149	24112	190
湖　南	59359	752	482	126	14	3	127		57972	238	302	6	2309	45182	150
广　东	44880	1088	674	147	9		255	3	43018	908	1359	84	1272	28339	1938
广　西	32741	450	285	85	7	4	69		31856	134	151		1278	22405	73
海　南	4678	188	145	19	3		21		4379	12	93	3	305	2412	63
重　庆	17495	417	296	44	8		69		16900	146	304	10	1022	10597	101
四　川	74283	1261	833	166	19	22	221		72244	304	437	3	4671	52705	285
贵　州	25420	554	414	67	4	4	64	1	24498	104	266	8	1443	19783	41
云　南	22888	780	535	101	14	4	126		21505	134	233	2	1385	13189	78
西　藏	4960	101	82			18	1		4718		8		672	3608	
陕　西	35696	828	597	139	4		88		34389	163	303	29	1700	26699	204
甘　肃	26673	381	260	69	1	11	40		25930	110	312	8	1338	16415	64
青　海	5781	129	79	13	1	26	10		5503	14	149		404	4243	4
宁　夏	4129	157	108	18	3	2	26		3878	9	87		233	2544	20
新　疆	16000	802	624	43	4	45	86		14715	139	502	9	901	8350	259

1-1-2 续表

诊所（医务室、护理站）	专业公共卫生机构									其他医疗卫生机构				
	小计	疾病预防控制中心	专科疾病防治院（所、站）	健康教育所（站）	妇幼保健院（所、站）	急救中心（站）	采供血机构	卫生监督所（中心）	计划生育技术服务机构	小计	疗养院	医学科研机构	医学在职培训机构	其他
173490	**11835**	**3513**	**1274**	**139**	**3025**	**245**	**530**	**2992**	**117**	**2465**	**199**	**215**	**467**	**1584**
65808	3960	1092	545	58	934	123	184	954	70	1278	105	104	182	887
47719	3779	1079	527	25	986	67	155	915	25	686	45	52	155	434
59963	4096	1342	202	56	1105	55	191	1123	22	501	49	59	130	263
3319	114	31	27	1	19	7	7	20	2	102	2	28	8	64
964	93	24	16	1	23	3	6	17	3	57	3	8	16	30
9909	592	195	7	2	186	5	15	179	3	92	5	2		85
7525	470	146	15	8	133	12	18	130	8	79	9	6	3	61
4619	450	127	50	21	117	5	18	111	1	77	6	6	11	54
10345	487	132	88	10	110	12	22	111	2	197	25	6	2	164
5350	259	67	54	4	70	6	20	38		83	11	5	2	65
5200	642	188	110		147	13	26	154	4	53	4	12	9	28
1463	101	21	19	2	21	11	8	19		40	2	9	7	22
7980	449	130	46	2	103	24	30	109	5	257	16	9	36	196
6634	378	101	25	2	87	26	21	100	16	232	14	8	47	163
2825	440	124	50	2	119	11	23	110	1	78	8	13	28	29
4375	297	94	25	1	87	7	10	73		72	11	8	25	28
3801	471	113	109	6	111	8	13	109	2	74	3	5	3	63
10210	676	204	121	3	148	12	22	165	1	117	12	7	21	77
6694	547	180	20	3	167	8	20	146	3	131	6	7	85	33
6539	427	115	84	1	100	7	20	98	2	76	1	1	23	51
9785	523	146	85	1	139	2	15	130	5	112	3	3	2	104
9118	674	134	147	33	126	13	42	141	38	100	13	18	20	49
7815	389	105	43	1	103	2	26	109		46	5	14	1	26
1491	99	26	24	1	24	3	1	20		12	2	1		9
4720	158	43	16	2	41		11	42	3	20	4	1	7	8
13839	705	206	37	13	203	16	25	203	2	73	6	8	21	38
2853	333	103	8		89	3	32	96	2	35	2	2	15	16
6484	518	150	31	4	147	18	16	146	6	85	8	10	8	59
430	139	81			55		1	2		2	1		1	
5291	375	122	5	4	117	3	10	110	4	104	6	12	49	37
7683	328	103	7	6	100	2	17	91	2	34	6	5	15	8
689	143	56	1	1	21		9	55		6		1	1	4
985	84	25		4	22	2	5	25	1	10	1		1	8
4555	474	221	4		90	4	21	133	1	9	4			5

1-1-3　2010年各类医疗卫生机构数

卫生机构分类	合计	按城乡分		按经济		
		城市	农村	公立	国有	集体
总　计	**936927**	**132465**	**804462**	**488932**	**110633**	**378299**
一. 医院	20918	11297	9621	13850	12483	1367
综合医院	13681	7221	6460	9442	8547	895
中医医院	2778	1062	1716	2328	2178	150
中西医结合医院	256	169	87	114	93	21
民族医院	198	24	174	177	174	3
专科医院	3956	2775	1181	1767	1475	292
口腔医院	302	246	56	162	133	29
眼科医院	263	187	76	55	36	19
耳鼻喉科医院	48	35	13	13	11	2
肿瘤医院	115	91	24	75	67	8
心血管病医院	58	39	19	22	16	6
胸科医院	22	21	1	18	17	1
血液病医院	8	6	2	2	1	1
妇产(科)医院	398	297	101	69	55	14
儿童医院	72	60	12	55	48	7
精神病医院	657	376	281	567	518	49
传染病医院	164	133	31	159	159	
皮肤病医院	98	72	26	40	32	8
结核病医院	36	27	9	36	35	1
麻风病医院	32	11	21	32	32	
职业病医院	18	17	1	17	16	1
骨科医院	385	194	191	87	50	37
康复医院	268	174	94	150	111	39
整形外科医院	38	34	4	3	1	2
美容医院	82	72	10			
其他专科医院	892	683	209	205	137	68
护理院	49	46	3	22	16	6
二. 基层医疗卫生机构	901709	115636	786073	460927	84214	376713
社区卫生服务中心(站)	32739	22096	10643	25369	13754	11615
社区卫生服务中心	6903	5359	1544	6514	4649	1865
社区卫生服务站	25836	16737	9099	18855	9105	9750
卫生院	38765	309	38456	38325	27094	11231
街道卫生院	929	309	620	904	396	508
乡镇卫生院	37836		37836	37421	26698	10723
中心卫生院	10373		10373	10352	9054	1298
乡卫生院	27463		27463	27069	17644	9425
村卫生室	648424		648424	360478	22450	338028
门诊部	8291	6510	1781	2573	1655	918
综合门诊部	5050	3755	1295	1961	1265	696
中医门诊部	734	653	81	144	78	66
中西医结合门诊部	192	158	34	42	17	25
民族医门诊部	11	5	6	3	2	1
专科门诊部	2304	1939	365	423	293	130
诊所、卫生所、医务室、护理站	173490	86721	86769	34182	19261	14921
诊所	139101	68739	70362	7916	2616	5300
卫生所、医务室	34333	17960	16373	26265	16644	9621
护理站	56	22	34	1	1	

注：①城市包括直辖市区、地级市辖区；农村包括县和县级市、农村乡镇卫生院和村卫生室；②社会办包括企业、事业单位、社会团体和其他社会组织办的卫生机构。

1-1-3 续表1

类型分			按主办单位分			
非公立			政府办		社会办	个人办
	联营	私营		卫生部门		
447995	**29690**	**358890**	**134484**	**129794**	**477431**	**325012**
7068	135	5052	9629	8677	5892	5397
4239	90	3005	5690	4959	4804	3187
450	8	332	2257	2240	147	374
142		113	90	87	42	124
21	1	15	170	170	9	19
2189	34	1568	1410	1213	875	1671
140		100	137	135	57	108
208	5	127	42	39	89	132
35		22	9	9	17	22
40	2	21	64	64	29	22
36		26	13	13	19	26
4		2	15	15	2	5
6		3	1	1	3	4
329	4	225	56	50	102	240
17		14	49	49	8	15
90	2	73	513	408	68	76
5		3	152	151	8	4
58	1	45	34	34	15	49
			34	33	2	
			30	28	2	
1			10	9	8	
298	4	234	55	52	77	253
118	5	81	81	33	104	83
35		25	1	1	9	28
82	1	53			30	52
687	10	514	114	89	226	552
27	2	19	12	8	15	22
440782	29548	353784	111290	107902	470858	319561
7370	1089	4632	18390	16928	9068	5281
389	7	221	5900	5559	700	303
6981	1082	4411	12490	11369	8368	4978
440	1	271	38032	37767	437	296
25		16	815	793	93	21
415	1	255	37217	36974	344	275
21		17	10321	10265	35	17
394	1	238	26896	26709	309	258
287946	27928	213869	49678	49678	421666	177080
5718	31	4541	550	454	2992	4749
3089	17	2560	420	354	2037	2593
590	4	410	34	32	216	484
150	1	136	6	6	50	136
8		7			3	8
1881	9	1428	90	62	686	1528
139308	499	130471	4640	3075	36695	132155
131185	330	125990	1273	1105	10395	127433
8068	169	4427	3367	1970	26299	4667
55		54			1	55

1-1-3 续表2

卫生机构分类	合计	按城乡分		按经济		
		城市	农村	公立	国有	集体
三. 专业公共卫生机构	11835	4514	7321	11764	11628	136
疾病预防控制中心	3513	1270	2243	3512	3494	18
省属	31	31		31	31	
地级市(地区)属	403	354	49	403	402	1
县级市(区)属	1162	754	408	1162	1160	2
县属	1660		1660	1660	1659	1
其他	257	131	126	256	242	14
专科疾病防治院(所、站)	1274	494	780	1252	1186	66
专科疾病防治院	207	114	93	201	189	12
传染病防治院	10	2	8	10	9	1
结核病防治院	27	18	9	27	27	
职业病防治院	32	30	2	30	29	1
其他	138	64	74	134	124	10
专科疾病防治所(站、中心)	1067	380	687	1051	997	54
口腔病防治所(站、中心)	110	70	40	100	57	43
精神病防治所(站、中心)	23	7	16	22	19	3
皮肤病与性病防治所(中心)	235	48	187	234	231	3
结核病防治所(站、中心)	355	125	230	355	355	
职业病防治所(站、中心)	36	33	3	35	35	
地方病防治所(站、中心)	36	9	27	36	35	1
血吸虫病防治所(站、中心)	178	49	129	178	177	1
药物戒毒所(中心)	12	10	2	10	8	2
其他	82	29	53	81	80	1
健康教育所(站、中心)	139	95	44	139	137	2
妇幼保健院(所、站)	3025	1042	1983	3020	3001	19
省属	26	26		26	26	
地级市(地区)属	359	324	35	359	359	
县级市(区)属	1008	645	363	1008	994	14
县属	1555		1555	1555	1552	3
其他	77	47	30	72	70	2
妇幼保健院	1811	576	1235	1808	1796	12
妇幼保健所	607	284	323	607	605	2
妇幼保健站	603	178	425	602	597	5
生殖保健中心	4	4		3	3	
急救中心(站)	245	171	74	240	237	3
采供血机构	530	334	196	496	489	7
卫生监督所(中心)	2992	1056	1936	2989	2975	14
省属	31	31		31	31	
地级市(地区)属	393	350	43	393	393	
县级市(区)属	974	636	338	974	969	5
县属	1516	2	1514	1516	1508	8
其他	78	37	41	75	74	1
计划生育技术服务机构	117	52	65	116	109	7
四. 其他机构	2465	1018	1447	2391	2308	83
疗养院	199	124	75	193	190	3
卫生监督检验（监测）机构	52	16	36	50	49	1
医学科学研究机构	215	187	28	212	210	2
医学在职培训机构	467	123	344	467	462	5
临床检验中心(所、站)	52	52		18	15	3
其他	1480	516	964	1451	1382	69

1-1-3 续表3

类型分			按主办单位分			
非公立	联营	私营	政府办	卫生部门	社会办	个人办
71	5	17	11421	11169	396	18
1			3390	3276	123	
			31	31		
			403	403		
			1162	1162		
			1660	1660		
1			134	20	123	
22		10	1174	1155	85	15
6		1	184	182	19	4
			9	9	1	
			26	25	1	
2			21	21	11	
4		1	128	127	6	4
16		9	990	973	66	11
10		6	91	91	11	8
1		1	18	16	4	1
1		1	225	222	9	1
			341	340	14	
1			19	19	17	
			34	33	2	
			176	174	2	
2			8	1	4	
1		1	78	77	3	1
			139	138		
5	1	1	2968	2953	56	1
			26	26		
			359	359		
			1008	1008		
			1555	1555		
5	1	1	20	5	56	1
3	1	1	1796	1789	14	1
			598	597	9	
1			571	566	32	
1			3	1	1	
5		2	214	211	29	2
34	4	4	475	469	55	
3			2967	2940	25	
			31	31		
			393	393		
			974	974		
			1516	1516		
3			53	26	25	
1			94	27	23	
74	2	37	2144	2046	285	36
6		2	101	48	98	
2		1	46	45	5	1
3		2	181	177	32	2
			454	448	13	
34	2	21	7	6	26	19
29		11	1355	1322	111	14

1-2-1 医院数

医院分类	2005	2006	2007	2008	2009	2010
总　计	**18703**	**19246**	**19852**	**19712**	**20291**	**20918**
按经济类型分						
公立医院	15483	15141	14900	14309	14051	13850
民营医院	3220	4105	4952	5403	6240	7068
按主办单位分						
政府办	9880	9757	9832	9777	9651	9629
社会办	6604	6598	6446	6048	6046	5892
个人办	2219	2891	3574	3887	4594	5397
按管理类别分						
非营利性	15673	15616	15759	15650	15724	15822
营利性	2971	3575	4019	4038	4543	5096
不详	59	55	74	24	24	0
按医院等级分						
其中：三级医院	946	1045	1182	1192	1233	1284
二级医院	5156	5151	6608	6780	6523	6472
一级医院	2714	2738	4685	4989	5110	5271
按机构类别分						
综合医院	12982	13120	13372	13119	13364	13681
中医医院	2620	2665	2720	2688	2728	2778
中西医结合医院	194	211	245	236	245	256
民族医院	195	196	200	191	191	198
专科医院	2682	3022	3282	3437	3716	3956
护理院	30	32	33	41	47	49

1-2-2 2010年各地区公立医院数

地区	医院合计	按医院级别分			按类别分						公立医院中：政府办医院
		三级医院	二级医院	一级医院	综合医院	中医医院	中西医结合医院	民族医院	专科医院	护理院	
总　计	**13850**	**1258**	**6104**	**3081**	**9442**	**2328**	**114**	**177**	**1767**	**22**	**9629**
东　部	5047	585	2113	1196	3357	788	45	4	833	20	3565
中　部	4650	359	2041	1113	3217	823	39	6	563	2	2984
西　部	4153	314	1950	772	2868	717	30	167	371		3080
北　京	278	51	86	127	191	36	3	1	45	2	163
天　津	158	34	48	66	98	19	2		39		98
河　北	835	43	392	228	580	146	11		98		570
山　西	736	45	219	130	476	134	6		120		403
内蒙古	381	34	201	92	246	56	3	41	35		292
辽　宁	616	85	244	160	398	77	3	1	137		406
吉　林	384	25	194	75	248	63	7	2	64		245
黑龙江	699	69	317	230	525	95	4	2	73		400
上　海	182	35	111	11	102	16	4		51	9	153
江　苏	530	65	226	151	333	74	6		114	3	374
浙　江	413	75	218	10	250	84	6		71	2	378
安　徽	445	30	215	121	308	83	4		48	2	295
福　建	253	37	136	30	150	63	3	2	34	1	226
江　西	396	43	172	35	270	91	5		30		269
山　东	844	76	348	234	606	120	2		115	1	541
河　南	949	43	416	287	684	159	4		102		613
湖　北	468	58	232	88	318	82	3	2	63		342
湖　南	573	46	276	147	388	116	6		63		417
广　东	774	78	280	158	510	135	5		122	2	603
广　西	347	46	172	34	211	82	5	3	46		300
海　南	164	6	24	21	139	18			7		53
重　庆	254	16	104	45	171	41	4		38		167
四　川	756	56	360	77	475	152	9	22	98		560
贵　州	296	21	156	52	206	60	3	3	24		217
云　南	434	37	218	20	298	93	4	3	36		330
西　藏	97	2	13	41	80			17			96
陕　西	578	44	253	122	424	114	1		39		306
甘　肃	320	27	153	10	227	68		10	15		230
青　海	116	10	79	1	70	13		26	7		102
宁　夏	92	4	55	27	69	17			6		70
新　疆	482	17	186	251	391	21	1	42	27		410

1-2-3　2010年各地区民营医院数

地区	医院	按医院级别分			按类别分					
		三级医院	二级医院	一级医院	综合医院	中医医院	中西医结合医院	民族医院	专科医院	护理院
总　计	**7068**	**26**	**368**	**2190**	**4239**	**450**	**142**	**21**	**2189**	**27**
东　部	3077	9	172	1113	1787	204	60	3	1000	23
中　部	1817	11	88	456	911	157	41	6	699	3
西　部	2174	6	108	621	1541	89	41	12	490	1
北　京	266		5	207	130	54	3	2	77	
天　津	119		1	51	85	9	2		23	
河　北	391	1	27	167	232	32	21		106	
山　西	462	1	6	42	156	70	8		228	
内蒙古	86		7	36	50	5	3	2	26	
辽　宁	205	1	27	90	109	21	2	1	72	
吉　林	184		12	9	98	13	2		70	1
黑龙江	218		8	67	125	25	3	3	62	
上　海	124		1		83	1	1		34	5
江　苏	625	1	46	358	421	12	6		170	16
浙　江	274	1	9	6	104	25	7		137	1
安　徽	283	3	22	128	193	2	3		84	1
福　建	202	3	10	28	142	8	5		47	
江　西	108		5	6	59	5	2		42	
山　东	533	1	33	150	311	29	6		187	
河　南	249	1	15	130	110	27	6		105	1
湖　北	134	4	9	35	76	5	9		44	
湖　南	179	2	11	39	94	10	8	3	64	
广　东	314	1	13	53	164	12	4		133	1
广　西	103		1	32	74	3	2	1	23	
海　南	24			3	6	1	3		14	
重　庆	163		2	23	125	3	4		31	
四　川	505		18	52	358	14	10		123	
贵　州	258	2	2	107	208	7	1	1	40	1
云　南	346		14	64	237	8	10	1	90	
西　藏	4			1	2			1	1	
陕　西	250	2	22	51	173	25	3		49	
甘　肃	61	1	10	6	33	1	1	1	25	
青　海	13		3	1	9		1		3	
宁　夏	65		4	19	39	1	3	2	20	
新　疆	320	1	25	229	233	22	3	3	59	

1-3-1　2010年医院等级情况

机构分类	医院	综合医院	中医医院	中西医结合医院	民族医院	专科医院
总　计	**20918**	**13681**	**2778**	**256**	**198**	**3956**
三级	1284	796	203	26	3	256
甲等	813	497	145	19	3	149
乙等	308	216	50	6		36
丙等	16	12				4
未定等	147	71	8	1		67
二级	6472	4214	1585	50	77	546
甲等	3602	2370	948	28	27	229
乙等	2039	1394	474	13	30	128
丙等	86	60	11	2	3	10
未定等	745	390	152	7	17	179
一级	5271	4151	267	53	35	754
甲等	2369	2069	71	11	9	203
乙等	487	400	22	4	3	58
丙等	142	90	27	3	2	19
未定等	2273	1592	147	35	21	474
未定级	7891	4520	723	127	83	2400

1-3-2 2010年各地区医院等级情况

地区	合计	三级				二级				一级				未定级
			甲等	乙等	丙等		甲等	乙等	丙等		甲等	乙等	丙等	
总　计	**20918**	**1284**	**813**	**308**	**16**	**6472**	**3602**	**2039**	**86**	**5271**	**2369**	**487**	**142**	**7891**
东　部	8124	594	368	145	6	2285	1487	504	35	2309	1032	192	84	2936
中　部	6467	370	264	56	3	2129	1147	717	33	1569	819	179	30	2399
西　部	6327	320	181	107	7	2058	968	818	18	1393	518	116	28	2556
北　京	544	51	37	5	4	91	52	8	12	334	88	17	59	68
天　津	277	34	22	11	0	49	33	8	0	117	33	6	0	77
河　北	1226	44	32	1	0	419	340	49	2	395	176	14	5	368
山　西	1198	46	27	18	0	225	99	96	4	172	108	9	4	755
内蒙古	467	34	16	10	6	208	71	111	9	128	55	11	3	97
辽　宁	821	86	46	21	1	271	173	60	2	250	116	14	6	214
吉　林	568	25	21	4	0	206	66	123	13	84	59	19	2	253
黑龙江	917	69	42	14	2	325	89	202	6	297	170	60	9	226
上　海	306	35	29	5	0	112	45	45	1	11	6	0	0	148
江　苏	1155	66	49	9	0	272	141	71	4	509	202	104	10	308
浙　江	687	76	30	46	0	227	108	108	9	16	7	2	0	368
安　徽	728	33	24	4	0	237	133	65	2	249	108	33	1	209
福　建	455	40	24	13	0	146	84	60	1	58	30	4	1	211
江　西	504	43	37	6	0	177	149	21	0	41	19	2	1	243
山　东	1377	77	36	32	1	381	272	66	3	384	203	28	3	535
河　南	1198	44	32	0	0	431	263	90	5	417	185	25	3	306
湖　北	602	62	49	8	0	241	167	64	0	123	73	10	5	176
湖　南	752	48	32	2	1	287	181	56	3	186	97	21	5	231
广　东	1088	79	57	2	0	293	223	22	1	211	149	3	0	505
广　西	450	46	34	11	1	173	140	19	0	66	40	2	5	165
海　南	188	6	6	0	0	24	16	7	0	24	22	0	0	134
重　庆	417	16	13	0	0	106	52	48	0	68	32	4	0	227
四　川	1261	56	37	19	0	378	156	215	0	129	65	37	1	698
贵　州	554	23	7	5	0	158	22	103	0	159	17	8	5	214
云　南	780	37	9	26	0	232	56	148	3	84	18	10	3	427
西　藏	101	2	2	0	0	13	10	0	0	42	40	1	0	44
陕　西	828	46	30	14	0	275	154	74	0	173	63	26	2	334
甘　肃	381	28	10	16	0	163	105	34	2	16	7	1	0	174
青　海	129	10	8	2	0	82	53	23	2	2	1	0	1	35
宁　夏	157	4	3	1	0	59	27	12	0	46	3	0	1	48
新　疆	802	18	12	3	0	211	122	31	2	480	177	16	7	93

1-4-1　2010年按床位数分组的医院数

机构分类	合计	0～49张	50～99张	100～199张	200～299张	300～399张	400～499张	500～799张	800张及以上
医院	**20918**	**8644**	**3750**	**3496**	**1691**	**968**	**582**	**1069**	**718**
按经济类型分									
公立医院	13850	3896	2273	2911	1557	922	560	1024	707
民营医院	7068	4748	1477	585	134	46	22	45	11
按类别分									
综合医院	13681	5648	2333	2086	1126	676	401	802	609
中医医院	2778	662	584	841	339	145	73	97	37
中西医结合医院	256	122	43	43	17	4	7	12	8
民族医院	198	109	53	27	5	3	1		
专科医院	3956	2092	726	481	200	138	100	156	63
口腔医院	302	276	21	3	1	1			
眼科医院	263	170	58	27	4	1	2		1
耳鼻喉科医院	48	29	16	1	1		1		
肿瘤医院	115	16	17	28	11	6	3	13	21
心血管病医院	58	20	13	13	7	2	1	1	1
胸科医院	22	1	1	4	3	2	3	7	1
血液病医院	8	4	2	1				1	
妇产(科)医院	398	256	89	25	7	10	3	7	1
儿童医院	72	22	6	6	5	6	6	11	10
精神病医院	657	84	130	139	89	63	45	85	22
传染病医院	164	22	26	36	31	20	16	11	2
皮肤病医院	98	82	8	7	1				
结核病医院	36	4	3	9	2	6	5	6	1
麻风病医院	32	21	6	3	1	1			
职业病医院	18	2	3	7	4		1	1	
骨科医院	385	208	102	53	11	2	3	6	
康复医院	268	129	60	47	11	10	8	3	
整形外科医院	38	32	3	2		1			
美容医院	82	81	1						
其他专科医院	892	633	161	70	11	7	3	4	3
护理院	49	11	11	18	4	2		2	1

1-4-2 2010年各地区按床位数分组医院数

地区	合计	0～49张	50～99张	100～199张	200～299张	300～399张	400～499张	500～799张	800张及以上
总　计	**20918**	**8644**	**3750**	**3496**	**1691**	**968**	**582**	**1069**	**718**
东　部	8124	3461	1291	1241	580	402	253	510	386
中　部	6467	2557	1231	1166	513	292	193	322	193
西　部	6327	2626	1228	1089	598	274	136	237	139
北　京	544	306	77	51	24	14	9	36	27
天　津	277	156	30	32	11	13	6	21	8
河　北	1226	541	202	204	100	63	39	54	23
山　西	1198	665	219	179	63	25	9	23	15
内蒙古	467	182	94	99	37	19	7	15	14
辽　宁	821	267	155	160	60	46	36	63	34
吉　林	568	226	94	111	58	22	12	30	15
黑龙江	917	391	176	189	62	33	9	37	20
上　海	306	111	29	29	35	22	19	36	25
江　苏	1155	590	147	153	69	41	31	62	62
浙　江	687	230	105	142	57	35	20	47	51
安　徽	728	279	153	115	55	28	26	48	24
福　建	455	195	61	70	43	28	12	23	23
江　西	504	175	73	127	51	26	15	26	11
山　东	1377	604	228	185	88	71	40	87	74
河　南	1198	402	281	200	89	63	46	68	49
湖　北	602	186	96	112	48	40	44	46	30
湖　南	752	233	139	133	87	55	32	44	29
广　东	1088	348	223	199	83	63	41	75	56
广　西	450	143	67	94	56	26	17	30	17
海　南	188	113	34	16	10	6		6	3
重　庆	417	178	74	56	44	19	17	17	12
四　川	1261	496	271	213	104	63	35	48	31
贵　州	554	233	127	91	45	26	7	15	10
云　南	780	277	167	164	82	29	18	24	19
西　藏	101	74	15	7	4			1	
陕　西	828	384	128	128	102	29	10	37	10
甘　肃	381	101	75	94	50	27	5	22	7
青　海	129	50	30	28	9	6	1	2	3
宁　夏	157	74	25	31	12	4	2	5	4
新　疆	802	434	155	84	53	26	17	21	12

1-5 基层医疗卫生机构数

医疗机构分类	2005	2006	2007	2008	2009	2010
总　计	**849488**	**884818**	**878686**	**858015**	**882153**	**901709**
按经济类型分						
公立	485113	510608	430711	415870	432803	460927
非公立	364375	374210	447975	442145	449350	440782
按主办单位分						
政府办	105213	108212	93906	92431	99573	111290
社会办	419736	440864	457584	455971	460083	470858
个人办	324539	335742	327196	309613	322497	319561
按管理类别分						
非营利性			370304	431074	531661	675760
营利性			211370	202537	212229	225949
不详			297012	224404	138263	0
按机构类别分						
社区卫生服务中心(站)	17128	22656	27069	24260	27308	32739
社区卫生服务中心	1382	2077	3160	4036	5216	6903
社区卫生服务站	15746	20579	23909	20224	22092	25836
卫生院	41694	40791	40679	39860	39627	38765
街道卫生院	787	816	803	780	1152	929
乡镇卫生院	40907	39975	39876	39080	38475	37836
村卫生室	583209	609128	613855	613143	632770	648424
门诊部	5895	6429	7124	6975	7639	8291
诊所(医务室)	201562	205814	189959	173777	174749	173434

1-6-1　2010年各地区按床位数分组的社区卫生服务中心（站）数

地区	社区卫生服务中心							社区卫生服务站			
	总计	无床	1～9张	10～29张	30～49张	50～99张	100张及以上	总计	无床	1～9张	10张及以上
总　计	**6903**	**3213**	**378**	**1456**	**878**	**750**	**228**	**25836**	**22072**	**2833**	**931**
东　部	3455	1811	149	564	397	389	145	15441	14254	878	309
中　部	1951	688	127	544	310	234	48	6856	5328	1262	266
西　部	1497	714	102	348	171	127	35	3539	2490	693	356
北　京	310	149	28	79	33	16	5	1273	1273	0	0
天　津	101	31	1	14	14	40	1	776	760	16	0
河　北	234	56	19	88	42	28	1	938	598	202	138
山　西	190	60	10	54	33	30	3	564	477	55	32
内蒙古	240	87	32	85	23	10	3	787	442	263	82
辽　宁	224	156	5	23	10	18	12	723	638	49	36
吉　林	138	71	6	32	16	12	1	1938	1449	483	6
黑龙江	376	180	25	77	42	42	10	659	446	120	93
上　海	296	94	3	12	38	81	68	635	635	0	0
江　苏	496	131	10	114	119	98	24	1681	1571	94	16
浙　江	310	117	38	66	52	30	7	5793	5777	12	4
安　徽	366	139	21	109	58	36	3	1345	1085	215	45
福　建	190	89	16	55	16	12	2	296	285	10	1
江　西	185	64	31	56	19	10	5	515	288	198	29
山　东	374	194	18	69	46	34	13	1874	1273	489	112
河　南	236	74	5	64	54	34	5	625	570	40	15
湖　北	222	51	9	50	49	45	18	908	819	67	22
湖　南	238	49	20	102	39	25	3	302	194	84	24
广　东	908	787	11	40	27	31	12	1359	1356	2	1
广　西	134	107	3	15	7	2	0	151	148	2	1
海　南	12	7	0	4	0	1	0	93	88	4	1
重　庆	146	75	3	16	20	25	7	304	298	1	5
四　川	304	118	16	79	41	39	11	437	332	50	55
贵　州	104	35	9	33	15	11	1	266	101	97	68
云　南	134	55	6	38	22	9	4	233	163	39	31
西　藏	0	0	0	0	0	0	0	8	5	3	0
陕　西	163	104	12	20	11	14	2	303	202	52	49
甘　肃	110	51	15	24	16	3	1	312	219	63	30
青　海	14	2	2	7	0	2	1	149	66	73	10
宁　夏	9	6	2	1	0	0	0	87	65	17	5
新　疆	139	74	2	30	16	12	5	502	449	33	20

1-6-2 2010年各地区按床位数分组乡镇卫生院数

类别 地区	合计	无床	1～9张	10～29张	30～49张	50～99张	100张及以上
乡镇卫生院	**37836**	**1482**	**7075**	**16533**	**7168**	**4637**	**941**
中心卫生院	10373	133	749	3429	2760	2691	611
乡卫生院	27463	1349	6326	13104	4408	1946	330
各地区乡镇卫生院							
东　部	9991	766	838	4005	2308	1614	460
中　部	11467	165	1236	5280	2769	1745	272
西　部	16378	551	5001	7248	2091	1278	209
北　京							
天　津	160	40	4	74	16	23	3
河　北	1962	11	76	1059	538	257	21
山　西	1201	6	142	661	273	112	7
内蒙古	1331	26	615	593	68	27	2
辽　宁	1001	17	49	585	242	87	21
吉　林	768	11	123	449	112	63	10
黑龙江	954	31	161	578	139	42	3
上　海							
江　苏	1268	18	16	476	418	261	79
浙　江	1508	565	408	330	104	82	19
安　徽	1437	19	116	538	414	303	47
福　建	869	18	94	483	159	89	26
江　西	1570	22	333	903	194	104	14
山　东	1646	36	9	310	529	555	207
河　南	2079	11	21	665	790	525	67
湖　北	1149	16	25	339	410	312	47
湖　南	2309	49	315	1147	437	284	77
广　东	1272	52	113	515	265	243	84
广　西	1278	22	63	566	339	256	32
海　南	305	9	69	173	37	17	
重　庆	1022	52	148	456	169	163	34
四　川	4671	100	1615	1836	587	445	88
贵　州	1443	8	347	825	170	82	11
云　南	1385	18	173	783	256	133	22
西　藏	672	51	583	38			
陕　西	1700	90	527	836	190	48	9
甘　肃	1338	28	430	708	120	45	7
青　海	404	4	300	93	7		
宁　夏	233	104	37	71	16	5	
新　疆	901	48	163	443	169	74	4

1-6-3 村卫生室数

年份 地区	村卫生室(个)						行政村数 (个)	设卫生室的村数占行政村数%
	合计	村办	乡卫生院设点	联合办	私人办	其他		
1985	777674	305537	29769	88803	323904	29661	940617	87.4
1990	803956	266137	29963	87149	381844	38863	743278	86.2
1995	804352	297462	36388	90681	354981	22876	740150	88.9
2000	709458	300864	47101	89828	255179	16486	734715	89.8
2005	583209	313633	32396	38561	180403	18216	629079	85.8
2006	609128	333790	34803	36805	186524	17206	624428	88.1
2007	613855	340082	33633	33649	186841	19650	612712	88.7
2008	613143	342692	40248	31698	180157	18348	604285	89.4
2009	632770	350515	45434	31035	183699	22087	599127	90.4
2010	648424	365153	49678	32650	177080	23863	594658	92.3
东 部	225156	125596	23289	9572	60190	6509	224202	81.5
中 部	228230	142770	11182	12935	53502	7841	194583	99.2
西 部	195038	96787	15207	10143	63388	9513	175873	98.5
北 京	2972	2594	5	5	343	25	3944	75.4
天 津	1855	846	126	156	218	509	3828	48.5
河 北	66277	28577	1775	698	33930	1297	48971	100.0
山 西	29253	21255	847	964	4763	1424	28120	100.0
内蒙古	14500	6478	1867	328	5373	454	11251	100.0
辽 宁	20591	10420	205	895	8946	125	11166	100.0
吉 林	9862	3764	427	1125	4309	237	8989	100.0
黑龙江	13141	10066	831	219	1316	709	9057	100.0
上 海	1437	1124	223	75	1	14	1739	82.6
江 苏	17127	9892	3964	2556	59	656	15803	100.0
浙 江	13643	10163	491	236	2384	369	29303	46.6
安 徽	15636	7912	3500	1020	1749	1455	15546	100.0
福 建	20032	12723	409	297	5133	1470	14432	100.0
江 西	26904	12933	344	1564	10223	1840	16934	100.0
山 东	50471	25854	14837	4474	3873	1433	72943	69.2
河 南	64140	36850	591	4153	21767	779	47311	100.0
湖 北	24112	15442	3354	2815	1835	666	25763	93.6
湖 南	45182	34548	1288	1075	7540	731	42863	100.0
广 东	28339	22942	1220	156	3488	533	19506	100.0
广 西	22405	7814	294	796	12791	710	14355	100.0
海 南	2412	461	34	24	1815	78	2567	94.0
重 庆	10597	6274	1031	482	2002	808	8605	100.0
四 川	52705	26084	1258	3250	19404	2709	47368	100.0
贵 州	19783	7904	1425	392	8841	1221	17672	100.0
云 南	13189	9143	1425	1107	567	947	12619	100.0
西 藏	3608	1134	1781	179		514	5261	68.6
陕 西	26699	19228	498	817	5685	471	27313	97.8
甘 肃	16415	8402	1008	1008	5615	382	16150	100.0
青 海	4243	1995	408	708	1002	130	4160	100.0
宁 夏	2544	839	122	115	1402	66	2320	100.0
新 疆	8350	1492	4090	961	706	1101	8799	94.9

注:行政村数即村民委员会数。

1-7 专业公共卫生卫生机构数

医疗机构分类	2005	2006	2007	2008	2009	2010
总　计	**11177**	**11269**	**11528**	**11485**	**11665**	**11835**
按经济类型分						
公立	11127	11225	11454	11407	11526	11764
非公立	50	44	74	78	139	71
按主办单位分						
政府办	10513	10658	10885	10889	11148	11421
社会办	650	599	622	570	493	396
个人办	14	12	21	26	24	18
按机构类别分						
疾病预防控制中心	3585	3548	3585	3534	3536	3513
专科疾病防治院(所/站)	1502	1402	1365	1310	1291	1274
健康教育所(站)	134	135	135	129	137	139
妇幼保健院(所/站)	3021	3003	3051	3011	3020	3025
急救中心(站)	141	160	202	217	245	245
采供血机构	577	559	535	520	526	530
卫生监督所(中心)	1702	2097	2553	2675	2809	2992
计划生育技术服务机构	515	365	102	89	101	117

注：计划生育技术服务机构指卫生行政部门主办的计划生育技术服务机构。

二、卫生人员

简要说明

一、本章主要介绍全国及31个省、自治区、直辖市卫生人员数，主要包括各类卫生人员，按性别、年龄、学历、职称、科室分专业卫生人员数，执业（助理）医师执业类别及执业范围等。

二、本章数据来源于卫生资源统计年报和教育部《教育事业发展情况统计简报》。

三、统计口径调整

（一）卫生人员总数

1. 村卫生室人员数（包括乡村医生、卫生员、执业医师和执业助理医师、注册护士）计入卫生人员总数。

2. 2007年起，卫生人员数增加返聘本单位半年以上人员数。

3. 2010年起，卫生人员总数包括公务员身份的卫生监督员数。

4. 2002年起，按照行业管理原则，卫生人员数不再包括国境卫生检疫所、高中等医学院校、药品检验所（室）和由各级计生委批准设立的计划生育指导站（中心）四类机构人员数。

（二）卫生技术人员

1. 2007年起，卫生技术人员不再包括药剂员和检验员等技能人员。

2. 执业（助理）医师：2002年起，按取得医师执业证书的人数统计（不含未取得执业医师证书的见习医师）；2002年以前按实际在岗的医生统计。执业（助理）医师数包括村卫生室执业（助理）医师数。

2002年以前执业（助理）医师系医生数（包括主任医师、副主任医师、主治医师、住院医师和医士），执业医师系医师数（包括主任医师、副主任医师、主治医师、住院医师）。

3. 注册护士：2002年起按注册数统计，2002年以前按实际在岗的护士统计。

（三）工勤技能人员

2007年以前工勤技能人员系工勤人员数，不包括药剂员和检验员等技能人员。

四、本章涉及卫生机构的口径变动和指标解释与“卫生机构”章一致。

五、分科执业（助理）医师的科室分类主要依据《医疗机构诊疗科目》。中医医院和专科医院人员的科室归类原则如下：中医医院全部计入中医科，中西医结合医院全部计入中西医结合科，民族医院全部计入民族医学科，妇幼保健院分别计入妇产科、儿科，儿童医院计入儿科，传染病院、麻风病院全部计入传染科，疗养院、康复医院全部计入康复医学科，肿瘤医院全部计入肿瘤科，其他专科医院计入相关科室。

主要指标解释

卫生人员：指在医院、基层医疗卫生机构、专业公共卫生机构及其他医疗卫生机构工作的职工，包括卫生技术人员、乡村医生和卫生员、其他技术人员、管理人员和工勤人员。一律按支付年底工资的在岗职工统计，包括各类聘任人员（含合同工）及返聘本单位半年以上人员，不包括临时工、离退休人员、退职人员、离开本单位仍保留劳动关系人员、本单位返聘和临聘不足半年人员。

卫生技术人员：包括执业医师、执业助理医师、注册护士、药师（士）、检验技师（士）、影像技师（士）、卫生监督员和见习医（药、护、技）师（士）等卫生专业人员。不包括从事管理工作的卫生技术人员（如院长、副院长、党委书记等）。

执业医师：指《医师执业证》"级别"为"执业医师"且实际从事医疗、预防保健工作的人员，不包括实际从事管理工作的执业医师。执业医师类别分为临床、中医、口腔和公共卫生四类。

执业助理医师：指《医师执业证》"级别"为"执业助理医师"且实际从事医疗、预防保健工作的人员，不包括实际从事管理工作的执业助理医师。执业助理医师类别分为临床、中医、口腔和公共卫生四类。

见习医师：指毕业于高等院校医学专业、尚未取得医师执业证书的医师。

注册护士：指具有注册护士证书且实际从事护理工作的人员，不包括从事管理工作的护士。

药剂师（士）：包括主任药师、副主任药师、主管药师、药师、药士，不包括药剂员。

技师（士）：指检验技师（士）和影像技师（士）。包括主任技师、副主任技师、主管技师、技师、技士。

检验师（士）：包括主任检验技师、副主任检验技师、主管检验技师、检验技师、检验技士，不包括检验员。

其他卫生技术人员：包括见习医（药、护、技）师（士）等卫生专业人员（不包括药剂员、检验员、护理员等），也包括卫生监督员。

其他技术人员：指从事医疗器械修配、卫生宣传、科研、教学等技术工作的非卫生专业人员。

管理人员：指担负领导职责或管理任务的工作人员。包括从事医疗保健、疾病控制、卫生监督、医学科研与教学等业务管理工作的人员；主要从事党政、人事、财务、信息、安全保卫等行政管理工作的人员。

工勤技能人员：指承担技能操作和维护、后勤保障服务等职责的工作人员。工勤技能人员分为技术工和普通工。技术工包括护理员（工）、药剂员（工）、检验员、收费员、挂号员等，但不包括实验员、技术员、研究实习员（计入其他技术人员），也不包括经济员、会计员和统计员等（计入管理人员）。

卫生监督员：指专业公共卫生机构中领取卫生监督员证书且实际从事卫生监督工作的人员，不包括从事管理工作的卫生监督员；包括公务员中取得卫生监督员证书的人数。

每千人口卫生技术人员：即卫生技术人员数/人口数×1000。人口数系公安部户籍人口。

每千人口医生：即医生数/人口数×1000。人口数系公安部户籍人口。

乡村医生：指在村卫生室工作并且取得"乡村医生"证书的人员。

中专学历（水平）：指获得中专文凭或获得当地卫生行政部门认可的中专水平证书的乡村医生。

卫生员：指在村卫生室工作但未取得"乡村医生"证书的人员。

2-1-1　卫生人员数

年份	卫生人员	卫生技术人员	执业(助理)医师		注册护士	药师(士)	检验师(士)	乡村医生和卫生员	其他技术人员	管理人员	工勤技能人员
				执业医师							
1949	541240	505040	363400	314000	32800	3357				11877	24323
1950	611240	555040	380800	327400	37800	8080				21877	34323
1955	1052787	874063	500398	402409	107344	60974	15394			86465	92259
1960	1769205	1504894	596109	427498	170143	119293				132034	132277
1965	1872300	1531600	762804	510091	234546	117314			10996	168845	160899
1970	6571795	1453247	702304	446251	295147	…		4779280	10813	156862	171593
1975	7435212	2057068	877716	521617	379545	219904	77506	4841695	14122	251420	270907
1978	7883041	2463931	978152	609608	405223	266570	98806	4777469	22950	298104	320587
1980	7355483	2798241	1153234	709473	465798	308438	114290	3820776	27834	310805	397827
1981	7199133	3011038	1243787	620291	525311	323786	123652	3403012	29622	318721	436740
1982	6954413	3142943	1307205	668010	563912	342451	130625	2996609	32207	326883	455771
1983	6757244	3252836	1352651	704060	595569	351002	136630	2667214	37830	326927	472437
1984	6622973	3343998	1381456	716365	616080	358969	140728	2409327	42539	341271	485838
1985	5606105	3410910	1413281	724238	636974	365145	145217	1293094	46052	358812	497237
1986	5725854	3506517	1444150	745592	680583	372760	150132	1279935	50957	370056	518389
1987	5842621	3608618	1481754	777333	717596	382121	156878	1278499	57255	371167	527082
1988	5924557	3723756	1618174	1095926	829261	394287	161615	1247045	65063	368227	520466
1989	6028234	3809097	1718018	1257668	921687	401098	166383	1241275	73530	384890	519442
1990	6137711	3897921	1763086	1302997	974541	405978	170371	1231510	85504	396694	526082
1991	6278458	3984974	1779545	1310933	1011943	409325	176832	1253324	91265	408819	540076
1992	6409307	4073986	1808194	1327875	1039674	413598	180754	1269061	99177	417670	549413
1993	6540522	4117067	1831665	1372471	1056096	413025	183657	1325106	113138	432903	552311
1994	6630710	4199217	1882180	1425375	1093544	417166	186415	1323701	116921	438084	552787
1995	6704395	4256923	1917772	1454926	1125661	418520	189488	1331017	120782	450013	545660
1996	6735097	4311845	1941235	1475232	1162609	424952	192873	1316095	125480	444571	537106
1997	6833962	4397805	1984867	1505342	1198228	428295	198016	1317786	133369	448047	536955
1998	6863315	4423721	1999521	1513975	1218836	423644	200846	1327633	145060	435507	531394
1999	6894985	4458669	2044672	1561584	1244844	418574	201272	1324937	150041	434997	526341
2000	6910383	4490803	2075843	1603266	1266838	414408	200900	1319357	157533	426789	515901
2001	6874527	4507700	2099658	1637337	1286938	404087	203378	1290595	157961	412757	505514
2002	6528674	4269779	1843995	1463573	1246545	357659	209144	1290595	179962	332628	455710
2003	6216971	4380878	1942364	1534046	1265959	357378	209616	867778	199331	318692	450292
2004	6332739	4485983	1999457	1582442	1308433	355451	211553	883075	209422	315595	438664
2005	6447246	4564050	2042135	1622684	1349589	349533	211495	916532	225697	312826	428141
2006	6681184	4728350	2099064	1678031	1426339	353565	218771	957459	235466	323705	436204
2007	6964389	4913186	2122925	1715460	1558822	325212	206487	931761	243460	356569	519413
2008	7251803	5174478	2201904	1791881	1678091	330525	212618	938313	255149	356854	527009
2009	7781448	5535124	2329206	1905436	1854818	341910	220695	1050991	275006	362665	557662
2010	8207502	5876158	2413259	1972840	2048071	353916	230572	1091863	290161	370548	578772

注：①卫生人员和卫生技术人员包括公务员中卫生监督员1万名；②2002年起不包括高中等医学院校本部、药检机构、国境卫生检疫所和非卫生部门举办的计划生育指导站人员数，2007年起包括返聘本单位半年以上人员；③2007年起卫生技术人员不包括药剂员和检验员等技能人员数，2007年以前药师(士)包括药剂员，检验师(士)包括检验员；④执业(助理)医师数包括村卫生室数字。2002年以前执业(助理)医师系医生数，执业医师系医师数，注册护士系护师(士)数；⑤2006年及以前工勤技能人员系工勤人员数，不包括药剂员和检验员等技能人员；⑥1985年以前乡村医生和卫生员系赤脚医生数。

2-1-2　2010年各类医疗卫生机构人员数

卫生机构分类	合计	卫生技术人员			
		小计	执业(助理)医师	执业医师	注册护士
总　计	**8207502**	**5876158**	**2413259**	**1972840**	**2048071**
一.医院	4227374	3438394	1260892	1155534	1468754
综合医院	3143335	2576405	937411	865181	1126378
中医医院	558110	462285	184798	165486	166755
中西医结合医院	47480	38745	14888	13568	15446
民族医院	12516	10173	4677	3783	2591
专科医院	463042	349032	118685	107136	156645
口腔医院	26589	20910	10424	9307	6654
眼科医院	20311	13987	4976	4487	6062
耳鼻喉科医院	4038	2913	1117	954	1158
肿瘤医院	46896	37831	12513	12043	17854
心血管病医院	11740	9272	2849	2626	4637
胸科医院	9965	7814	2348	2313	3919
血液病医院	1424	1025	269	263	526
妇产(科)医院	46045	34728	11704	10461	15800
儿童医院	37412	30757	10037	9895	15095
精神病医院	94086	68457	20072	18040	34947
传染病医院	38829	29459	9279	8906	13670
皮肤病医院	4746	3480	1421	1234	1063
结核病医院	9317	6899	2106	2006	3300
麻风病医院	731	486	231	166	113
职业病医院	3105	2348	926	862	904
骨科医院	28390	21967	8241	6674	8251
康复医院	18547	12878	4398	3679	4983
整形外科医院	2407	1631	596	529	804
美容医院	4781	2744	983	852	1160
其他专科医院	53683	39446	14195	11839	15745
护理院	2891	1754	433	380	939
二.基层医疗卫生机构	3282091	1913948	949054	645480	466503
社区卫生服务中心(站)	389516	331322	144225	115773	106528
社区卫生服务中心	282825	236966	103046	82867	75187
社区卫生服务站	106691	94356	41179	32906	31341
卫生院	1177552	995157	432261	256958	223832
街道卫生院	26203	22098	9613	6499	6139
乡镇卫生院	1151349	973059	422648	250459	217693
中心卫生院	488165	416470	181825	114274	99208
乡卫生院	663184	556589	240823	136185	118485
村卫生室	1213230	121367	107224	52763	14143
门诊部	99793	80033	39203	34257	23550
综合门诊部	64120	52032	24692	21909	15495
中医门诊部	9822	7480	4094	3721	1307
中西医结合门诊部	2260	1882	926	807	518
民族医门诊部	74	58	31	26	13
专科门诊部	23517	18581	9460	7794	6217
诊所、卫生所、医务室、护理站	402000	386069	226141	185729	98450
诊所	314057	301994	177807	147140	76985
卫生所、医务室	87757	83894	48289	38556	21339
护理站	186	181	45	33	126

注：①人员数合计中包括公务员中卫生监督员1万名，乡村医生和卫生员1091863人；②本表村卫生室人员数不包括乡镇卫生院在村卫生室工作的人员数(这部分人员计入乡镇卫生院中)。

2-1-2 续表1

药师(士)	技师(士)		其他		其他技术人员	管理人员	工勤技能人员
		检验师(士)		见习医师			
353916	**338755**	**230572**	**722157**	**132772**	**290161**	**370548**	**578772**
210693	206469	132759	291586	84221	166528	243421	379031
144734	154280	99592	213602	62496	115214	175893	275823
42839	27766	17135	40127	12705	22303	27597	45925
2789	2278	1478	3344	931	1907	2888	3940
1257	539	335	1109	246	565	605	1173
18979	21528	14165	33195	7791	26449	36221	51340
428	509	206	2895	502	1422	1986	2271
737	536	389	1676	330	1744	2262	2318
183	148	89	307	127	311	373	441
1709	2466	1197	3289	520	2541	2946	3578
377	460	305	949	184	683	843	942
413	527	331	607	229	595	672	884
48	134	128	48	2	159	152	88
1823	2617	1809	2784	734	2599	3641	5077
1712	2055	1517	1858	545	1635	2302	2718
3549	3019	2090	6870	1639	4806	6931	13892
2038	2511	1938	1961	537	1811	2969	4590
421	301	266	274	61	212	451	603
428	564	377	501	116	525	689	1204
47	36	33	59	14	39	72	134
148	196	141	174	30	196	295	266
1377	1546	785	2552	723	1551	2235	2637
781	755	462	1961	409	1337	1684	2648
56	66	45	109	34	211	322	243
131	124	95	346	103	511	615	911
2573	2958	1962	3975	952	3561	4781	5895
95	78	54	209	52	90	217	830
125467	79485	51297	293439	39437	73848	71825	130607
26727	17629	11870	36213	6926	14879	18652	24663
20137	14488	9651	24108	5838	11268	13742	20849
6590	3141	2219	12105	1088	3611	4910	3814
74958	52516	32918	211590	28296	54730	45154	82511
1770	1088	731	3488	563	1222	1171	1712
73188	51428	32187	208102	27733	53508	43983	80799
31680	24064	14940	79693	11320	19675	16812	35208
41508	27364	17247	128409	16413	33833	27171	45591
6527	5984	3949	4769	863	4236	8018	7506
4572	4565	2965	2708	413	2389	4857	4842
1019	395	287	665	180	584	949	809
199	137	89	102	7	84	141	153
8	4	4	2		5	8	3
729	883	604	1292	263	1174	2063	1699
17255	3356	2560	40867	3352	3	1	15927
14292	2235	1651	30675	2691			12063
2963	1121	909	10182	658			3863
			10	3	3	1	1

2-1-2 续表2

机构类别	合计	卫生技术人员			
		小计	执业(助理)医师	执业医师	注册护士
三.专业公共卫生机构	624515	486801	188590	159847	104247
疾病预防控制中心	195467	147347	78608	65667	11616
省属	11155	7532	3469	3420	171
地级市(地区)属	43210	32129	17620	16092	2131
县级市(区)属	57204	43712	23629	19842	3734
县属	77245	59067	31550	24376	5186
其他	6653	4907	2340	1937	394
专科疾病防治院(所、站)	47680	36015	16144	13469	9328
专科疾病防治院	16818	12544	5009	4410	4222
传染病防治院	1250	844	264	233	311
结核病防治院	2596	1906	705	622	723
职业病防治院	4581	3244	1318	1242	1085
其他	8391	6550	2722	2313	2103
专科疾病防治所(站、中心)	30862	23471	11135	9059	5106
口腔病防治所(站、中心)	2630	2152	1199	943	409
精神病防治所(站、中心)	500	413	141	105	157
皮肤病与性病防治所(中心)	6146	4644	2250	1868	1012
结核病防治所(站、中心)	9423	7049	3208	2646	1535
职业病防治所(站、中心)	2150	1641	744	691	269
地方病防治所(站、中心)	1106	776	526	428	57
血吸虫病防治所(站、中心)	5975	4644	2112	1645	1105
药物戒毒所(中心)	270	110	50	44	34
其他	2662	2042	905	689	528
健康教育所(站、中心)	1442	642	297	265	53
妇幼保健院(所、站)	245102	202365	85932	74072	73195
省属	11182	9183	3376	3344	4053
地级市(地区)属	69017	56636	21425	20373	24298
县级市(区)属	76010	63119	27419	23704	21989
县属	85397	70454	32468	25557	21768
其他	3496	2973	1244	1094	1087
妇幼保健院	210441	173887	70299	61045	66710
妇幼保健所	18989	15643	8618	7433	3521
妇幼保健站	15605	12783	6983	5568	2950
生殖保健中心	67	52	32	26	14
急救中心(站)	11540	6233	3036	2781	2172
采供血机构	27200	18671	3458	2844	7462
卫生监督所(中心)	93612	73559			
省属	2707	1997			
地级市(地区)属	19049	13718			
县级市(区)属	27092	20802			
县属	32594	25484			
其他	2170	1558			
计划生育技术服务机构	2472	1969	1115	749	421
四.其他机构	73522	37015	14723	11979	8567
疗养院	18623	10470	3720	3227	4209
卫生监督检验（监测）机构	862	604	206	130	14
医学科学研究机构	12638	6076	2312	2210	995
医学在职培训机构	17770	7226	3156	2477	1262
临床检验中心(所、站)	3892	1981	285	275	124
其他	19737	10658	5044	3660	1963

2-1-2 续表3

药师(士)	技师(士)	检验师(士)	其他	见习医师	其他技术人员	管理人员	工勤技能人员
15628	49753	43927	128583	8597	34655	45059	58000
2821	26824	25291	27478	2320	13243	14594	20283
63	2399	2388	1430	114	1139	1074	1410
473	7694	7415	4211	751	3046	3622	4413
885	7331	6922	8133	624	3448	4152	5892
1335	8732	7930	12264	782	5039	5022	8117
65	668	636	1440	49	571	724	451
2646	3373	2669	4524	582	2957	3642	5066
912	1042	843	1359	328	971	1315	1988
44	57	45	168	67	48	120	238
119	161	124	198	38	133	203	354
209	322	280	310	89	365	352	620
540	502	394	683	134	425	640	776
1734	2331	1826	3165	254	1986	2327	3078
28	16	9	500	35	139	174	165
29	19	13	67	2	30	18	39
604	368	344	410	46	336	417	749
514	901	614	891	49	647	846	881
52	251	205	325	36	168	151	190
23	103	93	67	2	91	95	144
281	499	416	647	28	409	332	590
12	9	7	5		6	125	29
191	165	125	253	56	160	169	291
17	12	11	263	2	373	281	146
9519	14132	10662	19587	5214	10334	13622	18781
394	536	466	824	307	528	668	803
2521	3836	3038	4556	1685	2976	4212	5193
3087	4754	3513	5870	1570	3154	4119	5618
3404	4807	3473	8007	1596	3583	4427	6933
113	199	172	330	56	93	196	234
8322	11842	8839	16714	4817	8648	11371	16535
701	1407	1144	1396	223	931	1192	1223
495	879	676	1476	174	755	1052	1015
1	4	3	1			7	8
135	144	87	746	295	1110	988	3209
377	5135	5102	2239	179	2617	2107	3805
			73559		3917	9618	6518
			1997		85	431	194
			13718		600	3299	1439
			20802		1419	2834	2037
			25484		1639	2867	2604
			1558		174	194	244
113	133	105	187	5	104	207	192
2128	3048	2589	8549	517	15130	10243	11134
592	610	416	1339	279	1400	2271	4482
8	211	210	165	4	102	94	62
433	483	400	1853	45	3608	1588	1366
487	288	212	2033	50	5877	2395	2272
8	1056	1026	508	18	472	719	720
600	400	325	2651	121	3671	3176	2232

2-1-3　2010年卫生人员数（按城乡/经济类型/主办单位分）

分类	合计	卫生技术人员							乡村医生和卫生员	其他技术人员	管理人员	工勤技能人员
		小计	执业（助理）医师	执业医师	注册护士	药师（士）	技师（士）	其他				
总计	8207502	5876158	2413259	1972840	2048071	353916	338755	722157	1091863	290161	370548	578772
按城乡分												
城市	3647861	2954913	1152103	1061587	1200343	169190	175475	257802		154815	221118	317015
农村	4549641	2911245	1261156	911253	847728	184726	163280	454355	1091863	135346	149430	261757
按经济类型分												
公立	6800490	5043564	2005276	1651091	1794767	310608	304012	628901	666356	259193	320841	510536
国有	5533014	4492778	1729981	1473958	1665992	273229	278916	544660	39731	233852	297682	468971
集体	1267476	550786	275295	177133	128775	37379	25096	84241	626625	25341	23159	41565
非公立	1397012	822594	407983	321749	253304	43308	34743	83256	425507	30968	49707	68236
其中：联营	80962	19799	10406	7154	5294	755	987	2357	57997	767	1072	1327
私营	988302	603296	312573	245321	175824	31739	22349	60811	292358	18795	30436	43417
按主办单位分												
政府办	5551165	4461916	1730488	1436499	1592364	279281	275398	584385	109004	239665	281869	458711
其中：卫生部门	5389670	4338446	1682210	1395579	1544311	271765	268025	572135	109004	231237	269209	441774
社会办	1690434	779304	363852	284019	270336	41382	39501	64233	752237	29661	55892	73340
个人办	955903	624938	318919	252322	185371	33253	23856	63539	230622	20835	32787	46721

注：①卫生人员和卫生技术人员总计中包括公务员中卫生监督员1万名；②城市包括直辖市区和地级市辖区，农村包括县及县级市；③社会办包括企业、事业单位、社会团体和其他社会组织办的卫生机构。

2-1-4 2005年卫生人员性别、年龄、学历、职称构成（%）

分类	卫生技术人员							其他技术人员	管理人员
	合计	执业(助理)医师	执业医师	注册护士	药剂人员	检验人员	其他		
总　计	**100.0**	**100.0**	**100.0**	**100.0**	**100.0**	**100.0**	**100.0**	**100.0**	**100.0**
按性别分									
男	35.7	57.1	58.0	1.7	39.6	37.5	46.3	44.7	49.1
女	64.3	42.9	42.0	98.3	60.4	62.5	53.7	55.3	50.9
按年龄分									
25岁以下	7.0	2.6	1.7	10.1	4.9	6.7	14.6	6.8	3.2
25～34岁	37.9	36.6	31.3	40.3	29.7	37.6	40.9	31.3	23.0
35～44岁	31.3	32.9	35.3	31.6	31.9	31.0	25.3	33.4	35.2
45～54岁	19.7	20.8	23.4	17.3	28.6	21.8	16.0	24.1	31.6
55～59岁	3.1	5.0	5.7	0.6	4.0	2.3	2.5	3.8	5.8
60岁及以上	1.1	2.1	2.5	0.1	0.8	0.6	0.7	0.7	1.1
按工作年限分									
5年以下	14.4	12.0	10.3	14.1	8.3	12.8	26.8	13.7	6.9
5～9年	19.1	19.3	16.0	19.4	15.6	18.9	19.6	15.0	10.5
10～19年	32.5	32.5	33.3	35.9	29.5	32.0	26.4	31.1	29.3
20～29年	22.0	20.6	22.5	22.7	31.4	23.8	18.4	27.7	32.7
30年及以上	12.0	15.5	18.0	7.7	15.2	12.6	8.7	12.5	20.6
按学历分									
研究生	1.6	3.5	4.3	0.0	0.3	0.8	0.6	1.2	0.9
大学本科	15.5	29.1	34.3	2.7	6.6	10.3	10.2	10.0	15.3
大专	29.2	32.2	32.1	28.9	22.4	31.1	23.9	26.5	35.3
中专	43.3	29.4	24.3	60.4	44.3	46.4	45.2	26.8	24.9
高中及以下	10.3	5.9	5.0	7.9	26.5	11.4	20.0	35.6	23.6
按专业技术资格分									
正高	1.5	2.8	3.4	0.4	0.8	0.9	1.0	3.1	2.4
副高	5.8	11.7	14.3	1.1	2.3	3.4	1.5	2.3	5.8
中级	27.0	32.4	38.8	27.6	21.5	27.9	11.2	12.1	20.3
师级/助理	37.7	40.0	38.4	40.0	41.1	38.2	23.2	21.0	21.5
士级	21.4	11.2	3.4	28.7	26.9	21.5	32.8	22.1	15.7
不详	6.6	2.0	1.7	2.2	7.5	8.2	30.4	39.5	34.3
按聘任技术职务分									
正高	1.1	2.4	2.9	0.0	0.3	0.3	0.2	0.4	1.3
副高	5.5	11.3	13.8	0.9	2.1	3.1	1.4	2.2	6.5
中级	26.1	31.8	38.2	26.2	20.7	26.7	10.9	12.2	22.2
师级/助理	38.3	40.3	39.1	40.9	41.4	39.7	23.3	24.9	24.8
士级	21.6	11.5	3.7	29.0	27.3	22.2	32.2	22.9	16.6
待聘	7.4	2.7	2.3	3.0	8.2	8.0	32.0	37.4	28.7

注：本表不包括诊所、卫生所、医务室、村卫生室数字。

2-1-5　2010年卫生人员性别、年龄、学历、职称构成（%）

分类	卫生技术人员							其他技术人员	管理人员
	合计	执业(助理)医师	执业医师	注册护士	药师(士)	技师(士)	其他		
总　计	**100.0**	**100.0**	**100.0**	**100.0**	**100.0**	**100.0**	**100.0**	**100.0**	**100.0**
按性别分									
男	34.2	57.1	57.8	1.7	39.0	45.2	45.2	42.3	49.4
女	65.8	42.9	42.2	98.3	61.1	54.8	54.8	57.7	50.6
按年龄分									
25岁以下	8.1	0.2	0.1	14.1	5.3	5.2	18.8	7.2	3.0
25～34岁	34.9	31.7	27.7	39.6	27.1	35.1	35.4	31.8	21.3
35～44岁	29.7	34.2	34.1	26.9	30.1	29.9	23.4	31.7	32.1
45～54岁	18.9	20.1	22.3	16.9	27.9	22.0	15.2	22.5	32.4
55～59岁	5.2	7.5	8.6	2.2	7.6	5.9	4.6	5.2	8.9
60岁及以上	3.2	6.2	7.2	0.4	2.0	1.8	2.5	1.6	2.3
按工作年限分									
5年以下	19.9	13.1	12.2	23.6	12.3	15.3	36.0	18.5	10.2
5～9年	13.9	13.5	12.0	16.2	9.4	13.1	11.3	12.2	7.8
10～19年	30.2	33.2	31.5	29.1	29.5	31.1	24.0	28.6	25.2
20～29年	20.9	20.8	22.3	21.8	25.1	22.4	16.2	23.7	31.1
30年及以上	15.1	19.4	22.0	9.3	23.7	18.0	12.5	17.1	25.8
按学历分									
研究生	3.2	6.9	8.4	0.1	0.9	1.5	2.2	1.7	2.5
大学本科	21.7	36.1	43.1	8.7	13.2	18.2	19.1	18.0	26.0
大专	36.3	32.3	29.2	42.5	32.5	39.0	32.6	35.3	39.7
中专	34.5	22.0	16.9	46.0	40.1	35.9	38.1	29.3	20.5
高中及以下	4.2	2.7	2.3	2.7	13.4	5.4	8.0	15.7	11.4
按专业技术资格分									
正高	1.7	3.8	4.6	0.1	0.5	0.6	0.6	0.4	2.1
副高	6.1	12.1	14.7	1.8	2.8	4.2	2.0	2.6	8.1
中级	24.8	30.1	36.3	24.4	22.7	26.5	10.0	14.5	22.6
师级/助理	32.5	37.3	36.8	29.6	38.9	35.8	20.9	24.8	21.1
士级	25.3	10.6	2.1	37.6	28.5	25.1	35.5	31.8	17.4
不详	9.7	6.2	5.4	6.5	6.7	7.9	31.1	26.0	28.7
按聘任技术职务分									
正高	1.6	3.6	4.4	0.1	0.5	0.5	0.5	0.4	2.8
副高	6.1	12.2	14.9	1.7	2.8	4.1	2.1	2.7	9.5
中级	25.5	31.1	37.4	24.4	23.3	27.2	11.1	15.9	28.4
师级/助理	34.4	39.8	38.2	31.2	39.9	37.3	22.4	29.0	28.0
士级	26.0	9.9	2.3	39.0	30.0	26.6	37.5	35.0	21.2
待聘	6.5	3.5	2.8	3.7	3.5	4.2	26.3	17.0	10.2

注：本表不包括村卫生室数字。

2-1-6 2010年各地区卫生人员数

地区	合计	卫生技术人员							乡村医生和卫生员	其他技术人员	管理人员	工勤技能人员
		小计	执业(助理)医师	执业医师	注册护士	药师(士)	技师(士)	其他				
总 计	**8207502**	**5876158**	**2413259**	**1972840**	**2048071**	**353916**	**338755**	**722157**	**1091863**	**290161**	**370548**	**578772**
东 部	3548585	2605973	1061089	893594	940153	161908	149531	293292	383946	134950	160546	263170
中 部	2576739	1791708	743524	588721	614459	110719	108739	214267	403556	94527	116763	170185
西 部	2072178	1468477	608646	490525	493459	81289	80485	204598	304361	60684	93239	145417
北 京	223586	171326	66163	61832	67332	10250	9507	18074	3697	11713	14629	22221
天 津	96732	70460	28892	26510	24199	4561	4139	8669	4266	5133	9396	7477
河 北	437415	292157	133994	101360	87351	14067	17179	39566	84566	18014	15262	27416
山 西	275955	193891	88007	72033	62628	10173	10097	22986	45145	10445	11289	15185
内蒙古	168884	125831	56245	47686	38251	8919	7028	15388	19580	6009	7353	10111
辽 宁	316828	232079	96862	85511	88882	13607	13924	18804	26787	12378	17247	28337
吉 林	187106	138393	62050	54469	45776	8077	7907	14583	15238	6791	11582	15102
黑龙江	262600	192048	80282	68184	62759	11086	12127	25794	25283	8785	15151	21333
上 海	171935	137131	53009	48597	55866	7577	8319	12360	1274	8396	9747	15387
江 苏	459025	328243	128943	115340	122509	21352	19261	36178	57443	15073	22943	35323
浙 江	352871	288481	120440	99373	99610	19167	15614	33650	10995	13856	14490	25049
安 徽	309318	211539	86511	65807	77317	10919	13426	23366	55733	11580	11544	18922
福 建	199519	142916	58630	50385	53511	9954	7521	13300	28954	6409	5890	15350
江 西	230945	158007	61887	52489	58405	12207	10578	14930	43541	6521	7644	15232
山 东	645889	448861	185164	153665	156692	27853	25310	53842	129113	22196	18460	27259
河 南	591059	372818	154801	110201	121384	20488	23343	52802	128780	24100	25348	40013
湖 北	349495	255793	99542	83747	93844	17698	15532	29177	41512	14087	16776	21327
湖 南	370261	269219	110444	81791	92346	20071	15729	30629	48324	12218	17429	23071
广 东	592800	454799	174536	139758	167882	31520	26479	54382	34188	20325	29541	53947
广 西	266138	189554	70816	56161	70243	10326	9651	28518	36386	6362	11254	22582
海 南	51985	39520	14456	11263	16319	2000	2278	4467	2663	1457	2941	5404
重 庆	160055	111079	47969	35417	37611	6267	5433	13799	24610	4277	7886	12203
四 川	467126	325608	145194	115213	104886	18547	16090	40891	73963	13353	20377	33825
贵 州	154246	103954	43389	34787	36165	4679	5927	13794	31517	4782	6706	7287
云 南	207663	143139	63306	52604	49408	6426	7670	16329	36194	7015	7147	14168
西 藏	16694	10083	4469	3349	1988	451	491	2684	4325	481	610	1195
陕 西	260056	181438	66040	53622	61816	10781	11490	31311	38847	5222	17463	17086
甘 肃	137501	98865	39331	31987	29868	5082	5560	19024	20351	3793	4690	9802
青 海	35224	24909	10564	8915	8339	1457	1566	2983	5937	1282	1008	2088
宁 夏	39674	29962	12267	10990	10341	1990	1837	3527	3998	1129	1656	2929
新 疆	158917	124055	49056	39794	44543	6364	7742	16350	8653	6979	7089	12141

2-1-7　2010年各地区卫生人员数(城市)

地 区	合计	卫生技术人员							其他技术人员	管理人员	工勤技能人员
		小计	执业(助理)医师		注册护士	药师(士)	技师(士)	其他			
				执业医师							
总 计	**3647861**	**2954913**	**1152103**	**1061587**	**1200343**	**169190**	**175475**	**257802**	**154815**	**221118**	**317015**
东 部	1864565	1507139	584243	540833	608928	89928	89805	134235	82049	110368	165009
中 部	998859	811108	316911	290341	336568	43940	48943	64746	43322	62156	82273
西 部	784437	636666	250949	230413	254847	35322	36727	58821	29444	48594	69733
北 京	213652	166064	63847	59862	65735	9823	9203	17456	11482	14426	21680
天 津	81143	60796	24120	22758	22229	4100	3731	6616	4976	8567	6804
河 北	145772	119034	50241	45241	47458	5609	7350	8376	6995	7201	12542
山 西	119386	98179	40880	36737	38873	4973	5435	8018	5388	7034	8785
内蒙古	70764	58571	24116	22554	21991	4317	3387	4760	3290	3839	5064
辽 宁	193637	155139	61373	57732	66310	8550	9630	9276	8482	11707	18309
吉 林	78015	62468	27270	25656	23716	3350	3734	4398	3179	5611	6757
黑龙江	135960	107948	42621	39295	42142	5513	6788	10884	5746	9212	13054
上 海	164485	131843	49823	47221	54571	7367	8091	11991	8371	9471	14800
江 苏	206509	167494	63013	59323	68710	9826	9954	15991	7219	13850	17946
浙 江	160501	132646	51993	47243	52298	8193	7627	12535	6897	8324	12634
安 徽	126152	103172	39277	35402	45467	4964	6261	7203	6407	6824	9749
福 建	84844	70172	28042	26366	28615	4518	3896	5101	3395	3984	7293
江 西	74230	61328	23165	21838	26396	3837	4136	3794	2667	4167	6068
山 东	215151	180744	73737	68293	73239	10556	10229	12983	10770	10015	13622
河 南	182813	147082	57017	51173	60372	7666	8988	13039	7754	11377	16600
湖 北	155150	126326	47929	45171	53059	7799	7687	9852	7740	9314	11770
湖 南	127153	104605	38752	35069	46543	5838	5914	7558	4441	8617	9490
广 东	377891	306290	112046	101245	122216	20536	18973	32519	12719	21617	37265
广 西	101050	82269	30490	28395	34564	4195	4307	8713	2973	6079	9729
海 南	20980	16917	6008	5549	7547	850	1121	1391	743	1206	2114
重 庆	75821	61225	24477	21005	24237	3673	3457	5381	2571	5033	6992
四 川	172206	139034	55631	51422	56475	7674	7397	11857	6675	10204	16293
贵 州	46618	38418	15000	14032	16757	1781	2140	2740	2088	2752	3360
云 南	57810	47313	20625	19209	17830	2206	2774	3878	2752	2930	4815
西 藏	3359	2483	1093	1010	869	125	115	281	66	199	611
陕 西	114563	92098	33641	30498	37292	5049	5809	10307	2286	10098	10081
甘 肃	55724	45496	18657	16916	17457	2538	3097	3747	2261	2863	5104
青 海	14097	11495	4280	4014	4733	622	769	1091	814	627	1161
宁 夏	24578	20307	7706	7209	7638	1229	1262	2472	776	1316	2179
新 疆	47847	37957	15233	14149	15004	1913	2213	3594	2892	2654	4344

注：城市包括直辖市区和地级市辖区。

2-1-8 2010年各地区卫生人员数（农村）

地区	合计	卫生技术人员							乡村医生和卫生员	其他技术人员	管理人员	工勤技能人员
		小计	执业(助理)医师	执业医师	注册护士	药师(士)	技师(士)	其他				
总　计	**4549641**	**2911245**	**1261156**	**911253**	**847728**	**184726**	**163280**	**454355**	**1091863**	**135346**	**149430**	**261757**
东　部	1684020	1098834	476846	352761	331225	71980	59726	159057	383946	52901	50178	98161
中　部	1577880	980600	426613	298380	277891	66779	59796	149521	403556	51205	54607	87912
西　部	1287741	831811	357697	260112	238612	45967	43758	145777	304361	31240	44645	75684
北　京	9934	5262	2316	1970	1597	427	304	618	3697	231	203	541
天　津	15589	9664	4772	3752	1970	461	408	2053	4266	157	829	673
河　北	291643	173123	83753	56119	39893	8458	9829	31190	84566	11019	8061	14874
山　西	156569	95712	47127	35296	23755	5200	4662	14968	45145	5057	4255	6400
内蒙古	98120	67260	32129	25132	16260	4602	3641	10628	19580	2719	3514	5047
辽　宁	123191	76940	35489	27779	22572	5057	4294	9528	26787	3896	5540	10028
吉　林	109091	75925	34780	28813	22060	4727	4173	10185	15238	3612	5971	8345
黑龙江	126640	84100	37661	28889	20617	5573	5339	14910	25283	3039	5939	8279
上　海	7450	5288	3186	1376	1295	210	228	369	1274	25	276	587
江　苏	252516	160749	65930	56017	53799	11526	9307	20187	57443	7854	9093	17377
浙　江	192370	155835	68447	52130	47312	10974	7987	21115	10995	6959	6166	12415
安　徽	183166	108367	47234	30405	31850	5955	7165	16163	55733	5173	4720	9173
福　建	114675	72744	30588	24019	24896	5436	3625	8199	28954	3014	1906	8057
江　西	156715	96679	38722	30651	32009	8370	6442	11136	43541	3854	3477	9164
山　东	430738	268117	111427	85372	83453	17297	15081	40859	129113	11426	8445	13637
河　南	408246	225736	97784	59028	61012	12822	14355	39763	128780	16346	13971	23413
湖　北	194345	129467	51613	38576	40785	9899	7845	19325	41512	6347	7462	9557
湖　南	243108	164614	71692	46722	45803	14233	9815	23071	48324	7777	8812	13581
广　东	214909	148509	62490	38513	45666	10984	7506	21863	34188	7606	7924	16682
广　西	165088	107285	40326	27766	35679	6131	5344	19805	36386	3389	5175	12853
海　南	31005	22603	8448	5714	8772	1150	1157	3076	2663	714	1735	3290
重　庆	84234	49854	23492	14412	13374	2594	1976	8418	24610	1706	2853	5211
四　川	294920	186574	89563	63791	48411	10873	8693	29034	73963	6678	10173	17532
贵　州	107628	65536	28389	20755	19408	2898	3787	11054	31517	2694	3954	3927
云　南	149853	95826	42681	33395	31578	4220	4896	12451	36194	4263	4217	9353
西　藏	13335	7600	3376	2339	1119	326	376	2403	4325	415	411	584
陕　西	145493	89340	32399	23124	24524	5732	5681	21004	38847	2936	7365	7005
甘　肃	81777	53369	20674	15071	12411	2544	2463	15277	20351	1532	1827	4698
青　海	21127	13414	6284	4901	3606	835	797	1892	5937	468	381	927
宁　夏	15096	9655	4561	3781	2703	761	575	1055	3998	353	340	750
新　疆	111070	86098	33823	25645	29539	4451	5529	12756	8653	4087	4435	7797

2-2-1 每千人口卫生技术人员数

年份	卫生技术人员			执业（助理）医师			其中：执业医师	注册护士		
	合计	城市	农村	合计	城市	农村		合计	城市	农村
1949	0.93	1.87	0.73	0.67	0.70	0.66	0.58	0.06	0.25	0.02
1955	1.42	3.49	1.01	0.81	1.24	0.74	0.70	0.14	0.64	0.04
1960	2.37	5.67	1.85	1.04	1.97	0.90	0.79	0.23	1.04	0.07
1965	2.11	5.37	1.46	1.05	2.22	0.82	0.70	0.32	1.45	0.10
1970	1.76	4.88	1.22	0.85	1.97	0.66	0.43	0.29	1.10	0.14
1975	2.24	6.92	1.41	0.95	2.66	0.65	0.57	0.41	1.74	0.18
1980	2.85	8.03	1.81	1.17	3.22	0.76	0.72	0.47	1.83	0.20
1985	3.28	7.92	2.09	1.36	3.35	0.85	0.70	0.61	1.85	0.30
1990	3.45	6.59	2.15	1.56	2.95	0.98	1.15	0.86	1.91	0.43
1995	3.59	5.36	2.32	1.62	2.39	1.07	1.23	0.95	1.59	0.49
1998	3.64	5.30	2.35	1.65	2.34	1.11	1.25	1.00	1.64	0.51
1999	3.64	5.24	2.38	1.67	2.33	1.14	1.27	1.02	1.64	0.52
2000	3.63	5.17	2.41	1.68	2.31	1.17	1.30	1.02	1.64	0.54
2001	3.62	5.15	2.38	1.69	2.32	1.17	1.32	1.03	1.65	0.54
2002	3.41	…	…	1.47	…	…	1.17	1.00	…	…
2003	3.48	4.88	2.26	1.54	2.13	1.04	1.22	1.00	1.59	0.50
2004	3.53	4.99	2.24	1.57	2.18	1.04	1.25	1.03	1.63	0.50
2005	3.57	5.82	2.69	1.60	2.46	1.26	1.27	1.06	2.10	0.65
2006	3.66	6.09	2.70	1.63	2.56	1.26	1.30	1.10	2.22	0.66
2007	3.76	6.44	2.69	1.62	2.61	1.23	1.31	1.19	2.42	0.70
2008	3.92	6.68	2.80	1.67	2.68	1.26	1.36	1.27	2.54	0.76
2009	4.15	7.15	2.94	1.75	2.83	1.31	1.43	1.39	2.82	0.81
2010	4.37	7.62	3.04	1.79	2.97	1.32	1.47	1.52	3.09	0.89

注：①2002年以前，执业(助理)医师数系医生数，执业医师数系医师数，注册护士数系护师(士)数；②城市包括直辖市区和地级市辖区，农村包括县及县级市。

2-2-2　2010年各地区每千人口卫生技术人员数

地区	卫生技术人员			执业(助理)医师			其中：执业医师			注册护士		
	合计	城市	农村	合计	城市	农村	合计	城市	农村	合计	城市	农村
总　计	**4.37**	**7.62**	**3.04**	**1.79**	**2.97**	**1.32**	**1.47**	**2.74**	**0.95**	**1.52**	**3.09**	**0.89**
东　部	5.22	8.48	3.42	2.13	3.29	1.48	1.79	3.04	1.10	1.88	3.43	1.03
中　部	3.93	7.23	2.85	1.63	2.82	1.24	1.29	2.59	0.87	1.35	3.00	0.81
西　部	3.76	6.50	2.84	1.56	2.56	1.22	1.26	2.35	0.89	1.26	2.60	0.82
北　京	13.58	13.94	7.44	5.24	5.36	3.27	4.90	5.03	2.79	5.34	5.52	2.26
天　津	7.12	7.49	5.43	2.92	2.97	2.68	2.68	2.80	2.11	2.45	2.74	1.11
河　北	4.00	9.19	2.88	1.84	3.88	1.40	1.39	3.49	0.93	1.20	3.66	0.66
山　西	5.58	10.10	3.83	2.53	4.20	1.88	2.07	3.78	1.41	1.80	4.00	0.95
内蒙古	5.13	9.69	3.64	2.29	3.99	1.74	1.94	3.73	1.36	1.56	3.64	0.88
辽　宁	5.46	8.26	3.24	2.28	3.27	1.50	2.01	3.07	1.17	2.09	3.53	0.95
吉　林	5.08	7.19	4.09	2.28	3.14	1.88	2.00	2.95	1.55	1.68	2.73	1.19
黑龙江	5.00	7.88	3.40	2.09	3.11	1.52	1.77	2.87	1.17	1.63	3.07	0.83
上　海	9.71	9.81	7.67	3.75	3.71	4.62	3.44	3.52	2.00	3.96	4.06	1.88
江　苏	4.40	6.61	3.26	1.73	2.49	1.34	1.54	2.34	1.14	1.64	2.71	1.09
浙　江	6.08	8.84	4.80	2.54	3.46	2.11	2.09	3.15	1.61	2.10	3.48	1.46
安　徽	3.10	5.26	2.23	1.27	2.00	0.97	0.96	1.81	0.62	1.13	2.32	0.65
福　建	4.05	7.69	2.78	1.66	3.07	1.17	1.43	2.89	0.92	1.52	3.14	0.95
江　西	3.37	6.82	2.55	1.32	2.58	1.02	1.12	2.43	0.81	1.24	2.94	0.84
山　东	4.71	6.55	3.96	1.94	2.67	1.64	1.61	2.48	1.26	1.64	2.65	1.23
河　南	3.45	7.67	2.54	1.43	2.97	1.10	1.02	2.67	0.66	1.12	3.15	0.69
湖　北	4.16	6.48	3.08	1.62	2.46	1.23	1.36	2.32	0.92	1.53	2.72	0.97
湖　南	3.81	8.18	2.84	1.56	3.03	1.24	1.16	2.74	0.81	1.31	3.64	0.79
广　东	5.34	9.19	2.86	2.05	3.36	1.20	1.64	3.04	0.74	1.97	3.67	0.88
广　西	3.56	6.01	2.71	1.33	2.23	1.02	1.05	2.08	0.70	1.32	2.53	0.90
海　南	4.41	7.78	3.33	1.61	2.76	1.24	1.26	2.55	0.84	1.82	3.47	1.29
重　庆	3.36	3.92	2.86	1.45	1.57	1.35	1.07	1.35	0.83	1.14	1.55	0.77
四　川	3.62	5.80	2.83	1.61	2.32	1.36	1.28	2.14	0.97	1.17	2.36	0.73
贵　州	2.48	7.48	1.78	1.04	2.92	0.77	0.83	2.73	0.56	0.86	3.26	0.53
云　南	3.16	7.82	2.44	1.40	3.41	1.09	1.16	3.18	0.85	1.09	2.95	0.80
西　藏	3.43	13.64	2.76	1.52	6.01	1.22	1.14	5.55	0.85	0.68	4.78	0.41
陕　西	4.68	7.10	3.47	1.70	2.59	1.26	1.38	2.35	0.90	1.60	2.87	0.95
甘　肃	3.65	5.58	2.81	1.45	2.29	1.09	1.18	2.07	0.79	1.10	2.14	0.65
青　海	4.53	12.73	2.92	1.92	4.74	1.37	1.62	4.45	1.07	1.52	5.24	0.78
宁　夏	4.66	7.72	2.54	1.91	2.93	1.20	1.71	2.74	1.00	1.61	2.90	0.71
新　疆	5.73	14.52	4.52	2.27	5.83	1.78	1.84	5.41	1.35	2.06	5.74	1.55

2-3-1　2005年执业（助理）医师性别、年龄、学历及职称构成（%）

分类	执业(助理)医师					其中: 执业医师				
	合计	临床	中医	口腔	公共卫生	合计	临床	中医	口腔	公共卫生
总　计	**100.0**	**100.0**	**100.0**	**100.0**	**100.0**	**100.0**	**100.0**	**100.0**	**100.0**	**100.0**
按性别分										
男	57.1	55.3	66.5	56.5	60.5	58.0	56.3	66.4	57.0	61.3
女	42.9	44.7	33.5	43.5	39.5	42.0	43.7	33.6	43.0	38.7
按年龄分										
25岁以下	2.6	2.8	1.5	4.0	1.7	1.7	1.9	0.9	2.2	1.1
25～34岁	36.6	39.0	27.3	37.6	26.9	31.3	33.6	22.9	32.2	21.8
35～44岁	32.9	32.6	31.8	33.1	36.7	35.3	35.2	33.3	36.6	38.5
45～54岁	20.8	18.9	27.7	20.4	28.3	23.4	21.5	30.1	23.0	31.4
55～59岁	5.0	4.6	7.8	3.6	5.4	5.7	5.3	8.5	4.1	6.1
60岁及以上	2.1	2.0	3.9	1.4	0.9	2.5	2.4	4.4	1.8	1.1
按工作年限分										
5年以下	12.0	13.2	8.4	12.7	5.6	10.3	11.4	6.8	10.0	4.6
5～9年	19.3	20.6	15.6	19.0	13.0	16.0	17.2	12.9	15.3	9.5
10～19年	32.5	33.1	28.4	33.8	32.9	33.3	33.9	28.9	36.1	32.7
20～29年	20.6	18.5	26.6	20.7	31.1	22.5	20.5	28.1	22.4	33.2
30年及以上	15.5	14.5	21.0	13.8	17.4	18.0	17.0	23.5	16.2	20.0
按学历分										
研究生	3.5	3.9	2.7	4.4	0.8	4.3	4.7	3.2	5.6	1.0
大学本科	29.1	30.9	29.6	22.8	14.2	34.3	36.4	34.0	27.7	17.0
大专	32.1	32.2	32.1	30.7	32.2	32.1	32.0	32.2	31.1	33.6
中专	29.4	28.6	24.9	34.0	41.5	24.3	23.1	21.4	28.5	38.9
高中及以下	5.9	4.5	10.7	8.1	11.3	5.0	3.8	9.2	7.1	9.4
按专业技术资格分										
正高	2.8	2.9	3.0	2.0	1.3	3.4	3.6	3.6	2.5	1.6
副高	11.7	12.1	14.1	8.5	6.0	14.3	14.8	16.7	10.7	7.6
中级	32.4	31.8	35.7	31.1	33.8	38.8	38.2	41.4	38.3	41.5
师级/助理	40.0	40.1	36.6	42.9	42.5	38.4	38.4	34.6	42.7	41.8
士级	11.2	11.1	9.0	13.8	13.5	3.4	3.4	2.4	4.4	4.8
不详	2.0	1.9	1.5	1.6	2.9	1.7	1.7	1.3	1.4	2.7
按聘任技术职务分										
正高	2.4	2.6	2.5	1.7	0.9	2.9	3.1	3.0	2.2	1.1
副高	11.3	11.7	13.6	8.2	5.6	13.8	14.3	16.1	10.3	7.1
中级	31.8	31.2	35.2	30.3	33.2	38.2	37.5	41.0	37.4	40.7
师级/助理	40.3	40.3	37.3	43.3	43.3	39.1	39.0	35.5	43.5	43.0
士级	11.5	11.5	9.4	14.1	13.8	3.7	3.7	2.7	4.7	5.1
待聘	2.7	2.7	2.0	2.4	3.2	2.3	2.4	1.7	2.0	2.9

2-3-2 2010年执业（助理）医师性别、年龄、学历及职称构成（%）

分类	执业(助理)医师					其中: 执业医师				
	合计	临床	中医	口腔	公共卫生	合计	临床	中医	口腔	公共卫生
总　计										
按性别分										
男	57.1	55.6	67.0	56.0	58.4	57.8	56.5	66.7	56.3	58.7
女	42.9	44.4	33.0	44.0	41.7	42.2	43.5	33.3	43.7	41.3
按年龄分										
25岁以下	0.2	0.2	0.4	0.8	0.2	0.1	0.1	0.1	0.2	0.1
25～34岁	31.7	29.4	23.2	33.4	19.5	27.7	25.7	20.8	27.5	17.1
35～44岁	34.2	36.7	30.0	33.5	35.3	34.1	36.5	29.8	35.5	34.3
45～54岁	20.1	20.2	24.8	20.3	31.0	22.3	22.3	26.1	22.9	32.9
55～59岁	7.5	7.4	10.8	6.7	11.5	8.6	8.4	11.5	7.7	12.8
60岁及以上	6.2	6.1	10.9	5.3	2.7	7.2	7.1	11.9	6.2	2.9
按工作年限分										
5年以下	13.1	9.9	11.3	12.7	5.0	12.2	9.1	10.3	10.4	4.9
5～9年	13.5	13.7	11.4	15.8	7.2	12.0	12.6	10.4	12.9	6.5
10～19年	33.2	35.8	27.3	33.1	30.7	31.5	33.9	26.4	33.3	28.4
20～29年	20.8	21.6	21.8	20.2	29.0	22.3	23.0	22.5	22.4	29.8
30年及以上	19.4	19.0	28.2	18.2	28.1	22.0	21.4	30.4	20.9	30.4
按学历分										
研究生	6.9	7.0	6.5	6.8	2.3	8.4	8.3	7.5	8.6	2.9
大学本科	36.1	37.6	32.1	26.5	21.2	43.1	43.6	36.4	32.4	25.8
大专	32.3	32.5	32.8	36.2	34.4	29.2	30.0	31.7	33.6	34.5
中专	22.0	21.0	21.7	26.8	34.6	16.9	16.6	18.5	22.4	31.2
高中及以下	2.7	1.9	6.9	3.8	7.5	2.3	1.6	6.0	3.1	5.6
按专业技术资格分										
正高	3.8	4.3	4.0	2.3	1.9	4.6	5.1	4.7	3.0	2.4
副高	12.1	13.4	13.4	8.0	7.5	14.7	16.0	15.4	10.1	9.5
中级	30.1	32.5	30.6	27.5	34.5	36.3	38.2	35.0	34.4	42.9
师级/助理	37.3	37.2	39.0	43.8	41.6	36.8	35.9	38.6	44.1	41.2
士级	10.6	8.6	7.4	10.7	11.4	2.1	1.2	1.2	1.7	1.3
不详	6.2	4.0	5.7	7.7	3.2	5.4	3.6	5.2	6.8	2.8
按聘任技术职务分										
正高	3.6	4.1	3.8	2.3	1.6	4.4	4.9	4.4	2.9	2.0
副高	12.2	13.5	13.6	8.2	7.3	14.9	16.1	15.6	10.4	9.2
中级	31.1	33.4	31.9	29.4	35.4	37.4	39.3	36.4	36.7	44.0
师级/助理	39.8	39.8	42.0	48.2	44.2	38.2	37.3	40.5	46.4	42.8
士级	9.9	7.9	6.9	9.9	10.8	2.3	1.4	1.4	2.0	1.4
待聘	3.5	1.3	1.9	2.1	0.8	2.8	1.1	1.6	1.7	0.6

2-3-3 分科执业（助理）医师构成（%）

分科	2005			2010		
	合计	执业医师	执业助理医师	合计	执业医师	执业助理医师
总　　计	**100.0**	**100.0**	**100.0**	**100.0**	**100.0**	**100.0**
预防保健科	6.0	5.5	8.2	2.8	2.1	6.0
全科医疗科	3.5	2.9	6.1	5.4	4.3	10.1
内科	18.4	17.9	20.8	21.2	20.7	23.5
外科	11.8	12.4	9.2	12.1	12.9	8.8
儿科	3.8	4.2	2.3	4.8	5.3	2.9
妇产科	10.1	9.8	11.6	10.1	9.7	11.8
眼科	1.1	1.2	0.6	1.2	1.4	0.5
耳鼻咽喉科	1.4	1.5	1.0	1.4	1.5	0.8
口腔科	3.1	3.1	3.4	4.3	4.1	5.4
皮肤科	0.9	1.0	0.8	0.9	1.0	0.5
医疗美容科	0.2	0.2	0.1	0.2	0.2	0.1
精神科	1.2	1.3	1.0	1.3	1.4	0.9
传染科	2.2	2.4	1.5	1.1	1.2	0.4
结核病科	0.5	0.5	0.3	0.4	0.4	0.2
地方病科	0.6	0.6	0.6	0.0	0.0	0.0
肿瘤科	0.9	1.0	0.2	1.1	1.3	0.2
急诊医学科	1.4	1.5	0.6	1.6	1.8	0.7
康复医学科	0.8	0.9	0.7	0.8	0.8	0.7
运动医学科	0.0	0.0	0.0	0.0	0.0	0.0
职业病科	0.3	0.3	0.2	0.2	0.2	0.1
麻醉科	1.7	1.8	1.2	2.0	2.1	1.3
医学检验科	0.3	0.3	0.5	0.3	0.2	0.7
病理科	0.4	0.4	0.2	0.4	0.4	0.2
医学影像科	4.1	4.1	4.2	5.6	5.4	6.1
中医科	12.9	13.4	10.8	15.4	16.2	11.6
民族医学科	0.3	0.3	0.3	0.2	0.2	0.3
中西医结合科	1.1	1.1	0.8	1.7	1.7	1.7
其他	10.7	10.2	12.8	3.7	3.5	4.6

注：本表不包括村卫生室数字，2005年不包括诊所、医务室、卫生所和社区卫生服务站数字。

2-3-4 医师执业类别数及构成

	合计		执业医师		执业助理医师	
	2005	2010	2005	2010	2005	2010
人数(万人)	**204.2**	**241.3**	**162.3**	**197.3**	**41.9**	**44.0**
临床类别	161.5	188.1	127.3	152.7	34.2	35.4
中医类别	21.0	29.4	17.8	25.6	3.2	3.8
口腔类别	8.6	11.1	6.8	8.3	1.8	2.8
公共卫生类别	13.1	12.7	10.4	10.7	2.7	2.0
构成(%)	**100.0**	**100.0**	**100.0**	**100.0**	**100.0**	**100.0**
临床类别	79.1	78.0	78.4	94.1	81.6	80.5
中医类别	10.3	12.2	11.0	15.8	7.6	8.6
口腔类别	4.2	4.6	4.2	5.1	4.3	6.4
公共卫生类别	6.4	5.3	6.4	6.6	6.4	4.5

注：本表临床、口腔、公共卫生类别医师数系推算数。

2-4-1 2010年医院人员数

医疗机构分类	合计	卫生技术人员							其他技术人员	管理人员	工勤技能人员
		小计	执业(助理)医师	执业医师	注册护士	药师(士)	技师(士)	其他			
总　计	4227374	3438394	1260892	1155534	1468754	210693	206469	291586	166528	243421	379031
按城乡分											
城市	2660540	2142124	774715	733979	958594	122918	123764	162133	110145	166074	242197
农村	1566834	1296270	486177	421555	510160	87775	82705	129453	56383	77347	136834
按经济类型分											
公立医院	3769585	3090156	1131273	1049004	1335948	189757	182027	251151	141751	205322	332356
民营医院	457789	348238	129619	106530	132806	20936	24442	40435	24777	38099	46675
按主办单位分											
政府办	3327736	2733824	996480	929531	1187538	167508	159864	222434	128117	173277	292518
社会办	608874	483858	180254	159092	200956	29335	30244	43069	22002	46026	56988
个人办	290764	220712	84158	66911	80260	13850	16361	26083	16409	24118	29525
按管理类别分											
其中:非营利性	3935700	3221592	1178876	1088461	1387803	197228	190481	267204	149397	217358	347353
营利性	291674	216802	82016	67073	80951	13465	15988	24382	17131	26063	31678
按医院等级分											
其中:三级医院	1426470	1165082	406743	401209	553642	59723	62703	82271	59033	80084	122271
二级医院	1997354	1646283	608969	554773	686755	108215	100568	141776	68665	103140	179266
一级医院	290633	231913	92887	74294	82124	16848	16337	23717	12540	20505	25675

2-4-2　2010年各地区医院人员数

地区	合计	卫生技术人员							其他技术人员	管理人员	工勤技能人员
		小计	执业(助理)医师	执业医师	注册护士	药师(士)	技师(士)	其他			
总　计	**4227374**	**3438394**	**1260892**	**1155534**	**1468754**	**210693**	**206469**	**291586**	**166528**	**243421**	**379031**
东　部	1945802	1587973	580205	539452	686202	95913	91501	134152	78842	105231	173756
中　部	1260315	1024281	383283	345384	434155	64887	64464	77492	50793	76060	109181
西　部	1021257	826140	297404	270698	348397	49893	50504	79942	36893	62130	96094
北　京	155172	121424	43248	41842	54133	6919	6584	10540	7464	10307	15977
天　津	64882	50897	19201	18485	20217	3315	2924	5240	2426	6275	5284
河　北	214870	175243	71742	62901	68164	9212	11483	14642	10013	10494	19120
山　西	139930	115090	47318	41853	46273	6556	6739	8204	6176	8131	10533
内蒙古	85101	69118	27044	24904	27185	4619	4411	5859	3761	4856	7366
辽　宁	192861	152822	57151	53290	67576	9675	9333	9087	8269	11399	20371
吉　林	105450	83764	34838	32347	33165	5419	5186	5156	3978	7491	10217
黑龙江	153958	122477	47510	43443	48160	7307	8006	11494	5523	10490	15468
上　海	115316	93566	31694	31328	43426	5016	5449	7981	5462	6750	9538
江　苏	238326	195589	68685	65516	87417	11654	10701	17132	7966	14113	20658
浙　江	205812	171461	62003	58569	75267	10840	9157	14194	7959	8982	17410
安　徽	150384	123974	44565	40459	56002	6553	7652	9202	6861	7463	12086
福　建	99820	82726	29680	28114	37102	5350	4431	6163	3822	3661	9611
江　西	102873	85995	30783	28627	38183	6371	5792	4866	3489	4909	8480
山　东	304233	258707	98838	89931	110020	15173	14743	19933	14012	12378	19136
河　南	263579	212847	80948	68534	86429	12961	13945	18564	10721	15466	24545
湖　北	169909	138213	48970	46648	60946	9658	8437	10202	7967	10637	13092
湖　南	174232	141921	48351	43473	64997	10062	8707	9804	6078	11473	14760
广　东	325395	262214	90136	82969	112382	17489	15276	26931	10663	19073	33445
广　西	122067	97675	31761	30005	44243	5959	5180	10532	2978	7508	13906
海　南	29115	23324	7827	6507	10498	1270	1420	2309	786	1799	3206
重　庆	75405	60294	20799	18667	26966	3629	3462	5438	2636	5142	7333
四　川	215589	172381	62127	57891	75291	10214	9637	15112	8086	13427	21695
贵　州	73978	61260	22260	20382	26378	3329	3762	5531	3260	4201	5257
云　南	102499	83687	32303	29158	34089	4859	5129	7307	4600	4858	9354
西　藏	6972	5435	2502	1981	1537	346	399	651	215	461	861
陕　西	138058	111967	36867	32970	46424	6702	7662	14312	2530	11705	11856
甘　肃	61254	50119	19668	17637	19858	3213	3466	3914	2111	2914	6110
青　海	18710	15519	6072	5444	6390	1009	1042	1006	927	708	1556
宁　夏	24847	20479	7411	6882	8222	1383	1314	2149	816	1295	2257
新　疆	96777	78206	28590	24777	31814	4631	5040	8131	4973	5055	8543

2-4-3　2005年医院人员性别、年龄、学历及职称构成（%）

分类	卫生技术人员							其他技术人员	管理人员
	合计	执业(助理)医师	执业医师	注册护士	药剂人员	检验人员	其他		
总　计	**100.0**	**100.0**	**100.0**	**100.0**	**100.0**	**100.0**	**100.0**	**100.0**	**100.0**
按性别分									
男	31.7	56.8	57.5	1.6	36.7	36.7	44.4	43.9	45.6
女	68.3	43.2	42.5	98.4	63.3	63.3	55.6	56.1	54.4
按年龄分									
25岁以下	7.4	2.6	1.9	10.2	4.7	6.5	18.3	6.4	3.2
25～34岁	36.4	36.2	33.0	38.2	28.9	35.5	36.8	29.1	21.5
35～44岁	32.7	34.8	36.6	32.7	33.5	31.9	24.1	34.9	36.0
45～54岁	19.9	19.9	21.5	18.1	29.0	23.2	17.8	25.4	32.6
55～59岁	2.6	4.4	4.8	0.6	3.4	2.3	2.4	3.6	5.6
60岁及以上	1.0	2.0	2.2	0.1	0.6	0.6	0.6	0.6	1.0
按工作年限分									
5年以下	15.4	14.4	12.8	14.0	8.0	12.6	32.4	12.8	6.8
5～9年	17.2	18.2	16.6	17.5	14.0	16.8	14.3	13.1	9.2
10～19年	33.2	33.2	34.0	36.3	30.6	32.3	23.1	31.1	28.9
20～29年	22.1	18.9	19.9	23.8	31.1	24.5	19.5	29.8	33.5
30年及以上	12.2	15.3	16.7	8.3	16.2	13.8	10.6	13.2	21.6
按学历分									
研究生	2.4	5.6	6.2	0.0	0.4	0.9	1.1	0.9	1.1
大学本科	20.3	41.6	45.1	3.2	9.1	11.1	16.0	10.0	17.4
大专	31.4	32.2	30.8	31.8	27.1	34.1	29.2	28.6	36.7
中专	38.3	17.6	15.3	57.7	42.3	43.7	38.3	24.6	22.2
高中及以下	7.6	3.0	2.7	7.3	21.1	10.2	15.4	36.0	22.6
按专业技术资格分									
正高	2.0	4.0	4.5	0.4	0.9	0.9	1.1	3.3	2.7
副高	7.6	16.6	18.5	1.2	3.1	3.7	2.0	1.9	6.6
中级	31.0	36.3	40.0	30.3	26.8	31.0	16.0	13.1	21.5
师级/助理	37.1	35.2	33.1	40.2	42.5	39.2	27.4	22.1	20.5
士级	17.3	6.1	2.2	25.9	21.1	17.8	25.6	20.3	13.8
不详	5.0	1.8	1.6	2.0	5.6	7.4	27.8	39.4	35.0
按聘任技术职务分									
正高	1.5	3.6	4.0	0.0	0.4	0.3	0.2	0.3	1.5
副高	7.3	16.0	17.9	1.1	3.0	3.3	1.9	1.8	7.4
中级	30.0	35.8	39.4	28.7	25.8	29.8	15.5	13.1	23.8
师级/助理	37.8	35.6	33.8	41.2	43.1	41.0	27.5	26.7	24.3
士级	17.5	6.3	2.5	26.1	21.6	18.6	24.9	21.4	14.9
待聘	5.9	2.7	2.4	2.9	6.2	7.1	29.9	36.6	28.0

2-4-4　2010年医院人员性别、年龄、学历及职称构成（%）

分类	卫生技术人员							其他技术人员	管理人员
	合计	执业(助理)医师	执业医师	注册护士	药师(士)	技师(士)	其他		
总　计	**100.0**	**100.0**	**100.0**	**100.0**	**100.0**	**100.0**	**100.0**	**100.0**	**100.0**
按性别分									
男	30.0	57.5	58.1	1.8	36.6	45.6	37.2	41.0	45.4
女	70.0	42.5	41.9	98.2	63.4	54.4	62.8	59.0	54.6
按年龄分									
25岁以下	9.3	0.2	0.1	14.7	5.1	5.0	29.0	7.0	3.2
25～34岁	36.5	35.1	32.6	39.0	26.2	34.4	39.5	30.8	20.6
35～44岁	28.9	34.0	34.6	26.6	31.4	29.6	15.3	31.8	31.1
45～54岁	19.1	20.3	21.6	17.6	28.9	22.9	11.5	24.1	33.8
55～59岁	4.3	6.4	6.9	2.0	7.1	6.3	3.3	5.1	9.1
60岁及以上	1.9	4.0	4.4	0.2	1.4	1.9	1.3	1.3	2.2
按工作年限分									
5年以下	22.1	15.3	14.8	24.3	12.2	15.8	53.9	18.4	10.7
5～9年	15.1	15.7	14.6	16.5	9.4	13.4	10.5	12.0	7.7
10～19年	28.0	31.8	31.5	27.2	28.3	29.0	14.6	26.2	22.8
20～29年	21.5	21.2	22.1	22.8	26.7	23.1	11.4	25.1	31.8
30年及以上	13.3	16.0	17.1	9.3	23.6	18.8	9.6	18.3	27.0
按学历分									
研究生	4.8	11.4	12.5	0.1	1.3	1.8	4.2	1.7	3.0
大学本科	27.8	50.2	54.3	10.5	17.7	21.3	29.8	21.2	28.7
大专	36.7	26.4	23.2	45.5	35.4	40.7	35.0	38.7	39.2
中专	28.0	11.0	9.0	41.5	35.0	31.4	26.6	23.9	18.0
高中及以下	2.8	1.1	1.0	2.5	10.6	4.7	4.5	14.4	11.2
按专业技术资格分									
正高	2.3	5.9	6.4	0.1	0.8	0.6	0.6	0.3	2.6
副高	8.0	17.2	18.9	2.2	4.1	4.9	2.3	2.9	9.7
中级	27.9	32.6	35.5	26.8	28.6	29.7	10.4	17.4	24.9
师级/助理	31.2	33.2	32.3	29.2	39.0	36.1	22.9	28.1	20.9
士级	22.6	5.9	2.2	35.8	22.1	21.3	30.7	28.6	15.6
不详	7.9	5.2	4.7	5.9	5.4	7.3	33.2	22.7	26.2
按聘任技术职务分									
正高	2.3	5.7	6.2	0.1	0.8	0.5	0.7	0.4	3.4
副高	8.0	17.3	19.0	2.1	4.0	4.9	2.5	2.9	11.0
中级	28.2	33.2	36.1	26.6	29.0	30.4	11.0	18.6	30.1
师级/助理	32.5	34.6	33.3	30.7	39.9	37.6	23.2	32.8	27.3
士级	23.0	5.6	2.2	36.8	23.0	22.4	29.8	30.9	18.7
待聘	6.1	3.6	3.2	3.8	3.3	4.1	32.9	14.5	9.4

2-5　2010年基层医疗卫生机构人员数

医疗机构分类	合计	卫生技术人员							乡村医生和卫生员	其他技术人员	管理人员	工勤技能人员
		小计	执业(助理)医师	执业医师	注册护士	药师(士)	技师(士)	其他				
总　计	3282091	1913948	949054	645480	466503	125467	79485	293439	1091863	73848	71825	130607
按城乡分												
城市	637386	561659	283957	242631	178694	37932	21903	39173		15320	23092	37315
农村	2644705	1352289	665097	402849	287809	87535	57582	254266	1091863	58528	48733	93292
按经济类型分												
公立	2350479	1444290	671919	431322	347134	103165	70471	251601	666356	68406	61273	110154
非公立	931612	469658	277135	214158	119369	22302	9014	41838	425507	5442	10552	20453
按主办单位分												
政府办	1567496	1233645	537779	341323	297306	94668	65537	238355	109004	65606	57164	102077
社会办	1051575	277325	176890	119065	64329	11422	6715	17969	752237	4036	6319	11658
个人办	663020	402978	234385	185092	104868	19377	7233	37115	230622	4206	8342	16872
按管理类别分												
非营利性	2763556	1542811	733961	470129	369480	107421	73146	258803	970643	70666	65346	114090
营利性	518535	371137	215093	175351	97023	18046	6339	34636	121220	3182	6479	16517

注：基层医疗卫生机构人员总数中包括乡村医生和卫生员1091863人。

2-6-1　2010年各地区社区卫生服务中心（站）人员数

地区	合计	卫生技术人员							其他技术人员	管理人员	工勤技能人员
		小计	执业(助理)医师	执业医师	注册护士	药师(士)	技师(士)	其他			
总　计	**389516**	**331322**	**144225**	**115773**	**106528**	**26727**	**17629**	**36213**	**14879**	**18652**	**24663**
东　部	220457	186632	80742	64183	57423	16078	9694	22695	8543	9935	15347
中　部	101914	87305	38255	30909	29608	6262	4883	8297	4053	5230	5326
西　部	67145	57385	25228	20681	19497	4387	3052	5221	2283	3487	3990
北　京	24912	20518	9016	7367	5460	2007	1017	3018	1182	1171	2041
天　津	7167	5778	2272	1917	1527	590	333	1056	239	707	443
河　北	14477	12535	5981	4617	4140	681	677	1056	580	667	695
山　西	12096	10561	4964	4086	3710	655	500	732	382	631	522
内蒙古	10646	9322	4424	3710	3005	840	453	600	433	442	449
辽　宁	12476	10386	4399	3784	4122	835	572	458	531	783	776
吉　林	7457	6431	2437	1934	1356	329	211	2098	436	263	327
黑龙江	17173	14539	6446	5577	4872	1062	1000	1159	716	959	959
上　海	30082	24468	11000	9255	7967	2084	1455	1962	1303	1397	2914
江　苏	37078	30335	12477	10589	9375	2803	1718	3962	1639	2139	2965
浙　江	25250	22573	10118	7091	5000	1837	1090	4528	759	681	1237
安　徽	16197	14076	6591	4772	4822	854	741	1068	626	781	714
福　建	8177	6974	3135	2537	2180	684	269	706	309	252	642
江　西	8865	7645	3150	2748	2911	673	517	394	268	467	485
山　东	23269	20939	8874	6886	6549	1607	1060	2849	788	756	786
河　南	12936	10675	4903	3905	3819	639	544	770	638	851	772
湖　北	16692	14266	5774	4978	5324	1209	833	1126	623	789	1014
湖　南	10498	9112	3990	2909	2794	841	537	950	364	489	533
广　东	36265	31024	13039	9802	10630	2895	1468	2992	1173	1280	2788
广　西	5100	4433	1924	1686	1674	279	207	349	188	209	270
海　南	1304	1102	431	338	473	55	35	108	40	102	60
重　庆	5617	4610	2119	1452	1363	385	219	524	174	324	509
四　川	14630	12415	5516	4459	3822	1071	651	1355	410	753	1052
贵　州	5236	4388	1730	1391	1684	223	257	494	261	324	263
云　南	4770	4056	1759	1441	1450	259	213	375	205	212	297
西　藏	15	15	7	7	4			4			
陕　西	6963	5798	2401	2001	1920	465	391	621	159	573	433
甘　肃	4705	4215	1928	1611	1557	267	220	243	115	160	215
青　海	1471	1257	526	448	454	144	48	85	63	84	67
宁　夏	678	638	251	224	248	48	26	65	10	16	14
新　疆	7314	6238	2643	2251	2316	406	367	506	265	390	421

2-6-2 2005年社区卫生服务中心人员性别、年龄、学历及职称构成（%）

分类	卫生技术人员							其他技术人员	管理人员
	合计	执业(助理)医师	执业医师	注册护士	药剂人员	检验人员	其他		
总　计	**100.0**	**100.0**	**100.0**	**100.0**	**100.0**	**100.0**	**100.0**	**100.0**	**100.0**
按性别分									
男	28.2	43.3	43.5	0.6	32.6	27.7	35.8	33.7	39.9
女	71.8	56.7	56.5	99.4	67.4	72.3	64.2	66.3	60.1
按年龄分									
25岁以下	7.5	3.0	1.5	10.8	9.1	7.2	19.4	8.6	3.9
25～34岁	30.6	29.7	27.1	35.0	22.3	30.2	30.8	23.5	20.0
35～44岁	22.5	20.9	22.1	27.6	20.1	18.8	17.8	25.8	28.1
45～54岁	33.9	37.5	39.4	25.7	43.6	38.8	28.2	36.6	40.7
55～59岁	4.1	6.4	7.0	0.7	4.5	3.7	3.2	5.2	6.7
60岁及以上	1.4	2.5	2.8	0.2	0.5	1.2	0.6	0.3	0.7
按工作年限分									
5年以下	13.7	11.0	8.6	13.7	12.0	12.4	31.2	14.6	8.1
5～9年	14.7	14.8	13.0	15.7	12.1	15.3	12.6	11.6	9.7
10～19年	24.9	22.3	23.5	33.9	18.2	21.0	17.7	20.5	21.5
20～29年	24.2	23.1	23.9	23.9	31.7	24.8	21.9	33.8	34.1
30年及以上	22.6	28.7	31.0	12.7	26.0	26.6	16.6	19.4	26.5
按学历分									
研究生	0.1	0.2	0.3	0.0	0.0	0.1	0.1		0.5
大学本科	12.0	21.7	24.9	1.1	3.9	5.7	9.4	5.9	13.5
大专	30.6	38.6	39.6	22.6	21.7	27.6	26.2	24.4	38.5
中专	45.9	31.6	28.8	67.0	47.2	53.0	46.8	32.6	25.3
高中及以下	11.3	7.9	6.3	9.2	27.2	13.7	17.5	37.1	22.3
按专业技术资格分									
正高	0.6	1.1	1.3	0.2	0.4	0.1	0.4	0.6	0.8
副高	3.4	6.6	8.1	0.2	0.8	0.9	0.7	0.6	5.0
中级	26.2	34.0	40.1	22.0	16.7	22.4	10.9	7.8	25.4
师级/助理	42.5	43.0	45.4	44.8	45.6	43.6	27.0	22.4	23.0
士级	22.7	13.7	3.8	30.9	30.6	26.4	32.7	37.5	21.9
不详	4.6	1.6	1.3	1.9	5.9	6.8	28.3	31.0	23.9
按聘任技术职务分									
正高	0.4	0.7	0.9		0.1		0.1	0.1	0.5
副高	3.3	6.4	7.8	0.2	0.7	0.8	0.7	0.5	5.4
中级	24.5	32.3	38.2	19.6	15.7	20.0	10.3	7.5	25.0
师级/助理	43.5	44.0	47.2	46.2	45.8	45.1	26.9	23.3	25.2
士级	23.1	14.1	4.0	31.5	31.2	27.1	31.7	38.8	22.5
待聘	5.4	2.4	1.9	2.5	6.5	7.1	30.3	29.9	21.4

2-6-3 2010年社区卫生服务中心人员性别、年龄、学历及职称构成（%）

分类	卫生技术人员							其他技术人员	管理人员
	合计	执业(助理)医师	执业医师	注册护士	药师(士)	技师(士)	其他		
总　计	**100.0**	**100.0**	**100.0**	**100.0**	**100.0**	**100.0**	**100.0**	**100.0**	**100.0**
按性别分									
男	28.8	46.8	47.1	0.7	31.5	36.0	36.3	31.9	41.5
女	71.2	53.2	52.9	99.3	68.5	64.0	63.7	68.1	58.5
按年龄分									
25岁以下	7.8	0.4	0.1	12.3	8.8	6.5	26.6	10.5	3.7
25～34岁	33.8	31.6	26.3	36.3	31.1	35.9	36.9	33.4	23.6
35～44岁	28.8	32.3	33.3	29.7	22.9	25.1	17.1	26.5	31.5
45～54岁	19.5	19.9	22.1	18.7	27.1	21.1	12.1	21.5	31.2
55～59岁	6.9	10.1	11.5	2.7	8.4	8.7	4.7	6.0	8.2
60岁及以上	3.1	5.6	6.8	0.3	1.7	2.7	2.7	2.1	1.9
按工作年限分									
5年以下	18.8	12.3	10.7	19.9	17.9	16.7	47.5	23.9	11.6
5～9年	12.7	11.9	9.5	14.5	11.9	12.7	11.0	12.3	7.9
10～19年	29.7	33.1	32.1	30.0	24.5	29.6	18.4	26.5	27.0
20～29年	19.6	18.7	20.5	23.9	19.0	18.0	10.6	19.7	28.7
30年及以上	19.1	24.0	27.3	11.7	26.8	23.0	12.6	17.7	24.9
按学历分									
研究生	0.6	1.3	1.6	0.0	0.3	0.1	0.3	0.2	1.1
大学本科	18.4	30.8	37.1	5.0	10.2	12.4	18.8	13.3	25.1
大专	39.9	41.3	39.0	40.0	36.3	42.3	35.2	38.7	43.0
中专	35.9	23.1	19.5	51.7	39.1	38.4	36.3	29.3	20.1
高中及以下	5.2	3.5	2.9	3.4	14.2	6.8	9.3	18.5	10.6
按专业技术资格分									
正高	0.5	1.1	1.4	0.1	0.1	0.1	0.1	0.0	0.8
副高	3.8	7.5	9.5	0.8	0.8	1.5	0.6	0.4	5.8
中级	25.1	33.2	41.3	23.0	16.5	20.7	5.3	8.3	23.4
师级/助理	34.5	38.5	39.5	32.5	37.9	38.6	16.6	19.4	21.2
士级	25.1	12.4	2.0	35.3	34.3	28.5	38.2	38.2	21.5
不详	11.1	7.3	6.4	8.4	10.4	10.6	39.1	33.6	27.3
按聘任技术职务分									
正高	0.4	1.0	1.2	0.0	0.1	0.1	0.1	0.0	1.4
副高	3.8	7.7	9.6	0.8	0.9	1.6	0.6	0.4	6.9
中级	25.7	34.0	42.2	23.3	17.3	21.9	6.1	9.2	28.4
师级/助理	37.9	43.0	42.5	35.5	40.1	41.1	18.2	24.1	28.2
士级	26.4	11.6	2.4	38.4	36.9	31.5	40.5	45.6	25.3
待聘	5.7	2.8	2.1	2.1	4.8	3.9	34.5	20.6	9.7

2-7-1 2010年各地区乡镇卫生院人员数

地区	合计	卫生技术人员							其他技术人员	管理人员	工勤技能人员	每千农业人口乡镇卫生院人员数
		小计	执业(助理)医师	执业医师	注册护士	药剂人员	技师(士)	其他				
总　计	**1151349**	**973059**	**422648**	**250459**	**217693**	**73188**	**51428**	**208102**	**53508**	**43983**	**80799**	**1.30**
东　部	423006	357639	155251	97196	82790	29989	19513	70096	19726	15334	30307	1.54
中　部	409121	341883	149406	84720	76052	28118	20374	67933	22132	16738	28368	1.26
西　部	319222	273537	117991	68543	58851	15081	11541	70073	11650	11911	22124	1.11
北　京												
天　津	4923	4275	2469	1842	708	281	199	618	49	311	288	1.28
河　北	53966	44902	22336	11338	5173	2633	2388	12372	4018	1756	3290	1.08
山　西	26678	23233	11610	7264	4043	1484	972	5124	1797	622	1026	1.15
内蒙古	20109	17847	9395	5826	2466	1124	724	4138	773	614	875	1.39
辽　宁	25584	19741	9310	6081	4737	1546	1264	2884	1412	1554	2877	1.22
吉　林	24804	19486	9103	6448	4807	1314	968	3294	1156	1586	2576	1.66
黑龙江	24177	19900	8566	5371	3561	1455	929	5389	902	1368	2007	1.22
上　海												
江　苏	70484	57409	24243	19245	15808	5309	3731	8318	2915	3485	6675	1.92
浙　江	49219	43206	19659	12101	8615	4151	2124	8657	1999	1377	2637	1.50
安　徽	49893	42483	19158	10284	9618	2698	2902	8107	2235	1800	3375	0.95
福　建	26656	22348	9138	6564	6488	2166	1064	3492	1162	530	2616	1.14
江　西	42585	36323	14522	10151	10103	4012	2488	5198	1682	952	3628	1.24
山　东	102678	93178	38089	24890	21002	8171	5474	20442	3612	2507	3381	1.80
河　南	99844	79627	34681	16147	16174	5093	5120	18559	8036	4819	7362	1.18
湖　北	67039	56898	22750	14765	15534	4971	3461	10182	2821	3007	4313	1.70
湖　南	74101	63933	29016	14290	12212	7091	3534	12080	3503	2584	4081	1.35
广　东	80828	66215	27914	14000	18059	5316	2956	11970	4185	3232	7196	1.98
广　西	51575	43687	15488	8709	12238	2594	1955	11412	1718	1632	4538	1.20
海　南	8668	6365	2093	1135	2200	416	313	1343	374	582	1347	1.57
重　庆	30382	25046	12230	6825	5200	1481	863	5272	1028	1346	2962	1.38
四　川	83938	71196	34251	20159	13382	4311	2824	16428	2982	3411	6349	1.26
贵　州	20893	18676	9038	4633	3425	581	797	4835	823	834	560	0.59
云　南	25310	22013	10620	6488	5962	606	778	4047	976	764	1557	0.67
西　藏	2711	2403	620	301	168	66	11	1538	189	41	78	1.11
陕　西	34480	28962	10054	5972	5625	2103	1655	9525	1238	2309	1971	1.35
甘　肃	23250	20808	7433	4639	4287	1001	786	7301	721	348	1373	1.16
青　海	3508	3247	1433	927	701	177	120	816	153	35	73	0.91
宁　夏	3275	2954	1584	1169	524	279	126	441	115	53	153	0.82
新　疆	19791	16698	5845	2895	4873	758	902	4320	934	524	1635	1.59

2-7-2 2005年乡镇卫生院人员性别、年龄、学历及职称构成（%）

分类	卫生技术人员							其他技术人员	管理人员
	合计	执业(助理)医师	执业医师	注册护士	药剂人员	检验人员	其他		
总　计	**100.0**	**100.0**	**100.0**	**100.0**	**100.0**	**100.0**	**100.0**	**100.0**	**100.0**
按性别分									
男	46.9	64.1	68.3	2.4	49.4	41.3	48.4	49.5	64.2
女	53.1	35.9	31.7	97.6	50.6	58.7	51.6	50.5	35.8
按年龄分									
25岁以下	6.2	2.7	1.2	9.0	4.6	8.2	11.7	7.7	2.8
25～34岁	45.1	42.3	31.9	53.8	32.5	50.0	47.9	39.5	31.6
35～44岁	26.7	28.0	31.0	25.5	28.9	25.5	24.4	28.0	33.2
45～54岁	16.5	18.6	24.2	11.2	27.1	13.7	12.4	19.3	24.4
55～59岁	4.4	6.6	9.0	0.5	5.7	2.2	2.8	4.4	6.5
60岁及以上	1.2	1.9	2.6	0.1	1.3	0.3	0.8	1.2	1.5
按工作年限分									
5年以下	13.0	8.6	4.6	14.3	8.3	13.8	23.2	16.0	7.0
5～9年	26.5	25.1	17.8	31.1	20.0	29.6	27.6	23.0	17.4
10～19年	31.6	32.3	33.4	35.1	27.6	31.9	28.6	31.5	33.3
20～29年	19.6	20.8	25.8	16.1	32.1	18.3	15.1	21.4	28.6
30年及以上	9.3	13.2	18.3	3.3	11.9	6.5	5.6	8.1	13.6
按学历分									
研究生	0.0	0.0	0.1	0.0	0.0	0.0	0.0	0.0	0.1
大学本科	2.2	3.9	5.6	0.3	0.6	0.9	1.2	1.4	3.2
大专	20.3	28.8	32.2	13.5	9.9	14.8	13.3	13.8	24.0
中专	58.7	54.2	48.7	74.4	48.6	64.7	58.0	39.7	39.5
高中及以下	18.7	13.1	13.4	11.7	40.9	19.6	27.5	45.1	33.3
按专业技术资格分									
正高	0.1	0.2	0.3						1.0
副高	0.7	1.4	2.3	0.1	0.1	0.2	0.1	0.2	1.2
中级	13.0	19.4	30.0	11.8	8.5	9.1	2.5	3.2	12.6
师级/助理	40.6	52.6	58.3	40.7	37.8	36.2	16.4	15.7	28.2
士级	35.0	24.4	7.4	44.2	40.9	41.5	46.2	33.7	28.8
不详	10.7	2.0	1.6	3.3	12.6	13.0	34.9	47.1	28.3
按聘任技术职务分									
正高	0.0	0.0	0.1				0.0	0.0	0.1
副高	0.7	1.3	2.2	0.1	0.1	0.1	0.1	0.2	1.1
中级	12.5	18.9	29.3	11.1	8.1	8.5	2.3	3.0	12.5
师级/助理	40.4	52.2	58.5	40.7	37.6	36.4	16.5	18.3	29.9
士级	35.2	25.1	8.1	44.6	41.2	42.3	45.3	33.2	29.1
待聘	11.2	2.5	1.9	3.5	13.0	12.6	35.8	45.3	27.4

2-7-3 2010年乡镇卫生院人员性别、年龄、学历及职称构成（%）

分类	卫生技术人员							其他技术人员	管理人员
	合计	执业(助理)医师	执业医师	注册护士	药师(士)	技师(士)	其他		
总　计	**100.0**	**100.0**	**100.0**	**100.0**	**100.0**	**100.0**	**100.0**	**100.0**	**100.0**
按性别分									
男	44.3	63.3	68.1	1.8	49.3	50.4	49.2	48.0	63.4
女	55.7	36.7	31.9	98.2	50.7	49.6	50.8	52.0	36.6
按年龄分									
25岁以下	7.4	0.5	0.1	12.2	5.1	7.1	16.5	9.3	3.4
25～34岁	36.9	33.5	22.3	44.7	28.5	40.9	37.2	34.4	25.0
35～44岁	33.5	39.6	41.2	30.3	29.2	31.6	27.0	32.5	38.1
45～54岁	15.3	16.8	22.0	11.6	26.4	15.5	12.4	16.9	24.1
55～59岁	5.0	7.1	10.7	1.0	8.7	3.8	4.3	4.9	7.2
60岁及以上	1.9	2.6	3.8	0.2	2.2	1.0	2.7	2.1	2.2
按工作年限分									
5年以下	18.2	11.0	6.4	21.6	10.9	15.6	31.8	21.1	10.0
5～9年	11.5	10.5	5.9	13.5	7.9	12.6	12.5	12.2	8.1
10～19年	39.7	43.5	41.6	42.1	34.5	41.3	31.4	35.6	36.8
20～29年	17.8	18.9	22.5	17.1	23.4	18.4	14.3	19.2	26.5
30年及以上	12.8	16.1	23.5	5.7	23.3	12.1	10.1	11.9	18.7
按学历分									
研究生	0.1	0.1	0.2	0.0	0.0	0.0	0.0	0.0	0.1
大学本科	5.6	9.1	14.9	1.8	3.0	3.0	4.4	3.7	7.3
大专	33.9	41.4	42.6	30.4	23.3	30.5	27.9	24.7	38.0
中专	52.2	43.9	36.3	63.4	51.9	57.5	55.2	49.3	37.1
高中及以下	8.3	5.5	6.1	4.5	21.8	9.0	12.5	22.2	17.6
按专业技术资格分									
正高	0.1	0.2	0.3	0.0	0.0	0.0	0.0	0.1	0.2
副高	0.8	1.8	3.2	0.2	0.2	0.2	0.1	0.1	1.3
中级	14.0	20.8	36.3	14.4	10.6	10.4	2.7	3.8	13.4
师级/助理	35.8	46.6	54.5	34.0	39.8	35.1	15.7	16.1	26.5
士级	38.5	25.8	2.9	44.9	42.8	45.3	52.8	47.4	33.2
不详	10.8	4.9	2.9	6.5	6.6	9.0	28.7	32.5	25.4
按聘任技术职务分									
正高	0.0	0.1	0.1		0.0	0.0	0.0	0.0	0.1
副高	0.8	1.8	3.2	0.2	0.2	0.2	0.1	0.1	1.6
中级	14.5	21.3	37.2	14.5	11.1	10.9	3.2	5.0	16.7
师级/助理	37.9	50.0	55.1	35.2	40.7	36.2	17.0	18.4	33.1
士级	38.6	23.8	3.0	46.5	44.4	47.3	54.7	52.3	38.8
待聘	8.2	3.1	1.4	3.6	3.6	5.4	25.0	24.2	9.6

2-8-1　乡村医生和卫生员数

年份	乡村医生和卫生员			平均每村乡村医生和卫生员	平均每千农业人口乡村医生和卫生员
	合计	乡村医生	卫生员		
1980	1463406	607879	2357370	2.10	1.79
1985	1293094	643022	650072	1.80	1.55
1990	1231510	776859	454651	1.64	1.38
1991	1253324	794507	458817	1.69	1.39
1992	1269061	816557	452504	1.73	1.41
1993	1325106	910664	414442	1.81	1.47
1994	1323701	933386	390351	1.81	1.47
1995	1331017	955933	375084	1.81	1.48
1996	1316095	954630	361465	1.79	1.46
1997	1317786	972288	345498	1.80	1.45
1998	1327633	990217	337416	1.81	1.46
1999	1324937	1009665	315272	1.82	1.45
2000	1319357	1019845	299512	1.81	1.44
2001	1290595	1021542	269053	1.82	1.41
2003	867778	791956	75822	1.31	0.98
2004	883075	825672	57403	1.37	1.00
2005	916532	864168	52364	1.46	1.05
2006	957459	906320	51139	1.53	1.10
2007	931761	882218	49543	1.52	1.06
2008	938313	893535	44778	1.55	1.06
2009	1050991	995449	55542	1.75	1.19
2010	1091863	1031828	60035	1.68	1.23

注：1985年以前的乡村医生系赤脚医生。

2-8-2　2010年村卫生室人员数

按主办单位分	人员总数	执业(助理)医师	注册护士	乡村医生数				卫生员
					大专及以上学历	中专学历(水平)	在职培训合格者	
总　计	1292410	173275	27272	1031828	50616	771165	197935	60035
村办	719036	70160	8763	605028	29857	451356	116355	35085
乡卫生院设点	188184	66051	13129	102957	4747	74994	21982	6047
联合办	80168	6493	916	69405	3291	50713	14547	3354
私人办	259899	25807	3470	217721	10869	167274	37416	12901
其他	45123	4764	994	36717	1852	26828	7635	2648

注：本表包括卫生院在村卫生室工作的执业(助理)医师和注册护士。

2-8-3　2010年各地区村卫生室人员数

地区	人员总数	执业(助理)医师	注册护士	乡村医生和卫生员			平均每村卫生室人员数	平均每千农业人口村卫生室人员数
				合计	乡村医生	卫生员		
总　计	**1292410**	**173275**	**27272**	**1091863**	**1031828**	**60035**	**2.17**	**1.46**
东部	460673	65150	11577	383946	369214	14732	2.05	1.68
中部	478584	64317	10711	403556	383737	19819	2.46	1.48
西部	353153	43808	4984	304361	278877	25484	2.01	1.23
北　京	4472	597	178	3697	3580	117	1.13	1.67
天　津	4993	684	43	4266	4217	49	1.30	1.30
河　北	101588	15850	1172	84566	81660	2906	2.07	2.04
山　西	51548	5678	725	45145	43011	2134	1.83	2.21
内蒙古	23414	3172	662	19580	18572	1008	2.08	1.61
辽　宁	31479	4051	641	26787	25720	1067	2.82	1.51
吉　林	18017	2497	282	15238	14401	837	2.00	1.21
黑龙江	30363	4835	245	25283	24195	1088	3.35	1.53
上　海	4975	3657	44	1274	1196	78	2.86	3.16
江　苏	62903	4229	1231	57443	55677	1766	3.98	1.71
浙　江	20686	8685	1006	10995	10695	300	0.71	0.63
安　徽	70013	12240	2040	55733	53571	2162	4.50	1.33
福　建	34212	4785	473	28954	28484	470	2.37	1.47
江　西	49654	4812	1301	43541	42732	809	2.93	1.45
山　东	145949	13544	3292	129113	124786	4327	2.00	2.56
河　南	150142	17283	4079	128780	120396	8384	3.17	1.78
湖　北	50182	7214	1456	41512	40514	998	1.95	1.27
湖　南	58665	9758	583	48324	44917	3407	1.37	1.07
广　东	45859	8448	3223	34188	30822	3366	2.35	1.12
广　西	41635	4735	514	36386	33379	3007	2.90	0.97
海　南	3557	620	274	2663	2377	286	1.39	0.64
重　庆	29593	4755	228	24610	23361	1249	3.44	1.35
四　川	91024	16572	489	73963	70712	3251	1.92	1.37
贵　州	34047	2133	397	31517	24587	6930	1.93	0.97
云　南	38723	1949	580	36194	33571	2623	3.07	1.02
西　藏	4428	100	3	4325	3675	650	0.84	1.82
陕　西	44555	4959	749	38847	35951	2896	1.63	1.75
甘　肃	22921	2154	416	20351	18820	1531	1.42	1.14
青　海	7132	1134	61	5937	5127	810	1.71	1.85
宁　夏	4375	325	52	3998	3185	813	1.89	1.09
新　疆	11306	1820	833	8653	7937	716	1.28	0.91

注：本表包括乡镇卫生院在村卫生室工作的执业(助理)医师和注册护士数。

2-9 2010年专业公共卫生机构人员数

医疗机构分类	合计	卫生技术人员							其他技术人员	管理人员	工勤技能人员
		小计	执业(助理)医师	执业医师	注册护士	药师(士)	技师(士)	其他			
总　计	624515	486801	188590	159847	104247	15628	49753	128583	34655	45059	58000
按城乡分											
城市	304180	230844	86272	78525	57976	7202	27414	51980	18237	25173	29926
农村	310335	245957	102318	81322	46271	8426	22339	66603	16418	19886	28074
按经济类型分											
公立	612363	475103	188034	159368	103556	15591	49545	118377	34521	44914	57825
非公立	2152	1698	556	479	691	37	208	206	134	145	175
按主办单位分											
政府办	599807	465895	184298	156068	101191	15304	48451	116651	33473	43874	56565
社会办	14375	10669	4188	3705	2977	306	1285	1913	1158	1147	1401
个人办	333	237	104	74	79	18	17	19	24	38	34

2-10-1　2010年各地区妇幼保健院（所、站）人员数

地区	合计	卫生技术人员							其他技术人员	管理人员	工勤技能人员
		小计	执业(助理)医师	执业医师	注册护士	药师(士)	技师(士)	其他			
总　计	**245102**	**202365**	**85932**	**74072**	**73195**	**9519**	**14132**	**19587**	**10334**	**13622**	**18781**
东　部	97270	80560	33567	29459	29592	4030	5866	7505	4672	4877	7161
中　部	80048	65961	28512	23851	23511	3053	4555	6330	3465	4883	5739
西　部	67784	55844	23853	20762	20092	2436	3711	5752	2197	3862	5881
北　京	4772	3861	1518	1468	1538	190	292	323	195	297	419
天　津	1927	1523	671	592	523	64	139	126	55	209	140
河　北	14871	11877	5782	4484	3386	559	842	1308	1133	659	1202
山　西	6855	5715	2908	2430	1717	263	350	477	290	389	461
内蒙古	5617	4827	2645	2299	1309	222	318	333	197	278	315
辽　宁	5014	3950	2236	1926	933	159	374	248	185	500	379
吉　林	5162	4162	2298	2060	1108	188	290	278	200	485	315
黑龙江	6496	5331	2691	2316	1333	263	387	657	328	484	353
上　海	2757	2303	897	879	1059	75	156	116	99	121	234
江　苏	6470	5307	2360	2243	1822	227	383	515	259	443	461
浙　江	11294	9668	3874	3597	3780	509	670	835	552	359	715
安　徽	6533	5387	2248	1950	1967	209	437	526	266	386	494
福　建	5808	4918	1993	1817	1940	224	377	384	266	202	422
江　西	9305	7943	3043	2787	3282	448	549	621	271	359	732
山　东	16352	13947	6172	5372	4824	689	1019	1243	1001	591	813
河　南	20642	16636	6862	5145	6140	661	994	1979	1031	1140	1835
湖　北	11209	9481	3847	3412	3633	471	684	846	511	645	572
湖　南	13846	11306	4615	3751	4331	550	864	946	568	995	977
广　东	26120	21719	7591	6650	9054	1260	1496	2318	854	1357	2190
广　西	15740	12763	4124	3743	5569	681	880	1509	554	748	1675
海　南	1885	1487	473	431	733	74	118	89	73	139	186
重　庆	3810	3111	1235	1096	1259	113	195	309	102	299	298
四　川	13288	10862	4359	3937	4328	435	742	998	499	707	1220
贵　州	3692	3151	1694	1457	927	87	191	252	82	265	194
云　南	6152	5135	2773	2384	1611	140	316	295	216	273	528
西　藏	471	372	208	137	86	16	23	39	17	30	52
陕　西	9238	7480	2828	2316	2561	403	480	1208	190	767	801
甘　肃	4066	3363	1704	1475	982	140	216	321	119	205	379
青　海	565	473	247	214	126	23	32	45	11	43	38
宁　夏	1532	1303	611	585	417	76	85	114	40	60	129
新　疆	3613	3004	1425	1119	917	100	233	329	170	187	252

2-10-2 2005年妇幼保健院（所、站）人员性别、年龄、学历及职称构成（%）

分类	卫生技术人员							其他技术人员	管理人员
	合计	执业(助理)医师	执业医师	注册护士	药剂人员	检验人员	其他		
总　计	**100.0**	**100.0**	**100.0**	**100.0**	**100.0**	**100.0**	**100.0**	**100.0**	**100.0**
按性别分									
男	17.7	23.7	23.7	0.9	25.8	29.9	26.4	34.4	38.3
女	82.3	76.3	76.3	99.1	74.2	70.1	73.6	65.6	61.7
按年龄分									
25岁以下	6.9	2.3	1.7	10.2	5.9	7.1	17.8	8.0	3.0
25～34岁	38.4	35.0	29.1	41.5	33.0	41.6	45.4	33.7	23.1
35～44岁	31.8	34.1	36.7	31.7	33.7	30.9	22.5	33.5	36.6
45～54岁	20.6	25.2	28.6	16.0	25.3	18.8	12.9	22.1	32.3
55～59岁	1.9	2.9	3.3	0.6	1.9	1.5	1.2	2.4	4.3
60岁及以上	0.3	0.5	0.6	0.0	0.1	0.1	0.2	0.3	0.7
按工作年限分									
5年以下	14.1	10.0	8.3	14.8	9.9	14.2	30.7	14.6	6.5
5～9年	19.3	18.1	14.4	20.8	16.5	19.7	21.1	16.2	10.5
10～19年	32.3	32.0	32.4	35.3	30.8	33.7	25.9	32.4	29.3
20～29年	23.5	25.6	28.5	21.7	30.9	23.1	16.0	26.6	34.4
30年及以上	10.9	14.3	16.5	7.5	11.8	9.3	6.3	10.2	19.3
按学历分									
研究生	0.6	1.1	1.2	0.0	0.1	0.4	0.3	0.2	0.6
大学本科	13.2	22.2	25.0	2.2	6.1	8.4	9.8	7.4	13.7
大专	33.3	37.9	37.2	28.9	25.7	33.8	28.7	29.6	39.6
中专	46.6	36.1	34.1	62.9	47.6	47.1	47.6	29.4	25.7
高中及以下	6.4	2.7	2.5	6.0	20.5	10.3	13.6	33.4	20.4
按专业技术资格分									
正高	1.1	1.5	1.7	0.6	0.9	0.9	1.0	3.2	2.4
副高	5.0	9.2	10.9	1.0	1.8	1.9	0.9	0.9	6.8
中级	32.1	41.2	47.5	29.1	22.0	25.0	10.7	10.2	23.5
师级/助理	36.8	38.2	35.7	38.0	41.5	41.0	23.7	23.1	21.5
士级	19.3	8.5	2.9	29.1	26.4	22.9	33.3	23.2	14.0
不详	5.8	1.4	1.2	2.2	7.5	8.2	30.5	39.4	31.8
按聘任技术职务分									
正高	0.6	1.2	1.4	0.0	0.1	0.1	0.1	0.0	1.0
副高	4.7	8.9	10.4	0.9	1.6	1.6	0.8	0.8	7.4
中级	30.7	39.9	46.1	27.1	20.9	23.4	10.3	10.3	24.8
师级/助理	37.8	39.2	37.1	39.3	42.3	43.0	23.8	27.3	24.7
士级	19.5	8.8	3.3	29.6	26.8	23.2	32.4	23.7	14.7
待聘	6.6	2.0	1.7	3.0	8.2	8.7	32.6	38.0	27.4

2-10-3 2010年妇幼保健院(所、站)人员性别、年龄、学历及职称构成(%)

分类	卫生技术人员							其他技术人员	管理人员
	合计	执业(助理)医师	执业医师	注册护士	药师(士)	技师(士)	其他		
总 计	**100.0**	**100.0**	**100.0**	**100.0**	**100.0**	**100.0**	**100.0**	**100.0**	**100.0**
按性别分									
男	16.8	25.5	25.8	0.8	26.9	34.1	21.8	31.3	40.6
女	83.2	74.5	74.2	99.2	73.1	65.9	78.2	68.7	59.4
按年龄分									
25岁以下	7.8	0.2	0.1	13.3	5.6	5.6	23.2	7.3	2.5
25～34岁	37.4	31.5	27.4	43.2	32.1	39.2	42.3	34.6	21.2
35～44岁	30.6	36.1	36.3	26.6	31.4	31.9	20.2	32.3	33.3
45～54岁	19.9	25.0	28.0	15.4	26.3	19.5	11.4	21.8	34.7
55～59岁	3.6	5.8	6.6	1.4	4.1	3.2	2.3	3.5	7.5
60岁及以上	0.8	1.4	1.6	0.1	0.6	0.5	0.7	0.6	0.9
按工作年限分									
5年以下	18.1	10.6	10.3	21.4	12.7	16.0	42.5	17.9	8.0
5～9年	14.2	11.7	10.1	18.1	11.3	14.1	12.3	13.1	7.3
10～19年	32.3	34.7	32.4	31.6	31.9	33.9	23.3	30.0	25.8
20～29年	23.7	27.5	29.7	21.7	26.0	23.0	13.8	24.0	34.6
30年及以上	11.7	15.6	17.5	7.2	18.2	13.1	8.2	15.0	24.4
按学历分									
研究生	1.7	3.4	3.9	0.0	0.7	1.3	1.2	0.6	1.7
大学本科	22.3	35.9	40.7	7.7	15.3	19.9	23.0	17.4	25.5
大专	41.2	38.3	34.9	45.6	37.6	44.2	36.9	41.2	43.6
中专	32.8	21.5	19.7	44.9	38.0	31.0	35.1	27.1	19.2
高中及以下	2.0	0.8	0.8	1.7	8.3	3.6	3.9	13.8	10.0
按专业技术资格分									
正高	1.1	2.3	2.7	0.1	0.3	0.2	0.2	0.2	2.1
副高	5.8	11.1	12.9	1.7	2.4	3.1	1.4	1.8	9.2
中级	29.0	39.1	45.0	23.9	23.6	25.2	9.5	14.3	24.3
师级/助理	32.7	35.2	33.7	30.4	39.3	39.3	22.4	27.2	20.9
士级	24.3	8.4	2.3	38.6	28.3	25.2	36.7	33.1	16.5
不详	7.2	3.9	3.4	5.3	6.2	7.0	29.9	23.3	27.1
按聘任技术职务分									
正高	0.9	2.1	2.4	0.0	0.2	0.2	0.2	0.3	2.6
副高	5.7	11.1	12.9	1.7	2.3	3.1	1.4	1.6	10.8
中级	29.1	39.3	45.2	23.7	24.1	25.8	9.9	15.4	30.3
师级/助理	34.0	36.7	34.5	31.7	40.2	40.5	23.0	31.4	27.2
士级	24.4	7.8	2.3	39.4	29.3	26.3	36.4	35.5	19.6
待聘	5.9	3.1	2.6	3.5	3.9	4.3	29.1	15.8	9.6

2-11-1　2010年各地区疾病预防控制中心人员数

地区	合计	卫生技术人员							其他技术人员	管理人员	工勤技能人员
		小计	执业(助理)医师	执业医师	注册护士	药师(士)	技师(士)	其他			
总　计	**195467**	**147347**	**78608**	**65667**	**11616**	**2821**	**26824**	**27478**	**13243**	**14594**	**20283**
东　部	70202	53074	27982	23903	3497	895	10660	10040	4990	5180	6958
中　部	66114	48776	24646	19942	4428	1177	8393	10132	5366	4911	7061
西　部	59151	45497	25980	21822	3691	749	7771	7306	2887	4503	6264
北　京	3755	2838	1179	1095	109	11	570	969	286	350	281
天　津	1925	1366	684	620	75	12	273	322	117	277	165
河　北	9604	6892	3397	2601	288	142	1227	1838	853	596	1263
山　西	6073	4601	2512	2050	323	90	715	961	424	451	597
内蒙古	6118	4972	3255	2759	274	78	658	707	283	428	435
辽　宁	8609	6512	3690	2968	421	93	1344	964	510	868	719
吉　林	6237	4755	2783	2427	327	99	708	838	374	594	514
黑龙江	7148	5467	2537	2077	289	96	1001	1544	506	541	634
上　海	3141	2218	1202	1133	61	6	571	378	330	269	324
江　苏	8233	6184	3608	3377	410	140	1234	792	582	739	728
浙　江	5507	4269	2287	2079	190	54	1176	562	359	403	476
安　徽	5506	4211	2410	2011	280	68	915	538	435	310	550
福　建	4403	3478	2045	1855	216	56	655	506	220	203	502
江　西	4971	3786	2074	1836	490	101	728	393	265	267	653
山　东	13017	10563	5539	4686	698	173	1622	2531	947	632	875
河　南	18099	12593	5673	4095	1052	276	1834	3758	1726	1400	2380
湖　北	8247	6346	3082	2628	955	201	1196	912	723	512	666
湖　南	9833	7017	3575	2818	712	246	1296	1188	913	836	1067
广　东	10542	7653	3767	3018	867	187	1746	1086	699	745	1445
广　西	6408	4852	2527	2213	625	126	980	594	380	431	745
海　南	1466	1101	584	471	162	21	242	92	87	98	180
重　庆	2446	1799	885	783	80	21	467	346	120	272	255
四　川	10382	7723	4625	4028	424	74	1554	1046	595	862	1202
贵　州	4561	3689	2334	1987	174	49	574	558	119	396	357
云　南	7929	6413	4076	3438	563	77	828	869	332	341	843
西　藏	1083	866	430	298	19	4	52	361	50	53	114
陕　西	5868	4191	1716	1398	396	143	731	1205	340	714	623
甘　肃	4989	3652	2052	1645	432	68	624	476	194	393	750
青　海	1826	1464	785	665	224	31	267	157	92	80	190
宁　夏	1123	909	562	526	49	13	200	85	42	68	104
新　疆	6418	4967	2733	2082	431	65	836	902	340	465	646

2-11-2 2005年疾病预防控制中心人员性别、年龄、学历及职称构成（%）

分类	卫生技术人员						其他技术人员	管理人员
	小计	执业(助理)医师	执业医师	药剂人员	检验人员	其他		
总 计	**100.0**	**100.0**	**100.0**	**100.0**	**100.0**	**100.0**	**100.0**	**100.0**
按性别分								
男	51.2	59.0	60.6	33.2	38.4	43.9	49.6	56.9
女	48.8	41.0	39.4	66.8	61.6	56.1	50.4	43.1
按年龄分								
25岁以下	3.8	1.6	1.1	4.6	4.1	8.1	6.4	2.9
25～34岁	29.3	24.9	19.9	31.4	31.7	37.2	31.5	20.3
35～44岁	35.9	37.4	38.5	32.8	35.8	32.8	33.0	34.5
45～54岁	26.2	29.6	32.9	27.8	25.4	19.3	24.3	34.8
55～59岁	4.2	5.6	6.4	2.8	2.6	2.2	4.2	6.6
60岁及以上	0.7	0.9	1.1	0.6	0.4	0.3	0.6	0.9
按工作年限分								
5年以下	8.7	5.8	4.9	7.6	10.3	13.9	11.8	5.5
5～9年	13.8	11.6	8.6	15.8	15.4	17.2	14.7	9.1
10～19年	32.5	32.1	31.1	30.4	32.4	33.6	31.2	27.5
20～29年	29.3	31.7	33.7	32.4	27.8	25.0	28.0	34.3
30年及以上	15.7	18.8	21.6	13.8	14.2	10.3	14.3	23.6
按学历分								
研究生	0.9	1.0	1.2	0.1	1.6	0.4	1.7	1.1
大学本科	14.5	16.8	19.2	5.4	17.4	8.2	10.5	16.3
大专	34.6	36.1	36.1	27.5	36.5	30.6	32.2	39.3
中专	39.4	38.9	37.3	45.6	36.5	42.0	23.6	23.6
高中及以下	10.6	7.2	6.3	21.4	8.0	18.8	32.0	19.7
按专业技术资格分								
正高	1.5	1.6	1.9	1.1	1.5	1.3	2.7	2.6
副高	5.9	7.8	9.3	2.1	6.4	1.8	2.3	6.2
中级	32.9	38.9	45.4	20.2	38.2	17.6	13.5	22.7
师级/助理	36.0	39.1	36.8	41.4	36.2	28.8	21.8	20.4
士级	14.0	9.7	3.7	27.1	11.9	23.8	17.5	10.8
不详	9.7	2.9	2.8	8.0	5.8	26.6	42.1	37.3
按聘任技术职务分								
正高	0.8	1.1	1.3	0.1	0.8	0.2	0.5	1.4
副高	5.5	7.3	8.7	1.8	5.8	1.7	2.4	6.7
中级	32.2	38.2	44.7	20.2	36.8	17.4	14.4	24.5
师级/助理	37.3	40.2	38.3	42.1	38.4	30.2	25.7	23.0
士级	14.4	9.9	3.8	27.6	12.5	24.4	18.9	11.6
待聘	9.7	3.3	3.1	8.3	5.6	26.1	38.2	32.7

2-11-3 2010年疾病预防控制中心人员性别、年龄、学历及职称构成（%）

分类	卫生技术人员						其他技术人员	管理人员
	小计	执业(助理)医师	执业医师	药师(士)	技师(士)	其他		
总　计	**100.0**	**100.0**	**100.0**	**100.0**	**100.0**	**100.0**	**100.0**	**100.0**
按性别分								
男	48.2	58.3	59.8	36.7	42.8	50.34	45.0	58.4
女	51.8	41.7	40.2	63.3	57.2	49.66	55.1	41.6
按年龄分								
25岁以下	1.8	0.1	0.1	1.6	1.7	3.59	3.2	2.0
25～34岁	25.5	20.5	18.4	28.4	27.3	29.17	29.7	18.2
35～44岁	33.6	34.3	32.5	33.0	33.6	31.80	32.3	31.2
45～54岁	29.4	31.9	34.2	30.5	30.4	26.73	27.0	36.8
55～59岁	8.4	11.4	12.9	5.3	6.3	7.48	6.7	10.3
60岁及以上	1.3	1.8	2.0	1.2	0.7	1.23	1.1	1.6
按工作年限分								
5年以下	8.6	6.2	6.5	5.2	8.4	12.43	10.2	6.4
5～9年	9.3	7.9	7.3	8.5	10.2	9.91	11.4	6.3
10～19年	29.7	28.3	25.2	34.0	30.3	29.05	29.0	23.5
20～29年	29.6	30.6	31.5	29.6	29.8	27.68	27.8	34.4
30年及以上	22.9	27.0	29.5	22.8	21.3	20.93	21.7	29.5
按学历分								
研究生	3.0	3.3	4.0	0.5	3.2	3.4	1.7	2.3
大学本科	23.6	27.4	31.3	12.5	25.3	22.5	21.3	27.1
大专	38.1	37.0	34.7	39.7	39.6	37.1	40.2	43.2
中专	30.6	28.9	27.4	37.2	27.7	30.5	23.2	18.7
高中及以下	4.6	3.3	2.7	10.2	4.2	6.5	13.6	8.7
按专业技术资格分								
正高	1.9	2.5	3.0	0.4	1.8	1.7	0.8	2.3
副高	7.5	10.3	12.1	2.0	8.1	5.6	3.6	8.5
中级	33.7	39.8	46.1	21.3	38.0	24.6	20.0	24.8
师级/助理	33.7	35.8	33.7	42.6	34.2	30.2	28.6	19.2
士级	14.2	7.5	1.4	26.4	12.1	20.4	23.4	11.6
不详	9.0	4.2	3.8	7.2	5.8	17.6	23.6	33.5
按聘任技术职务分								
正高	1.6	2.2	2.5	0.3	1.5	1.5	0.6	2.8
副高	7.4	10.0	11.8	1.8	7.9	5.7	3.6	11.1
中级	34.9	40.5	46.9	22.8	39.1	26.6	22.2	33.4
师级/助理	35.9	37.7	35.1	44.5	35.7	33.0	33.2	26.8
士级	15.1	7.3	1.5	28.7	12.9	22.5	26.3	14.7
待聘	5.1	2.4	2.2	1.9	2.9	10.7	14.2	11.2

2-12-1　2010年各地区卫生监督所（中心）人员数

地区	合计	卫生技术人员			其他技术人员	管理人员	工勤技能人员
		小计	卫生监督员	其他			
总　计	**93612**	**73559**	**67496**	**6063**	**3917**	**9618**	**6518**
东　部	31336	23420	20751	2669	1553	3957	2406
中　部	28782	22088	19690	2398	1664	2798	2232
西　部	23494	18051	17055	996	700	2863	1880
北　京	1755	1506	1497	9	38	150	61
天　津	960	708	692	16	7	201	44
河　北	5666	4048	3157	891	499	502	617
山　西	4551	3685	3370	315	260	332	274
内蒙古	3481	2877	2738	139	147	336	121
辽　宁	3214	2268	1995	273	137	621	188
吉　林	2125	1595	1317	278	82	271	177
黑龙江	3316	2643	2433	210	144	396	133
上　海	1266	1001	985	16	46	152	67
江　苏	4129	3297	3047	250	142	460	230
浙　江	3746	2810	2693	117	184	567	185
安　徽	2548	2050	1959	91	89	207	202
福　建	1557	1083	982	101	46	225	203
江　西	2338	1680	1547	133	64	308	286
山　东	3808	2979	2775	204	143	457	229
河　南	6898	4691	3833	858	727	688	792
湖　北	3308	2672	2327	345	165	295	176
湖　南	3698	3072	2904	168	133	301	192
广　东	5001	3570	2793	777	306	564	561
广　西	2334	1726	1683	43	87	281	240
海　南	234	150	135	15	5	58	21
重　庆	1236	991	990	1	9	206	30
四　川	4191	3375	3286	89	44	422	350
贵　州	1668	1271	1218	53	24	257	116
云　南	2237	1729	1691	38	56	233	219
西　藏	44	32	32	0	7	2	3
陕　西	3093	2150	1643	507	152	498	293
甘　肃	2029	1429	1345	84	35	331	234
青　海	647	521	510	11	20	30	76
宁　夏	628	460	443	17	34	80	54
新　疆	1906	1490	1476	14	85	187	144

注：①2010年疾病预防控制中心(防疫站)卫生监督员2249人；②本表人员总计中包括1万名公务员中取得卫生监督员证书的人员。

2-12-2 卫生监督所（中心）人员性别、年龄、学历及职称构成（%）

	2005			2010		
	卫生技术人员	其他技术人员	管理人员	卫生技术人员	其他技术人员	管理人员
总　　计	**100.0**	**100.0**	**100.0**	**100.0**	**100.0**	**100.0**
按性别分						
男	61.5	53.4	61.4	61.2	50.9	64.5
女	38.5	46.6	38.6	38.8	49.1	35.6
按年龄分						
25岁以下	4.6	9.1	4.0	1.7	5.9	2.5
25～34	30.9	35.1	24.6	25.2	35.8	22.1
35～44	40.4	35.3	39.6	37.7	32.3	34.4
45～54	21.4	18.0	28.1	29.1	21.0	33.2
55～59	2.5	2.1	3.3	5.8	4.0	7.0
60岁及以上	0.3	0.3	0.3	0.6	0.9	0.9
按工作年限分						
5年以下	9.6	16.3	7.8	6.5	14.2	8.0
5～9年	13.9	16.6	11.2	8.7	13.3	7.5
10～19年	36.6	32.7	32.4	32.1	31.1	26.7
20～29年	28.1	25.4	32.7	33.9	25.9	35.7
30年及以上	11.8	9.0	15.8	18.8	15.6	22.1
按学历分						
研究生	0.7	0.4	1.1	1.4	0.7	2.2
大学本科	23.6	17.9	28.9	30.0	25.3	36.7
大专	40.2	37.6	42.7	42.4	39.9	42.9
中专	28.3	18.5	17.7	20.9	21.8	13.6
高中及以下	7.2	25.6	9.4	5.2	12.3	4.6
按专业技术资格分						
正高	1.6	2.3	2.2	1.0	0.2	1.5
副高	6.6	1.8	7.2	4.6	1.4	7.5
中级	33.5	15.1	26.4	26.6	15.1	24.8
助理/师级	32.9	22.0	18.5	27.9	25.4	19.0
员/士	11.6	16.8	9.5	12.8	24.1	12.0
不详	13.8	41.9	36.2	27.1	33.8	35.1
按聘任技术职务分						
正高	0.9	0.2	1.4	0.9	0.2	2.0
副高	6.1	1.8	7.6	5.2	1.7	10.0
中级	33.4	15.3	26.8	33.4	17.4	34.4
助理/师级	33.8	25.8	20.4	35.8	31.8	26.9
员/士	12.1	16.4	9.7	16.3	29.0	16.4
待聘	13.7	40.4	34.2	8.4	19.9	10.4

2-13-1 医学专业招生及在校学生数

年份	普通高等学校				中等职业学校			
	招生总数(人)		在校生总数(人)		招生总数(人)		在校生总数(人)	
		医学专业		医学专业		医学专业		医学专业
1952	79000	6547	191000	24752	351000	28518	636000	59407
1955	98000	9927	288000	36472	190000	22647	537000	57284
1960	323000	31392	962000	116925	54000	120878	2216000	255825
1965	164000	20044	674000	82861	208000	36604	547000	88972
1970	42000	8620	48000	13235	54000	8092	64000	10688
1975	191000	33785	501000	86336	344000	66890	707000	139113
1978	402000	47320	856000	112990	447000	75377	889000	158673
1980	281000	31277	1144000	139569	468000	65719	1243000	244695
1981	279000	29241	1279000	158986	433000	54128	1069000	183230
1982	315000	29486	1154000	164038	419000	50728	1039000	163253
1983	391000	31831	1207000	140051	478000	61684	1143000	163280
1984	475000	35863	1396000	143855	546000	69680	1322000	182283
1985	619000	42919	1703000	157388	668000	87925	1571000	221441
1986	572000	40647	1880000	170317	677000	88259	1757000	250679
1987	617000	43699	1959000	182154	715000	96818	1874000	274575
1988	670000	48135	2066000	191527	776000	109504	2052000	300061
1989	597000	46245	2082000	199305	735000	93142	2177000	306506
1990	608850	46772	2062695	201789	730000	93261	2244000	308394
1991	619874	48943	2043662	202344	780000	95700	2277000	298540
1992	754192	58915	2184376	214285	879000	106215	2408000	311040
1993	923952	66877	2535517	231375	1149000	138168	2820000	355410
1994	899846	66105	2798639	247485	1225000	127874	3198000	364700
1995	925940	65695	2906429	256003	1381000	133357	3722000	402319
1996	965812	68576	3021079	262665	1523000	141868	4228000	432216
1997	1000393	70425	3174362	271137	1621000	152717	4654000	462396
1998	1083627	75188	3408764	283320	1668000	168744	4981000	499117
1999	1548554	108384	4085874	329200	1634000	175854	5155000	534161
2000	2206072	149928	5560900	422869	1325870	179210	4895000	567599
2001	2847987	190956	7190658	529410	1276754	197565	4580000	647800
2002	3407587	227724	9033631	656560	1553062	252455	4563511	678833
2003	4090626	284182	11085642	814741	2268595	359361	6078219	1081853
2004	4799708	332326	13334969	976261	2438462	388142	6578221	1108831
2005	5409412	386905	15617767	1132165	2890805	468960	7423128	1226777
2006	5858455	422283	18493094	1384488	3250420	491784	8334340	1328663
2007	6077806	410229	20044001	1514760	3492925	477527	8946105	1371676
2008	6656404	449365	21867111	1673448	3596158	538974	9379253	1442658
2009	7021870	499582	23245843	1788175	3986035	628765	10014233	1597102
2010	7280599	533618	24276639	1864655	4327210	582799	10901115	1683865

注：①普通高等学校招生和在校生数包括博士和硕士研究生、本科生及大专生，含研究机构研究生和在职研究生，不含成人本专科生；中等职业学校包括普通中专和成人中专，不含职业高中和技工学校学生。下表同；②2010年医学专业成人本专科招生325047人。

2-13-2 医学专业毕业人数

年份	普通高等学校		中等职业学校	
	毕业人数	医学专业	毕业人数	医学专业
1950～1952	69000	6393	200000	31263
1953～1957	269000	25918	842000	96042
1958～1962	606000	60135	1393000	169545
1963～1965	589000	72882	452000	69513
1966～1970	669000	78246	617000	100956
1971～1975	215000	44167	720000	126437
1975	119000	20760	248000	46138
1976～1980	740000	116612	1502000	256473
1978	165000	27459	232000	43884
1979	85000	13483	181000	25220
1980	147000	17656	410000	53523
1981～1985	1535000	152054	2231000	329218
1981	140000	9512	605000	93548
1982	457000	25963	446000	70244
1983	335000	55490	375000	62652
1984	287000	31899	376000	51324
1985	316000	29190	429000	51450
1986～1990	2668000	179431	2922000	392637
1986	393000	27907	496000	61952
1987	532000	32124	578000	70362
1988	553000	38153	596000	83365
1989	576000	38366	591000	82783
1990	614000	42881	661000	94175
1991～1995	3230715	243052	3787000	464913
1991	614000	46028	740000	103515
1992	604000	45664	743000	93883
1993	570715	48559	736000	93813
1994	637000	47090	729000	81718
1995	805000	55711	839000	92369
1996～2000	4295217	305437	6378000	625354
1996	839000	61417	1019000	112608
1997	829000	61239	1157000	121885
1998	829833	61379	1293000	127608
1999	847617	61545	1402000	137255
2000	949767	59857	1507000	129893
2001～2005	10310478	673667	8591583	1277051
2001	1104132	69630	1502867	141989
2002	1418150	88177	1441539	161151
2003	1988583	123563	1884786	302174
2004	2541929	170315	1801330	340554
2005	3257684	221982	1961061	331183
2006～2010	26105920	1933525	13160994	1977097
2006	4030610	279667	2223174	350700
2007	4789746	332842	2403596	360584
2008	5464323	408983	2594601	409167
2009	5683396	428422	2805128	420776
2010	6137845	483611	3134495	435870

补充资料：①2010年医学专业成人本专科毕业265627人；②1928～1947年高校医药专业毕业生9499人，解放前中等医药学校毕业生41437人。

2-13-3 医学专业研究生

年份	研究生总数			其中：医学专业		
	招生数	在校人数	毕业生数	招生数	在校生数	毕业生数
1978	10708	10934	9	1417	1474	
1979	8110	18830	140	1462	3113	57
1980	3616	21604	476	640	3651	32
1981	9363	18848	11669	591	2442	1512
1982	11080	25847	4058	610	2558	558
1983	15642	37166	4497	1869	3781	966
1984	23181	57566	2756	2243	5608	424
1985	46871	87331	17004	4373	9196	777
1986	41310	110371	16950			
1987	39017	120191	27603	4583	13331	2359
1988	35645	112776	40838			
1989	28569	101339	37232			
1990	29649	93018	35440			
1991	29679	88128	23537			
1992	33439	94164	25692			
1993	42145	106771	28214			
1994	50864	127935	28047			
1995	51053	145443	31877			
1996	59398	163322	39652			
1997	63749	176353	46539	6452	17652	4886
1998	72508	198885	47077	7280	19375	4681
1999	92225	233513	54670	9056	22706	5370
2000	128484	301239	58767	12832	30070	6166
2001	165197	393256	67809	16274	37571	6722
2002	203000	501000	81000	16800	38837	6992
2003	268925	651260	111091	26501	63939	12207
2004	326286	819896	150777	33012	81859	16128
2005	364831	978610	189728	31602	80107	21923
2006	397925	1104653	255902	42200	115901	26415
2007	418612	1195047	311839	44161	128471	32453
2008	446422	1283046	344825	47412	140030	37402
2009	510953	1404942	371273	44713	128205	34629
2010	538177	1538416	383600	40067	128916	35582

注：研究生包括博士和硕士研究生。

三、卫生设施

简要说明

一、本章主要介绍全国及31个省、自治区、直辖市医疗卫生机构床位、医用设备和房屋面积情况。主要包括各级各类医疗卫生机构床位数，医院、妇幼保健院、疾病预防控制中心主要医用设备数，各类医疗卫生机构房屋建筑面积等。

二、本章数据来源于卫生资源统计年报。

三、分科床位数中所列科室主要依据医疗机构《诊疗科目》。中医医院和专科医院床位的科室归类原则：中医医院全部计入中医科，中西医结合医院全部计入中西医结合科，民族医院全部计入民族医学科，妇幼保健院分别计入妇产科、儿科，儿童医院全部计入儿科，传染病院、麻风病院全部计入传染科，疗养院、康复医院全部计入康复医学科，肿瘤医院全部计入肿瘤科，其他专科医院计入相关科室。

四、房屋面积统计口径和指标解释与《综合医院建设标准》、《妇幼保健院建设标准》、《乡镇卫生院建设标准》、《防疫站建设标准》一致。

主要指标解释

床位数：指年底固定实有床位（非编制床位），包括正规床、简易床、监护床、正在消毒和修理床位、因扩建或大修而停用的床位，不包括产科新生儿床、接产室待产床、库存床、观察床、临时加床和病人家属陪侍床。

每千人口医疗卫生机构床位数：即医疗卫生机构床位数/人口数×1000。人口数系公安部户籍人口。

设备台数：指实有设备数，即单位实际拥有的、可供调配的设备，包括安装的和未安装的设备，不包括已经批准报废的设备和已订购尚未运抵单位的设备。

房屋建筑面积：指单位购建且有产权证的房屋建筑面积，不包括租房面积。

租房面积：医疗卫生机构使用的、无产权证的房屋建筑面积，无论其是否缴纳租金，均计入租房面积。

业务用房面积：医院包括门急诊、住院、医技科室、保障系统、行政管理和院内生活用房面积；社区卫生服务中心和卫生院包括医疗、预防保健、行政后勤保障用房面积；妇幼保健院（所、站）包括医疗保健、医技、行政后勤保障等用房面积；专科疾病防治院（所、站）包括医疗、医技、疾控、行政后勤保障等用房面积；疾病预防控制中心（防疫站）包括检验、疾病控制、行政后勤保障等用房面积。

每床占用业务用房面积：即业务用房面积/床位数。

3-1-1　医疗卫生机构床位数（万张）

年份	合计	医院				基层医疗卫生机构			专业公共卫生机构			其他机构
		医院	综合医院	中医医院	专科医院	基层医疗卫生机构	社区卫生服务中心(站)	乡镇卫生院	专业公共卫生机构	妇幼保健院(所、站)	专科疾病防治院(所、站)	
1949	8.46	8.00										
1950	11.91	9.71	8.46	0.01	0.74					0.27		
1955	36.28	21.53	17.08	0.14	2.80					0.57		
1960	97.68	59.14	44.74	1.42	7.95			4.63		0.88	1.74	
1965	103.33	61.20	48.04	1.04	7.49			13.25		0.92		
1970	126.15	70.50	57.21	1.01	7.79			36.80		0.70		
1975	176.43	94.02	76.33	1.37	11.11			62.03		0.97	2.88	
1978	204.17	110.00	87.33	3.40	12.10			74.73		1.16	2.63	
1980	218.44	119.58	94.11	5.00	12.87			77.54		1.64	2.73	
1981	223.38	124.09	96.80	5.79	13.49			76.31		1.97	2.71	
1982	228.03	128.52	99.83	6.40	13.90			75.32		2.33	2.73	
1983	234.16	134.53	103.99	7.24	14.58			74.62		2.75	2.85	
1984	241.24	141.24	108.00	8.65	15.29			73.14		3.18	2.96	
1985	248.71	150.86	112.77	11.23	16.56			72.06		3.46	2.95	
1986	256.25	155.98	117.52	12.52	17.71			71.12		3.67	3.06	
1987	268.50	165.34	123.71	14.21	19.03			72.30		4.00	3.07	
1988	279.49	174.70	129.06	15.55	20.23			72.61		4.35	3.00	
1989	286.70	181.46	133.60	16.60	20.93			72.30		4.50	3.10	
1990	292.54	186.89	136.90	17.57	21.95			72.29		4.66	3.10	
1991	299.19	192.61	140.55	18.82	22.26			72.92		4.80	3.17	
1992	304.94	197.66	144.10	20.04	22.71			73.28		5.00	3.22	
1993	309.90	203.64	156.63	21.35	24.37			73.08		4.50	3.03	
1994	313.40	207.04	158.70	22.18	24.85			73.24		4.80	2.98	
1995	314.06	206.33	158.72	22.72	24.51			73.31		5.13	3.07	
1996	309.96	209.65	159.73	23.75	24.86			73.47		5.60	2.83	
1997	313.45	211.92	161.21	24.46	24.97			74.24		6.02	3.06	
1998	314.30	213.41	162.00	24.95	25.01			73.77		6.30	2.90	
1999	315.90	215.07	163.25	25.33	25.03			73.40		6.63	2.93	
2000	317.70	216.67	164.09	25.93	25.08	76.65		73.48	11.86	7.12	2.84	12.52
2001	320.12	215.56	150.50	24.60	25.65	77.14		74.00	12.02	7.40	2.70	15.40
2002	313.61	222.18	168.38	24.67	26.21	71.05	1.20	67.13	12.37	7.98	3.18	8.01
2003	316.40	226.95	171.34	26.02	26.72	71.05	1.21	67.27	12.61	8.09	3.38	5.79
2004	326.84	236.35	177.68	27.55	28.26	71.44	1.81	66.89	12.73	8.70	3.12	6.32
2005	336.75	244.50	183.47	28.77	29.21	72.58	2.50	67.82	13.58	9.41	3.34	6.09
2006	351.18	256.04	190.29	30.32	32.05	76.19	4.12	69.62	13.50	9.93	2.80	5.45
2007	370.11	267.51	197.16	32.16	34.37	85.03	7.66	74.72	13.29	10.62	2.59	4.28
2008	403.87	288.29	211.28	35.03	37.77	97.10	9.80	84.69	14.66	11.73	2.64	3.82
2009	441.66	312.08	227.11	38.56	41.67	109.98	13.13	93.34	15.40	12.61	2.71	4.21
2010	478.68	338.74	244.95	42.42	45.95	119.22	16.88	99.43	16.45	13.44	2.93	4.26

3-1-2　2010年各类医疗卫生机构床位数

卫生机构分类	合计	按城乡分		按经济		
		城市	农村	公立		
					国有	集体
总　计	**4786831**	**2302297**	**2484534**	**4374700**	**3954076**	**420624**
医院	3387437	2058416	1329021	3013768	2923547	90221
综合医院	2449509	1455228	994281	2207695	2153796	53899
中医医院	424244	194167	230077	401022	388833	12189
中西医结合医院	35234	28891	6343	27517	26304	1213
民族医院	11811	1640	10171	11274	11224	50
专科医院	459461	371511	87950	362679	340406	22273
护理院	7178	6979	199	3581	2984	597
基层医疗卫生机构	1192242	141940	1050302	1154463	827014	327449
社区卫生服务中心(站)	168814	127149	41665	148814	91307	57507
社区卫生服务中心	137628	106081	31547	130079	81818	48261
社区卫生服务站	31186	21068	10118	18735	9489	9246
卫生院	1014075	9389	1004686	1001128	732422	268706
街道卫生院	19746	9389	10357	19026	10351	8675
乡镇卫生院	994329		994329	982102	722071	260031
门诊部	9233	5287	3946	4415	3179	1236
护理站	120	115	5	106	106	
专业公共卫生机构	164515	75049	89466	164150	161471	2679
专科疾病防治院(所、站)	29307	16758	12549	29117	27373	1744
专科疾病防治院	14906	11387	3519	14836	13722	1114
专科疾病防治所(中心)	14401	5371	9030	14281	13651	630
妇幼保健院(所、站)	134364	58032	76332	134224	133291	933
内：妇幼保健院	121982	56309	65673	121842	120991	851
妇幼保健所(站)	12332	1673	10659	12332	12250	82
急救中心(站)	844	259	585	809	807	2
其他机构	42637	26892	15745	42319	42044	275
疗养院	42635	26890	15745	42319	42044	275
临床检验中心(所、站)	2	2				

注：①城市包括直辖市区和地级市辖区，农村包括县和县级市；②社会办包括企业、事业单位、社会团体和其他社会组织办的医疗卫生机构。

3-1-2 续表

类型分			按主办单位分				按管理类别分	
非公立	联营	私营	政府办	卫生部门	社会办	个人办	非营利	营利
412131	**11062**	**258340**	**3945120**	**3798928**	**561799**	**279912**	**4554579**	**232252**
373669	9942	231745	2635912	2519767	501049	250476	3163796	223641
241814	6060	145978	1871875	1799217	421827	155807	2311223	138286
23222	1037	13799	396846	395360	10298	17100	411146	13098
7717		5595	25146	24296	3909	6179	30227	5007
537	15	392	11051	11051	273	487	11329	482
96782	2650	63303	329031	288415	62565	67865	393283	66178
3597	180	2678	1963	1428	2177	3038	6588	590
37779	1120	26363	1125197	1107491	37741	29304	1183831	8411
20000	1081	13406	126232	118947	26611	15971	165619	3195
7549	65	4392	116569	111485	15282	5777	136615	1013
12451	1016	9014	9663	7462	11329	10194	29004	2182
12947	12	8791	996906	986965	8177	8992	1013356	719
720		432	17923	16521	1443	380	19481	265
12227	12	8359	978983	970444	6734	8612	993875	454
4818	27	4152	2059	1579	2847	4327	4750	4483
14		14			106	14	106	14
365		110	159579	157437	4806	130	164475	40
190		50	25437	24394	3800	70	29267	40
70		30	11847	11797	3009	50	14866	40
120		20	13590	12597	791	20	14401	
140		40	133399	132300	925	40	134364	
140		40	121198	120170	744	40	121982	
			12151	12108	181		12332	
35		20	743	743	81	20	844	
318		122	24432	14233	18203	2	42477	160
316		120	24432	14233	18203		42477	158
2		2				2		2

3-1-3 2010年各地区医疗卫生机构床位数

地区	合计	医院						
		小计	综合医院	中医医院	中西医结合医院	民族医院	专科医院	护理院
总 计	**4786831**	**3387437**	**2449509**	**424244**	**35234**	**11811**	**459461**	**7178**
东 部	1975614	1470744	1034807	177784	17225	378	233800	6750
中 部	1504979	1028882	751698	138454	9093	606	128663	368
西 部	1306238	887811	663004	108006	8916	10827	96998	60
北 京	92764	85775	55903	9888	808	103	19053	20
天 津	48828	40387	23013	4377	1147		11850	
河 北	249725	172956	128720	21171	3929		19136	
山 西	155885	108260	74992	12464	1050		19754	
内蒙古	93350	67016	51088	6412	565	2032	6919	
辽 宁	204208	160894	111671	15352	278	210	33383	
吉 林	115057	89341	64445	9898	1310	80	13428	180
黑龙江	159914	123928	92501	13888	597	227	16715	
上 海	105083	84825	52335	4987	1894		22324	3285
江 苏	269548	195340	131649	23325	2350		35013	3003
浙 江	184097	150986	105367	21687	2486		21327	119
安 徽	188010	123427	92896	14488	982		14893	168
福 建	113043	80896	59090	10485	2077	65	9159	20
江 西	124640	77805	56180	12448	719		8458	
山 东	382254	255764	187641	35965	1296		30742	120
河 南	327569	220974	165971	30922	898		23163	20
湖 北	200394	135006	102421	16534	2235	269	13547	
湖 南	233510	150141	102292	27812	1302	30	18705	
广 东	300083	224114	164417	28772	885		29857	183
广 西	143695	88913	62658	13574	2094	243	10344	
海 南	25981	18807	15001	1775	75		1956	
重 庆	103624	64827	45427	8181	824		10395	
四 川	301227	184828	129351	24786	2432	394	27865	
贵 州	105277	69343	55482	7986	387	323	5105	60
云 南	157143	112493	85341	12618	995	296	13243	
西 藏	8838	5444	4514			850	80	
陕 西	142334	104819	81192	15132	816		7679	
甘 肃	90410	63773	49630	10229	116	463	3335	
青 海	20451	16226	12314	1549	30	1068	1265	
宁 夏	23659	20258	16482	2285	88	35	1368	
新 疆	116230	89871	69525	5254	569	5123	9400	

3-1-3 续表

基层医疗卫生机构							专业公共卫生机构				其他机构
小计	社区卫生服务中心	社区卫生服务站	街道卫生院	乡镇卫生院	门诊部	护理站	小计	专科疾病防治院（所、站）	妇幼保健院（所、站）	急救中心（站）	
1192242	**137628**	**31186**	**19746**	**994329**	**9233**	**120**	**164515**	**29307**	**134364**	**844**	**42637**
420339	71649	10745	8942	325800	3097	106	61591	10644	50343	604	22940
402830	41097	9197	9137	340110	3280	9	61054	15680	45282	92	12213
369073	24882	11244	1667	328419	2856	5	41870	2983	38739	148	7484
4291	4291						2190	568	1622		508
6970	3079	45		3693	153		1070	328	742		401
66505	4939	3713		57097	756		8526	94	8333	99	1738
40848	4523	867	5925	28891	642		4525	751	3739	35	2252
22728	3276	2717	23	16412	300		2966	250	2716		640
32288	3660	1023	532	26411	662		2752	1366	1281	105	8274
20245	1914	970	138	17047	167	9	2748	871	1877		2723
27381	6500	2086	68	18418	309		5956	2943	3009	4	2649
18630	18618				12		1363	168	1195		265
68614	15724	742	185	51771	86	106	3420	910	2510		2174
25053	6098	121	330	18009	495		6225	722	5491	12	1833
57665	6366	1719	274	48933	373		5334	2066	3265	3	1584
26210	2600	73		23407	130		4167	706	3421	40	1770
36336	2834	1390	83	31912	117		8689	3095	5594		1810
107329	6995	4938	3445	91321	630		15301	2686	12267	348	3860
91503	6369	538	90	83359	1147		14187	988	13149	50	905
56850	7683	864	1755	46382	166		8436	1959	6477		102
72002	4908	763	804	65168	359		11179	3007	8172		188
58667	5535	20	4400	48612	100		15535	3019	12516		1767
45701	575	35		44974	117		8070	391	7679		1011
5782	110	70	50	5479	73		1042	77	965		350
35378	3452	105	716	30784	321		2499	144	2355		920
106996	6831	1597	167	97778	623		8946	973	7946	27	457
32488	1953	1825	24	28123	563		3248	199	3049		198
38247	2723	923	30	34375	196		5186	423	4704	59	1217
3012		17		2995			342		342		40
30323	1922	1240	530	26534	97		5444	500	4944		1748
23661	1289	791	83	21368	130		2286	28	2246	12	690
4009	342	710		2957			216	35	181		
2457	36	179		2233	9		844		844		100
24073	2483	1105	94	19886	500	5	1823	40	1733	50	463

3-1-4 每千人口医疗卫生机构床位数

年份 地区	医疗卫生机构床位数(张)	其中：医院和卫生院床位(张)			每千人口医疗卫生机构床位(张)	每千人口医院和卫生院床位(张)			每千农业人口乡镇卫生院床位数(张)
		合计	城市	农村		合计	城市	农村	
2005	3367502	3134930	1507714	1627216	2.63	2.45	4.03	1.74	0.78
2006	3511779	3270710	1580724	1689986	2.72	2.53	4.23	1.81	0.80
2007	3701076	3438260	1669107	1769153	2.83	2.63	4.47	1.89	0.85
2008	4038707	3748245	1787266	1960979	3.06	2.84	4.70	2.08	0.96
2009	4416612	4080662	1920368	2160294	3.31	3.06	5.00	2.28	1.05
2010	4786831	4401512	2067805	2333707	3.56	3.27	5.33	2.44	1.12
东　部	1975614	1805486	984012	821474	3.96	3.62	5.54	2.56	1.19
中　部	1504979	1378129	618413	759716	3.30	3.02	5.51	2.21	1.05
西　部	1306238	1217897	465380	752517	3.35	3.12	4.75	2.57	1.14
北　京	92764	85775	83987	1788	7.35	6.80	7.05	2.53	
天　津	48828	44080	38062	6018	4.93	4.45	4.69	3.38	0.96
河　北	249725	230053	84807	145246	3.42	3.15	6.55	2.42	1.15
山　西	155885	143076	64393	78683	4.49	4.12	6.62	3.15	1.24
内蒙古	93350	83451	39909	43542	3.81	3.40	6.60	2.36	1.13
辽　宁	204208	187837	123188	64649	4.80	4.42	6.56	2.72	1.26
吉　林	115057	106526	54301	52225	4.22	3.91	6.25	2.82	1.14
黑龙江	159914	142414	86276	56138	4.16	3.71	6.30	2.27	0.93
上　海	105083	84825	82995	1830	7.44	6.01	6.18	2.65	
江　苏	269548	247296	117958	129338	3.61	3.31	4.66	2.62	1.41
浙　江	184097	169325	85419	83906	3.88	3.57	5.69	2.58	0.55
安　徽	188010	172634	77974	94660	2.75	2.53	3.98	1.95	0.93
福　建	113043	104303	46073	58230	3.20	2.96	5.05	2.23	1.00
江　西	124640	109800	39793	70007	2.66	2.34	4.43	1.85	0.93
山　东	382254	350530	133226	217304	4.01	3.68	4.83	3.21	1.60
河　南	327569	304423	122114	182309	3.03	2.82	6.36	2.05	0.99
湖　北	200394	183143	92622	90521	3.26	2.98	4.75	2.16	1.18
湖　南	233510	216113	80940	135173	3.30	3.06	6.33	2.33	1.19
广　东	300083	277126	179303	97823	3.52	3.25	5.38	1.89	1.19
广　西	143695	133887	52453	81434	2.70	2.51	3.83	2.05	1.05
海　南	25981	24336	8994	15342	2.90	2.72	4.14	2.26	0.99
重　庆	103624	96327	46888	49439	3.14	2.92	3.00	2.84	1.40
四　川	301227	282773	104612	178161	3.35	3.14	4.36	2.70	1.47
贵　州	105277	97490	27250	70240	2.51	2.33	5.31	1.91	0.80
云　南	157143	146898	40128	106770	3.47	3.24	6.64	2.72	0.91
西　藏	8838	8439	1526	6913	3.01	2.87	8.39	2.51	1.23
陕　西	142334	131883	63604	68279	3.67	3.40	4.90	2.65	1.04
甘　肃	90410	85224	37270	47954	3.33	3.14	4.57	2.53	1.06
青　海	20451	19183	8600	10583	3.72	3.49	9.53	2.30	0.77
宁　夏	23659	22491	14679	7812	3.68	3.50	5.58	2.06	0.56
新　疆	116230	109851	28461	81390	5.37	5.08	10.89	4.28	1.60

3-1-5　2010年医疗卫生机构分科床位数及构成

分科	医疗卫生机构		其中：医院	
	床位数（张）	构成（%）	床位数（张）	构成（%）
总计	**4786831**	**100.00**	**3387437**	**100.00**
预防保健科	16395	0.34	3242	0.10
全科医疗科	335278	7.00	52405	1.55
内科	1208721	25.25	822981	24.30
外科	904878	18.90	698934	20.63
儿科	314013	6.56	186880	5.52
妇产科	526435	11.00	286583	8.46
眼科	68287	1.43	61776	1.82
耳鼻咽喉科	52611	1.10	48836	1.44
口腔科	20861	0.44	17904	0.53
皮肤科	15462	0.32	10832	0.32
医疗美容科	4392	0.09	4107	0.12
精神科	207372	4.33	197319	5.83
传染科	110392	2.31	96283	2.84
结核病科	26189	0.55	19670	0.58
肿瘤科	122583	2.56	122215	3.61
急诊医学科	22590	0.47	17572	0.52
康复医学科	71945	1.50	49926	1.47
职业病科	12652	0.26	7983	0.24
中医科	472742	9.88	451859	13.34
民族医学科	13016	0.27	13012	0.38
中西医结合科	46233	0.97	45864	1.35
重症医学科	13912	0.29	13908	0.41
其他	199872	4.18	157346	4.64

3-1-6　2010年各地区医院分科床位数

地区	总计	预防保健科	全科医疗科	内科	外科	儿科	妇产科	眼科	耳鼻咽喉科	口腔科	皮肤科
总　计	**3387437**	**3242**	**52405**	**822981**	**698934**	**186880**	**286583**	**61776**	**48836**	**17904**	**10832**
北　京	85775	15	577	23087	18465	2813	5269	1740	961	382	308
天　津	40387	22	470	9860	7444	1587	3108	579	696	227	109
河　北	172956	193	2868	46388	36272	10738	17269	3334	1975	1076	447
山　西	108260	118	1465	26089	22356	5676	9711	1860	1521	771	548
内蒙古	67016	366	422	17889	14406	3328	5291	1216	819	446	229
辽　宁	160894	18	929	44660	31881	6421	11344	3014	1856	811	596
吉　林	89341	48	2065	24402	19315	3472	7219	1708	1158	393	115
黑龙江	123928	141	1319	36728	27406	5335	9384	2087	1891	893	338
上　海	84825	13	365	19266	16192	3006	5565	1052	1186	270	366
江　苏	195340	44	1586	46393	40234	10540	16763	3176	2658	1370	311
浙　江	150986	30	1880	32104	29588	6861	13505	2094	1971	737	524
安　徽	123427	47	1380	28672	25382	6453	10026	3989	1962	780	232
福　建	80896	61	433	17097	16528	5446	8114	1604	1356	362	124
江　西	77805	23	1633	16558	16354	5538	6239	1361	961	260	235
山　东	255764	768	5031	60771	49645	16697	22971	5328	3428	1804	1048
河　南	220974	114	3361	59148	44407	14225	17093	4504	3062	1518	305
湖　北	135006	3	2161	30655	29900	7049	10226	2559	2782	764	605
湖　南	150141	154	3040	32166	27271	8944	10946	2039	2776	479	313
广　东	224114	78	2580	45099	50394	14310	23951	3441	3396	893	942
广　西	88913	52	1717	18805	16688	5010	7801	1644	1651	416	167
海　南	18807	2	1145	4489	3228	1061	1968	306	241	64	19
重　庆	64827	4	1062	15559	13665	3342	4817	981	1120	240	226
四　川	184828	86	2499	45688	39162	9403	12886	3196	2890	803	1166
贵　州	69343	78	2082	15828	16958	4258	6783	813	894	442	201
云　南	112493	373	2783	29382	24247	5948	11098	2326	1623	329	369
西　藏	5444	107	859	1010	893	379	591	50	35	10	6
陕　西	104819	84	1416	27447	22444	7270	9329	2504	1271	439	159
甘　肃	63773	59	400	14927	14055	4175	5664	1074	896	389	171
青　海	16226	29	609	3932	3034	1054	1540	227	215	83	69
宁　夏	20258	25	601	5329	3599	1347	1601	469	259	143	137
新　疆	89871	87	3667	23553	17521	5194	8511	1501	1326	310	447

3-1-6 续表

医疗美容科	精神科	传染科	结核病科	肿瘤科	康复医学科	职业病科	中医科	民族医学科	中西医结合科	其他
4107	**197319**	**96283**	**19670**	**122215**	**49926**	**7983**	**451859**	**13012**	**45864**	**188826**
354	9048	1651	292	3513	1622	525	10813	82	949	3309
27	3908	794	218	2100	260	56	4778		1234	2910
74	4721	4066	728	4435	2077	418	21979	99	4576	9223
75	5757	3226	720	3449	1998	342	13579	1	1240	7758
4	2382	1856	865	1995	987	220	6320	3151	781	4043
168	12006	6451	3214	6849	3175	1123	16029	214	596	9539
173	4617	3023	955	3329	1229	261	10344	88	1530	3897
125	6015	3875	882	4416	2179	105	14512	208	860	5229
169	12684	2174	1140	3386	617	30	6060		2196	9088
349	12697	8035	666	9760	4073	602	24271		2600	9212
219	9627	4377	442	5083	2781	250	22108	6	3211	13588
99	5757	4698	721	5720	1494	165	15321		1281	9248
180	4246	2280	689	3116	987	24	11667	61	2242	4279
69	3899	3151	566	3682	460	7	12968		864	2977
238	12210	6165	1043	9379	2302	997	37392		1624	16923
177	7972	4914	827	10744	2521	79	32709	1	1552	11741
249	6651	3728	765	5240	3262	92	18293	269	2890	6863
137	9843	3811	764	4790	3247	96	29370	60	1925	7970
372	15633	5636	871	9383	4992	35	30612		1340	10156
47	5726	3058	683	3460	967	430	14583	251	2222	3535
11	2081	491	45	430	389		1955		186	696
60	6636	1297	271	1381	762	291	8545		1110	3458
249	15262	3849	160	5265	2413	661	26217	367	3921	8685
104	2185	1781	463	1298	1073	128	8790	323	625	4236
120	6385	3967	15	1976	1401	291	14074	296	1455	4035
		258	52	39			78	843		234
139	3051	2023	822	2508	973	322	15983		1049	5586
68	1413	1930	270	1601	409	226	11431	459	468	3688
	159	399	2	379	160	30	1853	1038	39	1375
4	400	685	35	386	443	70	2585	16	280	1844
47	4348	2634	484	3123	673	107	6640	5179	1018	3501

3-2 医院床位数

医院分类	2005	2006	2007	2008	2009	2010
总　计	**2445012**	**2560402**	**2675070**	**2882862**	**3120773**	**3387437**
按经济类型分						
公立医院	2300910	2368877	2444714	2609636	2792544	3013768
民营医院	144102	191525	230356	273226	328229	373669
按主办单位分						
政府办	1863843	1945599	2052235	2234880	2415546	2635912
社会办	491311	498854	481019	484153	501137	501049
个人办	89858	115949	141816	163829	204090	250476
按管理类别分						
非营利性	2313833	2404083	2504921	2709948	2924597	3163796
营利性	126456	151188	164383	170957	195339	223641
不详	4723	5131	5766	1957	837	0
按医院等级分						
其中：三级医院	597051	668112	782032	857304	946336	1065047
二级医院	986851	1035116	1289971	1425406	1507918	1601407
一级医院	147522	148245	212325	233018	243233	256573
按机构类别分						
综合医院	1834747	1902894	1971551	2112792	2271102	2449509
中医医院	287732	303155	321597	350257	385612	424244
中西医结合医院	20232	22333	25856	27990	31015	35234
民族医院	6885	7856	8175	8694	10303	11811
专科医院	292079	320503	343743	377694	416707	459461
护理院	3337	3661	4148	5435	6034	7178

3-3 基层医疗卫生机构床位数

医疗机构分类	2005	2006	2007	2008	2009	2010
总　计	**725827**	**761924**	**850311**	**971002**	**1099791**	**1192242**
按经济类型分						
公立	705996	738985	817328	935079	1055300	1154463
非公立	19831	22939	32983	35923	44491	37779
按主办单位分						
政府办	695892	723495	793945	910223	1020581	1125197
社会办	20640	26878	37570	40744	54324	37741
个人办	9295	11551	18796	20035	24886	29304
按管理类别分						
非营利性	716441	751787	837204	962260	1090046	1183831
营利性	6184	6814	9728	6959	8129	8411
不详	3202	3323	3379	1783	1616	0
按机构类别分						
社区卫生服务中心(站)	25018	41194	76588	76588	131259	168814
社区卫生服务中心	25018	41194	56298	76317	101448	137628
社区卫生服务站			20290	21719	29811	31186
卫生院	689918	710308	763190	865383	959889	1014075
街道卫生院	11678	14077	16034	18527	26465	19746
乡镇卫生院	678240	696231	747156	846856	933424	994329
村卫生室						
门诊部	10796	10405	10446	7490	8514	9233
护理站	95	17	87	93	129	120

3-4 2010年医疗卫生机构万元以上设备台数

卫生机构分类	万元以上设备总价值(万元)	万元以上设备台数			
		合计	50万元以下	50～99万元	100万元及以上
总　计	**38412416**	**2824445**	**2700577**	**72619**	**51249**
一.医院	32048588	2077008	1970615	60109	46284
综合医院	25236115	1589027	1506127	46224	36676
中医医院	3244695	230950	219493	6693	4764
中西医结合医院	327519	23480	22460	613	407
民族医院	43980	4042	3882	105	55
专科医院	3190195	228823	217990	6455	4378
口腔医院	188350	25594	25255	249	90
眼科医院	220517	15908	14858	763	287
耳鼻喉科医院	35860	2529	2397	87	45
肿瘤医院	703257	31725	29637	992	1096
心血管病医院	174154	11050	10427	307	316
胸科医院	116381	6179	5791	200	188
血液病医院	5231	577	555	12	10
妇产(科)医院	223498	20124	19274	530	320
儿童医院	398271	29657	28379	742	536
精神病医院	238005	19338	18559	526	253
传染病医院	329243	21454	20189	729	536
皮肤病医院	21311	2164	2062	76	26
结核病医院	84107	3416	3162	142	112
麻风病医院	1360	140	136	4	
职业病医院	19468	1578	1493	60	25
骨科医院	112888	9586	9124	291	171
康复医院	61623	5391	5203	129	59
整形外科医院	7500	1715	1677	31	7
美容医院	17658	1368	1268	75	25
其他专科医院	231513	19330	18544	510	276
护理院	6084	686	663	19	4
二.基层医疗卫生机构	2813632	405494	398580	5355	1559
社区卫生服务中心(站)	687650	95795	94037	1413	345
社区卫生服务中心	620443	83247	81582	1336	329
社区卫生服务站	67207	12548	12455	77	16
卫生院	1887984	282450	278055	3395	1000
街道卫生院	73783	7728	7518	134	76
乡镇卫生院	1814201	274722	270537	3261	924
中心卫生院	924514	123616	121074	1945	597
乡卫生院	889687	151106	149463	1316	327
门诊部	237993	27246	26485	547	214
综合门诊部	150863	15820	15267	387	166
中医门诊部	4913	777	765	12	
中西医结合门诊部	1741	414	413	1	
民族医门诊部	24	9	9		
专科门诊部	80452	10226	10031	147	48
护理站	5	3	3		

注：本表不包括诊所、卫生所、医务室和村卫生室数字。

3-4 续表

卫生机构分类	万元以上设备总价值(万元)	万元以上设备台数			
		合计	50万元以下	50～99万元	100万元及以上
三. 专业公共卫生机构	3040682	300781	291386	6403	2992
疾病预防控制中心	831473	101888	99313	2057	518
省属	194033	19370	18573	584	213
地级市(地区)属	309892	33634	32540	884	210
县级市(区)属	164225	22085	21679	361	45
县属	113470	19700	19618	75	7
其他	49853	7099	6903	153	43
专科疾病防治院(所、站)	150565	14350	13830	363	157
专科疾病防治院	89013	6840	6502	220	118
传染病防治院	6993	655	631	16	8
结核病防治院	12772	654	595	33	26
职业病防治院	30155	2413	2295	79	39
其他	39093	3118	2981	92	45
专科疾病防治所(站、中心)	61552	7510	7328	143	39
口腔病防治所(站、中心)	9139	1970	1964	5	1
精神病防治所(站、中心)	1259	90	89	1	
皮肤病与性病防治所(中心)	12568	1384	1347	25	12
结核病防治所(站、中心)	13762	1689	1645	34	10
职业病防治所(站、中心)	12795	869	803	53	13
地方病防治所(站、中心)	997	234	230	4	
血吸虫病防治所(站、中心)	5161	612	604	8	
药物戒毒所(中心)	110	16	16		
其他	5761	646	630	13	3
健康教育所(站、中心)	5073	551	550	1	
妇幼保健院(所、站)	1239574	117639	113369	2641	1629
省属	115774	9107	8685	254	168
地级市(地区)属	508752	42564	40740	1073	751
县级市(区)属	354925	34731	33537	763	431
县属	242569	29660	28907	505	248
其他	17554	1577	1500	46	31
妇幼保健院	1136559	104003	99978	2458	1567
妇幼保健所	74676	9159	8981	131	47
妇幼保健站	28180	4440	4373	52	15
生殖保健中心	159	37	37		
急救中心(站)	81895	9927	9668	225	34
采供血机构	632716	38333	36583	1103	647
卫生监督所(中心)	86074	16575	16575		
省属	16059	2587	2587		
地级市(地区)属	28310	6409	6409		
县级市(区)属	17921	3842	3842		
县属	14835	2670	2670		
其他	8949	1067	1067		
计划生育技术服务机构	13312	1518	1498	13	7
四. 其他机构	509514	41162	39996	752	414
疗养院	70925	4272	4000	161	111
卫生监督检验（监测）机构	3757	502	489	10	3
医学科学研究机构	212096	20143	19600	354	189
医学在职培训机构	124213	9970	9860	77	33
临床检验中心(所、站)	20419	1889	1818	53	18
其他	78104	4386	4229	97	60

3-5-1 2010年医疗卫生机构房屋建筑面积（平方米）

卫生机构分类	合计	房屋建筑面积	业务用房面积	危房面积	危房%	租房面积
总　计	528170706	500978738	323890312	8437969	2.61	27191968
一. 医院	282476240	265911676	203161189	3775362	1.86	16564564
综合医院	212745203	202509292	154189212	2599787	1.69	10235911
中医医院	32710908	31646645	24758707	754628	3.05	1064263
中西医结合医院	2868960	2349024	1904811	16844	0.88	519936
民族医院	993020	924020	666272	24621	3.70	69000
专科医院	32769791	28232860	21461682	379482	1.77	4536931
口腔医院	1323215	1129088	894102	984	0.11	194127
眼科医院	1324319	961422	799870	2250	0.28	362897
耳鼻喉科医院	306687	181557	124513			125130
肿瘤医院	3262826	3031284	2269857	28310	1.25	231542
心血管病医院	794583	720929	573998	7800	1.36	73654
胸科医院	615794	612994	446028	12405	2.78	2800
血液病医院	84278	65383	61308			18895
妇产(科)医院	2771570	1784310	1472789	2398	0.16	987260
儿童医院	2131878	2018504	1588449	3667	0.23	113374
精神病医院	7224081	7044128	5173863	190004	3.67	179953
传染病医院	3171162	3125858	2416188	42967	1.78	45304
皮肤病医院	434355	342432	245932	11240	4.57	91923
结核病医院	876662	864756	637367	42349	6.64	11906
麻风病医院	107851	105503	68511	2776	4.05	2348
职业病医院	272184	259819	146347	2503	1.71	12365
骨科医院	2118801	1784479	1389305	9540	0.69	334322
康复医院	1725537	1486048	1014618	9136	0.90	239489
整形外科医院	176512	117496	76117	403	0.53	59016
美容医院	270667	107440	75021	200	0.27	163227
其他专科医院	3776829	2489430	1987499	10550	0.53	1287399
护理院	388358	249835	180505			138523
二. 基层医疗卫生机构	195377973	187052557	85306037	3802223	4.46	8325416
社区卫生服务中心(站)	25078092	20516346	14953371	330290	2.21	4561746
社区卫生服务中心	19032645	16348965	11679287	289351	2.48	2683680
社区卫生服务站	6045447	4167381	3274084	40939	1.25	1878066
卫生院	100285046	99155622	68024727	3463810	5.09	1129424
街道卫生院	1687112	1587280	1194109	80222	6.72	99832
乡镇卫生院	98597934	97568342	66830618	3383588	5.06	1029592
中心卫生院	43301744	43007259	28454570	1336562	4.70	294485
乡卫生院	55296190	54561083	38376048	2047026	5.33	735107
村卫生室	48350230	48350230				
门诊部	5668282	3036926	2322595	8123	0.35	2631356
综合门诊部	3887026	2086573	1596264	7693	0.48	1800453
中医门诊部	433707	223096	177703			210611
中西医结合门诊部	108108	47426	40765	190	0.47	60682
民族医门诊部	4272	764	764			3508
专科门诊部	1235169	679067	507099	240	0.05	556102
诊所、卫生所、医务室、护理站	15996323	15993433	5344			2890
诊所	11825693	11825693				
卫生所、医务室	4161962	4161962				
护理站	8668	5778	5344			2890

3-5-1 续表

卫生机构分类	合计	房屋建筑面积	业务用房面积	危房面积	危房%	租房面积
三. 专业公共卫生机构	37624411	35803620	26337727	676065	2.57	1820791
疾病预防控制中心	16449748	16186133	10698486	172448	1.61	263615
省属	2828418	2821740	746974	14008	1.88	6678
地级市(地区)属	3711417	3643294	2529286	35517	1.40	68123
县级市(区)属	4414753	4301148	3167240	47229	1.49	113605
县属	5027146	4963662	3884055	73476	1.89	63484
其他	468014	456289	370931	2218	0.60	11725
专科疾病防治院(所、站)	3202558	3046834	2145167	124800	5.82	155724
专科疾病防治院	1327712	1268728	981808	54242	5.52	58984
传染病防治院	86595	86595	65145	4400	6.75	
结核病防治院	188162	184183	120798			3979
职业病防治院	340301	318134	250799	7590	3.03	22167
其他	712654	679816	545066	42252	7.75	32838
专科疾病防治所(站、中心)	1874846	1778106	1163359	70558	6.07	96740
口腔病防治所(站、中心)	62618	44823	38776			17795
精神病防治所(站、中心)	36220	32477	26440	421	1.59	3743
皮肤病与性病防治所(中心)	521394	507263	269313	15039	5.58	14131
结核病防治所(站、中心)	365927	334962	270313	7559	2.80	30965
职业病防治所(站、中心)	124013	121360	91173	1110	1.22	2653
地方病防治所(站、中心)	62040	60350	51918	690	1.33	1690
血吸虫病防治所(站、中心)	501873	497781	289950	34640	11.95	4092
药物戒毒所(中心)	45846	44346	26048			1500
其他	154915	134744	99428	11099	11.16	20171
健康教育所(站、中心)	65613	58085	48217	1340	2.78	7528
妇幼保健院(所、站)	12455970	11965846	9686506	298835	3.09	490124
省属	500075	493905	407472	1000	0.25	6170
地级市(地区)属	3591274	3445025	2705973	60552	2.24	146249
县级市(区)属	3851391	3608756	3002523	68685	2.29	242635
县属	4299953	4214432	3411377	168362	4.94	85521
其他	213277	203728	159161	236	0.15	9549
妇幼保健院	10705483	10313243	8286454	249819	3.01	392240
妇幼保健所	1034358	968348	817676	23124	2.83	66010
妇幼保健站	711946	680072	579246	25892	4.47	31874
生殖保健中心	4183	4183	3130			
急救中心(站)	483780	441267	399553	1168	0.29	42513
采供血机构	2043427	1970680	1468872	2915	0.20	72747
卫生监督所(中心)	2713001	1929693	1728966	74159	4.29	783308
省属	140512	110621	93947	8788	9.35	29891
地级市(地区)属	749036	561012	498930	19057	3.82	188024
县级市(区)属	935174	710157	650988	12362	1.90	225017
县属	805494	509806	448850	33952	7.56	295688
其他	82785	38097	36251			44688
计划生育技术服务机构	210314	205082	161960	400	0.25	5232
四. 其他机构	12692082	12210885	9085359	184319	2.03	481197
疗养院	4053433	4000107	2205182	63531	2.88	53326
卫生监督检验（监测）机构	34009	29409	23689			4600
医学科学研究机构	1322173	1262808	1085235	8911	0.82	59365
医学在职培训机构	3872345	3763377	2835122	77724	2.74	108968
临床检验中心(所、站)	84761	27230	23619			57531
其他	3325361	3127954	2912512	34153	1.17	197407

3-5-2　2010年政府办医疗卫生机构房屋建筑面积（平方米）

医疗机构分类	合计	房屋建筑面积	业务用房	危房%	租房面积	每床占用业务用房面积
总　计	**384059361**	**373564245**	**271569831**	**2.93**	**10495116**	
医院	214981424	210107627	159897409	2.14	4873797	61.83
综合医院	160078716	156661737	118682901	1.92	3416979	64.53
中医医院	30428453	29787052	23266131	3.23	641401	59.92
中西医结合医院	1786918	1714308	1440316	1.11	72610	59.89
民族医院	930459	870279	621253	3.92	60180	59.82
专科医院	21611437	20971526	15825075	2.20	639911	49.03
护理院	145441	102725	61733		42716	56.00
基层医疗卫生机构	122267554	118731655	78411663	4.73	3535899	
其中：社区卫生服务中心(站)	17968980	15534066	11350415	2.37	2434914	75.23
社区卫生服务中心	16061625	14066059	10220071	2.44	1995566	77.71
社区卫生服务站	1907355	1468007	1130344	1.73	439348	45.46
卫生院	98471312	97401255	66794034	5.15	1070057	66.94
街道卫生院	1505028	1419957	1095520	6.55	85071	62.33
乡镇卫生院	96966284	95981298	65698514	5.12	984986	67.03
门诊部	370680	339752	267214	1.12	30928	
专业公共卫生机构	36639910	34882642	25627558	2.61	1757268	
其中：专科疾病防治院(所、站)	2900960	2766861	1915074	6.19	134099	54.48
专科疾病防治院	1128237	1079903	821483	5.87	48334	56.63
专科疾病防治所(中心)	1772723	1686958	1093591	6.42	85765	52.62
妇幼保健院(所、站)	12336002	11853907	9611741	3.11	482095	69.47
内：妇幼保健院	10613446	10228406	8234373	3.03	385040	69.38
妇幼保健所(站)	1718413	1621358	1374278	3.56	97055	70.51
急救中心(站)	438687	400025	365613	0.32	38662	
其他医疗卫生机构	10170473	9842321	7633201	2.06	328152	
其中：疗养院	2172470	2128655	1191660	3.50	43815	
临床检验中心(所、站)	11694	11394	9378		300	

四、卫生经费

简要说明

一、本章主要介绍全国及31个省、自治区、直辖市卫生经费情况，包括卫生总费用、卫生事业费、卫生基本建设投资、卫生机构年收入与支出、门诊和住院病人人均医疗费用等。

二、卫生总费用系核算数。其他卫生经费数据主要来源于卫生资源统计年报，城乡居民医疗保障支出摘自《中国统计年鉴》。

三、非营利性医院各项指标的统计口径和解释与《医院会计制度》一致；营利性医院与《企业会计制度》一致；其他卫生机构与《事业单位会计制度》一致。

四、统计口径调整

1. 2007年起，卫生总费用按新的统计口径核算。

2. 本章涉及卫生机构的口径变动和指标解释与“卫生机构”章一致。

主要指标解释

卫生总费用：指一个国家或地区在一定时期内，为开展卫生服务活动从全社会筹集的卫生资源的货币总额，按来源法核算。它反映一定经济条件下，政府、社会和居民个人对卫生保健的重视程度和费用负担水平，以及卫生筹资模式的主要特征和卫生筹资的公平性合理性。

政府卫生支出：指各级政府用于医疗卫生服务、医疗保障补助、卫生和医疗保障行政管理、人口与计划生育事务性支出等各项事业的经费。

社会卫生支出：指政府支出外的社会各界对卫生事业的资金投入。包括社会医疗保障支出、商业健康保险费、社会办医支出、社会捐赠援助、行政事业性收费收入等。

个人现金卫生支出：指城乡居民在接受各类医疗卫生服务时的现金支付，包括享受各种医疗保险制度的居民就医时自付的费用。可分为城镇居民、农村居民个人现金卫生支出，反映城乡居民医疗卫生费用的负担程度。

当年价格：即报告期当年的实际价格，指用“当年价格”计算的一些以货币表现的物量指标，如国内生产总值、卫生总费用等。计算增长速度时，一般都使用“可比价格”，来消除价格变动的因素真实地反映经济发展动态。“不变价格”（也称固定价格）是用某一时期同类产品的平均价格作为固定价格来计算各个时期的产品价值，目的是为了消除各时期价格变动的影响，保证前后时期之间指标的可比性。

人均卫生费用：即某年卫生总费用与同期平均人口数之比。

卫生总费用占GDP%：指某年卫生总费用与同期国内生产总值（GDP）之比。是用来反映一定时期国家对卫生事业的资金投入力度，以及政府和全社会对卫生、对居民健康的重视程度。

卫生事业费：指各级政府用于卫生机构的财政补助，不包括预算内卫生基建投资。

总收入：指单位为开展业务及其他活动依法取得的非偿还性资金。总收入包括财政补助收入、上级补助收入、医疗收入、药品收入和其他收入等。

财政补助收入：指单位从主管部门或主办单位取得的财政性事业经费（包括定额和定项补助）。

业务收入：包括医疗收入、药品收入和其他收入。

医疗收入：指医疗卫生机构在开展医疗业务活动中所取得的收入。包括挂号收入、床位收入、诊察收入、检查收入、治疗收入、手术收入、化验收入、护理收入和其他收入。

药品收入：指医疗卫生机构在开展医疗业务活动中所取得的中药和西药收入。

总支出：指单位在开展业务及其他活动中发生的资金耗费和损失。包括医疗支出、药品支出、其他支出和财政专项支出等。

业务支出：医疗卫生机构“业务支出”包括医疗支出、药品支出和其他支出。其他卫生机构系“事业支出”。

医疗支出：指医疗卫生机构在医疗过程中发生的支出，包括在开展医疗业务活动中的基本工资、补助工资、其他工资、职工福利费、社会保障费、公务费、业务费、卫生材料费、修缮费、设备购置费和其他费用。

药品支出：指医疗卫生机构在药品采购、管理过程中发生的支出。包括在开展医疗业务活动中的基本工资、补助工资、其他工资、职工福利费、社会保障费、公务费、业务费、卫生材料费、修缮费、设备购置费、药品费和其他费用。

人员经费支出：包括人员的基本工资、补助工资、其他工资、职工福利费、社会保障费和助学金等。

门诊病人次均医药费用：又称每诊疗人次医疗费用，即（医疗门诊收入＋药品门诊收入）/总诊疗人次数。

出院病人人均医药费用：又称出院者人均医疗费用，即（医疗住院收入＋药品住院收入）/出院人数。

出院病人日均医药费：即（医疗住院收入＋药品住院收入）/出院者占用总床日数。

每一职工年业务收入：即年业务收入/年平均职工数。

每一医师年业务收入：即年业务收入/年平均医师数。

4-1-1　卫生总费用

年份	卫生总费用(亿元)				卫生总费用构成(%)			城乡卫生费用(亿元)		人均卫生费用(元)			卫生总费用占GDP%
	合计	政府卫生支出	社会卫生支出	个人卫生支出	政府卫生支出	社会卫生支出	个人卫生支出	城市	农村	合计	城市	农村	
1978	110.21	35.44	52.25	22.52	32.2	47.4	20.4			11.5			3.02
1979	126.19	40.64	59.88	25.67	32.2	47.5	20.3			12.9			3.11
1980	143.23	51.91	60.97	30.35	36.2	42.6	21.2			14.5			3.15
1981	160.12	59.67	62.43	38.02	37.3	39.0	23.7			16.0			3.27
1982	177.53	68.99	70.11	38.43	38.9	39.5	21.6			17.5			3.33
1983	207.42	77.63	64.55	65.24	37.4	31.1	31.5			20.1			3.48
1984	242.07	89.46	73.61	79.00	37.0	30.4	32.6			23.2			3.36
1985	279.00	107.65	91.96	79.39	38.6	33.0	28.5			26.4			3.09
1986	315.90	122.23	110.35	83.32	38.7	34.9	26.4			29.4			3.07
1987	379.58	127.28	137.25	115.05	33.5	36.2	30.3			34.7			3.15
1988	488.04	145.39	189.99	152.66	29.8	38.9	31.3			44.0			3.24
1989	615.50	167.83	237.84	209.83	27.3	38.6	34.1			54.6			3.62
1990	747.39	187.28	293.10	267.01	25.1	39.2	35.7	396.00	351.39	65.4	158.8	38.8	4.00
1991	893.49	204.05	354.41	335.03	22.8	39.7	37.5	482.60	410.89	77.1	187.6	45.1	4.10
1992	1096.86	228.61	431.55	436.70	20.8	39.3	39.8	597.30	499.56	93.6	222.0	54.7	4.07
1993	1377.78	272.06	524.75	580.97	19.7	38.1	42.2	760.30	617.48	116.3	268.6	67.6	3.90
1994	1761.24	342.28	644.91	774.05	19.4	36.6	43.9	991.50	769.74	146.9	332.6	86.3	3.65
1995	2155.13	387.34	767.81	999.98	18.0	35.6	46.4	1239.50	915.63	177.9	401.3	112.9	3.54
1996	2709.42	461.61	875.66	1372.15	17.0	32.3	50.6	1494.90	1214.52	221.4	467.4	150.7	3.81
1997	3196.71	523.56	984.06	1689.09	16.4	30.8	52.8	1771.40	1425.31	258.6	537.8	177.9	4.05
1998	3678.72	590.06	1071.03	2017.63	16.0	29.1	54.8	1906.92	1771.80	294.9	625.9	194.6	4.36
1999	4047.50	640.96	1145.99	2260.55	15.8	28.3	55.9	2193.12	1854.38	321.8	702.0	203.2	4.51
2000	4586.63	709.52	1171.94	2705.17	15.5	25.6	59.0	2624.24	1962.39	361.9	813.7	214.7	4.62
2001	5025.93	800.61	1211.43	3013.89	15.9	24.1	60.0	2792.95	2232.98	393.8	841.2	244.8	4.58
2002	5790.03	908.51	1539.38	3342.14	15.7	26.6	57.7	3448.24	2341.79	450.7	987.1	259.3	4.81
2003	6584.10	1116.94	1788.50	3678.66	17.0	27.2	55.9	4150.32	2433.78	509.5	1108.9	274.7	4.85
2004	7590.29	1293.58	2225.35	4071.35	17.0	29.3	53.6	4939.21	2651.08	583.9	1261.9	301.6	4.75
2005	8659.91	1552.53	2586.41	4520.98	17.9	29.9	52.2	6305.57	2354.34	662.3	1126.4	315.8	4.68
2006	9843.34	1778.86	3210.92	4853.56	18.1	32.6	49.3	7174.73	2668.61	748.8	1248.3	361.9	4.55
2007	11573.97	2581.58	3893.72	5098.66	22.3	33.6	44.1	8968.70	2605.27	876.0	1516.3	358.1	4.35
2008	14535.40	3593.94	5065.60	5875.86	24.7	34.9	40.4	11251.90	3283.50	1094.5	1861.8	455.2	4.63
2009	17541.92	4816.26	6154.49	6571.16	27.5	35.1	37.5	13535.61	4006.31	1314.3	2176.6	562.0	5.15
2010	19921.35	5688.64	7156.55	7076.17	28.6	35.9	35.5	…	…	1487.0	…	…	5.01

注：①本表系核算数；②按当年价格计算；③2001年起卫生总费用不含高等医学教育经费，2006年起包括城乡医疗救助经费。

4-1-2 2009年部分地区卫生总费用

年份	卫生总费用(亿元)				卫生总费用构成(%)			卫生总费用占GDP%	人均卫生总费用(元)
	合计	政府卫生支出	社会卫生支出	个人卫生支出	政府卫生支出	社会卫生支出	个人卫生支出		
全 国	**17541.92**	**4816.26**	**6154.49**	**6571.16**	**27.5**	**35.1**	**37.5**	**5.15**	**1314.26**
北 京	733.57	213.53	327.83	192.21	29.1	44.7	26.2	6.04	4179.87
天 津	315.45	65.06	129.46	120.92	20.6	41.0	38.3	4.19	2568.46
河 北	713.34	199.63	212.72	300.98	28.0	29.8	42.2	4.14	1014.07
山 西	413.68	118.22	126.36	169.10	28.6	30.6	40.9	5.62	1206.99
黑龙江	614.50	147.14	203.23	264.13	23.9	33.1	43.0	7.16	1606.12
上 海	656.66	141.30	366.90	148.45	21.5	55.9	22.6	4.36	3417.76
江 苏	1083.71	254.06	440.64	389.01	23.4	40.7	35.9	3.15	1402.95
浙 江	997.02	210.57	392.23	394.22	21.1	39.3	39.5	4.34	1924.75
福 建	395.08	113.65	151.50	129.94	28.8	38.4	32.9	3.23	1078.58
江 西	392.91	142.84	96.33	153.74	36.4	24.5	39.1	5.18	886.51
山 东	1163.20	254.02	428.68	480.51	21.8	36.9	41.3	3.43	1228.26
湖 北	609.38	164.66	204.58	240.14	27.0	33.6	39.4	4.70	1065.34
广 东	1302.49	307.11	476.44	518.95	23.6	36.6	39.8	3.30	1351.42
云 南	427.48	167.34	103.15	156.98	39.2	24.1	36.7	6.93	935.19
甘 肃	263.98	102.42	69.80	91.76	38.8	26.4	34.8	7.79	1001.65
青 海	77.99	31.05	23.51	23.43	39.8	30.1	30.0	7.21	1399.34
宁 夏	85.44	24.82	23.74	36.88	29.1	27.8	43.2	6.31	1366.61
新 疆	283.60	98.23	100.33	85.04	34.6	35.4	30.0	7.74	1491.62

4-1-3 政府卫生支出

年份	政府卫生支出(亿元)					占财政支出比重(%)	占卫生总费用比重(%)	占国内生产总值比重(%)
	合计	医疗卫生服务支出	医疗保障支出	行政管理事务支出	人口与计划生育事务支出			
1990	187.28	122.86	44.34	4.55	15.53	6.07	25.06	1.00
1991	204.05	132.38	50.41	5.15	16.11	6.03	22.84	0.94
1992	228.61	144.77	58.10	6.37	19.37	6.11	20.84	0.85
1993	272.06	164.81	76.33	8.04	22.89	5.86	19.75	0.77
1994	342.28	212.85	92.02	10.94	26.47	5.91	19.43	0.71
1995	387.34	230.05	112.29	13.09	31.91	5.68	17.97	0.64
1996	461.61	272.18	135.99	15.61	37.83	5.82	17.04	0.65
1997	523.56	302.51	159.77	17.06	44.23	5.67	16.38	0.66
1998	590.06	343.03	176.75	19.90	50.38	5.46	16.04	0.70
1999	640.96	368.44	191.27	22.89	58.36	4.86	15.84	0.71
2000	709.52	407.21	211.00	26.81	64.50	4.47	15.47	0.72
2001	800.61	450.11	235.75	32.96	81.79	4.24	15.93	0.73
2002	908.51	497.41	251.66	44.69	114.75	4.12	15.69	0.75
2003	1116.94	603.02	320.54	51.57	141.82	4.53	16.96	0.82
2004	1293.58	679.72	371.60	60.90	181.36	4.54	17.04	0.81
2005	1552.53	805.52	453.31	72.53	221.18	4.58	17.93	0.84
2006	1778.86	834.82	602.53	84.59	256.92	4.40	18.07	0.82
2007	2581.58	1153.30	957.02	123.95	347.32	5.19	22.31	0.97
2008	3593.94	1397.23	1577.10	194.32	425.29	5.74	24.73	1.14
2009	4816.26	2081.09	2001.51	217.88	515.78	6.31	27.46	1.41
2010	5688.64	…	…	…	…	6.35	28.56	1.43

注：本表按当年价格计算。

4-1-4　卫生事业费

年份	卫生事业费 (亿元)	占财政支出%	人均卫生事业费 (元)
1978	21.77	1.94	2.26
1979	24.28	1.89	2.49
1980	29.16	2.37	2.97
1981	31.60	2.78	3.17
1982	36.38	2.96	3.58
1983	40.58	2.88	3.96
1984	46.45	2.73	4.49
1985	53.19	2.65	5.09
1986	63.16	2.86	5.97
1987	64.04	2.83	5.97
1988	71.86	2.88	6.59
1989	80.49	2.85	7.27
1990	86.08	2.79	7.6
1991	93.75	2.77	8.19
1992	104.38	2.79	9.03
1993	117.04	2.52	10.17
1994	159.03	2.75	13.51
1995	176.92	2.59	14.93
1996	203.10	2.56	16.99
1997	227.34	2.46	18.85
1998	243.13	2.25	20.01
1999	269.52	2.04	22.00
2000	296.05	1.85	23.94
2001	341.34	1.81	27.43
2002	381.66	1.73	30.48
2003	473.79	1.92	37.59
2004	511.71	1.80	40.28
2005	628.14	1.85	48.04
2006	794.26	1.96	60.42
2007	1129.65	2.28	85.50
2008	1381.79	2.21	104.05
2009	1880.11	2.48	140.86

注：①本表按当年价格计算；②本表包括中医事业费，不包括预算内卫生基建投资；③2007年政府收支分类科目调整，不再使用卫生事业费指标，改为卫生机构财政拨款。

4-1-5 城乡居民医疗保健支出

年份 地区	城镇居民			农村居民		
	人均年消费支出(元)	人均医疗保健支出(元)	医疗保健支出占消费性支出%	人均年生活消费支出(元)	人均医疗保健支出(元)	医疗保健支出占消费性支出%
1990	1278.9	25.7	2.0	374.7	19.0	5.1
1995	3537.6	110.1	3.1	859.4	42.5	4.9
2000	4998.0	318.1	6.4	1670.1	87.6	5.2
2005	7942.9	600.9	7.6	2555.4	168.1	6.6
2006	8696.6	620.5	7.1	2829.0	191.5	6.8
2007	9997.5	699.1	7.0	3223.9	210.2	6.5
2008	11242.9	786.2	7.0	3660.7	246.0	6.7
2009	12264.6	856.4	7.0	3993.5	287.5	7.2
2010	13471.5	871.8	6.5	4381.8	326.0	7.4
北　京	17893.3	1389.5	7.8	8897.6	867.9	9.8
天　津	14801.4	1273.4	8.6	4273.2	299.8	7.0
河　北	9678.8	971.3	10.0	3349.7	289.3	8.6
山　西	9355.1	789.9	8.4	3304.8	240.9	7.3
内蒙古	12369.9	992.7	8.0	3968.4	416.9	10.5
辽　宁	12324.6	1018.4	8.3	4254.0	409.6	9.6
吉　林	10914.4	1120.4	10.3	3902.9	511.5	13.1
黑龙江	9629.6	978.8	10.2	4241.3	434.3	10.2
上　海	20992.4	1002.1	4.8	9804.4	738.9	7.5
江　苏	13153.0	808.4	6.1	5804.5	323.0	5.6
浙　江	16683.5	984.6	5.9	7731.7	609.1	7.9
安　徽	10234.0	716.9	7.0	3655.0	227.1	6.2
福　建	13450.6	591.5	4.4	5015.7	219.0	4.4
江　西	9740.0	550.3	5.6	3532.7	232.8	6.6
山　东	12012.7	885.2	7.4	4417.2	301.6	6.8
河　南	9567.0	875.5	9.2	3388.5	242.9	7.2
湖　北	10294.1	694.6	6.7	3725.2	236.3	6.3
湖　南	10828.2	784.7	7.2	4020.9	258.1	6.4
广　东	16857.5	925.6	5.5	5019.8	232.0	4.6
广　西	10352.4	538.2	5.2	3231.1	205.2	6.3
海　南	10086.7	604.2	6.0	3088.6	129.3	4.2
重　庆	12144.1	982.7	8.1	3142.1	242.6	7.7
四　川	10860.2	648.3	6.0	4141.4	258.1	6.2
贵　州	9048.3	535.4	5.9	2422.0	133.2	5.5
云　南	10201.8	708.8	6.9	2924.9	197.6	6.8
西　藏	9034.3	352.3	3.9	2399.5	71.5	3.0
陕　西	10705.7	863.4	8.1	3349.2	329.3	9.8
甘　肃	8890.8	746.8	8.4	2766.5	180.1	6.5
青　海	8786.5	701.4	8.0	3209.4	291.3	9.1
宁　夏	10280.0	921.9	9.0	3347.9	356.4	10.6
新　疆	9327.6	684.0	7.3	2950.6	316.6	10.7

注：①本表按当年价格计算；②分地区系2009年数字；③本表数字摘自《中国统计年鉴》。

4-2-1　2010年各类医疗卫生机构资产与负债

卫生机构分类	总资产(万元)	流动资产	固定资产	负债(万元)	净资产(万元)
总　计	**176133693**	**60193354**	**113645963**	**56552830**	**119580863**
一、医院	140544401	47742373	91048254	47787592	92756808
综合医院	107850119	35759156	70852383	37438228	70411891
中医医院	14791390	5257142	9353925	5465326	9326064
中西医结合医院	1567245	572558	979978	529389	1037857
民族医院	257113	81383	161473	72913	184201
专科医院	15985698	6016701	9664514	4264456	11721242
口腔医院	842903	327936	503532	124944	717958
眼科医院	905424	426921	448274	220129	685295
耳鼻喉科医院	144002	60714	79894	22536	121465
肿瘤医院	3135225	1219344	1896943	807313	2327912
心血管病医院	670484	254712	387195	222267	448216
胸科医院	487106	173872	310240	153678	333428
血液病医院	79074	32078	41950	24112	54962
妇产(科)医院	1294264	445485	812823	364521	929743
儿童医院	1933900	696160	1233263	367397	1566503
精神病医院	2015378	808318	1190425	520497	1494881
传染病医院	1454486	418002	1026535	399370	1055116
皮肤病医院	127535	43549	80370	27894	99641
结核病医院	305157	122034	181385	79153	226004
麻风病医院	16491	5982	10509	2107	14384
职业病医院	68324	24171	43994	14756	53567
骨科医院	680703	261827	400158	272912	407792
康复医院	373088	129041	236711	124772	248316
整形外科医院	69142	26398	34315	11452	57690
美容医院	68956	27230	32316	43838	25119
其他专科医院	1314058	512927	713683	460809	853249
护理院	92835	55434	35980	17281	75554
二、基层医疗卫生机构	19940442	6799558	12779693	5427140	14513302
社区卫生服务中心(站)	4498143	1753093	2668317	1234696	3263447
社区卫生服务中心	3721917	1549423	2142305	1078913	2643004
社区卫生服务站	776225	203670	526012	155782	620443
卫生院	12845847	4209114	8574299	3710627	9135220
街道卫生院	411730	132964	275628	143665	268065
乡镇卫生院	12434117	4076150	8298671	3566962	8867155
中心卫生院	5675088	1800578	3850979	1639981	4035107
乡卫生院	6759029	2275572	4447692	1926981	4832048
门诊部	2595455	837133	1536346	481692	2113764
综合门诊部	1604094	484452	1006940	247559	1356536
中医门诊部	164994	77290	42552	103064	61929
中西医结合门诊部	110966	24090	55852	3826	107140
民族医门诊部	137	68	69	14	122
专科门诊部	715264	251234	430934	127228	588037
护理站	997	218	731	125	872

注：①本表不含诊所(医务室)和村卫生室数字；②统计范围：卫生机构9.6万个。

4-2-1 续表

卫生机构分类	总资产(万元)	流动资产	固定资产	负债(万元)	净资产(万元)
三、专业公共卫生机构	13090997	4551932	8444136	2616544	10474453
疾病预防控制中心	4317521	1602682	2698621	910783	3406738
省属	879384	404018	474483	175572	703813
地级市(地区)属	1303360	417735	881502	250429	1052931
县级市(区)属	947595	323743	617814	189987	757609
县属	912818	289285	621664	172306	740511
其他	274363	167901	103159	122488	151875
专科疾病防治院(所、站)	803296	288430	500355	187850	615446
专科疾病防治院	376402	130601	236125	99258	277144
传染病防治院	26050	11413	14637	13558	12493
结核病防治院	55293	20504	34788	18078	37215
职业病防治院	109119	29000	78931	23849	85270
其他	185940	69684	107769	43774	142167
专科疾病防治所(站、中心)	426894	157829	264230	88592	338302
口腔病防治所(站、中心)	46523	21583	23907	5074	41449
精神病防治所(站、中心)	7060	3224	3836	1367	5693
皮肤病与性病防治所(中心)	106190	38510	66301	19675	86516
结核病防治所(站、中心)	106054	42053	63879	27274	78780
职业病防治所(站、中心)	48918	16218	31980	11336	37582
地方病防治所(站、中心)	13272	3121	10122	1865	11407
血吸虫病防治所(站、中心)	50042	19682	30298	10166	39876
药物戒毒所(中心)	6755	1409	4405	412	6343
其他	42081	12027	29503	11424	30658
健康教育所(站、中心)	24006	6913	17030	2302	21704
妇幼保健院(所、站)	5431377	1873788	3512228	1223572	4207805
省属	613688	277332	329284	93702	519986
地级市(地区)属	2046190	641416	1387007	487497	1558693
县级市(区)属	1500727	533312	958039	351470	1149257
县属	1187425	396308	780223	276913	910512
其他	83346	25420	57675	13990	69357
妇幼保健院	4969487	1711403	3215450	1144220	3825267
妇幼保健所	295609	110229	184068	50293	245316
妇幼保健站	165791	52118	112258	29041	136750
生殖保健中心	490	38	452	18	472
急救中心(站)	338797	59336	277967	19150	319647
采供血机构	1589176	561326	1012094	211645	1377531
卫生监督所(中心)	554920	151470	401947	58492	496429
省属	67675	28381	39295	7767	59909
地级市(地区)属	178797	41287	137223	14952	163845
县级市(区)属	145885	37994	107471	16980	128905
县属	113601	27595	85409	16282	97320
其他	48962	16213	32550	2512	46450
计划生育技术服务机构	31904	7988	23894	2751	29153
四、其他机构	2557854	1099491	1373879	721554	1836300
疗养院	592331	175127	390011	170049	422282
卫生监督检验（监测）机构	7508	2721	4784	1287	6221
医学科学研究机构	883771	439560	415818	265849	617922
医学在职培训机构	636929	257856	374460	155356	481574
临床检验中心(所、站)	105667	58015	27119	53908	51760
其他	331648	166212	161688	75107	256541

4-2-2 2010年医疗卫生机构资产与负债（按经济类型/主办单位/地区分）

类别 地区	总资产 (万元)	流动资产	固定资产	负债 (万元)	净资产 (万元)
总　　计	**176133693**	**60193354**	**113645963**	**56552830**	**119580863**
按经济类型分					
公立	163682439	56070775	106304506	51127994	112554444
其中：国有	156313642	53434570	101655028	48918572	107395070
非公立	12451255	4122579	7341456	5424836	7026419
其中：私营	6726580	2089128	4120807	2470078	4256502
按主办单位分					
政府办	153993346	52684113	100191751	47363083	106630263
其中：卫生部门	149930869	51337741	97534653	46234907	103695963
社会办	14771360	5233127	8921474	6645556	8125804
个人办	7368988	2276115	4532738	2544192	4824796
按地区分					
东　部	96765112	33663272	61891250	29479060	67286050
中　部	42149273	13740959	27828022	15462745	26686529
西　部	37219308	12789123	23926691	11611025	25608284
北　京	9331931	3918586	5310989	2260254	7071677
天　津	3533255	1565065	1951758	1299883	2233371
河　北	6627505	2086768	4487396	2087723	4539781
山　西	3556162	1064081	2458748	1156473	2399688
内蒙古	2971371	1009570	1930602	1025701	1945670
辽　宁	6072214	1936047	4071535	2306020	3766194
吉　林	3270320	1083835	2138424	1047490	2222831
黑龙江	4426717	1320610	3025448	1695753	2730964
上　海	7977367	3006386	4865387	1773218	6204149
江　苏	14032326	4725030	9115789	4764210	9268117
浙　江	12041099	3991042	7912832	2980994	9060105
安　徽	5787091	2076141	3619082	2179661	3607430
福　建	5579959	1921127	3515047	1376568	4203391
江　西	3381808	1193905	2158849	1064870	2316938
山　东	12471911	4198417	8138618	4865734	7606177
河　南	7731422	2518521	5104700	3216897	4514526
湖　北	7106105	2410196	4596865	2350319	4755786
湖　南	6889648	2073670	4725906	2751282	4138366
广　东	18076566	5995371	11829497	5402833	12673732
广　西	4442237	1424849	2977963	1594219	2848018
海　南	1020979	319433	692402	361623	659356
重　庆	3338101	1221457	2084590	1030212	2307888
四　川	8237100	3092270	4971206	2301636	5935464
贵　州	2140886	869373	1245956	698395	1442491
云　南	4657312	1562979	3005237	1356990	3300322
西　藏	236151	40081	193900	34118	202033
陕　西	3919404	1257510	2616067	1318775	2600630
甘　肃	2152157	779006	1358757	633791	1518365
青　海	727686	226431	488013	260471	467215
宁　夏	911186	228185	661649	382915	528271
新　疆	3485721	1077413	2392751	973803	2511918

注：本表不含诊所、卫生所、医务室和村卫生室数字。

4-2-3 2010年政府办医疗卫生机构资产与负债

卫生机构分类	总资产(万元)	流动资产	固定资产	负债(万元)	净资产(万元)	平均每床固定资产(万元)
总　计	**153993346**	**52684113**	**100191751**	**47363094**	**106630252**	
医院	122937918	41736734	80288338	39706379	83231539	30.4
综合医院	94116906	31194874	62223093	30911148	63205758	33.2
中医医院	14210319	5054887	9021187	5207381	9002939	22.7
中西医结合医院	1278226	499326	774330	457283	820942	30.8
民族医院	238236	74509	150285	68503	169734	13.5
专科医院	13065336	4903825	8099965	3057775	10007561	24.5
护理院	28896	9313	19477	4290	24606	9.9
基层医疗卫生机构	16308906	5662374	10565424	4643609	11665296	
其中：社区卫生服务中心(站)	3646761	1506319	2110944	1020917	2625844	12.9
社区卫生服务中心	3440987	1456542	1963796	988847	2452140	13.5
社区卫生服务站	205774	49777	147148	32070	173704	5.2
卫生院	12533770	4105157	8377371	3604054	8929716	8.3
街道卫生院	391092	124807	263434	137264	253828	14.2
乡镇卫生院	12142678	3980351	8113936	3466791	8675888	8.2
门诊部	128375	50898	77109	18638	109737	
专业公共卫生机构	12714706	4403867	8225793	2504607	10210099	
其中：专科疾病防治院(所、站)	720308	260842	447978	166207	554101	12.2
专科疾病防治院	322256	110463	203670	84812	237444	13.9
专科疾病防治所(中心)	398053	150379	244308	81396	316657	10.6
妇幼保健院(所、站)	5391001	1857629	3488262	1214257	4176744	24.8
内：妇幼保健院	4934413	1696557	3195459	1135710	3798703	26.1
妇幼保健所(站)	456103	161035	292356	78529	377575	11.8
急救中心(站)	311175	52877	256830	16518	294657	25.6
其他医疗卫生机构	2031816	881138	1112197	508498	1523317	
其中：疗养院	371057	118305	246463	91856	279201	
临床检验中心(所、站)	12521	2618	9719	1202	11319	

注：本表不含诊所、卫生所、医务室和村卫生室数字。

4-3-1　2010年各类医疗卫生机构收入与支出

医疗卫生机构分类	总收入(万元)	财政补助收入	上级补助收入	业务收入/事业收入	总支出(万元)	业务支出/事业支出	财政专项支出	总支出中：人员支出(万元)
总　计	137262783	16678742	1439168	118472231	131088389	123116389	5453513	34165733
一.医院	102841585	7941926	562278	94337381	98354871	95472261	2882611	23551261
综合医院	78474095	5274070	495631	72704393	75336058	73437502	1898557	17725088
中医医院	11655495	1237704	30622	10387170	11086606	10631900	454706	2816557
中西医结合医院	1131859	87625	3832	1040403	1071412	1048922	22490	261373
民族医院	174578	62114	2210	110255	160061	151919	8142	49208
专科医院	11366194	1274955	29749	10061490	10662349	10165197	497152	2685460
口腔医院	521962	46846	1216	473901	465706	444810	20897	185308
眼科医院	473943	11862	440	461641	399861	392434	7427	100020
耳鼻喉科医院	101040	6872	105	94063	92071	91021	1050	31454
肿瘤医院	2286140	104404	451	2181285	2138082	2082410	55672	365972
心血管病医院	427724	34416	1902	391406	422380	404285	18095	73464
胸科医院	383478	49687	178	333613	371358	355552	15806	81313
血液病医院	70219	5735		64485	71345	68038	3308	11705
妇产(科)医院	873792	59020	275	814497	816201	796358	19843	236604
儿童医院	1483024	124178	634	1358212	1387313	1347886	39428	357802
精神病医院	1645799	442293	10235	1193271	1502461	1366453	136008	515768
传染病医院	956251	174240	2978	779033	976649	900313	76336	238379
皮肤病医院	91512	10893	329	80291	87221	85117	2104	26937
结核病医院	246662	48816	441	197405	243591	216947	26644	57911
麻风病医院	13101	5656	239	7207	13055	10529	2526	3971
职业病医院	59969	7719	1541	50709	54996	53381	1615	21436
骨科医院	478579	20963	605	457011	473430	467846	5584	102257
康复医院	256921	71311	4067	181543	229465	190617	38848	60877
整形外科医院	49185	2504		46681	43500	42432	1068	15263
美容医院	82430			82430	77336	77321	15	17081
其他专科医院	864463	47543	4116	812804	796327	771448	24878	181938
护理院	39365	5458	237	33671	38385	36821	1565	13575
二.基层医疗卫生机构	22572798	4107879	642152	17734400	21510416	18802341	1026153	7070689
社区卫生服务中心(站)	5453707	1173549	173301	4106857	5300276	5013364	286912	1574431
社区卫生服务中心	4754386	1093480	141528	3519378	4626813	4360536	266276	1354490
社区卫生服务站	699321	80069	31773	587479	673464	652828	20636	219940
卫生院	11589536	2881209	196727	8511600	11167458	10455290	712167	3627982
街道卫生院	324946	40344	4108	280494	311125	302685	8440	95535
乡镇卫生院	11264590	2840865	192619	8231106	10856333	10152605	703728	3532447
中心卫生院	4966980	1202618	74504	3689858	4804424	4520698	283726	1579468
乡卫生院	6297610	1638247	118115	4541248	6051909	5631907	420002	1952980
村卫生室	2820858		158569	2599291	2536653	1442970		1019295
门诊部	1085264	53085	14626	1017553	1066837	1039767	27071	296567
综合门诊部	648717	35039	12405	601273	641943	624067	17876	178499
中医门诊部	174659	1766	909	171984	158012	156991	1021	29030
中西医结合门诊部	12925	81		12844	15297	15156	141	3445
民族医门诊部	144			144	142	142		49
专科门诊部	248819	16199	1312	231308	251444	243412	8033	85546
诊所，卫生所、医务室，护理站	1623433	35	98929	1499099	1439192	850951	3	552415
诊所	1291938		13396	1261086	1115580	662875		425841
卫生所、医务室	330610		85533	237162	322805	187272		126354
护理站	886	35		850	807	804	3	219

注：统计范围：医疗卫生机构91.2万个，其中：社区卫生服务站1.5万个，诊所(医务室)16.8万个，村卫生室64.2万个。

4-3-1 续表

卫生机构分类	总收入(万元)	财政补助收入	上级补助收入	业务收入/事业收入	总支出(万元)	业务支出/事业支出	财政专项支出	总支出中：人员支出(万元)
三. 专业公共卫生机构	10431093	3958356	174103	5813852	9730210	7934311	1248795	3187332
疾病预防控制中心	3453710	1910850	99933	1123930	3213662	2173171	691460	940583
省属	628905	417445	3453	88727	543360	237824	215365	87906
地级市(地区)属	952798	552185	17261	307307	873484	660815	171481	276891
县级市(区)属	836498	459066	22093	321719	815484	616788	132420	270750
县属	834213	433911	32924	316150	803300	566916	132401	268653
其他	201296	48243	24203	90027	178035	90827	39793	36383
专科疾病防治院(所、站)	719658	289846	9965	419848	694266	609699	84567	240816
专科疾病防治院	284026	76926	4691	202410	287897	263637	24261	86746
传染病防治院	20591	4877	99	15615	20604	18771	1833	4433
结核病防治院	45781	9115	1387	35279	43553	42409	1145	12254
职业病防治院	72838	26133	1233	45472	78279	69116	9163	25984
其他	144816	36802	1971	106044	145462	133342	12120	44075
专科疾病防治所(站、中心)	435633	212920	5274	217438	406369	346063	60306	154071
口腔病防治所(站、中心)	41190	6082	69	35039	37426	36513	913	17831
精神病防治所(站、中心)	6681	2388	54	4240	5926	5441	485	2326
皮肤病与性病防治所(中心)	94581	30397	682	63502	88866	77358	11508	27147
结核病防治所(站、中心)	144293	93137	674	50483	141147	125569	15578	61817
职业病防治所(站、中心)	32318	12300	1116	18903	30967	23191	7776	13759
地方病防治所(站、中心)	10337	8191	323	1823	7167	5589	1578	3622
血吸虫病防治所(站、中心)	69563	48922	2018	18623	58652	41731	16921	18076
药物戒毒所(中心)	2176	1461	39	676	2437	1555	883	264
其他	34493	10044	300	24150	33781	29117	4664	9230
健康教育所(站、中心)	38481	35914	363	1212	37659	11352	4098	27985
妇幼保健院(所、站)	4539343	932323	40088	3566932	4175508	3869130	306378	1353815
省属	424940	43758	1941	379241	364834	340791	24043	102268
地级市(地区)属	1560218	191293	4490	1364435	1449069	1394395	54674	456515
县级市(区)属	1399292	354039	12959	1032294	1307202	1217533	89668	470581
县属	1063609	318560	16998	728051	992233	855544	136689	306889
其他	91284	24673	3700	62911	62170	60867	1303	17562
妇幼保健院	3913964	584647	19957	3309359	3607251	3393010	214241	1121741
妇幼保健所	428910	228652	9548	190710	403236	347675	55561	178787
妇幼保健站	195395	118337	10544	66514	164044	127607	36436	53051
生殖保健中心	1075	686	40	349	977	838	139	237
急救中心(站)	163662	98391	2733	50334	152049	111858	27426	66085
采供血机构	798630	121371	4552	555473	749383	632649	43620	169384
卫生监督所(中心)	693993	559619	14421	86439	685555	511368	89571	380417
省属	52103	47529	1091	572	50955	26605	21109	17709
地级市(地区)属	203914	185815	3617	7886	201140	157468	26015	114524
县级市(区)属	225945	183068	4301	23237	222980	172969	22214	129814
县属	166666	128707	3070	26525	165778	119891	15817	100224
其他	45366	14500	2342	28219	44703	34435	4417	18146
计划生育技术服务机构	23616	10044	2048	9686	22129	15083	1675	8247
四. 其他机构	1417306	670582	60634	586597	1492892	907477	295955	356451
疗养院	227924	71768	11563	144594	228794	210028	18766	77210
卫生监督检验（监测）机构	6773	3315	25	1011	6817	3110	786	2906
医学科学研究机构	355251	174990	21694	128393	483793	200017	96332	75738
医学在职培训机构	299902	140947	6689	135045	275894	204935	37155	96990
临床检验中心(所、站)	97312	2782	714	93817	85057	81126	3931	22419
其他	430145	276779	19950	83738	412537	208262	138984	81189

4-3-2 2010年医疗卫生机构收入与支出（按经济类型/主办单位/地区分）

类别 地区	总收入 (万元)				总支出 (万元)			总支出中： 人员支出 (万元)
		财政补 助收入	上级补 助收入	业务收入/ 事业收入		业务支出/ 事业支出	财政专 项支出	
总计	137262783	16678742	1439168	118472231	131088389	123116389	5453513	34165733
按经济类型分								
公立	127714949	16631451	1346337	109161794	122208840	115160122	5412072	31736302
其中：国有	119093008	15347926	1110394	102108610	113957596	107966196	5086771	29093718
非公立	9547835	47291	92830	9310438	8879549	7956268	41441	2429431
其中：私营	5307748	23529	50533	5199293	4893713	4207669	23506	1452351
按主办单位分								
政府办	118037580	16202836	781565	100550088	112754234	106615595	5244677	29006421
内：卫生部门	115026415	15587526	714582	98230031	109987053	104050506	5065404	28254193
社会办	13771895	446736	612804	12573236	13257268	12058362	185245	3679676
个人办	5453309	29170	44798	5348908	5076887	4442432	23592	1479636
按地区分								
东　部	76332059	7994587	656027	67301683	73469933	69400850	2952711	18851144
中　部	32020600	3809498	433927	27641130	30616663	28906239	1063563	7918554
西　部	28910124	4874657	349214	23529418	27001793	24809300	1437239	7396035
北　京	8003497	1213893	94463	6631071	7875278	7105891	656586	1551417
天　津	2891386	387621	11947	2479081	2756784	2637319	99698	660887
河　北	5251186	468807	68715	4694902	5062953	4771245	177698	1248276
山　西	2590564	402495	69583	2090101	2518497	2348195	107156	651264
内蒙古	2230194	516482	24455	1685348	2058522	1897852	107493	620640
辽　宁	4733382	504831	37370	4181753	4621073	4365024	174687	1255111
吉　林	2627301	519940	34812	2068616	2521456	2394275	91365	669878
黑龙江	3448017	515840	92277	2833389	3416094	3230920	131613	889764
上　海	7430709	759893	59879	6579877	7285101	7039810	208821	2051434
江　苏	10383929	808379	116429	9416560	9989587	9499026	325036	2505266
浙　江	9989729	1028765	68865	8869078	9532488	9025156	393312	2475652
安　徽	4050217	461233	65535	3504632	3806919	3592407	126426	915040
福　建	3848276	515505	19327	3298543	3553705	3327046	152676	917331
江　西	2818231	386469	19343	2403881	2689144	2506052	100039	676100
山　东	9136983	873146	62763	8134977	8725194	8285846	243832	2191817
河　南	6054166	523545	64822	5428790	5734012	5442195	162800	1392951
湖　北	5238973	508910	42416	4673342	5020514	4753814	176792	1408885
湖　南	5193131	491066	45139	4638379	4910027	4638381	167372	1314672
广　东	13851975	1279935	101628	12375206	13301596	12640785	468352	3798455
广　西	3527902	460227	27470	3012082	3286624	3054668	166098	885247
海　南	811007	153812	14641	640635	766174	703702	52013	195498
重　庆	2601422	332189	17001	2244655	2440195	2249284	145877	627774
四　川	6548233	837880	44104	5640859	6054985	5590445	323781	1763613
贵　州	2011785	311516	30073	1618497	1787919	1674241	64102	492264
云　南	3403372	576218	26600	2788797	3166745	2906554	184196	779087
西　藏	162002	69586	1674	89108	135179	112109	17459	50904
陕　西	3021541	483001	66474	2464424	3021820	2704079	116717	807421
甘　肃	1616326	398364	28512	1180296	1532122	1361464	121861	418809
青　海	503608	132921	7329	361151	457923	428652	18026	122945
宁　夏	650883	156484	8672	484200	615394	544711	48084	150512
新　疆	2632857	599794	66848	1960001	2444366	2285241	123547	676821

4-4-1　2010年公立医院收入与支出

指标名称	公立医院				公立医院中：政府办医院
		三级医院	二级医院	一级医院	
机构数(个)	13850	1258	6104	3081	9477
总收入(万元)	96992268	52896080	38329076	2157280	90114486
财政补助收入	7928865	3529401	3590573	246392	7686304
上级补助收入	551044	145669	264440	79124	217730
业务收入	88512359	49221010	34474064	1831763	82210452
医疗收入	46467330	26048367	17971719	878840	43303099
门诊收入	14950826	7731564	6208046	421900	13827770
内：挂号费	320271	190398	110565	7550	299725
检查收入	5766492	2857094	2609076	116962	5421926
治疗收入	3474556	1819119	1343822	129573	3160361
手术收入	629959	338384	229271	27261	576277
住院收入	31516505	18316803	11763673	456940	29475328
内：床位收入	2528611	1305242	1058947	52714	2358620
检查收入	3998824	2336211	1490843	53056	3720204
治疗收入	10446585	6319247	3682728	136157	9783876
手术收入	4628868	2615574	1795605	71825	4402990
药品收入	40538821	22414442	15909125	879648	37600965
门诊收入	16375199	8860326	6351922	524605	15066967
西药收入	12438232	6620418	4881015	418551	11406635
中药收入	3936968	2239908	1470907	106053	3660332
住院收入	24163622	13554116	9557203	355044	22533998
西药收入	22830976	12839048	9022766	324421	21316493
中药收入	1332646	715068	534437	30623	1217505
其他收入	1506208	758201	593220	73275	1306389
总支出(万元)	92841299	50662002	36636581	2082720	86024557
财政专项支出	2868657	1472885	1155632	76959	2793708
业务支出	89972642	49189117	35480949	2005761	83230850
医疗支出	50506298	27751438	19902876	1028566	47239436
药品支出	37801283	20841413	14877752	815055	35107312
内：药品费	33613597	19008605	12888787	679232	31358449
西药费	29703553	16739184	11466275	578842	27718060
中药费	3910043	2269422	1422512	100390	3640389
其他支出	1665061	596266	700321	162141	884102
总支出中：人员支出(万元)	22291533	11277815	9383948	645363	20505413
离退休费(万元)	1998132	1050930	819113	42072	1902635
职工人均年业务收入(元)	234934	349571	179475	100661	247126
医师人均年业务收入(元)	782932	1224370	586771	303634	825325
门诊病人次均医药费(元)	167.3	220.2	139.3	93.1	169.6
内：挂号费	1.7	2.5	1.2	0.7	1.8
药　费	87.4	117.6	70.5	51.6	88.4
检查费	30.8	37.9	28.9	11.5	31.8
治疗费	18.6	24.1	14.9	12.7	18.6
出院病人人均医药费(元)	6415.9	10442.4	4338.6	2844.3	6482.2
内：床位费	291.4	427.7	215.5	184.7	294.0
药费	2784.3	4440.9	1944.8	1243.7	2808.5
检查费	460.8	765.4	303.4	185.9	463.7
治疗费	1203.7	2070.5	749.4	476.9	1219.4
手术费	533.4	857.0	365.4	251.6	548.8
出院病人日均医药费(元)	600.6	833.2	460.4	283.6	616.8

4-4-2　综合医院收入与支出

指标名称	2003	2004	2005	2006	2007	2008	2009	2010
机构数	4779	4848	4884	4790	4757	4873	4806	4748
平均每所医院总收入(万元)	3969.4	5111.8	5575.6	6163.8	7506.5	9283.1	11494.9	13906.1
其中：财政补助收入	297.5	318.2	333.3	393.6	523.4	646.9	850.2	997.8
业务收入	3661.7	4445.2	5174.9	5712.9	6955.2	8614.7	10608.1	12882.9
医疗收入	1827.7	2296.0	2685.7	3045.8	3713.9	4545.4	5590.3	6868.1
门诊收入	639.1	796.3	933.5	1065.1	1269.4	1523.7	1801.6	2126.1
住院收入	1188.7	1499.7	1752.2	1980.7	2444.5	3021.7	3788.7	4742.0
药品收入	1733.8	2045.7	2383.6	2559.4	3127.6	3924.5	4846.8	5824.9
其他收入	100.2	103.5	105.6	107.7	113.6	144.8	170.9	189.9
平均每所医院总支出(万元)	3842.6	4944.0	5345.7	6124.4	7327.2	8987.7	10974.7	13317.3
其中：业务支出	3671.6	4438.5	5174.9	5834.9	7190.3	8808.2	10696.4	12947.6
医疗支出	2129.3	2598.6	3020.0	3456.4	4191.5	5055.3	6095.6	7404.3
药品支出	1497.3	1792.4	2096.1	2312.5	2930.2	3675.2	4509.8	5427.6
内：药品费支出	1292.4	1553.6	1831.7	2015.3	2595.1	3289.9	4041.9	4878.5
其他支出	45.0	47.5	58.8	66.0	68.6	77.7	91.1	115.7
职工人均年业务收入(万元)	9.7	11.2	9.2	13.8	17.2	20.3	23.4	26.2
医生人均年业务收入(万元)	35.0	38.4	44.7	46.8	56.6	66.9	77.4	88.1
门诊病人次均医药费(元)	108.2	118.0	126.9	128.7	136.1	146.5	159.5	173.8
其中：药费	59.2	62.0	66.0	65.0	68.0	74.0	81.2	88.1
检查治疗费	30.8	35.1	37.8	39.9	42.4	45.3	48.6	53.7
出院病人人均医药费(元)	3910.7	4284.8	4661.5	4668.9	4973.8	5463.8	5951.8	6525.6
其中：药费	1748.3	1872.9	2045.6	1992.0	2148.9	2400.4	2619.8	2834.4
检查治疗费	1050.3	1153.9	1230.6	1211.8	1231.7	1361.1	1502.1	2250.9
手术费	361.4	412.4	447.5	479.5	502.8	525.9	533.8	559.4
出院病人日均医药费(元)	388.2	433.5	469.7	471.1	501.4	550.9	612.3	674.8

注：本表系卫生部门综合医院数字。

4-4-3 2010年五级综合医院收入与支出

指标名称	合计	中央属	省属	地级市属	县级市属	县属
机构数	4748	25	230	965	1572	1956
平均每所医院总收入(万元)	13906.1	180838.7	65781.5	23627.2	8077.3	5561.0
财政补助收入	997.8	12846.3	3822.9	1597.0	579.6	554.7
上级补助收入	25.3	37.6	88.2	38.5	21.5	14.3
业务收入	12882.9	167954.7	61870.5	21991.7	7476.3	4992.0
医疗收入	6868.1	88544.9	32757.9	11825.5	3964.2	2668.0
门诊收入	2126.1	26659.8	9236.5	3510.4	1407.0	871.5
内：挂号费	40.4	758.8	204.4	61.2	23.8	15.0
检查收入	889.8	9283.2	3523.1	1459.4	595.3	428.6
治疗收入	441.7	5712.6	2004.9	769.9	294.0	147.2
手术收入	85.4	1068.9	525.3	134.6	48.1	26.7
住院收入	4742.0	61885.1	23521.5	8315.1	2557.2	1796.6
内：床位收入	356.6	3594.8	1502.0	613.0	231.4	154.6
检查收入	607.7	5501.9	2992.4	1151.2	328.0	221.5
治疗收入	1565.3	23862.6	7563.5	2886.2	769.4	563.1
手术收入	718.6	10229.4	3885.9	1096.5	401.7	292.9
药品收入	5824.9	76072.1	28210.1	9892.5	3382.0	2251.2
门诊收入	2183.6	34110.9	10545.1	3776.0	1308.0	710.3
西药收入	1779.2	28259.0	8463.7	3025.4	1097.7	587.5
中药收入	404.4	5851.8	2081.4	750.6	210.2	122.8
住院收入	3641.3	41961.2	17665.0	6116.5	2074.1	1540.9
西药收入	3511.2	40881.4	17040.6	5855.9	2007.4	1494.5
中药收入	130.1	1079.8	624.4	260.6	66.7	46.4
其他收入	189.9	3337.7	902.4	273.6	130.1	72.8
平均每所医院总支出(万元)	13317.3	181321.3	63171.9	22654.0	7681.6	5230.8
财政专项支出	369.7	7779.1	1747.7	536.2	181.0	182.6
业务支出	12947.6	173542.2	61424.2	22117.7	7500.6	5048.3
医疗支出	7404.3	101231.9	34691.2	12727.1	4293.4	2870.6
药品支出	5427.6	71116.9	26064.7	9241.7	3143.9	2115.0
内：药品费	4878.5	62181.4	24368.8	8374.4	2773.0	1821.8
西药费	4486.0	57072.8	22224.4	7651.3	2579.6	1698.6
中药费	392.5	5108.5	2144.4	723.1	193.4	123.2
其他支出	115.7	1193.5	668.2	149.0	63.3	62.7
平均每所医院人员支出(万元)	3082.4	40723.9	12694.2	5282.9	1967.5	1281.6
职工人均年业务收入(元)	261986.4	600052.5	422305.2	278559.5	205962.5	164004.9
医师人均年业务收入(元)	880857.0	2197209.6	1479862.3	951862.7	666595.0	542811.8
门诊病人次均医药费(元)	173.8	324.0	254.4	179.6	139.8	121.4
内：挂号费	1.6	4.0	2.6	1.5	1.2	1.2
药　费	88.1	181.9	135.6	93.1	67.4	54.5
检查费	35.9	49.5	45.3	36.0	30.7	32.9
治疗费	17.8	30.5	25.8	19.0	15.1	11.3
出院病人人均医药费(元)	6525.6	16383.6	12938.7	8100.0	4891.5	3261.8
内：床位费	277.5	567.1	471.8	344.0	244.4	151.1
药费	2834.4	6620.1	5549.5	3433.0	2190.6	1506.0
检查费	473.1	868.0	940.1	646.1	346.5	216.4
治疗费	1218.5	3764.7	2376.1	1619.9	812.6	550.3
手术费	559.4	1613.9	1220.8	615.4	424.3	286.3

注：①本表系卫生部门综合医院数字；②地级市属含地区和省辖市区属，县级市属包括地级市辖区属。

4-5-1 医院门诊和出院病人人均医药费用

级别 年份	门诊病人次均医药费(元)			占门诊医药费%		出院病人人均医药费(元)			占住院医药费%	
		药费	检查治疗费	药费	检查治疗费		药费	检查治疗费	药费	检查治疗费
医院合计										
2007	124.7	63.2	37.6	50.6	30.2	4733.5	2014.8	1175.9	42.6	24.8
2008	138.3	71.0	41.2	51.3	29.8	5234.1	2276.3	1301.7	43.5	24.9
2009	152.0	78.3	44.7	51.5	29.4	5684.0	2480.6	1428.7	43.6	25.1
2010	166.8	85.6	49.4	51.3	29.6	6193.9	2670.2	1589.8	43.1	25.7
其中：公立医院										
2007	125.0	64.2	37.5	51.3	30.0	4834.5	2069.6	1208.0	42.8	25.0
2008	138.8	72.3	41.1	52.1	29.6	5363.3	2349.1	1342.9	43.8	25.0
2009	152.5	80.0	44.5	52.5	29.2	5856.2	2573.0	1482.9	43.9	25.3
2010	167.3	87.4	49.3	52.3	29.5	6415.9	2784.3	1664.5	43.4	25.9
内：三级医院										
2007	170.4	89.2	49.2	52.4	28.9	8087.0	3456.3	2077.8	42.7	25.7
2008	187.9	100.3	53.0	53.4	28.2	8969.1	3906.8	2326.0	43.6	25.9
2009	203.7	109.3	56.9	53.6	27.9	9753.0	4231.9	2567.2	43.4	26.3
2010	220.2	117.6	62.1	53.4	28.2	10442.4	4440.9	2835.9	42.5	27.2
二级医院										
2007	106.1	53.0	33.7	50.0	31.8	3294.8	1426.3	796.8	43.3	24.2
2008	116.7	58.9	37.0	50.5	31.7	3647.2	1618.3	990.6	44.4	27.2
2009	128.0	65.1	39.8	50.8	31.1	3973.8	1784.0	952.5	44.9	24.0
2010	139.3	70.5	43.9	50.6	31.5	4338.6	1944.8	1052.8	44.8	24.3
一级医院										
2007	69.3	38.2	18.6	55.2	26.8	2331.4	987.6	549.5	42.4	23.6
2008	77.3	41.8	21.0	54.1	27.1	2550.4	1111.7	573.6	43.6	22.5
2009	83.9	46.3	21.8	55.1	26.0	2609.6	1128.2	603.8	43.2	23.1
2010	93.1	51.6	24.2	55.4	26.0	2844.3	1243.7	662.8	43.7	23.3

注：按当年价格计算。

4-5-2　综合医院门诊和出院病人人均医药费用

级别	年份	门诊病人次均医药费(元)	药费	检查治疗费	占门诊医药费%药费	占门诊医药费%检查治疗费	出院病人人均医药费(元)	药费	检查治疗费	占住院医药费%药费	占住院医药费%检查治疗费
医院合计	1990	10.9	7.4	2.1	67.9	19.3	473.3	260.6	121.5	55.1	25.7
	1995	39.9	25.6	9.1	64.2	22.8	1667.8	880.3	507.3	52.8	30.4
	2000	85.8	50.3	16.8	58.6	19.6	3083.7	1421.9	978.5	46.1	31.7
	2005	126.9	66.0	37.8	52.1	29.8	4661.5	2045.6	1678.1	43.9	36.0
	2008	146.5	74.0	45.3	50.5	30.9	5463.8	2400.4	1887.0	43.9	34.5
	2009	159.5	81.2	48.6	50.9	30.5	5951.8	2619.8	2035.8	44.0	34.2
	2010	173.8	88.1	53.7	50.7	30.9	6525.6	2834.4	2250.9	43.4	34.5
卫生部属	1990	21.6	13.7	3.8	63.4	17.6	1321.6	632.4	369.8	47.9	28.0
	1995	82.7	55.4	14.4	67.0	17.4	5026.5	2787.0	1271.0	55.4	25.3
	2000	140.9	86.3	24.9	61.3	17.7	8584.2	3710.8	2823.9	43.2	32.9
	2005	247.1	136.7	61.8	55.3	25.0	12650.9	5089.9	4797.2	40.2	37.9
	2008	281.5	157.6	68.5	56.0	24.3	13980.7	5677.5	5140.3	40.6	36.8
	2009	305.2	172.5	72.6	56.5	23.8	15197.3	6226.8	5675.1	41.0	37.3
	2010	324.1	181.9	80.0	56.1	24.7	16383.6	6620.1	6246.6	40.4	38.1
省属	1990	16.0	10.2	3.3	63.8	20.6	1021.1	528.0	263.5	51.7	25.8
	1995	65.8	43.1	13.5	65.5	20.5	3915.9	2070.1	1224.9	52.9	31.3
	2000	134.5	84.2	26.0	62.6	19.3	6513.8	3043.8	2199.5	46.7	33.8
	2005	192.5	102.0	52.9	53.0	27.5	9871.2	4186.1	3573.4	42.4	36.2
	2008	219.8	116.9	62.1	53.2	28.3	11084.1	4849.0	3849.7	43.7	34.7
	2009	238.4	127.5	65.8	53.5	27.6	12121.6	5303.3	4149.1	43.8	34.2
	2010	254.4	135.6	71.1	53.3	28.0	12938.7	5549.5	4536.9	42.9	35.1
地级市属	1990	11.9	8.1	2.5	68.1	21.0	624.0	338.4	167.1	54.2	26.8
	1995	43.3	27.9	10.2	64.4	23.6	2205.8	1136.5	691.1	51.5	31.3
	2000	92.2	54.9	17.6	59.5	19.1	3718.0	1697.5	1207.0	45.7	32.5
	2005	130.7	69.3	38.9	53.0	29.8	5452.4	2374.6	1994.3	43.6	36.6
	2008	152.6	78.2	46.7	51.2	30.6	6557.1	2844.6	2312.1	43.4	35.3
	2009	164.5	85.0	50.0	51.7	30.4	7214.9	3108.3	2537.0	43.1	35.2
	2010	179.7	93.1	55.0	51.8	30.6	8100.0	3433.0	2881.5	42.4	35.6
县级市属	1990	10.1	7.3	1.6	72.3	15.8	399.8	223.0	98.5	55.8	24.6
	1995	34.6	22.2	8.2	64.2	23.7	1291.1	687.3	443.3	53.2	34.3
	2000	68.9	38.4	12.7	55.8	18.4	2279.6	1062.6	663.9	46.6	29.1
	2005	105.2	53.5	33.3	50.9	31.6	3380.9	1544.6	1187.4	45.7	35.1
	2008	117.8	57.4	38.4	48.7	32.6	4115.3	1852.0	1350.4	45.0	32.8
	2009	126.8	62.3	40.3	49.2	31.8	4381.1	1996.1	1410.7	45.6	32.2
	2010	139.8	67.4	45.8	48.2	32.8	4891.5	2190.7	1583.4	44.8	32.4
县属	1990	8.1	5.5	1.6	67.9	19.8	309.9	180.1	76.2	58.1	24.6
	1995	24.8	15.2	6.3	61.3	25.4	880.6	472.5	261.6	53.7	29.7
	2000	54.9	29.3	12.7	53.4	23.1	1592.3	751.1	473.0	47.2	29.7
	2005	84.2	41.0	27.9	48.7	33.1	2266.5	1057.8	780.9	46.7	34.5
	2008	98.9	44.3	36.0	44.8	36.4	2712.0	1236.5	911.9	45.6	33.6
	2009	109.8	49.3	39.9	44.8	36.3	2978.6	1373.5	977.9	46.1	32.8
	2010	121.4	54.5	44.2	44.9	36.4	3261.8	1506.0	1053.0	46.2	32.3

注：①本表系卫生部门数字；②按当年价格计算；③为统一口径，出院病人“检查治疗费”含手术费。

4-5-3 2010年各地区医院门诊和出院病人人均医药费用

地区	门诊病人次均医药费(元)	药费	检查治疗费	出院病人人均医药费(元)	药费	检查治疗费
总 计	**166.8**	**85.6**	**49.4**	**6193.9**	**2670.2**	**1589.8**
北 京	326.2	208.0	69.8	15211.8	5860.5	5396.5
天 津	226.9	146.8	39.5	11718.7	4821.5	3113.2
河 北	151.4	69.7	54.0	5168.1	2425.8	1365.3
山 西	148.7	65.1	53.0	5608.2	2396.6	1443.7
内蒙古	160.0	62.0	58.0	5894.6	2715.6	1723.3
辽 宁	183.9	85.9	64.6	6657.2	2912.5	1623.5
吉 林	153.5	64.5	60.1	6166.6	2880.3	1674.9
黑龙江	169.6	73.0	60.8	6073.4	3066.5	1272.5
上 海	247.9	138.4	49.0	12249.9	4674.8	1621.8
江 苏	175.9	91.4	49.9	7961.1	3679.2	1989.1
浙 江	186.8	109.6	38.0	8933.7	4265.6	1212.6
安 徽	141.5	66.6	48.6	5231.1	2332.2	1346.3
福 建	139.8	72.4	41.1	5964.2	2781.8	1412.6
江 西	131.9	68.4	42.1	4707.3	2165.8	1201.7
山 东	160.7	80.7	52.7	5702.5	2696.0	1490.5
河 南	114.0	52.1	41.7	4759.2	2156.7	1330.8
湖 北	153.8	78.2	52.2	5735.2	2238.7	1696.9
湖 南	173.7	82.5	58.2	5289.9	2344.6	1246.5
广 东	153.7	73.9	49.2	7533.9	2696.8	2317.9
广 西	118.5	57.3	40.0	5038.6	1946.7	1571.0
海 南	145.8	75.5	47.1	6385.9	2759.7	1673.7
重 庆	177.9	86.9	55.4	5781.6	2497.3	1645.9
四 川	136.6	61.3	48.5	5094.6	1947.1	1565.7
贵 州	153.0	64.6	59.0	4139.6	1601.5	1252.8
云 南	114.2	53.5	39.6	4520.0	1922.0	1226.5
西 藏	77.5	37.9	15.6	3975.1	1802.5	599.4
陕 西	138.1	63.9	50.2	4733.8	1988.4	1049.7
甘 肃	106.2	50.4	34.9	4126.1	1725.8	992.7
青 海	104.8	50.6	32.3	5541.4	2776.3	1040.3
宁 夏	130.4	66.8	39.8	4966.0	2250.0	1097.7
新 疆	134.1	67.4	42.1	4716.2	1998.0	1183.2

4-5-4　2010年各地区综合医院门诊和出院病人人均医药费用

地区	门诊病人次均医药费(元)	药费	检查治疗费	出院病人人均医药费(元)	药费	检查治疗费
总　计	**173.8**	**88.1**	**53.7**	**6525.6**	**2834.4**	**1691.5**
北　京	337.4	220.9	67.1	14740.5	5547.7	5551.5
天　津	235.0	146.2	40.3	11177.0	4835.9	2720.2
河　北	168.5	73.2	65.8	5534.1	2581.4	1524.9
山　西	158.0	64.9	62.4	5688.9	2453.4	1430.4
内蒙古	148.9	56.8	61.4	5483.7	2542.3	1605.4
辽　宁	199.8	92.1	72.7	7486.4	3276.8	1853.9
吉　林	164.9	64.0	73.0	6839.7	3126.4	2041.4
黑龙江	178.1	65.8	74.7	6480.4	3293.3	1350.9
上　海	243.7	137.0	49.1	12225.0	4816.9	1489.8
江　苏	183.6	92.4	56.0	9073.3	4190.8	2419.0
浙　江	189.6	108.9	39.6	9300.5	4443.8	1209.5
安　徽	157.2	71.8	58.5	5664.7	2539.9	1510.0
福　建	143.1	75.7	42.3	6222.5	2939.9	1465.0
江　西	144.6	73.5	49.2	5096.0	2366.6	1333.3
山　东	176.3	86.5	61.4	5951.9	2797.2	1613.8
河　南	127.5	54.7	51.0	4789.9	2192.9	1400.2
湖　北	162.1	82.0	58.1	6171.8	2458.8	1888.2
湖　南	191.9	90.4	67.2	5789.2	2572.6	1353.5
广　东	150.9	75.7	46.8	7843.2	2922.3	2397.5
广　西	125.5	59.3	43.3	5088.5	1947.6	1592.0
海　南	172.0	90.7	55.6	6709.7	2967.9	1783.5
重　庆	188.7	93.5	61.0	6488.4	2853.7	1946.0
四　川	143.4	63.5	53.1	5677.7	2181.5	1783.9
贵　州	178.7	74.9	69.6	4641.3	1802.0	1385.6
云　南	125.3	57.1	46.6	5007.7	2133.3	1361.2
西　藏	76.0	35.2	20.1	3899.0	1709.3	608.9
陕　西	156.0	73.2	57.7	5361.5	2270.5	1156.0
甘　肃	100.6	44.9	34.4	3792.6	1615.1	891.4
青　海	98.8	43.0	35.7	6139.0	3073.3	1187.7
宁　夏	153.5	78.6	46.8	5537.8	2511.8	1221.4
新　疆	155.3	72.2	53.7	4894.1	2081.0	1094.9

注：本表系卫生部门数字。

4-6-1 2010年30种疾病平均住院医药费用

疾病名称 (ICD-10)	出院人数 (人)	出院者平均住院日	出院者人均医药费 (元)				
				床位费	药费	手术费	检查治疗费
内科							
病毒性肝炎	179845	18.2	7401.2	482.4	4746.5		781.7
浸润型肺结核	147065	14.8	6157.9	397.4	3270.5		1039.9
急性心肌梗死	103651	10.1	15773.5	412.9	4551.9		5046.2
充血性心力衰竭	8636	11.2	5896.0	328.4	3060.4		1244.1
细菌性肺炎	56836	10.1	4581.2	308.3	2499.1		754.3
慢性肺源性心脏病	70697	12.4	6425.8	313.9	3610.8		1326.6
急性上消化道出血	23697	8.7	6622.8	284.7	3384.2		1217.1
原发性肾病综合征	67882	14.2	6324.5	396.9	3361.4		947.4
甲状腺功能亢进	66895	10.1	4635.5	284.0	1821.6		1022.6
脑出血	353372	15.0	11019.8	489.6	5823.1		2366.3
脑梗死	1218114	13.0	7143.3	371.8	4233.8		1331.4
再生障碍性贫血	39054	10.4	6793.4	283.5	3315.2		882.6
急性白血病	56087	16.0	12386.4	542.0	7075.6		1457.2
外科							
结节性甲状腺肿	116075	8.5	7491.7	302.8	2157.0	2074.3	1307.3
急性阑尾炎	473954	7.2	4475.7	192.9	1985.3	945.9	659.6
急性胆囊炎	65144	9.2	6414.4	264.4	3398.5	1929.9	1023.8
腹股沟疝	334261	7.6	4657.7	211.4	1278.0	1236.6	772.9
胃恶性肿瘤	173792	15.2	15110.2	514.8	7352.6	3182.5	2600.0
肺恶性肿瘤	254844	15.5	11344.4	488.9	6059.1	1539.8	2299.4
食管恶性肿瘤	109024	17.7	14287.3	505.3	6421.6	2878.7	3477.2
心肌梗死冠状动脉搭桥	3894	15.6	40071.3	722.8	8352.9	8930.0	11702.9
膀胱恶性肿瘤	37221	15.7	13258.0	547.5	5929.9	2426.0	2504.6
前列腺增生	159602	13.3	8960.3	403.3	3661.9	2129.7	1619.0
颅内损伤	563143	12.7	8815.9	365.9	4674.7	1554.5	1706.9
腰椎间盘突出症	159111	12.6	7387.5	330.7	2306.8	2714.8	1896.7
儿科							
支气管肺炎	942966	7.2	1990.4	180.1	1027.7	117.3	346.0
感染性腹泻	26801	5.0	1571.9	122.3	738.2	220.6	281.0
妇产科							
子宫平滑肌瘤	248687	9.9	7057.0	312.5	2059.7	1752.0	1284.0
剖宫产	1427749	7.4	4573.6	387.9	1216.0	1081.7	794.6
眼科							
老年性白内障	259898	5.1	4820.4	139.2	529.2	2003.4	1046.8

注：本表系卫生部门综合医院数字。

4-6-2　2010年五级医院30种疾病平均住院医药费用

疾病名称 (ICD-10)	出院者人均医药费(元)					出院者平均住院日(日)				
	中央属	省属	地级市属	县级市属	县属	中央属	省属	地级市属	县级市属	县属
内科										
病毒性肝炎	12588.2	9417.5	7880.0	7128.7	5231.2	14.9	16.5	20.0	19.5	16.7
浸润型肺结核	12407.3	9892.9	7788.5	5624.6	3923.4	12.4	19.1	16.8	13.8	12.5
急性心肌梗死	27010.6	26987.5	19256.3	10475.6	5646.4	9.7	10.2	11.4	10.2	9.9
充血性心力衰竭	16017.3	8919.1	6662.5	4890.7	4193.7	12.5	12.8	12.5	10.4	8.9
细菌性肺炎	10453.8	8507.1	4760.6	2964.6	2190.7	11.5	11.9	10.6	8.8	8.5
慢性肺源性心脏病	16172.5	12982.3	9268.5	5768.2	4329.0	11.8	14.2	14.9	12.2	11.1
急性上消化道出血	12749.2	10570.3	8257.4	5452.0	4085.6	8.9	9.8	9.4	9.0	8.0
原发性肾病综合征	7936.8	7920.9	6493.4	5095.0	3467.3	12.7	14.0	16.1	13.7	11.9
甲状腺功能亢进	6930.4	5371.3	4817.3	4318.9	3300.2	9.4	10.3	10.6	9.5	9.5
脑出血	18113.0	17012.0	14187.2	10772.0	8038.8	13.5	15.8	17.1	15.1	14.2
脑梗死	13848.8	11718.3	8614.7	6085.5	4573.9	13.9	13.9	14.5	12.3	11.6
再生障碍性贫血	12437.2	10080.5	7949.8	5131.7	3460.2	11.1	11.3	11.7	9.9	7.2
急性白血病	15202.4	15253.8	12211.1	9335.1	5651.3	15.1	16.7	17.3	14.7	11.0
外科										
结节性甲状腺肿	9930.5	8748.7	7707.5	6412.1	4759.8	7.9	8.4	8.9	8.2	8.5
急性阑尾炎	7579.4	6787.2	5389.2	4433.3	3512.1	5.9	7.2	7.3	7.1	7.4
急性胆囊炎	13477.9	11451.0	8051.9	5236.7	3845.5	8.6	10.5	10.1	8.5	8.3
腹股沟疝	7120.0	6951.5	5751.2	4455.3	3393.3	5.9	7.2	8.1	7.6	7.6
胃恶性肿瘤	23645.7	21498.0	16681.6	12077.4	8077.1	13.4	15.3	16.6	15.0	13.4
肺恶性肿瘤	17820.4	15932.5	11989.0	8686.8	5769.8	13.1	15.2	17.0	15.4	13.7
食管恶性肿瘤	23978.1	20524.6	16382.5	11363.7	7584.8	13.9	17.7	19.9	17.9	14.7
心肌梗死冠状动脉搭桥	44702.8	43123.6	39077.3	38036.0	34494.1	14.6	14.3	15.6	20.0	11.8
膀胱恶性肿瘤	16423.5	16396.3	13829.5	10568.4	8006.4	12.1	15.4	17.5	15.3	14.6
前列腺增生	12766.9	12239.9	10295.8	7912.8	6002.4	11.6	13.9	14.5	12.8	11.8
颅内损伤	18275.6	15598.2	11269.0	8753.4	6393.8	11.2	14.5	14.5	12.6	11.6
腰椎间盘突出症	19131.1	13338.7	8023.4	5224.7	3665.9	12.4	13.7	13.7	12.1	10.6
儿科										
支气管肺炎	4075.2	3666.0	2588.2	1852.3	1440.1	7.7	8.3	7.8	6.8	6.8
感染性腹泻	7364.5	3310.0	2219.0	1484.3	1112.9	8.9	6.2	6.0	4.8	4.5
妇产科										
子宫平滑肌瘤	9640.0	9321.6	8118.2	6384.8	4917.2	7.9	9.7	10.4	9.8	9.6
剖宫产	7403.2	6977.7	5631.4	4447.7	3491.3	6.9	7.4	7.5	7.1	7.7
眼科										
老年性白内障	7166.5	6841.9	5649.7	4239.8	2862.3	4.2	5.3	5.5	4.7	5.0

注：本表系卫生部门综合医院数字。

五、医疗服务

简要说明

一、本章主要介绍全国及31个省、自治区、直辖市医疗卫生机构门诊、住院和床位利用情况，包括诊疗人次、住院人数、病床使用率、平均住院日、医生人均工作量、住院病人疾病分类、居民两周就诊率、居民住院率等。

二、诊疗人次、住院人数、病床使用率、平均住院日、医生人均工作量、住院病人疾病转归情况数据来源于医疗服务统计年报。居民就诊率、住院率、经常就诊单位和医疗保障方式等数据来源于1993年、1998年、2003年国家卫生服务调查。

三、本章涉及医疗机构的口径变动和指标解释与“卫生机构”章一致。

四、统计口径调整：村卫生室诊疗人次计入总诊疗人次数中，按此扣紧调整了各年数据。

五、住院病人疾病转归情况系各级卫生部门所属医院汇总数，采用ICD-10国际疾病分类标准。

六、1993年、1998年、2003年、2008年国家卫生服务调查采取多阶段分层整群随机抽样法。1993年抽取了92个样本县（市）(27个城市、65个县）的5.4万户共215163人；1998年抽取了95个样本县（市）(28个城市、67个县）的56994户共216101人；2003年抽取了95个样本县（市）(28个城市、67个县）的5.7万户共21万人；2008年抽取了94个样本县（市）(28个城市、66个县）的5.6万户共18万人。四次调查均按城市、农村分类。城市按人口规模分为三类地区：大城市（100万人口以上）、中城市和小城市（30万人口以下）；农村根据社会经济多个指标分为四类地区：一类农村（富裕县）、二类农村（小康县）、三类农村（温饱县）和四类农村（贫困县）。

主要指标解释

总诊疗人次数： 指所有诊疗工作的总人次数。诊疗人次数按挂号数统计，包括：①病人来院就诊的门诊、急诊人次；②出诊人次数；③单项健康检查及健康咨询指导人次；④未挂号就诊、本单位职工就诊及外出诊疗不收取挂号费的，按实际诊疗人次统计。患者一次就诊多次挂号，按实际诊疗次数进行统计，不包括根据医嘱进行的各项检查、治疗、处置工作量。

急诊抢救成功率： 即急诊抢救成功人次数/急诊抢救人次数×100%。

急诊病死率： 即急诊室死亡人数/急诊人次数×100%。

观察室病死率： 即观察室死亡人数/观察室留观人次数×100%。

出院人数： 指所有住院后出院的人数。包括治愈、好转、未愈、死亡及其他人数。其他人数指正常分娩、未产出院、住院经检查无病出院、未治出院及健康人进行人工流产或绝育手术后正常出院者。

每百门急诊入院人数： 即入院人数/门急诊人次×100%。

治愈率： 即出院人数中（治愈人数+其他人数）/出院人数×100%。

好转率： 即出院人数中的好转人数/出院人数×100%。

住院病死率： 即出院人数中的死亡人数/出院人数×100%。其死亡人数包括：①已办住院手续后死亡人数；②虽未办理住院手续但实际已收容入院后的死亡者。不包括门、急诊室及观察室内的死亡人数。

住院病人手术人次数： 指有正规手术单和麻醉单施行手术的住院病人总数（包括产科手术病人数）。同一病人本次在院就诊期间患有同一疾病或不同疾病施行多次手术者，按实际施行的手术次数统计。

住院危重病人抢救成功率： 即住院危重病人抢救成功人次数/住院危重病人抢救人次数

×100%。

实际开放总床日数：指年内医院各科每日夜晚12点开放病床数总和，不论该床是否被病人占用，都应计算在内。包括消毒和小修理等暂停使用的病床，超过半年的加床。不包括因病房扩建或大修而停用的病床及临时增设病床。

实际占用总床日数：指医院各科每日夜晚12点实际占用病床数（即每日夜晚12点住院人数）总和。包括实际占用的临时加床在内。病人入院后于当晚12点前死亡或因故出院的病人，作为实际占用床位1天进行统计，同时亦应统计"出院者占用总床日数"1天，入院及出院人数各1人。

出院者占用总床日数：指所有出院人数的住院床日之总和。包括正常分娩、未产出院、住院经检查无病出院、未治出院及健康人进行人工流产或绝育手术后正常出院者的住院床日数。

平均开放病床数：即实际开放总床日数/本年日历日数（365）。

出院者占用总床日数：指出院者（包括正常分娩、未产出院、住院经检查无病出院、未治出院及健康人进行人工流产或绝育手术后正常出院者）住院日数的总和。

病床使用率：即实际占用总床日数/实际开放总床日数×100%。

病床周转次数：即出院人数/平均开放床位数。

病床工作日：即实际占用总床日数/平均开放病床数。

出院者平均住院日：即出院者占用总床日数/出院人数。

医生人均每日担负诊疗人次：即诊疗人次数/平均医师人数/251。

医生人均每日担负住院床日：即实际占用总床日数/平均医师人数/365。

入院与出院诊断符合率：即入院与出院诊断符合人数/(入院与出院诊断符合人数+入院与出院诊断不符合人数)×100%。

住院手术前后诊断符合率：即住院手术前后诊断符合人次数/(住院手术前后诊断符合人次数+住院手术前后诊断不符合人次数)×100%。

病理检查与临床诊断符合率：即病理检查与临床诊断符合人数/病理检查人数×100%。

医院感染率：即院内感染例数/出院人数×100%。

无菌手术感染率：即无菌手术（I级切口）丙级愈合例数/无菌手术愈合例数×100%。

无菌手术（I级切口）甲级愈合率：即无菌手术（I级切口）甲级愈合例数/无菌手术愈合例数×100%。

急危重症抢救成功率：即（急诊抢救成功人次数+住院危重病人抢救成功人次数)/(急诊抢救人次数+住院危重病人抢救人次数)×100%。

居民两周就诊率：指调查前两周内居民因病或身体不适到医疗机构就诊的人次数与调查人口数之比。

居民两周未就诊率：指调查前两周内居民患病而未就诊的人次数与两周患病人次数之比。

居民住院率：指调查前1年内居民因病住院人次数与调查人口数之比。

公费医疗：公费医疗制度。公费医疗制度实施人群主要是党政机关公务员及其离退休人员，财政全额拨款事业单位工作人员及其离退休人员，二等乙级以上革命残疾军人，国家核准的高等院校在校学生，经费来源于各级财政。

劳保和半劳保：劳保医疗制度是指企业职工其因病或非因工负伤，按规定享受的医药费用补助的社会保障制度，其经费主要来源于企业。实施人群主要是国有企业职工及其离退休人员。区、县、乡的集体企业也可参照劳动保险条例执行。企业职工本人患病时享受免费医疗（即劳保）；企业职工供养的直系亲属可享受部分医疗待遇（即半劳保）。

医疗保险：指为公民提供因疾病所需医疗服务费用补偿的一种保险制度。包括社会医疗保险（为主）和商业医疗保险。社会医疗保险可分为基本医疗保险和补充医疗保险。基本医疗是指基本用药、基本医疗技术、基本医疗服务，即医疗保险允许报销的范围。基本医疗保险由政府承办，带有强制性。补充医疗保险自愿参保，其基金主要用于支付由参保人个人自理的医疗费用。商业医疗保险一般由商业保险公司承办，自愿参加，以赢利为目的。

5-1-1　医疗卫生机构诊疗人次数（万人次）

医疗机构分类	2004	2005	2006	2007	2008	2009	2010
总计	**399134.1**	**409725.9**	**446373.3**	**471913.0**	**490089.7**	**548767.1**	**583761.6**
医院	130452.7	138653.3	147101.3	163769.6	178167.0	192193.9	203963.3
综合医院	99464.6	105774.9	111153.3	123256.7	134102.4	143561.2	151058.2
中医医院	20259.5	21429.5	22911.9	25387.0	27540.9	30145.8	32770.2
中西医结合医院	1333.4	1513.4	1716.1	2008.5	2120.1	2449.9	2702.6
民族医院	504.1	427.2	463.6	513.5	496.6	537.0	553.8
专科医院	8865.6	9478.8	10822.7	12570.0	13858.2	15446.8	16821.5
护理院	25.5	29.6	33.6	33.9	48.7	53.1	57.1
基层医疗卫生机构	258067.7	259357.6	286861.5	294077.4	296276.6	339236.5	361155.6
社区卫生服务中心(站)	9711.1	12220.0	17664.4	22587.4	25672.4	37697.5	48451.6
内：社区卫生服务中心	4615.6	5938.5	8285.5	12712.4	17247.3	26080.2	34740.4
卫生院	70273.4	69941.2	72506.1	78738.0	86170.1	91945.9	90118.7
街道卫生院	2215.9	2017.8	2417.8	2882.1	3490.0	4285.1	2698.7
乡镇卫生院	68057.4	67923.3	70088.3	75855.9	82680.1	87660.8	87420.1
村卫生室	123400.4	123411.6	134838.9	138676.7	136891.2	155170.1	165702.3
门诊部	4334.9	4238.5	4421.8	5076.9	5140.1	6086.5	6561.3
诊所(医务室)	50348.0	49546.4	57430.3	48998.5	42402.8	48336.5	50321.7
专业公共卫生机构	10356.1	11496.3	12206.0	13858.2	15433.3	17046.8	18244.7
专科疾病防治院(所、站)	1700.0	1821.8	1745.1	1750.4	1811.0	1882.6	1896.6
内：专科疾病防治院	447.1	610.0	509.9	515.9	636.0	660.4	649.6
妇幼保健院(所、站)	8656.2	9674.6	10460.9	12107.8	13622.3	14847.0	15967.3
内：妇幼保健院	7108.2	8136.9	8839.3	10303.2	11976.4	13132.2	14224.8
急救中心(站)						317.3	380.9
其他机构	257.5	218.6	204.5	207.7	212.8	289.9	397.9
疗养院	257.5	218.6	204.5	195.9	190.7	211.4	234.8
临床检验中心				11.9	22.1	78.5	163.1

5-1-2　2010年各类医疗卫生机构门诊服务情况

医疗机构分类	诊疗人次数	门急诊	观察室留观病例数	健康检查人数	急诊抢救成功率(%)	急诊病死率(%)	观察室病死率(%)
总　计	**5837615842**	**5521322052**	**67332324**	**287052062**	**96.55**	**0.08**	**0.05**
一.医院	2039633314	1991778747	36193441	118735769	96.53	0.10	0.09
综合医院	1510581819	1477303756	27414873	95645504	96.26	0.11	0.10
中医医院	327701645	317524995	4322785	14755436	97.58	0.08	0.06
中西医结合医院	27025861	26336118	257778	1397009	97.90	0.07	0.10
民族医院	5537871	5250305	45784	93287	98.70	0.05	0.03
专科医院	168215297	164834236	4151527	6839567	98.25	0.04	0.02
口腔医院	18322840	18222821	3722	765751	93.54	0.01	
眼科医院	10970073	10887249	13531	374751	99.98	0.00	
耳鼻喉科医院	2685781	2310716	8087	33674	98.78	0.01	
肿瘤医院	7350221	7136430	66159	255603	95.94	0.25	0.08
心血管病医院	2617530	2567213	42930	187258	98.77	0.20	0.33
胸科医院	1772010	1748981	13601	146989	93.67	0.34	1.62
血液病医院	158661	157585	121	1400	79.52	0.09	13.22
妇产(科)医院	20311355	20026112	198998	825102	99.62	0.01	0.01
儿童医院	36273734	35925210	3411325	419583	99.44	0.02	0.01
精神病医院	20461250	19909510	101699	600106	98.00	0.04	0.07
传染病医院	8813412	8461520	55733	767599	97.33	0.03	0.01
皮肤病医院	4702379	4695531	5212	37223	100.00		
结核病医院	1663779	1601200	286	58917	96.80	0.09	
麻风病医院	515297	514470					
职业病医院	800648	661494	10311	622371	92.29	0.28	
骨科医院	9033807	8758178	43932	353889	99.06	0.03	0.02
康复医院	5325587	5175633	28846	503005	83.44	0.24	0.03
整形外科医院	311849	279154	3834	18710	100.00		
美容医院	531480	517320	4985	24570	100.00		
其他专科医院	15593604	15277909	138215	843066	98.68	0.07	0.05
护理院	570821	529337	694	4966	86.08	0.24	
二.基层医疗卫生机构	3611556359	3350672588	27950851	144277199	99.70	0.03	0.01
社区卫生服务中心(站)	484515523	457312316	13136013	39972798		0.02	0.01
社区卫生服务中心	347404131	329199952	7478938	26527546		0.02	0.00
社区卫生服务站	137111392	128112364	5657075	13445252		0.04	0.01
卫生院	901187461	873367322	14364872	98880495		0.03	0.02
街道卫生院	26986731	26392622	519150	1916488		0.01	0.10
乡镇卫生院	874200730	846974700	13845722	96964007		0.03	0.01
中心卫生院	352062504	341498139	5578659	37196054		0.04	0.02
乡卫生院	522138226	505476561	8267063	59767953		0.02	0.01
村卫生室	1657023491	1466060711					
门诊部	65613250	64767348	449966	5423906	99.70	0.00	0.00
诊所、医务室、护理站	503216634	489164891					
三.专业公共卫生机构	182447398	175158600	3184410	22359868	97.74	0.06	0.00
专科疾病防治院(所、站)	18965655	18198996	90268	2317493	98.70	0.01	0.01
妇幼保健院(所、站)	159673151	153151012	3094142	20042375	97.69	0.06	0.00
内：妇幼保健院	142248438	136890091	2910688	14151386	97.67	0.06	0.00
急救中心	3808592	3808592					
四.其他机构	3978771	3712117	3622	1679226	96.96	0.09	0.47
疗养院	2347828	2128374	3622	791106	96.96	0.12	0.47
临床检验中心	1630943	1583743		888120			

5-1-3　2010年政府办医疗卫生机构门诊服务情况

医疗机构分类	诊疗人次数	门急诊	观察室留观病例数	健康检查人数	急诊抢救成功率(%)	急诊病死率(%)	观察室病死率(%)
总　计	**3327043590**	**3216932222**	**54519846**	**237742469**	**96.61**	**0.08**	**0.06**
一.医院	1704219326	1665154797	29261995	91484134	96.59	0.10	0.10
综合医院	1234659143	1208418663	20960737	71754132	96.30	0.11	0.12
中医医院	314946373	305063823	4275629	14263367	97.57	0.08	0.06
中西医结合医院	21938127	21316123	224811	1038214	97.71	0.07	0.11
民族医院	5304661	5029234	44845	83508	98.70	0.05	0.03
专科医院	126992779	124948711	3755973	4344913	98.65	0.03	0.02
口腔医院	14360320	14271504	1587	461508	91.36	0.01	
眼科医院	5185694	5184324	366	58963	100.00		
耳鼻喉科医院	1822763	1822763	23	13912	98.39	0.01	
肿瘤医院	6582024	6381905	62872	224359	94.95	0.24	0.08
心血管病医院	1164863	1156206	28447	61440	98.93	0.16	0.50
胸科医院	1646845	1627667	12646	130844	93.58	0.34	1.75
血液病医院	108939	108939	121	1400	79.52	0.09	13.22
妇产(科)医院	15002905	14866342	126548	442940	99.52	0.01	0.02
儿童医院	35236290	34888407	3290847	413616	99.44	0.02	0.01
精神病医院	19383879	18879269	100900	580785	97.95	0.04	0.07
传染病医院	8679506	8327691	55733	764261	97.34	0.03	0.01
皮肤病医院	3691040	3690875		32888			
结核病医院	1660979	1598400	286	57517	96.80	0.09	
麻风病医院	485376	484549					
职业病医院	638918	538971	3205	554834	90.76	0.29	
骨科医院	3897489	3781296	30440	195359	99.03	0.02	0.03
康复医院	2157425	2099956	7850	214050	99.31	0.10	
整形外科医院	74677	74677	897	140			
美容医院							
其他专科医院	5212847	5164970	33205	136097	97.94	0.04	0.20
护理院	378243	378243					
二.基层医疗卫生机构	1441225623	1377375272	22167686	124075988	99.07	0.03	0.01
社区卫生服务中心(站)	364665804	346629371	8033725	25420532		0.02	0.01
社区卫生服务中心	321999642	306148545	6278068	22833986		0.02	0.00
社区卫生服务站	42666162	40480826	1755657	2586546		0.04	0.03
卫生院	887890723	860400171	14045464	98026406		0.03	0.01
街道卫生院	25804881	25288221	482367	1784759		0.01	0.01
乡镇卫生院	862085842	835111950	13563097	96241647		0.03	0.01
中心卫生院	350658055	340111942	5545495	37151596		0.04	0.02
乡卫生院	511427787	495000008	8017602	59090051		0.02	0.01
村卫生室	165251446	147914829					
门诊部	5128626	5054738	88497	629050	99.07	0.00	0.00
诊所、医务室、护理站	18289024	17376163					
三.专业公共卫生机构	180188195	173108534	3089375	21559261	97.75	0.06	0.00
专科疾病防治院(所、站)	17972404	17400319	68794	1692174	98.74	0.01	0.01
妇幼保健院(所、站)	158563655	152056079	3020581	19867087	97.69	0.06	0.00
内：妇幼保健院	141300862	135956214	2848044	14085053	97.67	0.06	0.00
急救中心	3652136	3652136					
四.其他机构	1410446	1293619	790	623086	97.06	0.12	
疗养院	1356446	1239619	790	406188	97.06	0.12	
临床检验中心	54000	54000		216898			

5-1-4　2010年各地区医疗卫生机构门诊服务情况

地区	诊疗人次数	门急诊	观察室留观病例数	健康检查人数	急诊抢救成功率(%)	急诊病死率(%)	观察室病死率(%)
总计	**5837615842**	**5521322052**	**67332324**	**287052062**	**96.55**	**0.08**	**0.05**
东部	2907655205	2767252512	28619630	138303418	95.98	0.07	0.07
中部	1520859333	1407413877	16203508	76019168	97.36	0.10	0.04
西部	1409101304	1346655663	22509186	72729476	97.00	0.08	0.03
北京	146370535	143442864	3068758	7585768	97.50	0.08	0.05
天津	74971541	71593402	1887425	2613973	95.24	0.08	0.08
河北	313177140	275737273	2166717	12297487	96.26	0.24	0.07
山西	109031599	97279208	711480	7316659	94.77	0.19	0.14
内蒙古	83953036	77228968	319196	5889708	96.20	0.15	0.24
辽宁	147090100	134025501	3178774	5941855	96.39	0.13	0.05
吉林	86136909	79253716	619228	4069933	96.82	0.10	0.09
黑龙江	105098901	91424262	582961	5445717	97.50	0.16	0.20
上海	200399498	197423996	615094	5913171	96.61	0.14	0.80
江苏	384655571	369935098	2132553	20175554	96.98	0.05	0.04
浙江	360997973	354278606	1289089	19744374	92.86	0.04	0.15
安徽	198541635	185186951	1975608	10252146	96.23	0.09	0.01
福建	164074506	157635249	1144206	7525068	95.71	0.04	0.01
江西	156378218	148004863	2101935	7126597	98.19	0.03	0.02
山东	480244146	447813101	4945075	25115705	95.88	0.20	0.08
河南	418776228	385723156	1979200	16834430	98.20	0.13	0.06
湖北	239204290	227100273	3974923	12934010	97.82	0.12	0.03
湖南	207691553	193441448	4258173	12039676	96.99	0.04	0.03
广东	602106884	582269982	8098492	30183472	97.54	0.03	0.03
广西	195837763	190054171	2276389	9511298	96.53	0.04	0.02
海南	33567311	33097440	93447	1206991	88.80	0.04	0.04
重庆	116239434	110558230	3747930	5115447	97.72	0.07	0.01
四川	361729527	348352434	4978744	18954997	98.25	0.08	0.03
贵州	102808822	98034583	2099669	6280218	98.72	0.06	0.02
云南	176132390	169985017	4399265	6842197	95.90	0.04	0.04
西藏	9591920	9227816	115634	145231	99.46	0.06	0.02
陕西	143316703	136134362	601774	7326081	96.07	0.09	0.08
甘肃	100447867	93189575	1934411	5479771	98.41	0.12	0.03
青海	18760929	17688941	456814	1299713	96.56	0.20	0.05
宁夏	25910262	24848144	614852	1722295	95.40	0.17	0.01
新疆	74372651	71353422	964508	4162520	94.29	0.19	0.08

5-1-5 2010年各地区政府办医疗卫生机构门诊服务情况

地区	诊疗人次数	门急诊	观察室留观病例数	健康检查人数	急诊抢救成功率(%)	急诊病死率(%)	观察室病死率(%)
总计	**3327043590**	**3216932222**	**54519846**	**237742469**	**96.61**	**0.08**	**0.06**
东部	1877780770	1823013922	24153645	111867295	95.98	0.07	0.08
中部	728397937	694623361	12684153	62557206	97.34	0.10	0.05
西部	720864883	699294939	17682048	63317968	97.30	0.08	0.04
北京	111775894	109726853	2716383	5027654	97.45	0.08	0.06
天津	52833384	51031239	1820587	1978855	95.37	0.08	0.04
河北	115326045	110542477	1189182	9393560	96.96	0.25	0.09
山西	45977707	42501502	366809	5298878	94.61	0.19	0.11
内蒙古	43894251	41575770	230681	5037158	96.60	0.15	0.30
辽宁	74399644	71659306	2456891	3594144	96.06	0.14	0.06
吉林	43682859	42314733	514341	2786055	96.78	0.10	0.08
黑龙江	53011111	49350638	369529	4214591	97.92	0.18	0.26
上海	173796389	171445885	606705	4779825	96.61	0.14	0.81
江苏	253165250	245377445	1755796	16184798	96.68	0.05	0.04
浙江	280492856	275552668	1253738	17891560	92.79	0.04	0.15
安徽	109184368	103829753	1420551	8017757	95.93	0.10	0.02
福建	93677561	91976198	936820	6644397	96.41	0.03	0.02
江西	69768733	67419974	1770639	6014329	98.16	0.04	0.02
山东	275684103	262365277	3732121	20165962	95.45	0.21	0.10
河南	161663013	153765246	1339384	14126317	98.06	0.13	0.09
湖北	140799507	135236120	3234378	11278004	97.92	0.12	0.03
湖南	104310639	100205395	3668522	10821275	96.96	0.04	0.04
广东	426240100	413194926	7605868	25287416	98.00	0.03	0.03
广西	109105637	106726074	2031052	8975807	96.49	0.04	0.02
海南	20389544	20141648	79554	919124	92.95	0.04	0.03
重庆	65424206	63895562	3080102	4274339	97.63	0.07	0.01
四川	179652745	175062995	3932070	16926557	98.27	0.08	0.03
贵州	43510390	41880385	1192169	5316077	98.69	0.06	0.04
云南	94265635	91771037	3798121	6220708	96.49	0.04	0.05
西藏	6904562	6634792	115605	145231	99.44	0.06	0.02
陕西	60174685	58987579	439133	5685733	95.63	0.09	0.10
甘肃	42544991	40675567	1425491	4672476	98.61	0.11	0.01
青海	11413283	10982036	277298	1086195	96.73	0.21	0.07
宁夏	15545305	14758453	508606	1517806	95.14	0.18	0.01
新疆	48429193	46344689	651720	3459881	96.50	0.21	0.11

5-1-6　2010年医疗卫生机构分科门急诊人次及构成

科室分类	门急诊人次数（人次）		构成（%）	
		医院		医院
总　计	**3566692692**	**1991778747**	**100.00**	**100.00**
预防保健科	59932094	16502548	1.68	0.83
全科医疗科	478941301	46437061	13.43	2.33
内科	875170505	414442356	24.54	20.81
外科	290080698	173137668	8.13	8.69
儿科	330258402	177606813	9.26	8.92
妇产科	347822605	174615966	9.75	8.77
眼科	67635587	59583150	1.90	2.99
耳鼻咽喉科	64146433	56220851	1.80	2.82
口腔科	82866900	59761471	2.32	3.00
皮肤科	69559885	60761936	1.95	3.05
医疗美容科	2366827	1929615	0.07	0.10
精神科	24876115	24187980	0.70	1.21
传染科	24850343	22450630	0.70	1.13
结核病科	6213899	3119218	0.17	0.16
肿瘤科	13561601	13532100	0.38	0.68
急诊医学科	94466924	78998208	2.65	3.97
康复医学科	21185898	14564238	0.59	0.73
职业病科	2552614	1574855	0.07	0.08
中医科	452097860	380604803	12.68	19.11
民族医学科	5764977	5737278	0.16	0.29
中西医结合科	34033589	32220835	0.95	1.62
其他	218307636	173789167	6.12	8.73

注：本表不包括诊所、卫生所、医务室和村卫生室数字。

5-2-1 医院诊疗人次数

年份	诊疗人次（亿次）	卫生部门			诊疗人次中：门急诊（亿次）	卫生部门		
			综合医院	中医医院			综合医院	中医医院
1980	10.53	6.33	4.91	0.47	9.54	6.19	4.79	0.46
1985	12.55	7.21	5.08	0.87	11.37	7.00	4.93	0.83
1986	13.02	7.76	5.36	1.04	12.18	7.54	5.22	0.99
1987	14.80	8.50	5.61	1.38	14.00	8.30	5.49	1.33
1988	14.63	8.38	5.48	1.44	13.76	8.18	5.36	1.41
1989	14.43	8.16	5.25	1.46	13.52	7.96	5.13	1.43
1990	14.94	8.58	5.47	1.60	14.05	8.32	5.30	1.55
1991	15.33	8.88	5.54	1.78	14.40	8.64	5.42	1.70
1992	15.35	8.84	5.50	1.78	14.31	8.60	5.35	1.74
1993	13.07	7.98	4.95	1.61	12.19	7.70	4.77	1.55
1994	12.69	7.75	4.81	1.58	11.86	7.47	4.62	1.53
1995	12.52	7.76	4.78	1.58	11.65	7.49	4.59	1.53
1996	12.81	8.08	4.78	1.70	11.61	7.55	4.54	1.58
1997	12.27	7.95	4.76	1.65	11.38	7.61	4.57	1.56
1998	12.39	8.17	4.88	1.62	11.51	7.84	4.69	1.57
1999	12.31	8.19	4.93	1.56	11.51	7.90	4.73	1.51
2000	12.86	8.76	5.27	1.64	11.83	8.32	5.00	1.54
2001	12.50	8.74	5.18	1.64	11.74	8.39	4.96	1.57
2002	13.08	9.89	6.69	1.79	12.17	8.86	6.35	1.70
2003	12.82	9.99	6.69	1.85	12.13	9.57	6.44	1.78
2004	13.81	11.05	7.44	1.97	13.16	10.64	7.18	1.90
2005	14.74	11.95	8.12	2.06	14.19	11.57	7.86	1.99
2006	15.64	12.74	8.60	2.19	15.12	12.36	8.35	2.14
2007	17.46	14.07	9.55	2.29	16.85	13.65	9.30	2.21
2008	19.08	15.68	10.54	2.64	18.58	15.31	10.30	2.57
2009	20.60	16.88	11.27	2.87	20.08	16.49	11.02	2.81
2010	21.88	18.06	11.98	3.12	21.35	17.64	11.73	3.03

注：①1993年以前诊疗人次系推算数字；②为统一口径，本表医院含妇幼保健院、专科疾病防治院数字；③2002年以前综合医院不含高等院校附属医院。

5-2-2 医院诊疗人次数（按经济类型/主办单位/管理类别/等级/机构类别分）

医院分类	2005	2006	2007	2008	2009	2010
总 计	**1386533401**	**1471012912**	**1637695812**	**1781669786**	**1921938815**	**2039633314**
按经济类型分						
公立医院	1320029575	1385765389	1526500365	1649114479	1768900941	1873811426
民营医院	66503826	85247523	111195447	132555307	153037874	165821888
按主办单位分						
政府办	1134254673	1209007327	1342891062	1475103114	1589701975	1704219326
社会办	214227007	213490334	230275701	233391723	245509593	236131336
个人办	38051721	48515251	64529049	73174949	86727247	99282652
按管理类别分						
非营利性	1328755966	1405243518	1558568503	1701963058	1835717273	1945441272
营利性	55595299	63951412	76857604	78666009	85928782	94192042
不详	2182136	1817982	2269705	1040719	292760	
按医院等级分						
三级医院	397144845	452618696	553892210	621277711	689392859	760462761
二级医院	541975460	580920963	744746267	830207287	888401279	931203745
一级医院	105018461	103084294	143318604	155655592	149951783	145736479
未评级医院	342394635	334388959	195738731	174529196	194192894	202230329
按机构类别分						
综合医院	1057749477	1111532606	1232566819	1341024292	1435612246	1510581819
中医医院	214294536	229119475	253869962	275409405	301458467	327701645
中西医结合医院	15133515	17161359	20085334	21200731	24499165	27025861
民族医院	4272142	4636413	5134562	4966276	5369665	5537871
专科医院	94787805	108226787	125700058	138582443	154467974	168215297
护理院	295926	336272	339077	486639	531298	570821

5-2-3 综合医院分科门诊人次及构成

年份	合计	内科	外科	妇产科	儿科	中医科
门诊人次						
1997	782435505	235796605	94999169	60458163	55526907	69533551
1998	784373360	240622356	94092850	62351792	55156315	67614259
1999	784783985	239478536	95960972	64414503	54070728	66991833
2000	795444979	245465160	97643483	66494487	54757525	66031516
2001	774877451	240592117	95385439	65891762	55614171	63235612
2002	825879596	263962695	108603504	75538537	62399190	60653298
2003	807949417	258666144	106652995	75292111	60125266	56358813
2004	870322048	267389093	116756273	88612843	65568398	57643032
2005	932489297	286084300	125826467	96554891	75529578	58507467
2006	983738120	300413939	136123648	106273664	81911129	59213476
2007	1192272952	335312344	146613045	122942000	97977346	48859602
2008	1306772597	360758148	153560985	134845052	115895407	52471300
2009	1400124976	389103145	159776728	143202913	130094784	57695356
2010	1477303756	406608858	167539636	154562050	138119267	61853969
构成(%)						
1997	100.00	30.68	12.00	7.95	7.03	8.62
1998	100.00	30.52	12.23	8.21	6.89	8.54
1999	100.00	30.86	12.28	8.36	6.88	8.30
2000	100.00	31.05	12.31	8.50	7.18	8.16
2001	100.00	31.96	13.15	9.15	7.56	7.34
2002	100.00	31.96	13.15	9.15	7.56	7.34
2003	100.00	32.02	13.20	9.32	7.44	6.98
2004	100.00	30.72	13.42	10.18	7.53	6.62
2005	100.00	30.68	13.49	10.35	8.1	6.27
2006	100.00	30.54	13.84	10.80	8.33	6.02
2007	100.00	28.12	12.30	10.31	8.22	4.10
2008	100.00	27.61	11.75	10.32	8.87	4.02
2009	100.00	27.79	11.41	10.23	9.29	4.12
2010	100.00	27.52	11.34	10.46	9.35	4.19

注：本表2007年起系分科门急诊人次及构成。

5-2-4 2010年各地区医院门诊服务情况

地区	诊疗人次数	门急诊	观察室留观病例数	健康检查人数	急诊抢救成功率(%)	急诊病死率(%)	观察室病死率(%)
总计	**2039633314**	**1991778747**	**36193441**	**118735769**	**96.53**	**0.10**	**0.09**
东部	1148315950	1124861312	13884242	64707114	95.97	0.10	0.14
中部	455048905	440763221	9370158	28057832	97.34	0.11	0.06
西部	436268459	426154214	12939041	25970823	96.96	0.10	0.05
北京	93376029	92783701	1375236	3313039	97.50	0.10	0.12
天津	43334154	43146603	1449340	1516808	95.24	0.09	0.10
河北	74748831	72511000	1100946	4959554	96.33	0.32	0.12
山西	36443520	34066683	281177	2698705	94.67	0.25	0.17
内蒙古	28274251	27537716	201739	1465186	96.18	0.17	0.36
辽宁	66522624	64291397	2244768	3294827	96.39	0.15	0.06
吉林	35533691	34877404	411188	2244237	96.82	0.12	0.12
黑龙江	45083824	44013875	415302	2614563	97.50	0.16	0.25
上海	104898763	104311521	409845	3958929	96.61	0.15	1.20
江苏	150420724	146834470	568264	9173289	96.98	0.07	0.12
浙江	156681377	155589957	606911	7926847	92.85	0.06	0.30
安徽	56090890	54604825	1069618	4024511	96.21	0.12	0.01
福建	65632537	65048278	647971	3362551	95.69	0.04	0.02
江西	42630399	41547761	1177512	2011939	98.19	0.05	0.03
山东	123570567	119018131	2658791	9366635	95.84	0.26	0.15
河南	103470565	99327342	1371972	5823643	98.14	0.17	0.07
湖北	77101473	75333922	2142929	4966830	97.76	0.08	0.05
湖南	58694543	56991409	2500460	3673404	97.10	0.05	0.05
广东	257480147	249879308	2770389	17403065	97.52	0.04	0.07
广西	60570961	59823332	858248	3615539	96.51	0.05	0.04
海南	11650197	11446946	51781	431570	88.80	0.06	0.05
重庆	34036573	33348072	2314060	2321567	97.68	0.10	0.01
四川	98207483	96437966	3311347	5970796	98.21	0.11	0.04
贵州	25368195	24808046	1515685	2097723	98.68	0.07	0.03
云南	57102579	55654557	2591642	2862157	95.85	0.05	0.04
西藏	3390468	3359395	104951	91457	99.46	0.04	0.01
陕西	49244614	48324180	248701	2947847	96.03	0.11	0.17
甘肃	26462412	25391837	754067	1541188	98.39	0.15	0.08
青海	8135941	7849587	161876	303304	96.53	0.22	0.13
宁夏	11314914	10761455	332213	497308	95.55	0.22	0.02
新疆	34160068	32858071	544512	2256751	94.15	0.21	0.13

5-2-5　2010年各地区公立医院门诊服务情况

地区	诊疗人次数	门急诊	观察室留观病例数	健康检查人数	急诊抢救成功率(%)	急诊病死率(%)	观察室病死率(%)
总　计	**1873811426**	**1830845045**	**33575696**	**106951966**	**96.58**	**0.10**	**0.09**
东　部	1054468821	1033452907	12815596	57335546	96.03	0.10	0.14
中　部	422440588	409355334	8907451	26096784	97.30	0.11	0.06
西　部	396902017	388036804	11852649	23519636	97.09	0.10	0.05
北　京	86559654	86037240	1196108	2994949	97.49	0.10	0.14
天　津	38739971	38575207	1436655	1371937	95.25	0.09	0.05
河　北	67495527	65469495	1016731	4492918	96.99	0.33	0.12
山　西	33076368	30887678	267051	2271039	94.42	0.25	0.17
内蒙古	26655973	25953918	196796	1356483	96.13	0.17	0.36
辽　宁	62324219	60167775	2090557	3019846	96.25	0.15	0.07
吉　林	32650874	32058297	400898	2112267	96.78	0.12	0.13
黑龙江	42697634	41681437	391591	2547424	97.49	0.16	0.26
上　海	101078833	100501588	406738	3740185	96.61	0.15	1.20
江　苏	127895778	124856144	364876	7517119	96.70	0.07	0.17
浙　江	147046419	146092984	578411	7276334	92.80	0.06	0.31
安　徽	48580422	47313619	979947	3662490	96.01	0.13	0.01
福　建	60608796	60260941	552584	2864795	96.44	0.04	0.02
江　西	40299499	39361245	1142582	1859167	98.20	0.05	0.03
山　东	112763781	108984188	2505522	8665982	95.73	0.26	0.15
河　南	96158524	92335369	1220513	5493106	98.04	0.17	0.08
湖　北	73541166	71850645	2085375	4814094	97.79	0.07	0.05
湖　南	55436101	53867044	2419494	3337197	97.12	0.05	0.05
广　东	238876062	231603908	2616504	14990579	97.98	0.04	0.07
广　西	57736457	57029554	795875	3498214	96.46	0.05	0.04
海　南	11079781	10903437	50910	400902	88.66	0.06	0.05
重　庆	30870667	30264880	2151064	2044074	97.61	0.09	0.01
四　川	87921630	86576553	2929525	5159762	98.19	0.11	0.04
贵　州	22003751	21635364	1424378	1896457	98.60	0.07	0.03
云　南	50890280	49607101	2425897	2537387	95.54	0.05	0.04
西　藏	2987459	2957236	104922	91457	99.46	0.04	0.01
陕　西	44185577	43367712	221174	2651608	95.80	0.11	0.19
甘　肃	25140248	24094792	729940	1464144	98.41	0.15	0.07
青　海	7860024	7602979	156765	294263	96.61	0.22	0.13
宁　夏	10116409	9576975	261408	459125	95.54	0.23	0.02
新　疆	30533542	29369740	454905	2066662	96.33	0.23	0.15

5-2-6 2010年各地区民营医院门诊服务情况

地区	诊疗人次数	门急诊	观察室留观病例数	健康检查人数	急诊抢救成功率(%)	急诊病死率(%)	观察室病死率(%)
总　计	**165821888**	**160933702**	**2617745**	**11783803**	**95.67**	**0.08**	**0.05**
东　部	93847129	91408405	1068646	7371568	94.98	0.08	0.10
中　部	32608317	31407887	462707	1961048	98.25	0.08	0.02
西　部	39366442	38117410	1086392	2451187	95.20	0.08	0.02
北　京	6816375	6746461	179128	318090	98.14	0.04	0.02
天　津	4594183	4571396	12685	144871	94.30	0.08	5.83
河　北	7253304	7041505	84215	466636	87.51	0.21	0.07
山　西	3367152	3179005	14126	427666	97.13	0.12	0.16
内蒙古	1618278	1583798	4943	108703	98.65	0.11	0.18
辽　宁	4198405	4123622	154211	274981	98.41	0.08	0.00
吉　林	2882817	2819107	10290	131970	98.16	0.10	0.07
黑龙江	2386190	2332438	23711	67139	97.94	0.20	0.02
上　海	3819930	3809933	3107	218744	96.47	0.02	0.06
江　苏	22524946	21978326	203388	1656170	98.64	0.04	0.04
浙　江	9634958	9496973	28500	650513	95.99	0.08	0.20
安　徽	7510468	7291206	89671	362021	98.26	0.04	0.01
福　建	5023741	4787337	95387	497756	86.74	0.08	0.00
江　西	2330900	2186516	34930	152772	97.65	0.04	0.00
山　东	10806786	10033943	153269	700653	97.97	0.22	0.01
河　南	7312041	6991973	151459	330537	99.38	0.06	0.01
湖　北	3560307	3483277	57554	152736	96.54	0.18	0.00
湖　南	3258442	3124365	80966	336207	95.16	0.04	0.01
广　东	18604085	18275400	153885	2412486	90.27	0.05	0.05
广　西	2834504	2793778	62373	117325	98.72	0.03	0.03
海　南	570416	543509	871	30668	100.00	0.00	0.00
重　庆	3165906	3083192	162996	277493	98.30	0.18	0.01
四　川	10285853	9861413	381822	811034	98.36	0.10	0.04
贵　州	3364444	3172682	91307	201266	99.43	0.02	0.00
云　南	6212299	6047456	165745	324770	99.47	0.04	0.01
西　藏	403009	402159	29	0	100.00	0.00	0.00
陕　西	5059037	4956468	27527	296239	98.19	0.12	0.02
甘　肃	1322164	1297045	24127	77044	94.99	0.03	0.18
青　海	275917	246608	5111	9041	86.82	0.16	0.00
宁　夏	1198505	1184480	70805	38183	96.57	0.03	0.01
新　疆	3626526	3488331	89607	190089	81.57	0.05	0.01

5-2-7 2010年各地区政府办医院门诊服务情况

地区	诊疗人次数	门急诊	观察室留观病例数	健康检查人数	急诊抢救成功率(%)	急诊病死率(%)	观察室病死率(%)
总　计	**1704219326**	**1665154797**	**29261995**	**91484134**	**96.59**	**0.10**	**0.10**
东　部	982923759	963267427	11530107	50561712	95.97	0.10	0.15
中　部	362222061	350757589	7606924	20614200	97.32	0.11	0.07
西　部	359073506	351129781	10124964	20308222	97.26	0.10	0.05
北　京	77587375	77107005	1123110	2580780	97.45	0.10	0.14
天　津	34021983	33861807	1405251	967581	95.37	0.09	0.05
河　北	58857084	57078753	801819	3503349	97.10	0.34	0.13
山　西	24234672	22330481	181014	1500169	94.48	0.26	0.20
内蒙古	23613754	23037039	169985	1178457	96.58	0.18	0.39
辽　宁	53151278	51182194	1697675	1920251	96.06	0.16	0.08
吉　林	28330089	27804474	331069	1209626	96.78	0.12	0.11
黑龙江	31974337	31016199	238317	1777997	97.91	0.19	0.36
上　海	95572348	95151822	401712	3334445	96.61	0.15	1.22
江　苏	120222319	117375273	335883	6684365	96.68	0.07	0.18
浙　江	144381178	143442458	578175	6980237	92.78	0.06	0.31
安　徽	43077570	41993688	868736	3170716	95.90	0.13	0.02
福　建	59397652	59063951	524337	2767158	96.41	0.04	0.02
江　西	36679950	35816158	1050471	1673232	98.16	0.05	0.03
山　东	99365136	95936319	2089302	7487887	95.40	0.27	0.18
河　南	80841459	77589771	996178	4281657	97.97	0.19	0.09
湖　北	65066370	63577438	1740729	4051596	97.85	0.07	0.06
湖　南	52017614	50629380	2200410	2949207	97.07	0.05	0.05
广　东	230591951	223441296	2528887	14006373	98.00	0.04	0.07
广　西	56116829	55431062	687721	3249015	96.47	0.05	0.04
海　南	9775455	9626549	43956	329286	92.96	0.06	0.05
重　庆	27845835	27312297	1837386	1668693	97.59	0.09	0.01
四　川	81252589	80004662	2612457	4623632	98.22	0.11	0.04
贵　州	19837892	19484782	923588	1721303	98.66	0.07	0.05
云　南	48251584	47113852	2251193	2422805	96.45	0.05	0.05
西　藏	2965693	2935790	104922	91457	99.44	0.04	0.01
陕　西	33387490	32861998	165608	1661590	95.59	0.12	0.24
甘　肃	20989994	20003609	573167	1169953	98.59	0.14	0.03
青　海	7482413	7242792	143675	269986	96.70	0.23	0.14
宁　夏	9521610	9004650	260167	411641	95.30	0.25	0.02
新　疆	27807823	26697248	395095	1839690	96.40	0.24	0.18

5-2-8 2010年各地区医院分科门急诊人次数（万人次）

地区	合计	预防保健科	全科医疗科	内科	外科	儿科	妇产科	眼科	耳鼻咽喉科	口腔科
总　计	199177.9	1650.3	4643.7	41444.2	17313.8	17760.7	17461.6	5958.3	5622.1	5976.2
东　部	112486.1	877.2	2185.0	23341.7	9581.7	10408.8	10197.2	3306.8	3159.7	3534.8
中　部	44076.3	437.8	1105.5	9461.2	4068.8	3742.3	3551.7	1417.1	1272.0	1235.5
西　部	42615.4	335.2	1353.3	8641.3	3663.2	3609.5	3712.7	1234.4	1190.4	1205.8
北　京	9278.4	21.1	123.8	2071.5	931.6	823.7	642.5	294.4	200.6	426.6
天　津	4314.7	8.3	39.3	1110.8	318.9	306.9	246.9	164.7	85.6	189.5
河　北	7251.1	65.8	169.6	1483.6	761.6	606.1	726.8	301.8	201.6	204.7
山　西	3406.7	44.7	69.1	774.9	311.6	222.8	317.5	130.5	85.5	108.2
内蒙古	2753.8	13.1	30.5	625.4	263.1	171.5	212.3	89.6	67.1	67.3
辽　宁	6429.1	10.8	52.4	1431.3	662.8	570.1	616.2	261.7	175.5	234.5
吉　林	3487.7	15.7	74.8	834.3	373.1	328.6	264.4	109.6	93.6	95.8
黑龙江	4401.4	41.8	85.2	1028.1	432.9	378.4	319.6	163.7	131.8	140.8
上　海	10431.2	14.3	119.3	3110.4	1090.1	920.7	766.2	248.3	372.6	329.1
江　苏	14683.5	72.2	158.4	3034.7	1350.6	1363.1	1356.6	394.6	384.2	470.6
浙　江	15559.0	88.1	320.4	2933.1	1141.7	1417.8	1291.5	446.1	489.1	487.3
安　徽	5460.5	43.8	111.7	1158.4	545.6	410.3	475.0	195.2	167.1	161.5
福　建	6504.8	8.2	46.3	1366.9	448.9	672.7	573.6	200.6	194.6	144.8
江　西	4154.8	34.0	204.8	930.8	352.8	372.8	319.3	108.1	96.3	71.5
山　东	11901.8	118.7	360.6	2306.0	1153.9	1133.4	1111.0	387.8	289.8	351.6
河　南	9932.7	141.3	235.7	2255.6	897.9	850.7	725.2	335.0	274.0	276.1
湖　北	7533.4	81.5	170.8	1424.3	621.2	689.5	590.7	233.7	248.7	234.0
湖　南	5699.1	34.9	153.4	1054.9	533.9	489.2	540.0	141.3	175.1	147.5
广　东	24987.9	464.7	751.0	4246.5	1638.4	2466.7	2738.9	578.8	730.7	668.4
广　西	5982.3	60.4	155.7	1031.3	412.0	507.7	602.2	154.3	194.8	150.0
海　南	1144.7	4.9	43.9	246.9	83.2	127.6	127.2	28.1	35.5	27.7
重　庆	3334.8	34.1	48.7	681.3	296.9	343.5	276.0	75.7	93.3	100.0
四　川	9643.8	23.7	146.5	2017.0	767.6	852.8	722.0	271.5	334.7	310.1
贵　州	2480.8	17.2	94.9	534.7	292.8	201.4	225.3	59.9	71.0	65.6
云　南	5565.5	76.4	363.4	1143.4	431.2	466.2	472.1	172.4	113.6	142.2
西　藏	335.9	1.9	43.2	67.6	28.7	19.5	22.6	5.8	6.0	4.6
陕　西	4832.4	24.1	130.2	938.7	449.1	493.0	502.1	178.1	114.2	130.2
甘　肃	2539.2	23.9	83.2	500.1	258.8	190.8	223.4	81.3	59.1	63.9
青　海	785.0	2.1	36.5	105.5	68.1	56.3	60.4	22.8	15.2	25.7
宁　夏	1076.2	5.6	25.9	200.5	92.0	87.2	100.0	44.2	27.7	48.8
新　疆	3285.8	52.5	194.8	795.9	302.8	219.7	294.5	78.8	94.0	97.6

5-2-8 续表

皮肤科	医疗美容科	精神科	传染科	结核病科	肿瘤科	急诊医学科	康复医学科	职业病科	中医科	民族医学科	中西医结合科	其他
6076.2	193.0	2418.8	2245.1	311.9	1353.2	7899.8	1456.4	157.5	38060.5	573.7	3222.1	17378.9
3715.4	104.0	1447.5	1286.2	205.1	812.7	4319.4	776.1	89.7	21554.1	22.2	1791.2	9769.7
1300.2	57.4	465.7	515.9	53.9	323.0	1508.4	397.8	32.7	8383.5	22.9	633.0	4090.0
1060.6	31.6	505.6	443.0	53.0	217.5	2072.0	282.6	35.1	8122.9	528.7	797.8	3519.2
278.7	9.1	90.8	111.4	12.1	100.6	222.4	38.3	1.6	2196.6	2.1	107.3	571.7
90.9	1.0	40.3	46.3	4.3	67.8	34.4	17.6	1.2	930.6	0.1	174.2	435.2
224.1	2.8	47.2	57.6	9.1	45.3	261.0	58.6	4.6	1263.4	1.9	161.1	593.1
99.3	2.3	25.2	30.4	3.2	36.7	118.0	32.9	4.8	539.1	0.0	53.6	396.5
75.5	0.4	24.8	21.2	7.3	21.8	129.4	27.4	1.8	396.3	167.3	59.3	281.4
272.4	3.3	71.7	72.9	20.3	61.7	262.1	79.8	16.6	872.3	11.4	20.7	648.5
111.2	6.0	38.2	40.7	5.5	18.5	152.8	20.7	1.7	590.0	4.0	66.9	241.7
140.4	5.7	32.8	42.7	7.3	36.7	182.4	22.0	4.0	836.9	4.9	34.0	329.2
471.2	7.1	117.0	141.3	56.2	104.3	69.3	35.0	19.9	1582.9	0.0	357.5	498.5
505.0	16.0	306.6	236.9	7.7	92.7	477.0	104.2	28.6	2898.0	0.3	237.8	1187.9
626.7	13.6	283.9	187.0	16.7	102.7	417.8	58.4	0.9	3451.1	2.0	320.4	1462.9
199.6	3.6	67.2	114.9	7.6	38.4	142.8	38.7	2.1	908.4	0.1	40.8	628.0
149.5	6.4	86.0	81.2	32.8	46.7	320.8	47.5	3.6	1355.1	2.9	153.1	562.7
100.6	5.8	31.1	54.4	13.2	39.3	147.3	28.6	5.9	972.2	0.0	49.7	216.4
343.7	10.9	139.3	122.2	15.3	74.6	431.7	43.1	12.0	1917.6	1.3	65.6	1511.7
285.6	10.4	82.4	80.4	2.9	82.3	274.4	78.2	10.5	2188.7	0.8	56.3	788.1
212.6	15.7	98.0	86.1	5.8	34.4	274.8	132.9	2.6	1175.6	9.6	266.0	925.0
150.8	7.9	90.8	66.2	8.5	36.9	215.9	43.8	1.1	1172.7	3.5	65.7	565.3
712.1	31.9	255.2	222.6	30.6	112.5	1783.0	278.0	0.8	4908.7	0.2	187.4	2181.0
124.4	6.4	67.6	96.7	12.0	37.5	471.1	26.7	2.9	1229.3	24.6	164.1	450.7
41.1	2.0	9.7	6.8	0.0	4.0	40.0	15.7	0.0	177.8	0.0	6.1	116.5
75.2	1.6	99.9	24.9	4.8	20.8	108.9	43.8	3.3	584.9	2.1	97.4	317.8
315.7	8.1	174.6	88.6	3.9	46.1	316.3	60.5	10.5	2191.6	37.4	265.0	679.6
51.1	2.9	10.0	25.5	8.2	8.8	130.4	9.7	4.8	428.0	7.6	18.8	212.4
86.7	2.6	47.2	46.0	0.2	16.0	341.0	12.1	2.6	1130.8	19.7	69.9	410.0
4.2	0.0	0.0	1.9	0.4	0.1	17.1	0.7	0.0	8.9	80.1	0.0	22.6
148.2	6.2	35.8	47.2	6.9	14.2	224.5	45.4	1.7	827.3	0.0	66.1	449.3
46.9	1.1	15.5	25.8	2.4	15.4	91.4	17.2	4.5	617.2	18.1	19.3	180.2
15.3	0.7	5.0	5.4	0.0	5.5	35.6	4.6	1.5	91.4	51.8	3.0	172.5
34.3	0.0	3.7	10.7	2.2	6.5	43.4	14.6	0.1	224.1	1.7	8.0	95.1
83.1	1.6	21.6	49.0	4.7	24.8	163.0	19.8	1.5	393.2	118.4	26.9	247.7

5-3-1　医疗卫生机构入院人数（万人）

医疗机构分类	2004	2005	2006	2007	2008	2009	2010
总计	**6676**	**7184**	**7906**	**9827**	**11483**	**13256**	**14174**
医院	4673	5108	5562	6487	7392	8488	9524
综合医院	3800	4153	4480	5190	5872	6713	7505
中医医院	511	567	634	750	889	1034	1168
中西医结合医院	34	38	43	55	63	77	91
民族医院	11	10	12	15	17	21	24
专科医院	316	339	392	476	550	641	733
护理院	1	1	1	1	1	2	2
基层医疗卫生机构	1653	1675	1910	2818	3508	4111	3950
社区卫生服务中心(站)	15	27	44	107	141	225	262
内：社区卫生服务中心	15	27	44	74	103	164	218
卫生院	1621	1641	1858	2699	3355	3870	3677
街道卫生院	21	19	22	37	42	62	47
乡镇卫生院	1599	1622	1836	2662	3313	3808	3630
门诊部	17	7	9	12	12	16	11
专业公共卫生机构	327	372	403	484	548	602	655
妇幼保健院(所、站)	309	349	383	458	520	572	622
内：妇幼保健院	275	312	344	414	486	535	585
专科疾病防治院(所、站)	18	23	20	26	28	30	33
内：专科疾病防治院	7	14	9	11	15	15	16
其他机构	23	28	31	38	36	55	45
疗养院	23	28	31	38	36	55	45

注：①诊所、卫生所、医务室和村卫生室无住院数字；②2007年以前社区卫生服务站无住院数字。

5-3-2　2010年医疗卫生机构住院服务情况

医疗机构分类	入院人数	出院人数	住院病人手术人次	危重病人抢救人次	治愈率(%)	好转率(%)	病死率(%)	危重病人抢救成功率(%)	每百门急诊入院人数
总　计	**141735485**	**141379899**	**29043380**	**6574068**	**64.6**	**32.7**	**0.5**	**92.0**	**4.0**
一.医院	95237665	94779397	26976249	6385009	56.1	40.5	0.7	91.8	4.8
综合医院	75054624	74758286	21260229	5197630	56.4	40.0	0.8	91.4	5.1
中医医院	11677235	11600936	2986378	669159	52.5	44.7	0.6	92.4	3.7
中西医结合医院	913493	912724	259620	141046	57.1	39.8	0.9	96.3	3.5
民族医院	242500	243000	22193	14186	54.1	43.1	0.3	94.9	4.6
专科医院	7328438	7244313	2447829	360836	58.9	38.1	0.5	93.8	4.4
口腔医院	64091	63903	45755	800	87.4	10.6	0.1	93.6	0.4
眼科医院	450506	456679	395612	36849	94.0	5.5	0.0	100.0	4.1
耳鼻喉科医院	65156	65776	52166	245	91.0	8.1	0.1	80.8	2.8
肿瘤医院	1111734	1103309	298643	15200	43.4	50.2	0.9	73.1	15.6
心血管病医院	194328	194117	54018	19912	42.7	55.2	0.6	94.9	7.6
胸科医院	163198	162474	27941	9187	23.1	71.1	1.2	89.7	9.3
血液病医院	15168	15828	311	207	37.0	52.6	0.5	62.3	9.6
妇产(科)医院	862087	863055	401880	25837	89.5	9.8	0.0	99.2	4.3
儿童医院	1145265	1105289	291162	122534	64.8	32.5	0.3	97.7	3.2
精神病医院	935038	912178	54457	24887	39.1	58.0	0.5	86.4	4.7
传染病医院	565098	560271	38254	51310	29.2	65.3	1.3	90.6	6.7
皮肤病医院	31533	31288	3104	16	63.5	35.6	0.1	75.0	0.7
结核病医院	159906	158836	14774	6281	19.9	74.4	0.9	85.9	10.0
麻风病医院	1362	986			84.5	14.7	0.8		0.3
职业病医院	31437	30990	3403	1669	30.1	65.0	2.9	80.9	4.8
骨科医院	533802	529358	405825	6207	72.6	26.0	0.1	92.1	6.1
康复医院	209317	204093	47480	13226	59.2	38.6	0.6	91.6	4.0
整形外科医院	34738	34556	27957	16	83.0	16.9	0.0	100.0	12.4
美容医院	34984	34888	28511	5	96.7	3.3		100.0	6.8
其他专科医院	719690	716439	256576	26448	66.5	31.9	0.4	91.5	4.7
护理院	21375	20138		2152	23.2	58.0	8.6	52.0	4.0
二.基层医疗卫生机构	39498608	39619548	20575	966	80.8	17.6	0.1	90.8	2.8
社区卫生服务中心(站)	2615940	2658120			69.5	28.4	0.5		0.6
社区卫生服务中心	2180577	2199964			66.5	31.1	0.5		0.7
社区卫生服务站	435363	458156			83.8	15.2	0.1		0.3
卫生院	36769451	36842217			81.6	16.9	0.1		4.2
街道卫生院	465649	486643			78.9	19.6	0.2		1.8
乡镇卫生院	36303802	36355574			81.6	16.8	0.1		4.3
中心卫生院	15599875	15619201			80.6	17.8	0.1		4.6
乡卫生院	20703927	20736373			82.4	16.1	0.0		4.1
门诊部	113114	119139	20575	934	82.9	16.2	0.0	92.8	0.2
护理站	103	72		32	55.6		44.4	31.3	0.0
三.专业公共卫生机构	6546113	6525760	2039515	184922	88.0	11.1	0.1	97.9	3.8
专科疾病防治院(所、站)	326388	326665	30908	9894	58.2	39.4	0.5	92.8	1.8
妇幼保健院(所、站)	6219725	6199095	2008607	175028	89.6	9.6	0.0	98.2	4.1
内：妇幼保健院	5853348	5832339	1904769	169003	89.2	10.0	0.1	98.2	4.3
四.其他机构	453099	455194	7041	3171	68.7	30.4	0.1	90.2	12.2
疗养院	453099	455194	7041	3171	68.7	30.4	0.1	90.2	21.3
临床检验中心									

5-3-3 2010年政府办医疗卫生机构住院服务情况

医疗机构分类	入院人数	出院人数	住院病人手术人次	危重病人抢救人次	治愈率(%)	好转率(%)	病死率(%)	危重病人抢救成功率(%)	每百门急诊入院人数
总 计	**125778153**	**125458007**	**24875835**	**5926707**	**64.2**	**33.0**	**0.5**	**92.2**	**4.1**
一. 医院	80651325	80251466	22850370	5744041	54.2	42.2	0.7	92.0	4.8
综合医院	63229733	62982241	18236370	4633360	54.8	41.6	0.8	91.7	5.2
中医医院	11162475	11088273	2832895	648091	52.0	45.1	0.6	92.3	3.7
中西医结合医院	675566	672803	207373	130940	52.6	44.0	1.0	96.5	3.2
民族医院	232245	232510	21801	14158	53.1	44.1	0.3	95.0	4.6
专科医院	5342225	5265941	1551931	317077	52.7	43.7	0.6	94.1	4.3
口腔医院	56516	56142	41632	788	86.8	11.1	0.1	93.7	0.4
眼科医院	181796	183058	174075	36585	92.7	6.8	0.0	100.0	3.5
耳鼻喉科医院	40544	40334	34657	174	93.3	5.8	0.1	80.5	2.2
肿瘤医院	998439	992436	274760	11024	43.7	49.7	0.9	69.9	15.6
心血管病医院	81323	80885	33607	11805	31.5	66.8	0.6	95.7	7.0
胸科医院	154356	153733	23301	8736	20.6	73.7	1.2	90.0	9.5
血液病医院	11103	11081	70	115	24.0	62.3	0.5	53.9	10.2
妇产(科)医院	581506	581035	274843	24776	86.9	12.3	0.1	99.2	3.9
儿童医院	1116547	1076743	288249	121576	64.2	33.0	0.3	97.7	3.2
精神病医院	859995	840218	51360	24499	38.0	59.0	0.5	86.4	4.6
传染病医院	546047	541975	37499	50238	29.3	65.2	1.3	90.8	6.6
皮肤病医院	22824	22700	1939	12	57.7	41.6	0.1	66.7	0.6
结核病医院	159346	158276	14774	6281	19.6	74.7	0.9	85.9	10.0
麻风病医院	1249	907			83.1	16.0	0.9		0.3
职业病医院	26178	25794	2601	1575	24.0	70.1	3.4	80.1	4.9
骨科医院	191536	190255	220053	2566	65.3	32.9	0.2	85.3	5.1
康复医院	86428	84758	19127	2943	56.9	40.9	0.7	85.5	4.1
整形外科医院	9969	9954	9113		82.5	17.5			13.3
美容医院									
其他专科医院	216523	215657	50271	13384	54.8	42.7	0.7	93.1	4.2
护理院	9081	9698		415	32.0	56.8	5.4	35.9	2.4
二. 基层医疗卫生机构	38369167	38467821	2675	263	80.9	17.5	0.1	82.5	3.2
社区卫生服务中心(站)	1945747	1973338			67.2	30.4	0.5		0.6
社区卫生服务中心	1827164	1850277			65.9	31.6	0.6		0.6
社区卫生服务站	118583	123061			86.8	12.4	0.1		0.3
卫生院	36397186	36468458			81.7	16.8	0.1		4.2
街道卫生院	442924	463863			79.1	19.4	0.2		1.8
乡镇卫生院	35954262	36004595			81.7	16.8	0.1		4.3
中心卫生院	15551183	15570316			80.6	17.8	0.1		4.6
乡卫生院	20403079	20434279			82.5	16.0	0.0		4.1
门诊部	26234	26025	2675	263	78.3	21.2	0.0	82.5	0.5
护理站									
三. 专业公共卫生机构	6478764	6459192	2017994	179942	88.2	10.9	0.1	97.9	3.8
专科疾病防治院(所、站)	302058	302703	28505	9454	59.9	37.8	0.4	92.9	1.7
妇幼保健院(所、站)	6176706	6156489	1989489	170488	89.6	9.6	0.0	98.2	4.1
内：妇幼保健院	5813946	5793352	1888020	164477	89.2	10.0	0.1	98.2	4.3
四. 其他机构	278897	279528	4796	2461	76.5	22.4	0.1	90.3	21.6
疗养院	278897	279528	4796	2461	76.5	22.4	0.1	90.3	22.5
临床检验中心									

5-3-4　2010年各地区医疗卫生机构住院服务情况

地区	入院人数	出院人数	住院病人手术人次	危重病人抢救人次	危重病人抢救成功率(%)	每百门急诊入院人数
总　计	**141735485**	**141379899**	**29043380**	**6574068**	**91.95**	**3.98**
东　部	55553688	55497224	13958037	2198597	89.64	2.80
中　部	44370058	44267386	8093572	2072546	93.28	5.59
西　部	41811739	41615289	6991771	2302925	92.97	5.33
北　京	1832009	1827783	743691	49145	75.79	1.39
天　津	1093004	1091891	436233	34282	82.13	1.74
河　北	7358994	7307914	1376239	381977	93.67	5.73
山　西	2900801	2903533	586994	81081	91.33	5.05
内蒙古	2164149	2157843	426492	157284	93.44	4.48
辽　宁	4471302	4442006	890624	253235	85.38	4.91
吉　林	2473467	2452593	512900	123023	87.22	4.52
黑龙江	3731748	3740852	872794	138321	86.74	5.83
上　海	2324635	2323476	813258	71733	78.12	1.27
江　苏	7427514	7437755	1856052	273914	92.61	2.72
浙　江	4993741	4999324	1696145	181170	90.03	1.67
安　徽	5511196	5486539	1063424	178641	88.34	4.87
福　建	4022501	4044398	821329	107529	93.16	3.90
江　西	5000817	4993126	740224	109188	91.67	6.50
山　东	11066723	11079319	2036532	415463	91.00	5.02
河　南	10278304	10233444	1721278	520334	95.06	5.70
湖　北	6495685	6479863	1274653	503544	94.71	4.59
湖　南	7978040	7977436	1321305	418414	96.20	7.57
广　东	10263450	10247216	3175109	407359	88.32	2.19
广　西	5901975	5879126	821218	229399	90.88	5.25
海　南	699815	696142	112825	22790	90.08	3.03
重　庆	3366488	3369342	593631	159308	90.90	4.91
四　川	10583255	10564069	1743528	516444	91.00	5.43
贵　州	4199704	4180253	567747	201535	94.84	8.75
云　南	4836023	4815732	876019	483605	96.37	4.91
西　藏	167373	155158	20262	7263	91.93	2.55
陕　西	3698450	3660602	781057	168812	92.61	4.75
甘　肃	2154212	2144680	364486	88091	93.80	4.55
青　海	548176	544046	95879	70321	96.48	4.51
宁　夏	662300	657991	144799	45609	93.51	3.91
新　疆	3529634	3486447	556653	175254	89.78	6.65

5-3-5 2010年各地区政府办医疗卫生机构住院服务情况

地区	入院人数	出院人数	住院病人手术人次	危重病人抢救人次	危重病人抢救成功率(%)	每百门急诊入院人数
总 计	**125778153**	**125458007**	**24875835**	**5926707**	**92.21**	**4.13**
东 部	49165866	49119607	12106049	1952068	89.67	2.87
中 部	39543903	39442487	6897026	1860798	93.81	6.00
西 部	37068384	36895913	5872760	2113841	93.14	5.47
北 京	1540664	1538474	644720	37072	75.16	1.41
天 津	976088	972806	413301	32463	82.72	1.94
河 北	6474325	6430938	1180032	330149	93.78	6.21
山 西	2229147	2225546	410280	63277	91.62	5.37
内蒙古	1916496	1911366	378975	145240	93.85	4.85
辽 宁	3606247	3581377	723170	197666	84.26	5.12
吉 林	2124861	2108104	428213	106912	87.23	5.11
黑龙江	3061683	3072607	705549	110751	87.63	6.37
上 海	2181467	2181584	763343	68884	79.24	1.28
江 苏	6051374	6067869	1437521	236900	92.54	2.66
浙 江	4579968	4584398	1504866	168508	89.97	1.68
安 徽	4729676	4703740	845460	148235	89.73	5.27
福 建	3768911	3784672	738143	102628	93.13	4.16
江 西	4638114	4631284	647837	100094	91.73	7.00
山 东	9977392	9983011	1776544	377407	91.12	5.32
河 南	9410772	9370886	1497207	454112	95.31	6.20
湖 北	5971638	5950618	1147359	479317	95.13	4.83
湖 南	7378012	7379702	1215121	398100	96.39	7.62
广 东	9377276	9364888	2821134	380018	88.42	2.30
广 西	5749781	5728491	788978	226050	90.94	5.43
海 南	632154	629590	103275	20373	91.02	3.19
重 庆	3000817	2999187	470876	134890	90.73	4.90
四 川	9429877	9413408	1444027	464917	91.24	5.44
贵 州	3534687	3516078	442306	175420	94.82	9.03
云 南	4199806	4181233	723078	461775	96.40	4.80
西 藏	161297	148636	19232	7190	91.91	2.63
陕 西	2929958	2902135	591546	141578	93.33	5.07
甘 肃	1876474	1868090	294696	76697	94.32	4.86
青 海	505768	502988	86098	69010	96.62	4.73
宁 夏	608447	605016	131871	44950	93.53	4.21
新 疆	3154976	3119285	501077	166124	89.80	7.35

5-3-6 2010年医疗卫生机构分科出院人数及构成

科室分类	出院人数（人）	医院	构成（%）	医院
总 计	**141379899**	**94779397**	**100.00**	**100.00**
预防保健科	346443	115408	0.25	0.12
全科医疗科	10502721	869181	7.43	0.92
内科	39011418	23920322	27.59	25.24
外科	24038216	18271246	17.00	19.28
儿科	14735704.5	9570379	10.42	10.10
妇产科	21161098.5	12297836	14.97	12.98
眼科	2324992	2137920	1.64	2.26
耳鼻咽喉科	1798556	1709981	1.27	1.80
口腔科	407079	364004	0.29	0.38
皮肤科	245083	213861	0.17	0.23
医疗美容科	86743	80368	0.06	0.08
精神科	1142113	1120565	0.81	1.18
传染科	2054657	1906661	1.45	2.01
结核病科	375250	292396	0.27	0.31
肿瘤科	3153849	3149602	2.23	3.32
急诊医学科	718764	647143	0.51	0.68
康复医学科	758839	531835	0.54	0.56
职业病科	105721	74050	0.07	0.08
中医科	12631276	12174672	8.93	12.85
民族医学科	269793	269788	0.19	0.28
中西医结合科	1178332	1176642	0.83	1.24
其他	4333251	3885537	3.06	4.10

5-4-1 医院入院人数

年份	入院人数(万人)	卫生部门医院			每百门急诊入院人数(人)
			综合医院	中医医院	
1980	2247	1667	1383	41	2.4
1985	2560	1862	1485	79	2.3
1986	2685	1960	1547	96	2.2
1987	2926	2155	1670	133	2.1
1988	3128	2292	1752	157	2.3
1989	3157	2304	1750	174	2.3
1990	3182	2341	1769	195	2.3
1991	3276	2433	1825	223	2.3
1992	3262	2428	1799	232	2.3
1993	3066	2325	1723	231	2.5
1994	3079	2344	1728	241	2.6
1995	3073	2358	1710	251	2.6
1996	3100	2379	1704	267	2.7
1997	3121	2425	1725	274	2.7
1998	3238	2538	1794	287	2.8
1999	3379	2676	1884	298	2.9
2000	3584	2862	1996	321	3.0
2001	3759	3030	2100	349	3.2
2002	4224	3429	2577	394	3.5
2003	4394	3661	2727	438	3.6
2004	4955	4184	3108	498	3.8
2005	5434	4569	3394	544	3.8
2006	5915	4966	3656	610	3.9
2007	6913	5784	4257	693	4.1
2008	7392	6193	4874	847	4.3
2009	9039	7589	5525	986	4.5
2010	10125	8482	6172	1113	4.7

注：①1993年以前入院人数系推算数；②本表医院含妇幼保健院、专科疾病防治院数；③2002年以前综合医院不含高校附属医院。

5-4-2 医院入院人数（按经济类型/主办单位/管理类别/等级/机构类别分）

医院分类	2005	2006	2007	2008	2009	2010
总　　计	**51080664**	**55621907**	**64871998**	**73920221**	**84880298**	**95237665**
按经济类型分						
公立医院	49002397	52703186	60787232	68726418	78096514	87242246
民营医院	2078267	2918721	4084766	5193803	6783784	7995419
按主办单位分						
政府办	43269991	47128589	55045673	63039141	71859459	80651325
社会办	6608304	6853543	7394026	7872304	8993832	9397636
个人办	1202369	1639775	2432299	3008776	4027007	5188704
按管理类别分						
非营利性	49306304	53504595	62078183	70940904	81250156	90823780
营利性	1703790	2058301	2689579	2937352	3613201	4413885
不详	70570	59011	104236	41965	16941	
按医院等级分						
三级医院	14175610	16139681	20337019	23268125	26683210	30968327
二级医院	22976960	25299526	34761936	40612826	46360414	51157376
一级医院	2070808	2151051	3332344	3922040	4320316	4637010
未评级医院	11857286	12031649	6440699	6117230	7516358	8474952
按机构类别分						
综合医院	41527160	44800264	51895242	58716932	67130020	75054624
中医医院	5674076	6341660	7502980	8886940	10343274	11677235
中西医结合医院	380387	428518	549191	631041	765424	913493
民族医院	99470	122766	153443	166712	214717	242500
专科医院	3390364	3919448	4761319	5504043	6411320	7328438
护理院	9207	9251	9823	14553	15543	21375

5-4-3 2010年各地区医院住院服务情况

地区	入院人数	出院人数	住院病人手术人次	危重病人抢救人次	危重病人抢救成功率(%)	每百门急诊入院人数
总　计	**95237665**	**94779397**	**26976249**	**6385009**	**91.78**	**4.78**
东　部	41425620	41278863	13025811	2132251	89.38	3.68
中　部	28343643	28211484	7402449	2006494	93.16	6.43
西　部	25468402	25289050	6547989	2246264	92.83	5.98
北　京	1712771	1708495	710052	48694	75.61	1.85
天　津	934272	933063	421709	34212	82.13	2.17
河　北	5165422	5099328	1272374	362821	93.37	7.12
山　西	2141708	2132218	564698	78644	91.11	6.29
内蒙古	1581274	1566913	399073	156968	93.44	5.74
辽　宁	3669375	3640376	867744	252828	85.38	5.71
吉　林	2014835	1994079	487931	122461	87.25	5.78
黑龙江	2733527	2721994	823094	137041	86.74	6.21
上　海	2115847	2114263	779641	71653	78.10	2.03
江　苏	5587546	5577559	1803690	272048	92.58	3.81
浙　江	4355386	4345922	1578488	176117	89.81	2.80
安　徽	3726824	3717343	1016478	175137	88.25	6.83
福　建	2688549	2710285	766669	103463	92.92	4.13
江　西	2536018	2524640	656563	104017	91.48	6.10
山　东	7558447	7533675	1888426	401279	90.75	6.35
河　南	6240615	6203957	1523611	494888	94.90	6.28
湖　北	4243291	4232467	1163529	491848	94.60	5.63
湖　南	4706825	4684786	1166545	402458	96.20	8.26
广　东	7106693	7087548	2832198	387543	87.89	2.84
广　西	2923244	2910575	741366	213258	90.37	4.89
海　南	531312	528349	104820	21593	89.61	4.64
重　庆	1795853	1799571	549726	156692	90.77	5.39
四　川	5575206	5557053	1611459	508798	90.89	5.78
贵　州	2119115	2089306	534209	193019	94.69	8.54
云　南	3337999	3316600	839399	476775	96.34	6.00
西　藏	122053	108864	19883	7042	91.69	3.63
陕　西	2880482	2849597	735420	161417	92.32	5.96
甘　肃	1490169	1484519	347849	85564	93.65	5.87
青　海	410667	406122	95075	70248	96.48	5.23
宁　夏	559976	555371	136938	45324	93.49	5.20
新　疆	2672364	2644559	537592	171159	89.55	8.13

5-4-4 2010年各地区公立医院住院服务情况

地区	入院人数	出院人数	住院病人手术人次	危重病人抢救人次	危重病人抢救成功率(%)	每百门急诊入院人数
总 计	**87242246**	**86807371**	**24335096**	**6141368**	**91.81**	**4.77**
东 部	37872345	37729091	11703106	2028929	89.30	3.66
中 部	26428145	26295091	6786016	1947971	93.29	6.46
西 部	22941756	22783189	5845974	2164468	92.83	5.91
北 京	1586557	1583771	665441	46991	75.61	1.84
天 津	889831	885966	414453	33999	82.18	2.31
河 北	4730734	4664753	1157103	340238	93.24	7.23
山 西	1935776	1923321	502698	74586	90.90	6.27
内蒙古	1516225	1500816	383079	155766	93.46	5.84
辽 宁	3411657	3386878	795858	244782	85.30	5.67
吉 林	1877946	1859147	437378	118880	87.28	5.86
黑龙江	2630669	2620525	784596	135353	86.66	6.31
上 海	2054946	2053627	743477	71407	78.20	2.04
江 苏	4668879	4666767	1452351	245134	92.48	3.74
浙 江	4011166	4000175	1398258	164570	89.71	2.75
安 徽	3264611	3254447	864135	157420	89.41	6.90
福 建	2472946	2487811	691490	100363	92.92	4.10
江 西	2358833	2349128	589357	100563	91.50	5.99
山 东	7011795	6985058	1728124	385335	90.78	6.43
河 南	5896386	5861714	1418644	480339	94.88	6.39
湖 北	4063002	4049368	1090352	482414	94.65	5.65
湖 南	4400922	4377441	1098856	398416	96.22	8.17
广 东	6515645	6498840	2557448	374641	88.02	2.81
广 西	2830113	2818575	717600	211489	90.36	4.96
海 南	518189	515445	99103	21469	89.55	4.75
重 庆	1590734	1595996	458361	146701	90.56	5.26
四 川	4875351	4858663	1408347	479494	90.96	5.63
贵 州	1783746	1758332	442601	185935	94.69	8.24
云 南	2843864	2823843	702965	461374	96.31	5.73
西 藏	117004	103434	18853	6969	91.66	3.96
陕 西	2633767	2608294	666883	153455	92.31	6.07
甘 肃	1419657	1413486	329251	83844	93.70	5.89
青 海	390914	386497	89419	69611	96.58	5.14
宁 夏	519959	515959	125896	45075	93.49	5.43
新 疆	2420422	2399294	502719	164755	89.40	8.24

5-4-5 2010年各地区民营医院住院服务情况

地区	入院人数	出院人数	住院病人 手术人次	危重病人 抢救人次	危重病人 抢救成功率 (%)	每百门急诊 入院人数
总　计	**7995419**	**7972026**	**2641153**	**243641**	**91.02**	**4.97**
东　部	3553275	3549772	1322705	103322	91.03	3.89
中　部	1915498	1916393	616433	58523	88.63	6.10
西　部	2526646	2505861	702015	81796	92.71	6.63
北　京	126214	124724	44611	1703	75.63	1.87
天　津	44441	47097	7256	213	73.71	0.97
河　北	434688	434575	115271	22583	95.39	6.17
山　西	205932	208897	62000	4058	95.12	6.48
内蒙古	65049	66097	15994	1202	91.35	4.11
辽　宁	257718	253498	71886	8046	87.81	6.25
吉　林	136889	134932	50553	3581	86.26	4.86
黑龙江	102858	101469	38498	1688	92.89	4.41
上　海	60901	60636	36164	246	48.78	1.60
江　苏	918667	910792	351339	26914	93.45	4.18
浙　江	344220	345747	180230	11547	91.21	3.62
安　徽	462213	462896	152343	17717	77.96	6.34
福　建	215603	222474	75179	3100	92.84	4.50
江　西	177185	175512	67206	3454	90.85	8.10
山　东	546652	548617	160302	15944	89.91	5.45
河　南	344229	342243	104967	14549	95.61	4.92
湖　北	180289	183099	73177	9434	91.85	5.18
湖　南	305903	307345	67689	4042	94.63	9.79
广　东	591048	588708	274750	12902	84.17	3.23
广　西	93131	92000	23766	1769	91.01	3.33
海　南	13123	12904	5717	124	100.00	2.41
重　庆	205119	203575	91365	9991	93.82	6.65
四　川	699855	698390	203112	29304	89.65	7.10
贵　州	335369	330974	91608	7084	94.89	10.57
云　南	494135	492757	136434	15401	97.34	8.17
西　藏	5049	5430	1030	73	94.52	1.26
陕　西	246715	241303	68537	7962	92.50	4.98
甘　肃	70512	71033	18598	1720	91.40	5.44
青　海	19753	19625	5656	637	86.03	8.01
宁　夏	40017	39412	11042	249	93.98	3.38
新　疆	251942	245265	34873	6404	93.33	7.22

5-4-6　2010年各地区政府办医院住院服务情况

地区	入院人数	出院人数	住院病人手术人次	危重病人抢救人次	危重病人抢救成功率(%)	每百门急诊入院人数
总　计	**80651325**	**80251466**	**22850370**	**5744041**	**92.03**	**4.84**
东　部	35630917	35498798	11192416	1886057	89.37	3.70
中　部	23840760	23713345	6213994	1795970	93.69	6.80
西　部	21179648	21039323	5443960	2062014	93.01	6.03
北　京	1423495	1421190	611212	36636	74.89	1.85
天　津	820908	817523	399234	32423	82.73	2.42
河　北	4354548	4292261	1076657	311014	93.44	7.63
山　西	1508892	1496748	388802	61113	91.39	6.76
内蒙古	1376123	1361503	351954	144929	93.85	5.97
辽　宁	2916579	2893567	702191	197296	84.25	5.70
吉　林	1682413	1665706	403298	106360	87.28	6.05
黑龙江	2090829	2083038	656060	109479	87.63	6.74
上　海	1976474	1976166	731534	68809	79.22	2.08
江　苏	4426116	4424462	1389385	235096	92.49	3.77
浙　江	3981779	3971192	1390542	163509	89.74	2.78
安　徽	3013552	3002582	801993	145084	89.65	7.18
福　建	2446836	2461803	684183	98562	92.87	4.14
江　西	2216502	2208940	564462	94923	91.53	6.19
山　东	6552616	6526514	1631216	363331	90.85	6.83
河　南	5401731	5370393	1300221	429244	95.14	6.96
湖　北	3769402	3750932	1036235	467621	95.02	5.93
湖　南	4157439	4135006	1062923	382146	96.40	8.21
广　东	6265645	6250071	2480992	360205	87.97	2.80
广　西	2785386	2774156	709181	209954	90.42	5.02
海　南	465921	464049	95270	19176	90.55	4.84
重　庆	1441045	1444105	427750	132275	90.57	5.28
四　川	4502437	4487932	1318206	457437	91.12	5.63
贵　州	1648090	1628366	415931	171381	94.76	8.46
云　南	2734055	2716985	686526	455085	96.37	5.80
西　藏	115987	102417	18853	6969	91.66	3.95
陕　西	2126466	2105703	545971	134183	93.03	6.47
甘　肃	1241613	1236976	278100	74170	94.17	6.21
青　海	375823	372589	85294	68937	96.61	5.19
宁　夏	507152	503406	124178	44665	93.50	5.63
新　疆	2325471	2305185	482016	162029	89.55	8.71

5-4-7　2010年各地区医院分科出院人数

地区	合计	预防保健科	全科医疗科	内科	外科	儿科	妇产科	眼科	耳鼻咽喉科	口腔科	皮肤科
总　计	94779397	115408	869181	23920322	18271246	9570379	12297836	2137920	1709981	364004	213861
东　部	41278863	33782	260055	10060400	8065663	4079084	5905154	972071	711836	175708	81440
中　部	28211484	47301	236732	7316813	5261266	2921695	3208663	614776	534626	113195	59976
西　部	25289050	34325	372394	6543109	4944317	2569600	3184019	551073	463519	75101	72445
北　京	1708495	1	3856	448311	388279	108216	251026	51396	27297	8171	4739
天　津	933063	0	3381	245607	169722	68776	104791	29759	16039	4460	1724
河　北	5099328	9189	50341	1376820	913800	555992	800927	107965	63997	19937	4769
山　西	2132218	9031	13049	576800	380077	211376	352736	44972	30852	8493	6379
内蒙古	1566913	3088	9306	462754	306284	130904	175836	31601	25361	7284	2676
辽　宁	3640376	21	18703	1246854	666890	278076	342978	88891	55400	15464	17938
吉　林	1994079	1214	5852	646854	407264	147732	204339	47058	33268	5997	2029
黑龙江	2721994	18198	14043	916361	523924	202283	235333	57964	49390	12407	5909
上　海	2114263	1984	5736	500184	520191	141142	284680	55837	53915	8150	9560
江　苏	5577559	3080	19553	1318445	1151025	505890	701622	110428	106560	29795	5519
浙　江	4345922	730	33022	879348	884339	349343	639918	90784	79732	16236	9188
安　徽	3717343	1534	12275	903202	729489	345094	395034	75240	74298	15541	3832
福　建	2710285	361	7027	558332	526472	358261	404183	74641	46308	7821	1869
江　西	2524640	1042	56312	555646	457105	311456	322766	54131	32075	6181	5718
山　东	7533675	15006	51042	1796924	1343109	836762	1016569	195701	118566	43729	12082
河　南	6203957	13583	39390	1571095	1091994	718485	777914	142486	103748	34707	8233
湖　北	4232467	3	41955	1024016	854397	455381	430565	102699	109141	17878	21642
湖　南	4684786	2696	53856	1122839	817016	529888	489976	90226	101854	11991	6234
广　东	7087548	3407	52567	1554232	1410811	827247	1266660	157148	136320	20685	13560
广　西	2910575	62	22554	648785	507221	333768	452771	66663	68523	7903	3640
海　南	528349	3	14827	135343	91025	49379	91800	9521	7702	1260	492
重　庆	1799571	4800	20576	472871	364218	181802	176032	39228	44432	5689	3680
四　川	5557053	1830	56815	1497648	1151010	563847	526549	120875	119024	13263	25747
贵　州	2089306	3053	56974	489862	480077	219799	277233	30703	35567	9329	5633
云　南	3316600	10319	57490	874742	698339	321890	447210	93543	52737	9397	8116
西　藏	108864	3065	15350	24513	17634	7498	17390	392	485	219	
陕　西	2849597	159	16584	767335	505866	315195	396108	73086	37421	6013	3128
甘　肃	1484519	6836	7332	326920	283427	144717	217533	30070	19936	4891	1440
青　海	406122	602	13012	88300	67632	39273	55776	5644	5032	1606	1401
宁　夏	555371	0	8174	144311	93607	67849	72761	13422	7692	2528	1789
新　疆	2644559	511	88227	745068	469002	243058	368820	45846	47309	6979	15195

5-4-7 续表

医疗美容科	精神科	传染科	结核病科	肿瘤科	急诊医学科	康复医学科	职业病科	中医科	民族医学科	中西医结合科	其他
80368	1120565	1906661	292396	3149602	647143	531835	74050	12174672	269787	1176643	3885537
45887	480931	777939	140511	1600152	242977	214167	35310	4994489	7355	498583	1895369
16315	350095	659720	88315	1017228	178767	189099	10739	3907553	11108	316284	1151218
18166	289539	469002	63570	532222	225399	128569	28001	3272630	251324	361776	838950
4570	17876	30286	3029	89521	2197	7966	2275	177846	403	13716	67518
203	11299	14479	2829	68631	0	3652	146	105155		25963	56447
1472	23192	70800	11359	117328	50404	13333	2476	584883	2169	123884	194291
553	21237	33914	4463	69003	9017	16383	3368	202040		22871	115604
23	10973	18883	10961	46179	19760	10240	2149	138899	62070	25626	66056
2378	59591	76958	32050	203681	6776	22425	15163	304870	4037	10165	171067
1297	33159	56492	8455	85901	9170	5912	1899	192908	982	26754	69543
1784	33646	62992	13210	123757	19997	12327	1179	306120	2677	21511	86982
1078	12707	27436	35842	102567	4469	8233	137	162763		49727	127925
11493	113263	128950	5766	275201	21189	45245	7324	758615		69693	188903
5438	55355	92671	7451	164057	16799	26254	1077	586121		69444	338615
1090	52640	126846	16102	158547	54755	22619	1731	482922		28013	216539
3381	21227	42518	15171	82950	23651	7706	348	348963	746	66343	112006
644	21242	60506	12213	97033	15704	6283		420580		20102	67901
7733	91916	161176	15631	235629	101756	21027	5953	1052917		27448	382999
2346	66965	114926	7921	225438	58579	31631	748	892104		51359	250305
5199	49413	95371	10875	139732	3311	65070	648	547196	6565	83683	167727
3402	71793	108673	15076	117817	8234	28874	1166	863683	884	61991	176617
8049	66207	119917	11342	246517	11124	50257	411	857127		38919	235041
1643	36857	77028	11775	73007	2105	14601	2562	431493	5026	50949	91639
92	8298	12748	41	14070	4612	8069		55229		3281	20557
2945	38406	24657	3726	35664	11369	10626	2133	250578		30856	75283
5030	101966	82276	2532	126353	18356	27502	6327	805214	4888	126553	173448
3196	10811	39751	10262	21104	28061	16292	789	255070	7976	23425	64339
1426	33899	72674	26	53822	43280	16813	3952	396483	7760	38210	74472
		2170	418	758	52			881	13344		4695
2494	25238	44615	9390	58426	22187	13843	2790	408647		33731	107341
515	8909	24774	2618	38202	14349	3202	3417	265201	6142	7876	66212
	926	6195	3	8455	23177	521	908	44850	22967	578	19264
5	1489	12367	695	7737	5870	4757	1095	70561	48	5914	32700
889	20065	63612	11164	62515	36833	10172	1879	204753	121103	18058	63501

5-5-1 2010年医疗卫生机构床位利用情况

医疗机构分类	实际开放总床日数(日)	平均开放病床(张)	实际占用总床日数(日)	出院者占用总床日数(日)	病床周转次数(次)	病床工作日(日)	病床使用率(%)	出院者平均住院日
总计	**1672352895**	**4581789**	**1320399235**	**1254350157**	**30.9**	**288.2**	**79.0**	**8.9**
一. 医院	1193243907	3269161	1034538275	994003966	29.0	316.5	86.7	10.5
综合医院	863967042	2367033	755716148	731099171	31.6	319.3	87.5	9.8
中医医院	150213113	411543	126318958	123420475	28.2	306.9	84.1	10.6
中西医结合医院	12771748	34991	10577595	9866316	26.1	302.3	82.8	10.8
民族医院	4108015	11255	2899722	2820057	21.6	257.6	70.6	11.6
专科医院	159775220	437740	136971327	125597498	16.5	312.9	85.7	17.3
口腔医院	1426906	3909	744355	681101	16.3	190.4	52.2	10.7
眼科医院	4849798	13287	2898137	2712376	34.4	218.1	59.8	5.9
耳鼻喉科医院	795398	2179	475080	414757	30.2	218.0	59.7	6.3
肿瘤医院	16645638	45604	16951818	17560142	24.2	371.7	101.8	15.9
心血管病医院	2814729	7712	2184745	2089910	25.2	283.3	77.6	10.8
胸科医院	2936640	8046	2826353	2791140	20.2	351.3	96.2	17.2
血液病医院	336362	922	288471	304348	17.2	313.0	85.8	19.2
妇产(科)医院	8632277	23650	5699786	5455722	36.5	241.0	66.0	6.3
儿童医院	8589097	23532	8949711	8916468	47.0	380.3	104.2	8.1
精神病医院	59422317	162801	57283831	49187089	5.6	351.9	96.4	53.9
传染病医院	12807759	35090	11062339	11077940	16.0	315.3	86.4	19.8
皮肤病医院	1027313	2815	539189	493363	11.1	191.6	52.5	15.8
结核病医院	3544681	9711	3037348	3119555	16.4	312.8	85.7	19.6
麻风病医院	544080	1491	149058	26391	0.7	100.0	27.4	26.8
职业病医院	1184145	3244	1069509	983208	9.6	329.7	90.3	31.7
骨科医院	9430913	25838	7072983	6683958	20.5	273.7	75.0	12.6
康复医院	9396824	25745	6514436	4282077	7.9	253.0	69.3	21.0
整形外科医院	479300	1313	289771	625803	26.3	220.7	60.5	18.1
美容医院	465524	1275	92386	86706	27.4	72.4	19.8	2.5
其他专科医院	14445519	39577	8842021	8105444	18.1	223.4	61.2	11.3
护理院	2408769	6599	2054525	1200449	3.1	311.3	85.3	59.6
二. 基层医疗卫生机构	408797756	1119994	238242100	216546291	35.4	212.7	58.3	5.5
社区卫生服务中心(站)	53846520	147525	29364839	24594660	18.0	199.1	54.5	9.3
社区卫生服务中心	45401710	124388	25455743	22778813	17.7	204.6	56.1	10.4
社区卫生服务站	8444810	23136	3909096	1815847	19.8	169.0	46.3	4.0
卫生院	352323125	965269	208088614	191264676	38.2	215.6	59.1	5.2
街道卫生院	6543158	17926	3936985	3464819	27.1	219.6	60.2	7.1
乡镇卫生院	345779967	947342	204151629	187799857	38.4	215.5	59.0	5.2
中心卫生院	147034776	402835	89632268	83364600	38.8	222.5	61.0	5.3
乡卫生院	198745191	544507	114519361	104435257	38.1	210.3	57.6	5.0
门诊部	2587231	7088	760787	683395	16.8	107.3	29.4	5.7
护理站	40880	112	27860	3560	0.6	248.8	68.2	49.4
三. 专业公共卫生机构	57107868	156460	40989283	39099125	41.7	262.0	71.8	6.0
专科疾病防治院(所、站)	9683250	26529	6429335	5618635	12.3	242.3	66.4	17.2
妇幼保健院(所、站)	47424618	129930	34559948	33480490	47.7	266.0	72.9	5.4
内：妇幼保健院	43284843	118588.611	32660385	31784287	49.2	275.4	75.5	5.4
四. 其他机构	13203364	36173.6	6629577	4700775	12.6	183.3	50.2	10.3
疗养院	13202634	36171.6	6629577	4700775	12.6	183.3	50.2	10.3
临床检验中心	730	2						

5-5-2　2010年政府办医疗机构床位利用情况

医疗机构分类	实际开放总床日数（日）	平均开放病床（张）	实际占用总床日数（日）	出院者占用总床日数（日）	病床周转次数（次）	病床工作日（日）	病床使用率（%）	出院者平均住院日
总　计	**1387776928**	**3802129**	**1140786574**	**1093297201**	**33.0**	**300.0**	**82.2**	**8.7**
一. 医院	935836402	2563935	868240500	843403880	31.3	338.6	92.8	10.5
综合医院	664675342	1821028	625656402	611092568	34.6	343.6	94.1	9.7
中医医院	140894886	386013	120759602	118386062	28.7	312.8	85.7	10.7
中西医结合医院	9276993	25416	8445105	7902554	26.5	332.3	91.0	11.7
民族医院	3865382	10590	2791290	2722058	22.0	263.6	72.2	11.7
专科医院	116483517	319133	109960778	102727941	16.5	344.6	94.4	19.5
口腔医院	1023827	2805	644624	610866	20.0	229.8	63.0	10.9
眼科医院	1688107	4625	1213463	1203278	39.6	262.4	71.9	6.6
耳鼻喉科医院	358440	982	269246	238781	41.1	274.2	75.1	5.9
肿瘤医院	14353069	39323	15213861	15895858	25.2	386.9	106.0	16.0
心血管病医院	964265	2642	896976	877077	30.6	339.5	93.0	10.8
胸科医院	2592115	7102	2656064	2618246	21.6	374.0	102.5	17.0
血液病医院	219730	602	203953	218086	18.4	338.8	92.8	19.7
妇产(科)医院	4533097	12419	4030730	3917753	46.8	324.5	88.9	6.7
儿童医院	8291501	22716	8805330	8776376	47.4	387.6	106.2	8.2
精神病医院	53301082	146030	51688090	45299338	5.8	354.0	97.0	53.9
传染病医院	12108354	33174	10559873	10383236	16.3	318.3	87.2	19.2
皮肤病医院	508939	1394	411950	389315	16.3	295.4	80.9	17.2
结核病医院	3537881	9693	3034548	3115705	16.3	313.1	85.8	19.7
麻风病医院	517070	1417	122048	25838	0.6	86.2	23.6	28.5
职业病医院	862911	2364	789888	727501	10.9	334.1	91.5	28.2
骨科医院	3221503	8826	2965561	2933505	21.6	336.0	92.1	15.4
康复医院	4218392	11557	3052861	2217605	7.3	264.2	72.4	26.2
整形外科医院	119720	328	101811	94743	30.3	310.4	85.0	9.5
美容医院								
其他专科医院	4063514	11133	3299901	3184834	19.4	296.4	81.2	14.8
护理院	640282	1754	627323	572697	5.5	357.6	98.0	59.1
二. 基层医疗卫生机构	388772744	1065131	228724245	209259312	36.1	214.7	58.8	5.4
社区卫生服务中心(站)	41665720	114153	23222937	20347536	17.3	203.4	55.7	10.3
社区卫生服务中心	38870998	106496	21989234	19678004	17.4	206.5	56.6	10.6
社区卫生服务站	2794722	7657	1233703	669532	16.1	161.1	44.1	5.4
卫生院	346461627	949210	205266685	188699554	38.4	216.3	59.2	5.2
街道卫生院	6038532	16544	3689333	3249478	28.0	223.0	61.1	7.0
乡镇卫生院	340423095	932666	201577352	185450076	38.6	216.1	59.2	5.2
中心卫生院	146286239	400784	89276913	83063572	38.8	222.8	61.0	5.3
乡卫生院	194136856	531882	112300439	102386504	38.4	211.1	57.8	5.0
门诊部	645397	1768	234623	212222	14.7	132.7	36.4	8.2
护理站								
三. 专业公共卫生机构	55409236	151806	39680073	37777565	42.5	261.4	71.6	5.8
专科疾病防治院(所、站)	8327216	22814	5406522	4565975	13.3	237.0	64.9	15.1
妇幼保健院(所、站)	47082020	128992	34273551	33211590	47.7	265.7	72.8	5.4
内：妇幼保健院	43006133	117825.022	32405983	31541507	49.2	275.0	75.4	5.4
四. 其他机构	7758546	21256.2904	4141756	2856444	13.2	194.8	53.4	10.2
疗养院	7758546	21256.2904	4141756	2856444	13.2	194.8	53.4	10.2
临床检验中心								

5-6-1 医院病床使用情况

年份	病床使用率(%)	卫生部门	综合医院	中医医院	出院者平均住院日(日)	卫生部门	综合医院	中医医院
1980	82.5	85.7	84.2	86.9	14.0	13.7	11.7	23.7
1985	82.7	87.9	87.0	83.9	15.8	15.4	13.3	23.3
1986	82.7	87.8	87.3	82.3	15.9	15.6	13.4	23.3
1987	84.3	89.8	89.5	81.9	16.0	15.6	13.4	21.9
1988	84.4	89.9	89.7	79.6	15.8	15.6	13.5	20.2
1989	81.5	86.2	86.1	73.7	15.8	15.4	13.4	19.0
1990	80.7	85.6	85.7	73.6	15.9	15.5	13.5	18.0
1991	81.2	85.8	86.2	74.0	16.0	15.5	13.4	17.4
1992	78.4	83.1	83.7	69.2	16.2	15.8	13.7	17.5
1993	70.9	75.7	76.3	62.5	15.6	15.2	13.3	15.4
1994	68.8	72.1	72.6	58.9	15.0	14.5	12.9	14.4
1995	66.9	70.2	70.8	57.4	14.8	14.2	12.6	13.9
1996	64.4	67.9	69.1	54.5	14.3	13.7	12.3	13.4
1997	61.5	65.0	65.4	52.1	13.8	13.3	11.9	13.1
1998	60.0	63.1	63.3	49.8	13.1	12.6	11.3	12.4
1999	59.6	63.1	63.2	50.5	12.7	12.1	11.0	12.0
2000	60.6	64.5	65.0	50.7	12.2	11.6	10.5	11.4
2001	61.1	65.3	65.6	51.5	11.8	11.3	10.3	10.9
2002	64.6	68.6	70.5	57.7	10.9	10.6	9.6	10.8
2003	65.3	69.3	70.6	59.4	11.0	10.8	10.0	10.9
2004	68.4	73.2	74.4	63.0	10.8	10.5	9.8	10.4
2005	70.3	75.3	76.6	65.7	10.9	10.6	9.8	10.8
2006	72.4	77.9	79.2	67.7	10.9	10.5	9.8	10.4
2007	78.2	84.3	85.6	73.2	10.8	10.5	9.8	10.4
2008	81.5	88.1	89.6	78.6	10.7	10.6	9.9	10.5
2009	84.7	91.5	93.0	83.1	10.5	10.4	9.7	10.4
2010	86.7	93.4	94.9	85.7	10.5	10.4	9.7	10.7

注：2002年以前医院含妇幼保健院、专科疾病防治院数字，综合医院不含高校附属医院。

5-6-2　医院病床使用率

医院分类	2005	2006	2007	2008	2009	2010
总　　计	**70.3**	**72.4**	**78.2**	**81.5**	**84.7**	**86.7**
按经济类型分						
公立医院	71.5	73.9	80.3	84.0	87.7	90.0
民营医院	49.8	50.5	54.6	55.3	58.2	59.0
按主办单位分						
政府办	74.9	77.4	83.7	87.5	90.9	92.8
社会办	55.6	57.8	61.6	63.0	67.0	69.1
个人办	47.4	46.3	49.5	50.2	52.8	55.2
按管理类别分						
其中：非营利性	71.4	73.8	79.9	83.4	86.9	88.9
营利性	48.3	46.0	48.9	48.1	50.8	52.9
按医院等级分						
其中：三级医院	90.5	91.2	97.6	100.5	102.5	102.9
二级医院	68.1	70.3	75.6	80.1	84.8	87.3
一级医院	49.6	50.9	52.6	53.6	54.5	56.6
按机构类别分						
综合医院	70.4	72.6	78.6	82.1	85.6	87.5
中医医院	65.0	66.8	73.0	77.3	81.8	84.1
中西医结合医院	68.0	70.2	76.9	80.2	82.1	82.8
民族医院	57.4	55.2	61.4	61.5	73.3	70.6
专科医院	75.7	76.8	81.7	82.2	83.5	85.7
护理院	89.6	92.9	91.5	85.0	84.8	85.3

5-6-3　医院平均住院日

医院分类	2005	2006	2007	2008	2009	2010
总　　计	**10.9**	**10.9**	**10.8**	**10.7**	**10.5**	**10.5**
按经济类型分						
公立医院	10.9	11.0	10.9	10.9	10.7	10.7
民营医院	9.6	9.3	9.5	8.7	8.7	8.4
按主办单位分						
政府办	10.7	10.6	10.6	10.7	10.5	10.5
社会办	12.4	13.3	12.7	12.3	12.0	11.7
个人办	9.3	9.0	8.4	8.0	8.0	8.0
按管理类别分						
其中：非营利性	10.9	10.9	10.8	10.8	10.6	10.6
营利性	9.5	9.1	8.7	8.1	8.1	8.0
按医院等级分						
其中：三级医院	13.1	13.6	13.2	13.2	12.7	12.5
二级医院	9.7	9.5	9.5	9.5	9.4	9.4
一级医院	9.8	10.0	9.8	9.4	9.3	9.1
按机构类别分						
综合医院	10.2	10.3	10.1	10.1	9.9	9.8
中医医院	10.8	10.5	10.6	10.5	10.4	10.6
中西医结合医院	11.6	11.9	11.0	11.3	10.9	10.8
民族医院	9.4	9.6	9.9	10.5	11.9	11.6
专科医院	18.9	18.1	18.0	17.6	17.0	17.3
护理院	95.0	98.2	87.7	89.5	96.2	59.6

5-6-4 2010年各地区医院床位利用情况

地区	医院合计				其中：政府办医院			
	病床周转次数	病床工作日	病床使用率(%)	出院者平均住院日	病床周转次数	病床工作日	病床使用率(%)	出院者平均住院日
总　计	**29.0**	**316.5**	**86.7**	**10.5**	**31.3**	**338.6**	**92.8**	**10.5**
东　部	29.0	319.6	87.6	10.7	31.4	341.0	93.4	10.7
中　部	28.5	309.4	84.8	10.4	31.1	331.1	90.7	10.3
西　部	29.5	319.4	87.5	10.4	31.4	343.2	94.0	10.5
北　京	20.7	308.5	84.5	16.2	23.0	328.5	90.0	16.2
天　津	23.8	314.9	86.3	12.6	27.2	332.6	91.1	12.0
河　北	30.0	302.4	82.9	9.4	34.5	329.9	90.4	9.2
山　西	21.4	266.9	73.1	11.6	23.8	286.7	78.5	11.6
内蒙古	24.4	284.6	78.0	11.0	25.5	293.3	80.4	10.9
辽　宁	23.6	303.6	83.2	12.2	24.6	314.3	86.1	12.2
吉　林	22.7	258.6	70.8	10.5	25.5	286.5	78.5	10.4
黑龙江	22.8	279.9	76.7	11.8	25.4	302.4	82.9	11.5
上　海	25.6	357.8	98.0	13.0	27.0	368.3	100.9	12.9
江　苏	29.8	344.4	94.3	11.3	32.1	379.4	103.9	11.8
浙　江	29.8	344.7	94.4	11.3	31.3	359.3	98.4	11.3
安　徽	31.7	318.8	87.3	9.7	34.5	341.2	93.5	9.6
福　建	34.1	327.2	89.6	9.4	35.0	346.3	94.9	9.8
江　西	33.1	319.8	87.6	9.2	35.4	341.7	93.6	9.4
山　东	30.7	298.0	81.6	9.4	33.5	321.4	88.1	9.4
河　南	28.8	311.5	85.4	10.3	31.1	327.5	89.7	10.2
湖　北	32.5	350.7	96.1	10.5	34.7	369.0	101.1	10.4
湖　南	32.6	340.7	93.3	9.9	33.7	356.1	97.6	10.2
广　东	32.8	318.4	87.2	9.4	34.6	335.3	91.9	9.5
广　西	33.7	328.2	89.9	9.6	34.8	337.0	92.3	9.5
海　南	29.7	321.3	88.0	10.3	34.9	370.6	101.5	10.3
重　庆	28.8	328.7	90.1	11.0	30.6	357.0	97.8	11.1
四　川	30.8	347.0	95.1	10.7	32.7	372.0	101.9	10.9
贵　州	30.9	315.4	86.4	9.7	33.1	346.6	95.0	9.8
云　南	30.8	321.7	88.1	10.0	32.8	355.5	97.4	10.5
西　藏	19.3	238.5	65.3	11.3	19.3	243.4	66.7	11.5
陕　西	27.9	300.1	82.2	10.5	31.1	338.1	92.6	10.7
甘　肃	25.2	286.9	78.6	10.5	27.1	300.2	82.2	10.4
青　海	25.8	290.5	79.6	10.3	27.3	304.5	83.4	10.4
宁　夏	28.8	327.7	89.8	10.8	30.7	354.9	97.2	11.1
新　疆	30.2	325.5	89.2	10.3	32.1	351.1	96.2	10.4

5-6-5　2010年各地区公立及民营医院床位利用情况

地区	公立医院				民营医院			
	病床周转次数	病床工作日	病床使用率(%)	出院者平均住院日	病床周转次数	病床工作日	病床使用率(%)	出院者平均住院日
总　计	**29.7**	**328.3**	**90.0**	**10.7**	**23.2**	**215.5**	**59.0**	**8.4**
东　部	30.0	332.9	91.2	10.8	21.8	216.9	59.4	8.7
中　部	29.0	318.2	87.2	10.5	23.3	211.8	58.0	8.2
西　部	30.0	332.9	91.2	10.6	25.2	216.4	59.3	8.0
北　京	21.5	322.9	88.5	16.6	13.7	191.3	52.4	11.5
天　津	24.8	326.8	89.5	12.7	13.2	196.2	53.7	10.8
河　北	31.7	315.3	86.4	9.5	19.1	218.8	60.0	8.1
山　西	21.7	276.9	75.9	12.0	19.1	186.0	51.0	7.9
内蒙古	24.8	290.1	79.5	11.1	17.9	194.2	53.2	9.0
辽　宁	23.8	310.7	85.1	12.3	21.4	218.2	59.8	10.8
吉　林	23.8	273.7	75.0	10.6	13.8	138.3	37.9	9.0
黑龙江	23.3	288.0	78.9	11.9	14.1	153.3	42.0	9.3
上　海	26.2	366.0	100.3	13.1	14.3	204.9	56.1	11.3
江　苏	31.0	369.4	101.2	11.8	24.9	241.3	66.1	8.6
浙　江	30.9	357.2	97.9	11.4	21.6	243.8	66.8	10.6
安　徽	32.6	330.5	90.5	9.8	26.3	252.8	69.3	9.2
福　建	34.6	342.6	93.9	9.8	29.4	180.9	49.6	5.6
江　西	33.8	328.1	89.9	9.4	26.0	234.2	64.2	7.1
山　东	31.8	312.3	85.6	9.5	20.9	178.0	48.8	7.8
河　南	29.1	316.5	86.7	10.4	24.1	241.5	66.2	9.5
湖　北	33.1	359.4	98.5	10.6	24.1	209.4	57.4	8.1
湖　南	32.3	347.4	95.2	10.3	37.6	229.7	62.9	5.5
广　东	33.8	329.5	90.3	9.5	24.6	229.5	62.9	8.4
广　西	34.3	334.3	91.6	9.6	21.6	210.8	57.7	8.9
海　南	30.2	328.1	89.9	10.4	17.9	160.6	44.0	7.3
重　庆	29.3	346.0	94.8	11.4	25.4	211.5	58.0	7.5
四　川	31.3	363.2	99.5	11.1	27.5	247.9	67.9	8.3
贵　州	31.0	336.2	92.1	10.0	30.0	208.8	57.2	7.8
云　南	31.4	343.8	94.2	10.6	27.7	209.8	57.5	6.9
西　藏	19.3	242.1	66.3	11.5	19.7	168.5	46.2	8.5
陕　西	28.7	312.4	85.6	10.6	21.2	202.5	55.5	9.2
甘　肃	25.4	289.0	79.2	10.6	22.4	250.5	68.6	8.3
青　海	26.3	297.4	81.5	10.4	18.5	195.3	53.5	7.7
宁　夏	30.1	347.2	95.1	11.0	18.3	172.9	47.4	8.7
新　疆	31.4	345.4	94.6	10.5	21.7	191.8	52.5	8.1

5-7-1　2010年医疗卫生机构服务质量与效率

医疗机构分类	诊断符合率(%)			医　院感染率(%)	无菌手术(Ⅰ级切口)		急危重症抢救成功率(%)	医师日均担负	
	入院与出　院	住院手术前后	病理检查与临床诊断		感染率(%)	甲级愈合率(%)		诊疗人次	住院床日
总　计	**98.7**	**99.3**	**89.9**	**0.8**	**0.7**	**96.0**	**94.4**	**7.5**	**1.6**
一. 医院	98.7	99.3	90.3	1.1	0.7	95.9	94.4	6.4	2.2
综合医院	98.7	99.2	90.4	1.2	0.7	96.1	94.1	6.4	2.2
中医医院	98.7	99.3	87.2	0.7	0.6	95.0	95.3	7.1	1.9
中西医结合医院	98.3	99.6	91.2	1.2	0.4	95.6	96.8	7.2	1.9
民族医院	97.6	99.8	96.3	0.2	5.2	89.2	97.0	4.7	1.7
专科医院	99.0	99.6	91.9	1.1	1.0	96.1	96.0	5.6	3.2
口腔医院	98.4	99.3	97.8	0.7	0.1	92.7	93.6	7.0	0.2
眼科医院	99.8	99.9	98.3	0.0	0.9	96.8	100.0	8.8	1.6
耳鼻喉科医院	99.7	99.9	93.4	0.1	0.5	94.7	89.8	9.6	1.2
肿瘤医院	99.0	99.0	96.7	1.4	0.7	98.0	81.7	2.3	3.7
心血管病医院	98.5	99.8	61.6	0.7	0.0	99.0	97.3	3.7	2.1
胸科医院	98.7	98.2	80.4	1.8	2.7	94.2	92.5	3.0	3.3
血液病医院	99.9	100.0	0.0	4.4	0.0	98.9	67.2	2.3	2.9
妇产(科)医院	99.7	99.7	90.2	0.6	0.5	97.4	99.4	6.9	1.3
儿童医院	98.5	99.5	94.1	2.0	0.0	99.5	98.7	14.4	2.4
精神病医院	98.2	99.6	79.7	1.6	0.2	98.2	90.7	4.1	7.8
传染病医院	99.4	99.8	84.5	1.3	0.3	97.4	91.9	3.8	3.3
皮肤病医院	99.5	99.6	86.5	0.2	0.0	99.3	78.9	13.2	1.0
结核病医院	99.2	99.5	82.3	0.9	0.2	88.5	87.7	3.1	4.0
麻风病医院	100.0							8.9	1.8
职业病医院	98.9	99.1	99.3	1.9	5.1	87.4	86.3	3.4	3.2
骨科医院	99.6	99.9	82.3	0.3	2.0	91.9	98.0	4.4	2.4
康复医院	98.8	99.8	97.1	0.3	0.1	96.7	87.9	4.8	4.1
整形外科医院	99.7	99.9	98.3	0.1	2.5	94.4	100.0	2.1	1.3
美容医院	100.0	99.7	100.0	0.0	0.4	95.2	100.0	2.2	0.3
其他专科医院	99.0	99.8	96.3	0.4	3.7	90.7	94.2	4.4	1.7
护理院	97.2		99.5	3.7			53.2	5.3	13.0
二. 基层医疗卫生机构	98.1	99.9	82.4	0.0	0.3	97.9	98.9	9.3	0.8
社区卫生服务中心(站)								13.6	0.6
社区卫生服务中心								13.6	0.7
社区卫生服务站								13.6	0.3
卫生院								8.3	1.3
街道卫生院								11.3	1.1
乡镇卫生院								8.2	1.3
中心卫生院								7.7	1.4
乡卫生院								8.6	1.3
三. 专业公共卫生机构	99.2	99.6	85.3	0.5	0.3	96.6	97.8	6.9	1.1
专科疾病防治院(所、站)	98.3	99.6	71.1	0.2	1.0	92.1	95.1	4.7	1.1
妇幼保健院(所、站)	99.2	99.6	85.8	0.5	0.3	96.7	98.0	7.4	1.1
内：妇幼保健院	99.2	99.6	85.9	0.5	0.0	97.0	98.0	8.1	1.3
四. 其他机构	99.2	99.6	19.3	0.1	4.4	84.3	93.1	4.0	4.6
疗养院	99.2	99.6	93.4	0.1	4.4	84.3	93.1	2.5	4.9

5-7-2　2010年政府办医疗卫生机构服务质量与效率

医疗机构分类	诊断符合率(%)			医院感染率(%)	无菌手术(Ⅰ级切口)		急危重症抢救成功率(%)	医师日均担负	
	入院与出院	住院手术前后	病理检查与临床诊断		感染率(%)	甲级愈合率(%)		诊疗人次	住院床日
总　　计	**98.7**	**99.3**	**89.8**	**0.8**	**0.6**	**96.5**	**94.6**	**7.7**	**1.9**
一. 医院	98.7	99.3	90.1	1.2	0.6	96.5	94.5	6.8	2.4
综合医院	98.7	99.3	90.4	1.3	0.6	96.6	94.2	6.8	2.4
中医医院	98.7	99.3	86.9	0.7	0.6	95.0	95.3	7.2	1.9
中西医结合医院	98.4	99.6	89.3	1.4	0.2	96.3	96.9	8.1	2.2
民族医院	97.5	99.8	96.3	0.2	5.4	88.9	97.0	4.8	1.8
专科医院	99.0	99.5	91.4	1.4	0.4	98.2	96.3	6.3	3.7
口腔医院	98.4	99.3	97.6	0.8	0.1	93.4	93.1	7.6	0.2
眼科医院	100.0	100.0	98.4	0.1	0.0	99.7	100.0	10.5	1.7
耳鼻喉科医院	99.7	99.9	94.7	0.1	0.0	99.4	89.7	12.4	1.3
肿瘤医院	99.1	99.0	96.7	1.5	0.7	97.9	78.5	2.4	3.8
心血管病医院	99.4	99.9	99.0	0.9	0.1	99.5	97.7	3.4	1.8
胸科医院	98.7	97.9	79.8	1.9	4.1	91.4	92.5	3.1	3.5
血液病医院	100.0	100.0	0.0	2.2	0.0	100.0	64.6	2.3	3.0
妇产(科)医院	99.6	99.7	88.6	0.9	0.1	99.4	99.3	9.9	1.8
儿童医院	98.5	99.5	94.0	2.1	0.0	99.5	98.7	14.5	2.5
精神病医院	98.6	99.6	79.1	1.7	0.2	98.2	90.7	4.2	7.8
传染病医院	99.4	99.8	84.5	1.3	0.3	97.3	92.1	3.9	3.2
皮肤病医院	99.4	99.4	89.5	0.2	0.0	99.6	66.7	17.8	1.4
结核病医院	99.2	99.5	82.3	0.9	0.2	88.5	87.7	3.2	4.0
								8.7	1.5
职业病医院	98.8	98.9	99.0	1.9	0.0	99.8	84.7	3.9	3.3
骨科医院	99.6	99.9	97.1	0.6	1.9	92.8	96.0	4.6	2.4
康复医院	98.7	100.0	95.1	0.4	0.0	99.4	93.0	4.5	4.4
整形外科医院	100.0	100.0	100.0	0.3	0.0	99.9		2.4	2.3
美容医院									
其他专科医院	99.6	99.9	93.9	0.9	0.5	94.5	94.8	5.6	2.4
护理院	94.0		100.0	3.5			35.9	8.7	9.9
二. 基层医疗卫生机构	99.3	99.9	96.7	0.0	0.5	98.8	94.8	9.5	1.2
社区卫生服务中心(站)								14.4	0.6
社区卫生服务中心								14.2	0.7
社区卫生服务站								15.9	0.3
卫生院								8.3	1.3
街道卫生院								11.6	1.1
乡镇卫生院								8.2	1.3
中心卫生院								7.7	1.4
乡卫生院								8.7	1.3
三. 专业公共卫生机构	99.2	99.6	85.2	0.5	0.3	96.6	97.8	7.0	1.1
专科疾病防治院(所、站)	98.1	99.5	62.8	0.2	1.0	91.8	95.2	4.8	1.0
妇幼保健院(所、站)	99.2	99.6	85.7	0.5	0.3	96.7	98.0	7.4	1.1
内：妇幼保健院	99.2	99.6	85.8	0.5	0.0	97.0	98.0	8.1	1.3
四. 其他机构	99.8	99.4	93.2	0.1	6.0	85.1	92.6	2.6	5.3
疗养院	99.8	99.4	93.2	0.1	6.0	85.1	92.6	2.5	5.3

5-8-1　2010年各地区医院服务质量与效率

地区	诊断符合率(%)			医院感染率(%)	无菌手术(Ⅰ级切口)		急危重症抢救成功率(%)	医师日均担负	
	入院与出院	住院手术前后	病理检查与临床诊断		感染率(%)	甲级愈合率(%)		诊疗人次	住院床日
总　计	**98.7**	**99.3**	**90.3**	**1.1**	**0.7**	**95.9**	**94.4**	**6.4**	**2.2**
东　部	99.0	99.4	90.6	1.3	0.5	96.9	93.7	7.9	2.1
中　部	98.6	99.0	90.1	1.0	0.5	96.2	95.2	4.7	2.2
西　部	98.4	99.3	89.7	1.0	1.4	94.0	94.6	5.8	2.5
北　京	99.5	99.7	93.9	1.5	0.1	99.2	94.2	8.6	1.6
天　津	99.0	99.6	90.1	1.2	0.2	99.1	91.7	9.0	1.8
河　北	98.7	99.0	90.4	0.7	1.2	94.1	95.0	4.2	2.0
山　西	99.2	99.5	93.0	1.1	0.8	95.6	92.7	3.1	1.5
内蒙古	98.1	99.0	90.4	0.7	8.4	83.7	94.6	4.2	1.9
辽　宁	99.1	99.3	91.9	0.9	1.2	93.9	90.6	4.6	2.2
吉　林	98.8	99.1	83.0	1.0	0.2	97.7	92.3	4.1	1.8
黑龙江	99.1	99.5	93.3	0.7	0.2	97.3	93.2	3.8	1.9
上　海	99.5	99.6	83.0	1.9	0.1	99.6	93.4	13.2	2.6
江　苏	99.4	99.6	95.1	1.5	0.1	97.5	95.5	8.7	2.6
浙　江	98.5	99.7	85.9	2.1	0.5	97.3	92.2	10.1	2.2
安　徽	99.3	99.2	91.8	0.8	1.0	94.7	92.8	5.0	2.3
福　建	98.1	98.4	89.3	1.5	0.4	97.5	94.5	8.8	2.4
江　西	98.5	98.7	90.3	0.7	0.9	96.3	95.2	5.5	2.2
山　东	99.0	99.4	91.6	0.8	0.8	94.8	94.0	5.0	2.0
河　南	98.2	98.8	92.0	1.5	0.6	95.3	96.4	5.1	2.3
湖　北	98.2	98.2	85.5	0.7	0.2	97.7	95.8	6.3	2.6
湖　南	98.2	99.4	91.0	0.8	0.4	95.6	96.6	4.8	2.8
广　东	99.4	99.7	94.9	1.3	0.1	98.7	93.5	11.4	2.1
广　西	98.5	99.3	75.4	1.4	0.3	97.6	92.6	7.6	2.4
海　南	97.7	98.2	95.5	1.2	0.1	99.2	89.3	5.9	2.0
重　庆	98.7	99.4	92.4	0.7	0.8	94.4	93.7	6.5	2.7
四　川	98.5	99.3	92.2	1.2	0.6	95.6	94.2	6.3	2.8
贵　州	98.2	99.3	91.1	0.8	0.8	93.6	96.4	4.6	2.6
云　南	97.3	99.6	89.1	0.7	1.6	92.0	96.2	7.0	2.9
西　藏	98.0	98.4	80.7	0.0	4.1	89.6	97.5	5.4	1.5
陕　西	98.9	99.4	93.7	0.8	0.4	98.0	94.2	5.3	2.3
甘　肃	98.3	99.1	92.8	0.8	0.7	94.1	96.6	5.4	2.4
青　海	98.5	98.9	95.6	1.0	0.3	97.3	96.5	5.3	2.1
宁　夏	99.3	99.7	94.1	1.2	0.3	97.6	94.5	6.1	2.3
新　疆	98.9	99.2	90.1	1.3	1.3	91.7	91.9	4.8	2.7

5-8-2 2010年各地区公立医院服务质量与效率

地区	诊断符合率(%)			医院感染率(%)	无菌手术(Ⅰ级切口)		急危重症抢救成功率(%)	医师日均担负	
	入院与出院	住院手术前后	病理检查与临床诊断		感染率(%)	甲级愈合率(%)		诊疗人次	住院床日
总计	**98.7**	**99.3**	**90.2**	**1.2**	**0.6**	**96.3**	**94.4**	**6.6**	**2.3**
东部	99.0	99.4	90.5	1.3	0.4	97.2	93.7	8.1	2.2
中部	98.6	99.0	90.1	1.0	0.4	96.5	95.2	4.8	2.3
西部	98.4	99.3	89.7	1.1	1.3	94.5	94.6	6.0	2.6
北京	99.7	99.8	94.3	1.5	0.1	99.4	94.3	9.2	1.7
天津	99.0	99.6	90.3	1.2	0.1	99.3	91.7	9.0	1.9
河北	98.7	99.0	90.2	0.7	1.2	94.3	95.3	4.2	2.0
山西	99.2	99.5	92.8	1.2	0.5	96.6	92.5	3.2	1.6
内蒙古	98.1	99.0	90.3	0.8	8.7	83.4	94.6	4.1	1.9
辽宁	99.1	99.3	92.3	1.0	1.1	94.1	90.4	4.7	2.3
吉林	98.7	99.1	82.8	1.1	0.1	98.0	92.2	4.1	1.9
黑龙江	99.1	99.5	92.6	0.7	0.1	97.6	93.2	3.8	2.0
上海	99.5	99.6	83.1	1.9	0.0	99.6	93.4	13.6	2.7
江苏	99.5	99.6	95.1	1.7	0.1	98.3	95.3	9.0	2.7
浙江	98.5	99.7	85.5	2.3	0.3	98.2	92.2	10.5	2.3
安徽	99.3	99.2	92.8	0.9	0.6	96.2	93.2	5.0	2.4
福建	98.1	98.3	88.3	1.6	0.3	97.9	94.9	9.5	2.7
江西	98.5	98.6	90.0	0.8	0.7	96.5	95.3	5.6	2.2
山东	98.9	99.3	92.2	0.8	0.7	94.8	93.9	5.0	2.1
河南	98.2	98.8	91.6	1.6	0.7	95.1	96.3	5.1	2.3
湖北	98.2	98.1	85.4	0.7	0.2	97.7	95.8	6.4	2.6
湖南	98.2	99.4	91.7	0.9	0.4	95.9	96.6	4.9	2.8
广东	99.4	99.8	94.9	1.4	0.1	99.1	93.8	11.8	2.2
广西	98.5	99.3	75.2	1.5	0.3	97.7	92.6	7.7	2.5
海南	97.6	98.1	95.9	1.3	0.1	99.2	89.2	5.9	2.1
重庆	98.8	99.5	92.0	0.8	0.2	96.6	93.5	7.0	2.9
四川	98.5	99.3	92.3	1.4	0.5	96.1	94.2	6.6	2.9
贵州	98.1	99.3	91.5	0.9	0.6	94.8	96.3	4.6	2.8
云南	97.1	99.6	90.6	0.9	0.5	93.5	96.1	7.4	3.1
西藏	97.9	98.4	85.0	0.0	3.8	90.3	97.5	4.9	1.5
陕西	99.0	99.4	93.6	0.9	0.4	98.1	94.0	5.4	2.4
甘肃	98.3	99.1	93.2	0.8	0.6	94.3	96.7	5.4	2.4
青海	98.4	98.8	95.9	1.1	0.1	97.7	96.6	5.6	2.1
宁夏	99.3	99.7	94.2	1.3	0.1	97.7	94.5	6.1	2.4
新疆	98.9	99.2	89.9	1.4	1.2	91.9	92.7	4.8	2.8

5-8-3 2010年各地区民营医院服务质量与效率

地区	诊断符合率(%)			医院感染率(%)	无菌手术(Ⅰ级切口)		急危重症抢救成功率(%)	医师日均担负	
	入院与出院	住院手术前后	病理检查与临床诊断		感染率(%)	甲级愈合率(%)		诊疗人次	住院床日
总计	**98.7**	**99.5**	**90.9**	**0.3**	**1.6**	**92.7**	**94.0**	**5.1**	**1.6**
东部	99.0	99.6	92.6	0.4	1.1	94.0	93.7	5.9	1.5
中部	98.5	99.3	90.3	0.2	1.6	92.7	94.2	4.1	1.5
西部	98.5	99.3	88.5	0.2	2.5	90.5	94.2	4.7	1.8
北京	97.4	99.6	86.9	0.8	0.1	97.1	92.0	4.9	0.9
天津	99.9	99.8	83.5	0.0	5.2	83.7	89.3	9.0	0.9
河北	98.6	99.3	92.6	0.1	1.2	92.8	90.9	3.8	1.8
山西	98.4	99.4	94.5	0.2	2.8	89.8	96.3	2.2	0.9
内蒙古	97.8	99.6	93.4	0.3	0.7	91.8	96.4	4.8	1.5
辽宁	99.5	99.7	85.6	0.2	3.1	92.1	94.7	3.8	1.6
吉林	99.4	99.5	88.1	0.1	0.9	94.5	92.6	3.6	1.2
黑龙江	99.5	99.5	99.3	0.1	0.9	91.3	96.3	3.4	1.1
上海	99.6	99.9	72.7	0.2	0.6	99.1	75.4	7.3	1.1
江苏	99.0	99.6	94.7	0.6	0.4	94.5	97.3	7.5	2.0
浙江	98.5	99.6	96.6	0.9	2.4	90.2	93.5	6.1	1.7
安徽	99.3	99.1	82.8	0.3	3.0	88.3	88.8	4.8	2.0
福建	98.1	99.5	97.5	0.2	1.1	95.4	88.0	4.6	0.9
江西	98.0	99.6	93.8	0.1	2.3	95.1	94.4	4.3	2.0
山东	99.4	99.8	77.2	0.3	1.3	94.1	95.4	4.6	1.4
河南	97.7	99.5	97.6	0.5	0.2	97.7	98.2	5.4	1.7
湖北	98.2	98.9	89.4	0.5	0.2	98.2	94.1	4.6	1.4
湖南	98.1	99.5	63.8	0.1	0.5	90.6	94.9	4.2	1.7
广东	99.5	99.5	96.5	0.4	0.5	94.7	88.5	7.7	1.6
广西	98.4	98.9	86.4	0.3	0.7	96.5	95.7	6.0	1.3
海南	99.8	100.0	81.3	0.1	0.0	100.0	100.0	6.6	0.9
重庆	97.4	99.0	95.5	0.1	2.6	88.0	96.1	3.9	1.4
四川	98.3	99.3	90.9	0.2	1.1	93.0	94.3	4.5	1.9
贵州	99.1	99.2	88.6	0.1	1.6	89.0	97.9	4.1	1.9
云南	98.5	99.6	71.9	0.0	6.3	85.9	98.5	5.0	2.1
西藏	99.4	98.6	0.0	0.0	20.0	55.0	97.7	19.8	1.6
陕西	98.4	99.1	95.1	0.5	0.1	97.9	96.3	4.9	1.5
甘肃	99.2	99.6	83.8	0.3	1.8	90.3	92.6	4.2	1.8
青海	99.2	99.9	74.3	0.0	3.1	92.0	86.2	2.2	1.2
宁夏	99.5	99.5	86.8	0.0	1.4	95.6	95.6	6.2	1.3
新疆	98.7	99.6	93.8	0.3	3.5	89.4	83.9	4.5	1.8

5-8-4 2010年各地区政府办医院服务质量与效率

地区	诊断符合率(%)			医院感染率(%)	无菌手术(Ⅰ级切口)		急危重症抢救成功率(%)	医师日均担负	
	入院与出院	住院手术前后	病理检查与临床诊断		感染率(%)	甲级愈合率(%)		诊疗人次	住院床日
总计	**98.7**	**99.3**	**90.1**	**1.2**	**0.6**	**96.5**	**94.5**	**6.8**	**2.4**
东部	99.0	99.4	90.3	1.4	0.4	97.4	93.7	8.4	2.3
中部	98.5	99.0	90.3	1.0	0.4	96.7	95.4	4.9	2.3
西部	98.4	99.3	89.5	1.1	1.3	94.4	94.8	6.2	2.7
北京	99.7	99.8	95.0	1.5	0.1	99.4	94.6	9.6	1.7
天津	99.1	99.6	89.9	1.3	0.1	99.4	92.0	9.0	1.8
河北	98.7	99.0	88.4	0.7	1.2	94.2	95.4	4.3	2.0
山西	99.2	99.8	96.9	1.3	0.2	97.7	92.8	3.2	1.7
内蒙古	98.0	98.9	89.5	0.8	9.0	82.8	95.0	4.2	1.9
辽宁	99.3	99.6	92.4	1.0	0.8	94.5	90.0	4.8	2.3
吉林	98.7	99.1	82.3	1.1	0.1	98.3	92.4	4.2	1.9
黑龙江	99.1	99.5	93.7	0.6	0.1	98.1	94.2	3.8	2.0
上海	99.5	99.6	82.7	1.9	0.0	99.6	93.7	13.5	2.6
江苏	99.5	99.6	95.0	1.7	0.1	98.3	95.3	9.2	2.7
浙江	98.5	99.7	85.4	2.3	0.3	98.2	92.2	10.6	2.3
安徽	99.3	99.2	92.4	0.9	0.6	96.4	93.3	5.1	2.4
福建	98.1	98.2	88.3	1.6	0.3	98.1	94.9	9.6	2.7
江西	98.5	98.6	89.8	0.8	0.7	96.4	95.3	5.6	2.2
山东	98.9	99.3	92.5	0.8	0.5	95.6	93.7	5.0	2.2
河南	98.2	98.8	92.0	1.6	0.6	94.9	96.4	5.0	2.4
湖北	98.2	98.0	84.6	0.7	0.2	97.7	96.0	6.4	2.7
湖南	98.2	99.4	91.5	0.9	0.3	96.1	96.7	5.0	2.9
广东	99.4	99.8	94.8	1.4	0.1	99.1	93.9	12.1	2.2
广西	98.5	99.3	75.1	1.5	0.2	97.8	92.6	7.7	2.5
海南	97.7	98.1	95.9	1.4	0.1	99.4	91.4	7.0	2.4
重庆	98.9	99.5	91.6	0.8	0.2	96.7	93.5	7.3	3.0
四川	98.6	99.3	92.9	1.4	0.5	96.0	94.3	6.9	3.0
贵州	98.1	99.3	91.2	0.9	0.6	95.3	96.4	4.8	2.9
云南	97.1	99.6	90.6	0.9	0.5	93.6	96.4	7.6	3.2
西藏	97.9	98.4	85.0	0.0	3.8	90.3	97.4	4.9	1.5
陕西	99.0	99.4	92.5	0.9	0.4	98.1	94.3	5.4	2.5
甘肃	98.2	99.0	92.2	0.8	0.6	93.8	96.9	5.7	2.6
青海	98.4	98.8	96.2	1.1	0.1	97.7	96.6	5.6	2.2
宁夏	99.3	99.7	94.2	1.4	0.2	97.7	94.4	6.0	2.5
新疆	99.0	99.2	90.9	1.4	1.2	91.8	92.7	4.7	2.9

5-9-1 2010年各地区医院医师日均担负诊疗人次和住院床日

地区	医师日均担负诊疗人次						医师日均担负住院床日					
	合计	部(管)属	省属	地级市属	县级市属	县属	合计	部(管)属	省属	地级市属	县级市属	县属
总 计	**6.8**	**9.8**	**7.4**	**7.0**	**6.9**	**5.6**	**2.4**	**2.5**	**2.5**	**2.5**	**2.1**	**2.4**
东 部	8.2	10.5	8.7	8.6	8.6	6.1	2.2	1.8	2.3	2.3	2.1	2.3
中 部	4.9	8.8	5.3	5.0	4.4	4.6	2.4	3.4	2.7	2.6	2.0	2.2
西 部	6.2	9.2	6.9	6.0	5.4	6.5	2.7	3.5	2.8	2.7	2.5	2.8
北 京	9.3	9.5	8.5	10.0		8.0	1.5	1.6	1.5	1.6		1.4
天 津	8.6		8.4	9.5		6.1	1.8		1.9	1.5		2.0
河 北	4.2		4.4	4.0	4.3	4.3	2.1		2.7	2.3	1.7	2.1
山 西	3.2		4.9	3.7	2.8	2.5	1.6		1.8	1.9	1.3	1.4
内蒙古	4.3		3.6	4.5	3.3	4.9	2.0		2.6	2.3	1.6	1.8
辽 宁	4.7		6.2	4.9	4.1	3.3	2.2		2.6	2.4	1.9	1.7
吉 林	4.3	7.1	4.9	4.4	3.6	3.2	1.9	3.4	2.4	2.2	1.4	1.3
黑龙江	3.7		4.9	4.2	2.9	2.8	2.0		3.0	2.2	1.4	1.4
上 海	13.1	12.4	13.0	13.4		8.6	2.1	1.7	2.1	2.2		3.0
江 苏	9.1		12.1	9.1	8.9	7.5	2.8		3.1	2.8	2.7	3.1
浙 江	10.4		9.6	10.4	10.9	9.6	2.3		2.5	2.5	2.1	2.3
安 徽	5.1		7.1	5.0	4.3	4.7	2.4		2.5	2.4	2.3	2.4
福 建	9.6		9.1	9.9	9.6	9.3	2.6		2.5	2.6	2.5	2.9
江 西	5.6		4.5	4.8	5.7	6.4	2.3		2.0	2.5	2.2	2.3
山 东	5.2	7.1	6.5	5.8	4.7	4.6	2.2	2.0	2.3	2.3	2.0	2.3
河 南	4.9		5.0	5.0	4.7	4.9	2.5		3.5	2.8	2.1	2.2
湖 北	6.4	12.6	6.2	6.5	5.5	5.9	2.8	3.6	2.5	3.1	2.5	2.7
湖 南	5.3	7.4	5.2	5.5	5.0	4.8	2.9	3.2	2.8	3.1	2.4	2.8
广 东	11.7	13.1	9.2	11.0	13.4	7.8	2.1	2.1	2.5	2.4	1.9	2.0
广 西	8.1		7.8	7.9	8.4	8.4	2.6		2.7	2.4	2.3	2.8
海 南	7.0		7.3	5.4	6.8	8.3	2.1		2.1	2.1	2.1	2.0
重 庆	7.5		7.9	7.4		7.5	3.0		3.0	2.7		3.5
四 川	6.9	10.6	7.6	6.4	6.3	7.2	2.9	3.9	3.1	3.1	2.7	2.8
贵 州	4.8		5.0	4.2	4.4	5.2	3.0		3.0	3.1	2.5	3.2
云 南	7.5		10.7	6.0	6.8	7.6	3.2		2.7	3.0	3.3	3.5
西 藏	4.5		4.0	3.8	4.0	5.0	1.5		2.0	1.7	0.8	1.2
陕 西	5.4	7.7	5.3	5.2	4.7	5.5	2.6	3.2	2.5	2.5	2.4	2.6
甘 肃	5.7		4.4	4.6	6.7	6.2	2.6		1.9	2.7	2.6	2.6
青 海	6.1		9.0	3.8	3.6	5.3	2.3		3.0	2.0	0.9	2.2
宁 夏	5.6		4.8	5.5	6.5	6.9	2.6		2.5	2.5	2.9	2.9
新 疆	4.7		5.6	5.2	3.6	4.4	2.9		2.9	2.4	2.6	3.5

注：本表系卫生部门医院数字。

5-9-2 综合医院工作效率

医院级别	年份	医生日均担负		医师人均年业务收入(万元)	病床使用率(%)	平均住院日(日)
		诊疗人次	住院床日			
医院合计	1990	5.5	2.1	4.7	88.2	14.1
	1995	4.4	1.5	12.7	72.7	13.3
	2000	4.8	1.4	27.1	67.3	11.0
	2005	5.3	1.6	44.7	76.9	9.9
	2009	6.7	2.3	77.4	93.2	9.7
	2010	6.8	2.4	88.1	95.0	9.7
部(管)属	1990	6.4	2.0	9.8	100.3	22.1
	1995	5.2	1.6	29.0	94.6	20.4
	2000	8.5	1.8	72.8	95.5	14.6
	2005	7.8	2.3	129.7	100.2	13.1
	2009	9.1	2.4	187.3	104.0	11.4
	2010	9.8	2.5	219.7	105.5	10.9
省属	1990	5.4	2.0	6.5	97.2	21.5
	1995	4.5	1.6	20.5	87.3	21.5
	2000	6.2	1.8	54.0	84.9	15.8
	2005	6.6	2.1	90.1	91.3	12.8
	2009	7.3	2.5	133.4	103.3	12.3
	2010	7.4	2.5	148.0	103.5	11.9
地级市(地区)属	1990	5.5	2.2	5.2	94.7	17.4
	1995	4.7	1.7	14.6	80.2	16.5
	2000	5.0	1.5	30.4	74.0	13.1
	2005	5.7	1.9	49.7	84.1	11.9
	2009	6.8	2.4	82.2	97.8	11.6
	2010	7.0	2.5	95.2	99.3	11.6
县级市(区)属	1990	6.2	1.8	4.2	82.1	13.6
	1995	4.5	1.4	10.6	68.3	11.4
	2000	4.7	1.2	20.6	61.3	9.6
	2005	5.0	1.4	32.6	70.3	8.8
	2009	7.1	2.0	59.1	86.8	8.7
	2010	6.9	2.1	66.7	89.9	8.9
县属	1990	5.2	2.1	3.7	83.0	11.2
	1995	4.1	1.5	7.8	63.4	10.1
	2000	3.9	1.2	15.2	56.3	8.4
	2005	4.3	1.4	23.9	65.3	7.5
	2009	5.6	2.2	47.1	86.7	7.7
	2010	5.6	2.4	54.3	89.4	7.6

注：本表系卫生部门医院数字。

5-10-1　2010年医院出院病人疾病转归情况

疾病名称 (ICD-10)	出院人数 (人)	疾病构成 (%)	治愈率 (%)	好转率 (%)	未愈率 (%)	病死率 (%)	出院者平均住院日	出院者平均医药费用 (元)
总　计	**36256226**	**100.0**	**52.2**	**44.0**	**3.0**	**0.8**	**10.0**	**6064.6**
1.传染病和寄生虫病小计	1308463	3.6	45.1	50.7	3.8	0.5	10.0	4163.5
其中：肠道传染病	94473	0.3	59.5	38.6	1.6	0.2	5.7	1959.7
内：霍乱								
伤寒和副伤寒	5489	0.0	43.4	52.9	3.6	0.1	10.4	3843.7
细菌性痢疾	16763	0.0	56.7	41.3	1.9	0.2	5.3	1559.3
结核病	239941	0.7	12.7	80.2	6.5	0.6	15.0	6668.4
内：肺结核	149860	0.4	8.6	83.7	6.9	0.7	14.8	6133.8
白喉								
百日咳	509	0.0	30.6	63.3	5.5	0.6	8.4	2309.0
猩红热	1849	0.0	65.4	33.3	1.3		7.1	1747.9
性传播模式疾病	10023	0.0	52.1	42.5	5.2	0.2	9.6	4162.6
内：梅毒	4486	0.0	28.8	62.4	8.4	0.4	11.6	4932.0
淋球菌感染	444	0.0	62.2	36.0	1.8		7.4	2323.4
乙型脑炎	1408	0.0	40.7	43.0	13.6	2.7	11.3	6836.3
斑疹伤寒	7673	0.0	61.4	36.0	2.2	0.5	7.0	3376.6
病毒性肝炎	179845	0.5	13.9	80.5	5.1	0.5	18.2	7401.2
人类免疫缺陷病毒病（HIV）	9778	0.0	6.6	63.6	24.2	5.5	16.3	6360.2
血吸虫病	3724	0.0	19.5	78.0	2.5		13.7	4177.3
丝虫病	48	0.0	22.9	70.8	6.3		8.2	3937.3
钩虫病	955	0.0	25.9	71.8	2.3		7.4	4033.0
2.肿瘤小计	2584188	7.1	46.5	41.4	9.4	2.7	13.8	11245.1
恶性肿瘤计	1710606	4.7	27.9	55.6	12.5	3.9	15.8	12986.5
其中：鼻咽恶性肿瘤	27552	0.1	16.5	69.2	11.7	2.7	23.5	13725.9
食管恶性肿瘤	109024	0.3	28.2	57.6	11.3	2.9	17.7	14287.3
胃恶性肿瘤	173792	0.5	31.5	52.6	12.6	3.3	15.2	15110.2
小肠恶性肿瘤	6680	0.0	34.5	48.8	12.5	4.2	17.8	19195.5
结肠恶性肿瘤	76196	0.2	40.2	46.8	9.0	4.0	17.3	18196.0
直肠乙状结肠连接处、直肠、肛门和肛管恶性肿瘤	82735	0.2	41.8	46.1	9.5	2.6	17.5	17158.4
肝和肝内胆管恶性肿瘤	139190	0.4	15.0	57.2	20.7	7.1	13.6	12003.0
喉恶性肿瘤	12776	0.0	48.8	37.9	11.1	2.3	20.0	14937.2
气管、支气管、肺恶性肿瘤	301546	0.8	15.8	61.0	17.0	6.2	15.4	11180.4
骨、关节软骨恶性肿瘤	9741	0.0	31.8	49.8	15.5	2.9	16.5	12753.8
乳房恶性肿瘤	127388	0.4	46.2	49.1	3.3	1.3	15.8	11439.8
女性生殖器官恶性肿瘤	102038	0.3	35.3	54.8	8.2	1.6	16.3	11599.2
男性生殖器官恶性肿瘤	31246	0.1	27.5	61.3	8.6	2.5	15.5	11845.3
泌尿道恶性肿瘤	63777	0.2	53.8	36.2	7.7	2.3	16.4	14515.9
脑恶性肿瘤	19553	0.1	31.5	51.2	12.9	4.5	17.8	21362.8
白血病	92357	0.3	14.6	70.2	11.5	3.7	15.3	11416.2
原位癌计	22820	0.1	53.7	35.3	9.5	1.5	12.4	8246.1
其中：子宫颈原位癌	9861	0.0	80.2	16.4	3.3	0.2	9.6	7532.1
良性肿瘤计	788594	2.2	87.7	9.7	2.5	0.1	9.5	7657.3
其中：皮肤良性肿瘤	21408	0.1	85.4	12.6	1.9	0.1	7.7	4096.3

注：本表系卫生部门综合医院数字。

5-10-1 续表1

疾病名称 (ICD-10)	出院人数(人)	疾病构成(%)	治愈率(%)	好转率(%)	未愈率(%)	病死率(%)	出院者平均住院日	出院者平均医药费用(元)
乳房良性肿瘤	89435	0.2	94.8	4.6	0.6	0.0	5.7	4376.9
子宫平滑肌瘤	248687	0.7	94.1	4.0	1.9	0.0	9.9	7057.0
卵巢良性肿瘤	65642	0.2	94.9	4.0	1.0	0.0	9.2	7594.4
前列腺良性肿瘤	198	0.0	45.5	42.9	11.6	0.0	11.9	7632.6
甲状腺良性肿瘤	60180	0.2	90.8	7.1	2.1	0.0	8.2	6086.8
交界恶性和动态未知的肿瘤	61829	0.2	33.6	54.3	10.8	1.4	12.6	9975.2
3.血液、造血器官及免疫疾病小计	282914	0.8	21.4	72.7	5.3	0.6	9.4	5197.8
其中：贫血	148649	0.4	12.9	80.5	5.9	0.6	8.4	4844.8
4.内分泌、营养和代谢疾病小计	1045037	2.9	27.5	70.1	1.8	0.5	11.7	6442.2
其中：甲状腺功能亢进	66895	0.2	23.6	73.9	2.3	0.3	10.1	4635.5
糖尿病	700302	1.9	14.2	84.2	1.1	0.5	13.2	6771.9
5.精神和行为障碍小计	220117	0.6	27.3	69.3	3.1	0.2	15.9	4339.0
其中：依赖性物质引起的精神和行为障碍	35601	0.1	41.7	56.1	1.8	0.4	3.9	1643.9
酒精引起的精神和行为障碍	33996	0.1	41.5	56.4	1.8	0.4	3.6	1483.3
精神分裂症、分裂型和妄想性障碍	32052	0.1	18.1	78.1	3.6	0.1	46.4	5791.3
情感障碍	19415	0.1	24.0	73.6	2.4	0.1	21.8	5850.6
6.神经系统疾病小计	858759	2.4	28.5	67.5	3.4	0.6	10.8	5918.9
其中：中枢神经系统炎性疾病	51167	0.1	37.6	50.3	10.1	2.0	10.8	6805.9
帕金森病	23254	0.1	9.3	88.0	2.2	0.4	14.4	8002.7
癫痫	91526	0.3	22.1	71.4	5.9	0.6	7.5	4249.5
7.眼和附器疾病小计	768116	2.1	84.9	13.4	1.7	0.0	7.1	4468.8
其中：晶状体疾患	374096	1.0	95.2	3.5	1.3	0.0	5.3	4885.2
内：老年性白内障	259898	0.7	95.6	3.1	1.3	0.0	5.1	4820.4
视网膜脱离和断裂	34818	0.1	91.9	5.7	2.4	0.0	9.6	7914.1
青光眼	78915	0.2	77.6	20.9	1.4	0.0	9.6	4206.1
8.耳和乳突疾病小计	199503	0.6	46.3	51.1	2.6	0.0	9.6	4628.5
其中：中耳和乳突疾病	60741	0.2	72.9	25.2	1.9	0.0	10.2	5795.4
9.循环系统疾病小计	5227577	14.4	22.0	73.2	3.1	1.7	11.7	7701.2
其中：急性风湿热	10252	0.0	18.7	78.4	2.4	0.4	10.4	4754.4
慢性风湿性心脏病	82864	0.2	15.8	78.3	4.0	1.9	11.0	7696.6
高血压	689485	1.9	16.1	82.8	0.8	0.3	11.2	5711.0
内：高血压性心脏、肾脏病	53020	0.1	11.9	85.7	1.3	1.1	12.0	7025.4
缺血性心脏病	1454566	4.0	16.9	79.7	1.7	1.7	10.9	8580.5
内：心绞痛	176871	0.5	26.2	72.7	0.7	0.5	10.3	10875.8
急性心肌梗死	103978	0.3	19.3	67.3	5.2	8.2	10.1	15761.4
肺栓塞	9127	0.0	17.9	66.7	5.3	10.0	14.4	12976.7
心律失常	183414	0.5	27.9	69.8	1.8	0.4	8.3	9175.6
心力衰竭	75512	0.2	24.1	67.4	3.4	5.0	11.1	6442.8
脑血管病	2056277	5.7	19.6	73.5	4.8	2.1	13.3	7925.6
内：颅内出血	428738	1.2	24.3	57.1	12.7	5.9	14.5	11074.1
脑梗死	1218114	3.4	17.6	78.5	2.8	1.1	13.0	7143.3
大脑动脉闭塞和狭窄	75524	0.2	25.7	68.0	4.5	1.8	12.7	7258.4

5-10-1　续表2

疾病名称 (ICD-10)	出院人数 (人)	疾病构成 (%)	治愈率 (%)	好转率 (%)	未愈率 (%)	病死率 (%)	出院者平均住院日	出院者平均医药费用(元)
静脉炎和血栓形成	43275	0.1	32.2	64.3	3.2	0.3	12.9	10412.9
下肢静脉曲张	67594	0.2	82.1	15.3	2.6	0.0	10.5	6213.3
10.呼吸系统疾病小计	5133451	14.2	50.7	46.5	2.1	0.8	8.6	3962.0
其中：急性上呼吸道感染	934579	2.6	62.4	36.4	1.2	0.0	5.1	1470.7
流行性感冒	4004	0.0	61.9	36.0	1.8	0.2	5.9	2739.9
内：人禽流感								
肺炎	1554167	4.3	53.7	43.7	1.9	0.7	8.3	3220.7
慢性鼻窦炎	108344	0.3	82.5	16.4	1.1	0.0	8.5	5621.5
慢性扁桃体和腺样体疾病	92259	0.3	91.9	6.7	1.4	0.0	7.0	4145.5
慢性下呼吸道疾病	1126051	3.1	24.8	72.0	2.1	1.1	10.8	6061.6
内：哮喘	127737	0.4	29.5	68.9	1.3	0.3	8.6	4271.0
外部物质引起的肺病	25413	0.1	23.0	65.4	8.4	3.3	20.8	8352.0
11.消化系统疾病小计	4001555	11.0	59.3	37.6	2.6	0.4	8.7	5628.3
其中：口腔疾病	106480	0.3	74.2	23.7	2.1	0.0	7.6	3988.1
胃及十二指肠溃疡	229420	0.6	38.7	59.2	1.7	0.4	9.3	6386.7
阑尾疾病	525588	1.4	85.2	13.9	0.9	0.0	7.3	4444.6
疝	358590	1.0	91.6	6.0	2.3	0.0	7.9	4910.7
内：腹股沟疝	334261	0.9	92.3	5.5	2.2	0.0	7.6	4657.7
肠梗阻	194981	0.5	60.3	34.6	4.5	0.6	7.7	5503.5
酒精性肝病	24628	0.1	9.9	83.4	4.7	1.9	13.2	7411.1
肝硬化	166465	0.5	9.6	81.1	6.9	2.4	14.4	8837.9
胆石病和胆囊炎	608941	1.7	69.6	28.1	2.2	0.1	9.8	8159.4
急性胰腺炎	122392	0.3	50.6	45.3	3.5	0.6	10.9	10394.8
12.皮肤和皮下组织疾病小计	267620	0.7	58.3	39.4	2.1	0.2	10.9	4596.1
其中：皮炎及湿疹	45683	0.1	51.7	46.9	1.3	0.1	9.7	3594.2
牛皮癣	10371	0.0	23.5	75.2	1.2	0.1	17.5	6526.0
荨麻疹	24395	0.1	62.5	36.1	1.5	0.0	5.9	1897.5
13.肌肉骨骼系统和结缔组织疾病小计	875946	2.4	34.3	63.3	2.2	0.2	12.4	8214.4
其中：炎性多关节炎	104898	0.3	20.2	78.2	1.4	0.2	12.9	7118.5
内：类风湿关节炎	49605	0.1	12.6	85.7	1.4	0.2	13.4	6890.2
痛风	28406	0.1	22.4	76.4	1.0	0.2	11.9	5428.7
其他关节病	41137	0.1	41.0	57.5	1.5	0.0	14.1	13368.1
系统性结缔组织病	91889	0.3	12.5	83.6	3.1	0.8	12.5	7298.5
内：系统性红斑狼疮	53253	0.1	10.5	85.7	2.8	1.0	11.9	6876.7
脊椎关节强硬	94479	0.3	25.2	73.6	1.2	0.0	11.3	7423.5
椎间盘疾病	244808	0.7	32.5	65.6	1.9	0.0	12.6	7198.1
骨密度和骨结构疾病	49589	0.1	44.0	53.1	2.8	0.2	14.4	10192.9
内：骨质疏松	26248	0.1	24.7	73.2	1.8	0.3	15.5	9439.9
骨髓炎	10785	0.0	47.1	49.3	3.5	0.2	19.7	8798.0
14.泌尿生殖系统疾病小计	2021817	5.6	59.6	36.9	3.1	0.3	10.4	6023.7
其中：肾小球疾病	163162	0.5	12.7	83.3	3.6	0.4	14.0	6372.7
肾盂肾炎	34474	0.1	49.3	49.4	1.2	0.2	11.0	5059.9
肾衰竭	203813	0.6	8.9	82.7	6.0	2.4	17.9	8904.1
尿石病	366119	1.0	61.7	35.2	3.1	0.0	8.5	5659.0
膀胱炎	22473	0.1	61.2	37.6	1.2	0.0	10.7	5531.7
尿道狭窄	10892	0.0	65.4	30.9	3.6	0.0	12.7	7290.5

5-10-1 续表3

疾病名称 (ICD-10)	出院人数(人)	疾病构成(%)	治愈率(%)	好转率(%)	未愈率(%)	病死率(%)	出院者平均住院日	出院者平均医药费用(元)
男性生殖器官疾病	311597	0.9	69.9	27.8	2.3	0.1	10.5	6196.0
内：前列腺增生	159602	0.4	60.0	37.3	2.6	0.1	13.3	8960.3
乳房疾患	96077	0.3	82.4	14.5	3.1	0.0	7.0	4404.1
女性盆腔器官炎性疾病	170341	0.5	75.1	23.3	1.6	0.0	7.8	3746.0
子宫内膜异位	88168	0.2	90.7	7.4	1.9	0.0	9.3	7545.0
女性生殖器脱垂	32028	0.1	90.4	5.7	3.9	0.0	10.8	7394.4
15.妊娠、分娩和产褥期小计	3989534	11.0	95.1	4.3	0.5	0.0	5.6	2991.9
其中：异位妊娠	218277	0.6	85.9	12.4	1.8	0.0	7.7	5132.6
医疗性流产	162979	0.4	99.3	0.5	0.1	0.1	4.1	1355.8
妊娠高血压	52551	0.1	78.7	19.3	1.9	0.1	7.2	5135.7
前置胎盘、胎盘早剥和产前出血	30046	0.1	83.1	13.9	3.0	0.0	9.0	5048.8
梗阻性分娩	226994	0.6	98.5	1.3	0.1	0.0	7.1	4347.3
分娩时会阴、阴道裂伤	56072	0.2	99.3	0.6	0.1	0.0	3.3	2095.5
产后出血	26255	0.1	91.5	7.4	0.7	0.3	6.0	4843.2
顺产	1228520	3.4	98.7	1.1	0.1	0.1	3.9	1673.9
16.起源于围生期疾病小计	691782	1.9	50.9	44.5	3.9	0.7	7.8	3587.2
其中：产伤	5151	0.0	39.9	55.3	4.3	0.4	8.2	4538.1
出生窒息	120453	0.3	42.4	52.1	4.4	1.1	7.8	3933.8
新生儿吸入综合征	47730	0.1	55.3	40.9	3.3	0.5	6.6	3820.5
围生期的感染	31526	0.1	51.2	43.8	4.2	0.7	6.7	3348.2
胎儿和新生儿的溶血性疾病	7991	0.0	56.4	40.7	2.8	0.1	6.1	3614.7
新生儿硬化病	2118	0.0	59.7	34.7	4.1	1.6	6.3	3309.1
17.先天性畸形、变形和染色体异常小计	237709	0.7	72.1	21.5	5.7	0.6	10.5	10052.9
神经系统其他先天性畸形	7119	0.0	30.9	60.0	8.9	0.3	12.2	8581.3
循环系统先天性畸形	69599	0.2	57.2	32.1	9.1	1.6	11.9	18549.2
内：先天性心脏病	55707	0.2	58.4	30.8	9.1	1.8	12.2	18756.9
唇裂和腭裂	17409	0.0	93.2	3.8	3.0	0.1	11.2	4414.7
消化系统先天性畸形	13885	0.0	66.0	24.1	9.2	0.7	10.7	8616.2
生殖泌尿系统先天性畸形	51306	0.1	78.5	16.8	4.7	0.1	10.1	5962.5
肌肉骨骼系统先天性畸形	24733	0.1	74.4	21.2	3.9	0.6	9.9	9054.2
18.症状、体征和检验异常小计	475344	1.3	40.3	47.7	9.5	2.5	7.2	4196.9
19.损伤、中毒小计	4089696	11.3	48.4	47.6	3.1	0.9	12.1	7252.4
其中：骨折	597090	1.6	50.4	45.3	3.4	0.9	13.0	8683.5
内：颅骨和面骨骨折	132485	0.4	46.4	49.3	4.1	0.3	11.4	6738.4
股骨骨折	206445	0.6	53.2	40.7	5.8	0.3	18.3	16666.7
多部位骨折	10452	0.0	45.0	49.0	4.5	1.5	23.7	16654.3
颅内损伤	563143	1.6	42.0	49.9	4.2	3.9	12.7	8815.9
烧伤和腐蚀伤	116331	0.3	50.4	46.3	2.8	0.5	12.0	5825.9
药物、药剂和生物制品中毒	59489	0.2	37.8	57.5	3.4	1.3	3.8	2581.5
非药用物质的毒性效应	150175	0.4	35.1	58.0	5.0	1.9	6.3	3701.3
医疗并发症计	62097	0.2	65.2	32.5	2.1	0.3	12.9	6964.5
内：手术和操作并发症	32002	0.1	64.3	33.2	2.1	0.3	16.0	6984.6
假体装置、植入物和移植物并发症	16402	0.0	79.4	18.2	2.3	0.1	10.7	8439.9
20.其他接受医疗服务小计	1977098	5.5	73.2	25.7	0.8	0.3	9.8	7379.6

5-10-2　2010年城市医院出院病人疾病转归情况

疾病名称 (ICD-10)	出院人数 (人)	疾病构成 (%)	治愈率 (%)	好转率 (%)	未愈率 (%)	病死率 (%)	出院者平均住院日
总　　计	**26089322**	**100.0**	**52.9**	**43.3**	**2.9**	**0.9**	**10.6**
1.传染病和寄生虫病小计	852421	3.3	45.3	50.6	3.6	0.6	11.0
其中：肠道传染病	53217	0.2	64.1	34.1	1.5	0.3	6.1
内：霍乱							
伤寒和副伤寒	3034	0.0	48.7	47.4	3.8	0.1	9.9
细菌性痢疾	7275	0.0	61.6	36.3	1.9	0.2	5.8
结核病	164677	0.6	14.7	78.4	6.4	0.6	16.2
内：肺结核	96722	0.4	9.9	82.5	6.9	0.7	16.1
白喉							
百日咳	301	0.0	27.2	65.8	6.3	0.7	9.1
猩红热	1274	0.0	65.0	33.6	1.4		7.5
性传播模式疾病	8142	0.0	52.3	42.2	5.3	0.2	9.9
内：梅毒	3871	0.0	29.2	61.8	8.6	0.4	11.7
淋球菌感染	225	0.0	62.7	35.1	2.2		7.9
乙型脑炎	1078	0.0	43.4	41.5	12.7	2.4	12.2
斑疹伤寒	4313	0.0	66.2	31.0	2.1	0.7	7.3
病毒性肝炎	136989	0.5	15.4	79.5	4.5	0.6	18.7
人类免疫缺陷病毒病（HIV）	6039	0.0	8.7	64.9	20.1	6.3	14.9
血吸虫病	3277	0.0	21.4	76.8	1.8		13.8
丝虫病	28	0.0	21.4	75.0	3.6		8.7
钩虫病	475	0.0	31.4	65.7	2.9		7.6
2.肿瘤小计	2177133	8.3	47.1	41.7	8.4	2.8	14.1
恶性肿瘤计	1466597	5.6	29.5	55.4	11.1	4.1	16.2
其中：鼻咽恶性肿瘤	24558	0.1	17.4	69.7	10.3	2.6	24.5
食管恶性肿瘤	86953	0.3	30.3	56.3	10.3	3.1	18.5
胃恶性肿瘤	141425	0.5	33.4	51.7	11.3	3.7	15.7
小肠恶性肿瘤	5919	0.0	36.0	48.4	11.3	4.3	18.1
结肠恶性肿瘤	65993	0.3	42.0	45.5	8.2	4.3	17.6
直肠乙状结肠连接处、直肠、肛门和肛管恶性肿瘤	70022	0.3	44.3	44.6	8.3	2.8	17.9
肝和肝内胆管恶性肿瘤	113504	0.4	16.4	58.7	17.6	7.4	13.9
喉恶性肿瘤	11849	0.0	51.4	36.3	10.1	2.2	20.4
气管、支气管、肺恶性肿瘤	250732	1.0	16.9	61.2	15.2	6.6	15.8
骨、关节软骨恶性肿瘤	8505	0.0	33.9	49.3	13.9	2.8	16.8
乳房恶性肿瘤	112611	0.4	48.1	47.6	2.9	1.4	16.0
女性生殖器官恶性肿瘤	89274	0.3	36.3	54.8	7.2	1.7	16.8
男性生殖器官恶性肿瘤	28214	0.1	28.0	61.7	7.8	2.5	15.4
泌尿道恶性肿瘤	56914	0.2	56.5	34.5	6.6	2.4	16.6
脑恶性肿瘤	17694	0.1	33.6	51.0	11.1	4.3	18.3
白血病	83215	0.3	15.2	71.0	10.0	3.7	15.9
原位癌计	18069	0.1	60.2	32.6	5.9	1.3	12.5
其中：子宫颈原位癌	9265	0.0	82.1	15.1	2.6	0.1	9.5
良性肿瘤计	639534	2.5	88.0	9.5	2.4	0.1	9.6
其中：皮肤良性肿瘤	17558	0.1	86.8	11.4	1.7	0.1	7.9

注：本表系卫生部门综合医院数字。

5-10-2 续表1

疾病名称 (ICD-10)	出院人数（人）	疾病构成（%）	治愈率（%）	好转率（%）	未愈率（%）	病死率（%）	出院者平均住院日
乳房良性肿瘤	82256	0.3	95.3	4.1	0.6	0.0	5.7
子宫平滑肌瘤	187523	0.7	94.3	3.9	1.8	0.0	10.0
卵巢良性肿瘤	53517	0.2	95.3	3.9	0.8	0.0	9.3
前列腺良性肿瘤	145	0.0	46.2	41.4	12.4		12.0
甲状腺良性肿瘤	44333	0.2	91.4	6.7	1.8	0.0	8.1
交界恶性和动态未知的肿瘤	52807	0.2	34.5	54.3	9.8	1.4	13.1
3.血液、造血器官及免疫疾病小计	222122	0.9	22.1	72.6	4.7	0.6	10.1
其中：贫血	110001	0.4	13.4	80.6	5.3	0.7	9.3
4.内分泌、营养和代谢疾病小计	874096	3.4	28.5	69.3	1.6	0.5	12.1
其中：甲状腺功能亢进	57835	0.2	23.2	74.7	1.9	0.3	10.2
糖尿病	586906	2.2	15.3	83.2	0.9	0.5	13.5
5.精神和行为障碍小计	161558	0.6	26.2	70.7	2.9	0.2	18.8
其中：依赖性物质引起的精神和行为障碍	19709	0.1	41.8	55.8	2.0	0.4	4.7
酒精引起的精神和行为障碍	18308	0.1	41.3	56.4	1.9	0.4	4.3
精神分裂症、分裂型和妄想性障碍	27524	0.1	18.0	78.9	3.0	0.1	48.7
情感障碍	17326	0.1	25.4	72.3	2.1	0.1	22.9
6.神经系统疾病小计	678814	2.6	30.2	65.9	3.3	0.6	11.5
其中：中枢神经系统炎性疾病	36395	0.1	34.3	53.9	9.6	2.2	12.1
帕金森病	19953	0.1	9.9	87.7	2.0	0.4	14.9
癫痫	71319	0.3	24.3	69.0	6.1	0.7	7.5
7.眼和附器疾病小计	596915	2.3	85.4	13.0	1.6	0.0	7.3
其中：晶状体疾患	283325	1.1	95.8	3.0	1.2	0.0	5.4
内：老年性白内障	195536	0.7	96.2	2.6	1.1	0.0	5.2
视网膜脱离和断裂	34496	0.1	92.2	5.5	2.3	0.0	9.6
青光眼	64844	0.2	79.3	19.4	1.3	0.0	9.8
8.耳和乳突疾病小计	153281	0.6	49.8	47.5	2.7	0.0	10.2
其中：中耳和乳突疾病	50181	0.2	77.5	20.6	1.8	0.0	10.5
9.循环系统疾病小计	3847510	14.7	24.2	71.3	2.7	1.8	12.2
其中：急性风湿热	6736	0.0	21.4	76.2	1.9	0.4	10.6
慢性风湿性心脏病	58573	0.2	19.8	74.3	3.9	2.0	11.9
高血压	525611	2.0	18.4	80.7	0.6	0.3	11.8
内：高血压性心脏、肾脏病	41078	0.2	13.4	84.3	1.1	1.2	12.4
缺血性心脏病	1092899	4.2	18.8	77.9	1.5	1.9	11.4
内：心绞痛	159009	0.6	27.1	71.8	0.6	0.4	10.4
急性心肌梗死	80287	0.3	21.9	64.7	4.7	8.7	10.3
肺栓塞	7964	0.0	18.3	67.4	4.5	9.7	15.0
心律失常	149900	0.6	29.9	68.0	1.7	0.4	8.4
心力衰竭	55547	0.2	25.8	65.9	3.0	5.3	11.5
脑血管病	1451245	5.6	21.5	72.0	4.2	2.3	14.0
内：颅内出血	283305	1.1	26.9	54.9	11.3	6.9	15.1
脑梗死	859431	3.3	19.3	76.9	2.5	1.3	13.6
大脑动脉闭塞和狭窄	55388	0.2	29.2	64.8	4.0	2.1	13.1

5-10-2 续表2

疾病名称(ICD-10)	出院人数(人)	疾病构成(%)	治愈率(%)	好转率(%)	未愈率(%)	病死率(%)	出院者平均住院日
静脉炎和血栓形成	37054	0.1	33.4	63.6	2.7	0.3	13.0
下肢静脉曲张	49986	0.2	83.1	14.5	2.3	0.0	10.7
10.呼吸系统疾病小计	3394478	13.0	52.8	44.2	2.0	1.0	9.0
其中：急性上呼吸道感染	540914	2.1	66.0	33.0	1.0	0.0	5.3
流行性感冒	2402	0.0	65.4	32.3	2.0	0.3	5.7
内：人禽流感							
肺炎	1009946	3.9	55.0	42.2	1.8	0.9	8.9
慢性鼻窦炎	80666	0.3	86.2	12.8	1.0	0.0	8.8
慢性扁桃体和腺样体疾病	75347	0.3	93.2	5.4	1.4	0.0	7.1
慢性下呼吸道疾病	772935	3.0	27.1	69.6	1.9	1.3	11.6
内：哮喘	96300	0.4	31.4	67.1	1.2	0.4	9.1
外部物质引起的肺病	19777	0.1	22.9	64.0	9.3	3.9	23.7
11.消化系统疾病小计	2764648	10.6	60.5	36.5	2.5	0.5	9.2
其中：口腔疾病	75606	0.3	78.7	19.2	2.1	0.0	8.2
胃及十二指肠溃疡	166307	0.6	41.3	56.8	1.5	0.4	9.6
阑尾疾病	332547	1.3	85.8	13.3	0.9	0.0	7.2
疝	232755	0.9	92.2	5.5	2.3	0.1	7.9
内：腹股沟疝	215393	0.8	93.0	4.9	2.1	0.0	7.7
肠梗阻	138751	0.5	62.0	33.3	4.0	0.7	8.1
酒精性肝病	18627	0.1	11.0	82.6	4.2	2.1	13.7
肝硬化	127107	0.5	10.5	81.1	5.8	2.5	15.0
胆石病和胆囊炎	441493	1.7	72.0	25.8	2.0	0.1	10.2
急性胰腺炎	93228	0.4	52.7	43.7	2.9	0.7	11.4
12.皮肤和皮下组织疾病小计	211335	0.8	60.1	37.8	1.9	0.2	11.6
其中：皮炎及湿疹	38157	0.1	53.4	45.4	1.1	0.1	10.3
牛皮癣	9901	0.0	23.5	75.3	1.1	0.1	17.7
荨麻疹	18590	0.1	65.3	33.6	1.2		6.3
13.肌肉骨骼系统和结缔组织疾病小计	716109	2.7	36.1	61.6	2.1	0.2	12.9
其中：炎性多关节炎	88115	0.3	21.2	77.3	1.3	0.2	13.3
内：类风湿关节炎	43311	0.2	13.3	85.3	1.2	0.2	13.8
痛风	23009	0.1	24.1	74.9	0.9	0.2	12.3
其他关节病	37393	0.1	42.3	56.2	1.4	0.0	14.3
系统性结缔组织病	87548	0.3	12.6	83.9	2.7	0.8	12.6
内：系统性红斑狼疮	50629	0.2	10.8	85.8	2.5	0.9	12.0
脊椎关节强硬	74671	0.3	28.4	70.4	1.2	0.0	12.0
椎间盘疾病	184462	0.7	36.4	61.7	1.9	0.0	13.2
骨密度和骨结构疾病	41301	0.2	44.5	52.7	2.6	0.2	15.0
内：骨质疏松	23061	0.1	26.2	71.8	1.7	0.3	15.9
骨髓炎	8026	0.0	51.3	45.5	3.0	0.2	20.7
14.泌尿生殖系统疾病小计	1553849	6.0	60.8	35.9	2.9	0.4	10.8
其中：肾小球疾病	137263	0.5	12.7	84.1	2.9	0.4	14.4
肾盂肾炎	28549	0.1	51.3	47.6	1.0	0.2	11.3
肾衰竭	165611	0.6	9.5	83.0	4.9	2.5	18.0
尿石病	251090	1.0	66.9	30.1	3.0	0.0	9.1
膀胱炎	17990	0.1	64.3	34.6	1.0	0.1	11.2
尿道狭窄	9430	0.0	67.7	29.2	3.1	0.0	12.9

5-10-2 续表3

疾病名称 (ICD-10)	出院人数 (人)	疾病构成 (%)	治愈率 (%)	好转率 (%)	未愈率 (%)	病死率 (%)	出院者平均住院日
男性生殖器官疾病	226811	0.9	71.8	26.0	2.1	0.1	10.9
内：前列腺增生	119654	0.5	62.3	35.2	2.4	0.1	13.8
乳房疾患	83762	0.3	84.0	13.0	3.0	0.0	7.0
女性盆腔器官炎性疾病	123259	0.5	76.6	21.8	1.6	0.0	8.1
子宫内膜异位	70486	0.3	90.5	7.7	1.8	0.0	9.3
女性生殖器脱垂	23818	0.1	90.6	5.5	3.9	0.0	11.2
15.妊娠、分娩和产褥期小计	2498823	9.6	94.3	5.1	0.6	0.1	5.8
其中：异位妊娠	166132	0.6	85.3	13.1	1.7	0.0	7.9
医疗性流产	125341	0.5	99.4	0.4	0.1	0.1	3.9
妊娠高血压	38841	0.1	78.3	20.0	1.6	0.1	7.5
前置胎盘、胎盘早剥和产前出血	22353	0.1	84.0	13.4	2.6	0.0	9.3
梗阻性分娩	136774	0.5	98.6	1.2	0.1	0.1	7.1
分娩时会阴、阴道裂伤	45001	0.2	99.4	0.5	0.1	0.0	3.3
产后出血	19067	0.1	92.6	6.5	0.6	0.3	6.3
顺产	591013	2.3	98.7	1.1	0.0	0.1	4.2
16.起源于围生期疾病小计	460910	1.8	54.8	40.8	3.8	0.6	7.2
其中：产伤	3509	0.0	42.3	53.1	4.1	0.4	8.8
出生窒息	65542	0.3	45.8	48.8	4.3	1.0	8.6
新生儿吸入综合征	31064	0.1	59.5	37.1	2.9	0.5	7.0
围生期的感染	19784	0.1	55.6	39.4	4.1	0.9	7.5
胎儿和新生儿的溶血性疾病	7033	0.0	59.0	38.6	2.3	0.1	6.2
新生儿硬化病	1203	0.0	64.5	29.8	4.1	1.7	7.3
17.先天性畸形、变形和染色体异常小计	211354	0.8	73.4	20.4	5.5	0.6	10.8
神经系统其他先天性畸形	5931	0.0	33.7	57.8	8.2	0.3	13.0
循环系统先天性畸形	65041	0.2	60.1	30.1	8.4	1.5	12.2
内：先天性心脏病	51459	0.2	61.9	28.3	8.2	1.6	12.6
唇裂和腭裂	16972	0.1	93.5	3.5	2.9	0.1	11.3
消化系统先天性畸形	12758	0.0	67.2	23.5	8.6	0.7	11.1
生殖泌尿系统先天性畸形	43433	0.2	78.7	16.7	4.5	0.1	10.4
肌肉骨骼系统先天性畸形	21383	0.1	76.2	19.4	3.8	0.6	10.2
18.症状、体征和检验异常小计	334720	1.3	40.9	46.8	9.5	2.8	7.7
19.损伤、中毒小计	2643839	10.1	52.3	43.8	2.9	0.9	12.9
其中：骨折	398046	1.5	54.6	41.2	3.2	1.0	13.8
内：颅骨和面骨骨折	89038	0.3	52.7	43.4	3.7	0.2	11.9
股骨骨折	143350	0.5	57.9	36.7	5.1	0.3	19.0
多部位骨折	8018	0.0	50.3	44.2	3.9	1.6	22.5
颅内损伤	363155	1.4	44.4	47.4	3.9	4.3	13.5
烧伤和腐蚀伤	87834	0.3	54.7	42.3	2.5	0.5	13.0
药物、药剂和生物制品中毒	35798	0.1	39.8	55.0	3.5	1.7	4.1
非药用物质的毒性效应	84944	0.3	36.7	56.0	5.3	2.1	7.0
医疗并发症计	50141	0.2	66.9	30.8	2.1	0.3	13.7
内：手术和操作并发症	26146	0.1	66.0	31.7	2.0	0.3	16.7
假体装置、植入物和移植物并发症	14140	0.1	80.4	17.1	2.4	0.1	10.9
20.其他接受医疗服务小计	1735407	6.7	72.2	26.7	0.7	0.4	10.0

5-10-3　2010年县级医院出院病人疾病转归情况

疾病名称 (ICD-10)	出院人数(人)	疾病构成(%)	治愈率(%)	好转率(%)	未愈率(%)	病死率(%)	出院者平均住院日
总　　计	**10166904**	**100.0**	**50.2**	**45.9**	**3.3**	**0.5**	**8.4**
1.传染病和寄生虫病小计	456042	4.5	44.7	50.8	4.2	0.3	8.0
其中：肠道传染病	41256	0.4	53.6	44.5	1.8	0.1	5.2
内：霍乱							
伤寒和副伤寒	2455	0.0	36.8	59.7	3.4	0.1	11.0
细菌性痢疾	9488	0.1	52.9	45.1	1.8	0.1	5.0
结核病	75264	0.7	8.5	84.2	6.7	0.6	12.6
内：肺结核	53138	0.5	6.3	86.0	7.1	0.7	12.4
白喉							
百日咳	208	0.0	35.6	59.6	4.3	0.5	7.4
猩红热	575	0.0	66.3	32.7	1.0		6.0
性传播模式疾病	1881	0.0	51.0	44.1	4.7	0.2	8.3
内：梅毒	615	0.0	26.0	66.0	7.3	0.7	10.7
淋球菌感染	219	0.0	61.6	37.0	1.4		6.9
乙型脑炎	330	0.0	31.8	47.9	16.7	3.6	8.7
斑疹伤寒	3360	0.0	55.2	42.4	2.2	0.3	6.7
病毒性肝炎	42856	0.4	9.3	83.5	6.9	0.4	16.6
人类免疫缺陷病毒病（HIV）	3739	0.0	3.3	61.6	31.0	4.2	18.6
血吸虫病	447	0.0	5.1	87.0	7.8		13.4
丝虫病	20	0.0	25.0	65.0	10.0		7.5
钩虫病	480	0.0	20.4	77.9	1.7		7.2
2.肿瘤小计	407055	4.0	43.7	39.9	14.6	1.8	11.8
恶性肿瘤计	244009	2.4	18.5	57.3	21.3	2.9	13.6
其中：鼻咽恶性肿瘤	2994	0.0	8.9	64.3	23.2	3.6	15.2
食管恶性肿瘤	22071	0.2	19.8	62.6	15.4	2.2	14.6
胃恶性肿瘤	32367	0.3	23.0	56.9	18.4	1.7	13.4
小肠恶性肿瘤	761	0.0	23.3	52.3	21.7	2.8	15.1
结肠恶性肿瘤	10203	0.1	28.6	54.9	14.5	2.0	15.7
直肠乙状结肠连接处、直肠、肛门和肛管恶性肿瘤	12713	0.1	28.2	54.5	15.9	1.4	15.2
肝和肝内胆管恶性肿瘤	25686	0.3	8.8	50.7	34.6	5.9	12.4
喉恶性肿瘤	927	0.0	14.7	58.7	23.6	3.0	15.6
气管、支气管、肺恶性肿瘤	50814	0.5	10.3	59.8	26.1	3.8	13.6
骨、关节软骨恶性肿瘤	1236	0.0	17.7	52.8	26.5	2.9	14.4
乳房恶性肿瘤	14777	0.1	31.6	61.1	6.5	0.8	14.1
女性生殖器官恶性肿瘤	12764	0.1	28.4	55.2	15.3	1.1	12.5
男性生殖器官恶性肿瘤	3032	0.0	23.4	58.1	16.4	2.0	16.4
泌尿道恶性肿瘤	6863	0.1	31.8	50.2	16.5	1.5	14.9
脑恶性肿瘤	1859	0.0	11.5	53.3	29.5	5.8	13.0
白血病	9142	0.1	8.6	62.6	24.7	4.1	10.3
原位癌计	4751	0.0	28.9	45.7	23.1	2.2	12.3
其中：子宫颈原位癌	596	0.0	49.8	36.1	13.4	0.7	10.0
良性肿瘤计	149060	1.5	86.4	10.3	3.3	0.0	8.9
其中：皮肤良性肿瘤	3850	0.0	79.0	18.4	2.6	0.0	6.8

注：①本表系卫生部门综合医院数字；②县级医院包括县和县级市医院。

5-10-3 续表1

疾病名称 (ICD-10)	出院人数(人)	疾病构成(%)	治愈率(%)	好转率(%)	未愈率(%)	病死率(%)	出院者平均住院日
乳房良性肿瘤	7179	0.1	88.7	10.0	1.3	0.0	6.0
子宫平滑肌瘤	61164	0.6	93.3	4.3	2.4	0.0	9.5
卵巢良性肿瘤	12125	0.1	93.5	4.9	1.7	0.0	8.6
前列腺良性肿瘤	53	0.0	43.4	47.2	9.4	0.0	11.7
甲状腺良性肿瘤	15847	0.2	88.9	8.4	2.7	0.0	8.5
交界恶性和动态未知的肿瘤	9022	0.1	28.2	54.1	16.6	1.2	9.4
3.血液、造血器官及免疫疾病小计	60792	0.6	19.2	73.0	7.4	0.4	7.0
其中：贫血	38648	0.4	11.6	80.1	7.8	0.5	5.9
4.内分泌、营养和代谢疾病小计	170941	1.7	22.2	74.4	2.9	0.5	9.9
其中：甲状腺功能亢进	9060	0.1	26.3	68.4	4.8	0.5	9.4
糖尿病	113396	1.1	8.2	89.0	2.3	0.5	11.1
5.精神和行为障碍小计	58559	0.6	30.4	65.7	3.6	0.3	7.9
其中：依赖性物质引起的精神和行为障碍	15892	0.2	41.6	56.4	1.7	0.4	2.8
酒精引起的精神和行为障碍	15688	0.2	41.7	56.3	1.6	0.4	2.8
精神分裂症、分裂型和妄想性障碍	4528	0.0	18.9	73.6	7.4	0.1	32.1
情感障碍	2089	0.0	11.7	83.9	4.4	0.0	13.1
6.神经系统疾病小计	179945	1.8	22.2	73.5	3.7	0.6	8.2
其中：中枢神经系统炎性疾病	14772	0.1	45.5	41.7	11.4	1.5	7.6
帕金森病	3301	0.0	5.5	90.1	4.0	0.4	11.8
癫痫	20207	0.2	14.4	79.9	5.3	0.5	7.5
7.眼和附器疾病小计	171201	1.7	83.2	14.9	1.9	0.0	6.1
其中：晶状体疾患	90771	0.9	93.3	4.9	1.7	0.0	5.1
内：老年性白内障	64362	0.6	93.8	4.5	1.7	0.0	5.0
视网膜脱离和断裂	322	0.0	59.6	23.3	17.1	0.0	9.1
青光眼	14071	0.1	70.2	27.8	2.0	0.0	8.8
8.耳和乳突疾病小计	46222	0.5	34.7	63.3	2.0	0.0	7.7
其中：中耳和乳突疾病	10560	0.1	50.7	47.1	2.2	0.0	8.5
9.循环系统疾病小计	1380067	13.6	15.9	78.5	4.2	1.3	10.4
其中：急性风湿热	3516	0.0	13.6	82.7	3.4	0.3	10.0
慢性风湿性心脏病	24291	0.2	6.3	87.8	4.3	1.6	8.8
高血压	163874	1.6	8.8	89.6	1.3	0.3	9.3
内：高血压性心脏、肾脏病	11942	0.1	6.8	90.4	2.1	0.7	10.4
缺血性心脏病	361667	3.6	11.0	85.2	2.4	1.4	9.6
内：心绞痛	17862	0.2	17.4	80.2	1.7	0.6	9.5
急性心肌梗死	23691	0.2	10.3	76.1	6.9	6.7	9.4
肺栓塞	1163	0.0	15.2	62.1	10.4	12.3	10.1
心律失常	33514	0.3	19.3	77.8	2.4	0.5	7.6
心力衰竭	19965	0.2	19.4	71.8	4.6	4.2	9.9
脑血管病	605032	6.0	15.0	77.3	6.3	1.4	11.8
内：颅内出血	145433	1.4	19.2	61.4	15.4	4.0	13.4
脑梗死	358683	3.5	13.4	82.4	3.6	0.6	11.6
大脑动脉闭塞和狭窄	20136	0.2	16.2	76.8	5.9	1.1	11.6

5-10-3 续表2

疾病名称 (ICD-10)	出院人数(人)	疾病构成(%)	治愈率(%)	好转率(%)	未愈率(%)	病死率(%)	出院者平均住院日
静脉炎和血栓形成	6221	0.1	25.1	68.5	6.2	0.2	12.2
下肢静脉曲张	17608	0.2	79.4	17.4	3.2	0.1	10.0
10.呼吸系统疾病小计	1738973	17.1	46.5	51.0	2.1	0.4	7.6
其中：急性上呼吸道感染	393665	3.9	57.4	41.2	1.4	0.0	4.8
流行性感冒	1602	0.0	56.8	41.6	1.6	0.1	6.2
内：人禽流感		0.0	0.0	0.0	0.0	0.0	
肺炎	544221	5.4	51.3	46.3	2.1	0.2	7.3
慢性鼻窦炎	27678	0.3	71.7	27.1	1.2	0.0	7.8
慢性扁桃体和腺样体疾病	16912	0.2	86.2	12.3	1.5	0.0	6.7
慢性下呼吸道疾病	353116	3.5	19.8	77.1	2.4	0.6	9.2
内：哮喘	31437	0.3	23.9	74.2	1.6	0.3	7.0
外部物质引起的肺病	5636	0.1	23.6	70.0	5.3	1.1	10.7
11.消化系统疾病小计	1236907	12.2	56.7	40.2	2.9	0.3	7.5
其中：口腔疾病	30874	0.3	63.1	34.9	2.0	0.0	6.3
胃及十二指肠溃疡	63113	0.6	31.8	65.6	2.3	0.3	8.7
阑尾疾病	193041	1.9	84.1	14.9	0.9	0.0	7.3
疝	125835	1.2	90.7	6.9	2.4	0.0	7.7
内：腹股沟疝	118868	1.2	91.0	6.7	2.3	0.0	7.6
肠梗阻	56230	0.6	56.4	37.6	5.7	0.3	6.7
酒精性肝病	6001	0.1	6.5	86.0	6.3	1.2	11.8
肝硬化	39358	0.4	6.5	81.3	10.4	1.8	12.3
胆石病和胆囊炎	167448	1.6	63.1	34.1	2.7	0.1	9.0
急性胰腺炎	29164	0.3	43.6	50.5	5.3	0.5	9.3
12.皮肤和皮下组织疾病小计	56285	0.6	51.7	45.3	2.9	0.1	8.2
其中：皮炎及湿疹	7526	0.1	43.2	54.6	2.1	0.1	6.8
牛皮癣	470	0.0	23.4	73.6	3.0	0.0	14.0
荨麻疹	5805	0.1	53.5	44.0	2.4	0.0	4.6
13.肌肉骨骼系统和结缔组织疾病小计	159837	1.6	26.4	70.7	2.8	0.1	10.2
其中：炎性多关节炎	16783	0.2	14.8	82.6	2.4	0.1	10.4
内：类风湿关节炎	6294	0.1	8.1	88.5	3.2	0.2	10.5
痛风	5397	0.1	15.3	83.0	1.5	0.2	10.2
其他关节病	3744	0.0	27.6	69.8	2.6	0.0	11.9
系统性结缔组织病	4341	0.0	9.6	78.2	10.9	1.3	9.8
内：系统性红斑狼疮	2624	0.0	5.6	82.5	10.2	1.6	9.6
脊椎关节强硬	19808	0.2	13.3	85.4	1.3	0.0	8.7
椎间盘疾病	60346	0.6	20.3	77.5	2.2	0.0	10.5
骨密度和骨结构疾病	8288	0.1	41.5	54.7	3.7	0.1	11.8
内：骨质疏松	3187	0.0	13.6	83.2	3.1	0.1	12.7
骨髓炎	2759	0.0	34.8	60.3	4.7	0.1	16.6
14.泌尿生殖系统疾病小计	467968	4.6	55.6	40.4	3.8	0.2	9.0
其中：肾小球疾病	25899	0.3	12.9	79.6	7.2	0.3	11.9
肾盂肾炎	5925	0.1	39.6	58.2	2.1	0.1	9.8
肾衰竭	38202	0.4	6.3	81.3	10.8	1.7	17.6
尿石病	115029	1.1	50.3	46.2	3.5	0.0	7.1
膀胱炎	4483	0.0	48.6	49.6	1.9	0.0	8.6
尿道狭窄	1462	0.0	50.6	42.5	6.8	0.1	11.2

5-10-3 续表3

疾病名称 (ICD-10)	出院人数(人)	疾病构成(%)	治愈率(%)	好转率(%)	未愈率(%)	病死率(%)	出院者平均住院日
男性生殖器官疾病	84786	0.8	65.0	32.4	2.6	0.0	9.5
内：前列腺增生	39948	0.4	53.1	43.6	3.3	0.1	11.7
乳房疾患	12315	0.1	71.4	25.2	3.4	0.0	7.2
女性盆腔器官炎性疾病	47082	0.5	71.1	27.3	1.6	0.0	6.9
子宫内膜异位	17682	0.2	91.4	6.2	2.4	0.0	9.2
女性生殖器脱垂	8210	0.1	89.9	6.1	4.0	0.0	9.8
15.妊娠、分娩和产褥期小计	1490711	14.7	96.3	3.1	0.5	0.0	5.3
其中：异位妊娠	52145	0.5	87.8	10.1	2.1	0.0	7.3
医疗性流产	37638	0.4	99.1	0.7	0.1	0.0	4.7
妊娠高血压	13710	0.1	79.8	17.2	2.8	0.1	6.6
前置胎盘、胎盘早剥和产前出血	7693	0.1	80.6	15.3	4.1	0.1	8.2
梗阻性分娩	90220	0.9	98.4	1.5	0.1	0.0	7.2
分娩时会阴、阴道裂伤	11071	0.1	98.8	1.1	0.1	0.0	3.4
产后出血	7188	0.1	88.6	9.9	0.9	0.5	5.2
顺产	637507	6.3	98.8	1.1	0.1	0.0	3.7
16.起源于围生期疾病小计	230872	2.3	42.9	51.9	4.3	0.8	9.0
其中：产伤	1642	0.0	34.8	60.1	4.6	0.5	6.9
出生窒息	54911	0.5	38.3	56.0	4.6	1.1	6.9
新生儿吸入综合征	16666	0.2	47.3	48.1	3.9	0.6	5.8
围生期的感染	11742	0.1	43.9	51.2	4.4	0.5	5.5
胎儿和新生儿的溶血性疾病	958	0.0	37.4	55.8	6.6	0.2	5.1
新生儿硬化病	915	0.0	53.4	41.1	4.0	1.4	5.1
17.先天性畸形、变形和染色体异常小计	26355	0.3	61.7	29.8	7.8	0.7	8.1
神经系统其他先天性畸形	1188	0.0	16.7	70.9	12.2	0.3	8.2
循环系统先天性畸形	4558	0.0	15.8	61.2	19.6	3.5	8.2
内：先天性心脏病	4248	0.0	15.1	61.8	19.6	3.6	8.1
唇裂和腭裂	437	0.0	79.4	15.8	4.8	0.0	7.2
消化系统先天性畸形	1127	0.0	52.5	30.7	16.1	0.6	6.7
生殖泌尿系统先天性畸形	7873	0.1	77.1	17.3	5.6	0.1	8.8
肌肉骨骼系统先天性畸形	3350	0.0	62.7	32.7	4.6	0.1	7.9
18.症状、体征和检验异常小计	140624	1.4	38.7	50.0	9.3	2.0	6.1
19.损伤、中毒小计	1445857	14.2	41.2	54.7	3.4	0.7	10.6
其中：骨折	199044	2.0	41.9	53.5	3.9	0.7	11.4
内：颅骨和面骨骨折	43447	0.4	33.5	61.3	4.8	0.3	10.4
股骨骨折	63095	0.6	42.6	49.8	7.4	0.2	16.8
多部位骨折	2434	0.0	27.5	64.7	6.4	1.4	27.7
颅内损伤	199988	2.0	37.7	54.6	4.6	3.1	11.4
烧伤和腐蚀伤	28497	0.3	37.1	58.7	3.9	0.3	9.1
药物、药剂和生物制品中毒	23691	0.2	34.8	61.1	3.3	0.8	3.2
非药用物质的毒性效应	65231	0.6	33.1	60.6	4.6	1.7	5.2
医疗并发症计	11956	0.1	58.0	39.5	2.3	0.2	9.7
内：手术和操作并发症	5856	0.1	56.6	40.2	2.9	0.3	12.8
假体装置、植入物和移植物并发症	2262	0.0	73.1	25.0	1.9	0.0	9.8
20.其他接受医疗服务小计	241691	2.4	80.3	18.2	1.2	0.2	8.8

5-11-1 2010年医院出院病人年龄别疾病构成(%)(合计)

疾病名称 (ICD-10)	5岁以下	5～14岁	15～44岁	45～59岁	60岁及以上
总　计	**12.2**	**4.1**	**32.9**	**20.3**	**30.5**
1.传染病和寄生虫病小计	41.0	10.7	22.8	12.3	13.2
其中：肠道传染病	58.5	8.3	14.3	8.0	10.9
内：霍乱					
伤寒和副伤寒	6.6	12.2	52.4	17.9	10.9
细菌性痢疾	40.3	14.1	17.4	10.7	17.4
结核病	1.1	1.5	42.8	22.8	31.7
内：肺结核	0.7	0.8	35.9	24.0	38.6
白喉					
百日咳	86.6	12.8	0.0	0.4	0.2
猩红热	30.0	61.5	7.5	0.5	0.5
性传播模式疾病	19.1	0.9	48.7	18.7	12.6
内：梅毒	39.6	0.6	33.5	16.1	10.2
淋球菌感染	17.8	0.7	49.8	19.8	11.9
乙型脑炎	45.4	41.2	6.8	3.6	3.0
斑疹伤寒	9.7	9.7	23.3	28.9	28.4
病毒性肝炎	1.0	1.9	56.0	28.3	12.9
人类免疫缺陷病毒病（HIV）	1.1	1.0	56.4	26.8	14.7
血吸虫病	0.3	0.6	18.9	38.3	41.8
丝虫病		2.1	16.7	10.4	70.8
钩虫病	0.7	1.0	10.9	25.7	61.7
2.肿瘤小计	1.1	1.2	25.9	34.3	37.5
恶性肿瘤计	0.7	0.9	15.4	33.5	49.6
其中：鼻咽恶性肿瘤	0.2	0.3	30.2	44.8	24.6
食管恶性肿瘤	0.3	0.0	2.5	31.1	66.0
胃恶性肿瘤	0.3	0.0	8.0	30.2	61.5
小肠恶性肿瘤	0.3	0.1	12.6	34.8	52.2
结肠恶性肿瘤	0.2	0.1	12.1	28.9	58.7
直肠乙状结肠连接处、直肠、肛门和肛管恶性肿瘤	0.3	0.0	11.1	32.3	56.2
肝和肝内胆管恶性肿瘤	0.4	0.1	16.1	39.3	44.1
喉恶性肿瘤	0.3	0.0	4.2	35.2	60.2
气管、支气管、肺恶性肿瘤	0.3	0.0	6.1	30.8	62.7
骨、关节软骨恶性肿瘤	0.9	6.8	34.7	25.4	32.3
乳房恶性肿瘤	0.2	0.0	28.2	50.1	21.5
女性生殖器官恶性肿瘤	0.2	0.1	27.6	48.2	23.8
男性生殖器官恶性肿瘤	0.6	0.2	6.2	10.0	83.0
泌尿道恶性肿瘤	1.0	0.4	8.6	26.4	63.5
脑恶性肿瘤	1.9	6.5	35.2	30.7	25.8
白血病	4.5	9.6	38.9	23.8	23.2
原位癌计	0.7	0.2	36.2	34.7	28.1
其中：子宫颈原位癌			64.0	31.3	4.7
良性肿瘤计	2.0	1.9	48.0	36.7	11.3
其中：皮肤良性肿瘤	7.7	8.8	37.9	24.5	21.1

注：本表系卫生部门综合医院数字。

5-11-1 续表1

疾病名称 (ICD-10)	5岁以下	5～14岁	15～44岁	45～59岁	60岁及以上
乳房良性肿瘤	0.1	0.8	76.5	19.8	2.8
子宫平滑肌瘤	0.3	0.0	48.7	49.3	1.7
卵巢良性肿瘤	0.3	1.0	69.9	20.0	8.8
前列腺良性肿瘤			5.2	12.9	82.0
甲状腺良性肿瘤	0.3	0.6	40.9	40.9	17.3
交界恶性和动态未知的肿瘤	1.4	3.0	29.8	26.8	39.0
3.血液、造血器官及免疫疾病小计	11.5	19.5	27.6	16.7	24.7
其中：贫血	11.3	9.8	27.6	18.1	33.1
4.内分泌、营养和代谢疾病小计	1.9	0.9	20.0	34.4	42.8
其中：甲状腺功能亢进	0.3	0.9	48.9	32.5	17.3
糖尿病	0.3	0.4	13.2	34.5	51.6
5.精神和行为障碍小计	3.9	2.7	48.6	26.0	18.8
其中：依赖性物质引起的精神和行为障碍	1.2	1.7	64.9	24.1	8.2
酒精引起的精神和行为障碍	1.1	1.7	64.2	24.6	8.3
精神分裂症、分裂型和妄想性障碍	0.2	1.1	70.2	20.9	7.7
情感障碍	0.1	1.0	46.9	28.8	23.2
6.神经系统疾病小计	5.8	4.4	18.9	25.9	45.0
其中：中枢神经系统炎性疾病	29.3	27.7	22.4	11.3	9.1
帕金森病	0.4	0.0	2.2	14.6	82.8
癫痫	14.7	12.6	30.9	17.4	24.4
7.眼和附器疾病小计	1.6	2.7	14.8	21.6	59.3
其中：晶状体疾患	0.6	0.6	3.9	13.6	81.3
内：老年性白内障			1.1	9.8	89.1
视网膜脱离和断裂	0.4	2.0	34.5	35.0	28.2
青光眼	0.6	0.8	9.6	24.2	64.9
8.耳和乳突疾病小计	3.5	5.3	36.5	29.7	25.1
其中：中耳和乳突疾病	6.9	10.8	49.1	22.6	10.6
9.循环系统疾病小计	1.0	0.6	8.9	23.8	65.7
其中：急性风湿热	1.1	5.0	19.4	25.3	49.2
慢性风湿性心脏病	0.5	0.2	15.1	37.0	47.2
高血压	0.4	0.0	7.6	25.6	66.4
内：高血压性心脏、肾脏病	0.3	0.1	4.5	17.4	77.7
缺血性心脏病	0.4	0.0	3.5	20.5	75.5
内：心绞痛	0.4	0.0	3.8	25.7	70.0
急性心肌梗死	0.4	0.1	7.1	25.5	66.9
肺栓塞	0.4	0.1	13.9	25.8	59.8
心律失常	0.8	1.6	20.6	28.1	48.9
心力衰竭	1.0	0.2	4.8	14.2	79.7
脑血管病	1.0	0.2	5.6	24.4	68.8
内：颅内出血	1.5	0.5	10.6	32.4	55.0
脑梗死	0.4	0.0	3.6	21.9	74.1
大脑动脉闭塞和狭窄	0.3	0.0	4.2	23.3	72.1

5-11-1 续表2

疾病名称 (ICD-10)	5岁以下	5～14岁	15～44岁	45～59岁	60岁及以上
静脉炎和血栓形成	0.3	0.3	21.5	30.1	47.8
下肢静脉曲张	0.4	0.1	20.2	46.0	33.3
10.呼吸系统疾病小计	40.4	10.2	12.2	9.6	27.5
其中：急性上呼吸道感染	57.0	20.7	10.7	5.1	6.5
流行性感冒	16.5	16.8	43.2	12.6	10.9
内：人禽流感					
肺炎	64.4	10.9	5.5	4.9	14.4
慢性鼻窦炎	1.5	9.3	51.8	25.0	12.3
慢性扁桃体和腺样体疾病	10.8	42.3	37.9	7.3	1.7
慢性下呼吸道疾病	13.2	3.1	5.2	12.3	66.2
内：哮喘	24.7	9.0	17.8	22.8	25.8
外部物质引起的肺病	20.0	1.0	7.2	14.8	57.0
11.消化系统疾病小计	11.4	4.5	27.5	24.8	31.7
其中：口腔疾病	26.3	11.5	29.7	16.6	15.8
胃及十二指肠溃疡	0.6	0.7	29.3	30.3	39.1
阑尾疾病	1.5	11.3	53.6	19.4	14.2
疝	25.0	12.2	13.7	16.0	33.0
内：腹股沟疝	26.3	12.9	13.7	15.4	31.7
肠梗阻	10.6	3.5	21.8	22.9	41.2
酒精性肝病	0.3	0.0	25.0	49.3	25.3
肝硬化	0.5	0.1	20.2	40.6	38.7
胆石病和胆囊炎	0.4	0.3	26.1	33.1	40.1
急性胰腺炎	0.6	1.3	36.2	29.8	32.1
12.皮肤和皮下组织疾病小计	12.9	8.7	34.1	20.1	24.2
其中：皮炎及湿疹	13.0	5.7	28.0	22.3	31.0
牛皮癣	1.1	4.2	43.5	30.5	20.8
荨麻疹	21.7	24.5	33.6	12.8	7.4
13.肌肉骨骼系统和结缔组织疾病小计	1.6	2.4	29.3	31.3	35.4
其中：炎性多关节炎	0.7	2.0	19.3	32.5	45.5
内：类风湿关节炎	0.4	0.8	20.9	37.6	40.3
痛风	0.3	0.0	18.0	28.0	53.7
其他关节病	0.4	0.7	10.0	30.4	58.6
系统性结缔组织病	6.1	4.1	53.3	24.3	12.2
内：系统性红斑狼疮	0.5	4.5	69.5	20.0	5.5
脊椎关节强硬	0.1	0.2	18.6	36.4	44.7
椎间盘疾病	0.3	0.1	29.8	36.4	33.4
骨密度和骨结构疾病	0.7	2.9	16.4	17.1	62.9
内：骨质疏松	0.3	0.2	3.5	12.1	84.0
骨髓炎	2.2	7.8	39.0	27.9	23.1
14.泌尿生殖系统疾病小计	2.4	3.4	42.1	25.7	26.4
其中：肾小球疾病	4.3	9.0	44.9	22.5	19.4
肾盂肾炎	0.9	1.2	40.0	25.9	32.0
肾衰竭	0.4	0.3	26.7	29.3	43.3
尿石病	0.7	0.7	40.9	34.8	22.8
膀胱炎	0.9	1.0	27.1	30.4	40.6
尿道狭窄	1.5	3.0	27.6	24.7	43.3

5-11-1 续表3

疾病名称 (ICD-10)	5岁以下	5～14岁	15～44岁	45～59岁	60岁及以上
男性生殖器官疾病	8.7	12.6	14.4	10.3	53.9
内：前列腺增生			0.7	7.2	92.1
乳房疾患	0.4	0.4	64.8	28.9	5.4
女性盆腔器官炎性疾病	0.4	0.3	74.4	20.8	4.2
子宫内膜异位			68.5	30.7	0.7
女性生殖器脱垂			11.6	31.5	57.0
15.妊娠、分娩和产褥期小计			99.6	0.4	
其中：异位妊娠			99.1	0.9	
医疗性流产			99.4	0.6	
妊娠高血压			99.3	0.7	
前置胎盘、胎盘早剥和产前出血			99.6	0.4	
梗阻性分娩			99.8	0.2	
分娩时会阴、阴道裂伤			99.8	0.2	
产后出血			99.7	0.3	
顺产			99.8	0.2	
16.起源于围生期疾病小计	100.0				
其中：产伤	100.0				
出生窒息	100.0				
新生儿吸入综合征	100.0				
围生期的感染	100.0				
胎儿和新生儿的溶血性疾病	100.0				
新生儿硬化病	100.0				
17.先天性畸形、变形和染色体异常小计	32.6	19.8	31.1	10.5	6.0
神经系统其他先天性畸形	64.9	8.2	17.3	7.8	1.8
循环系统先天性畸形	25.4	16.8	33.8	14.0	10.0
内：先天性心脏病	27.5	17.2	31.0	13.8	10.5
唇裂和腭裂	72.3	13.8	13.3	0.4	0.2
消化系统先天性畸形	67.2	9.5	11.5	6.3	5.6
生殖泌尿系统先天性畸形	27.1	28.7	30.1	8.9	5.2
肌肉骨骼系统先天性畸形	45.8	22.8	20.5	6.5	4.3
18.症状、体征和检验异常小计	9.5	4.8	26.7	23.9	35.0
19.损伤、中毒小计	4.3	5.5	49.6	24.0	16.6
其中：骨折	3.7	7.1	48.1	22.7	18.5
内：颅骨和面骨骨折	6.3	8.0	58.5	19.8	7.4
股骨骨折	2.8	3.8	22.7	16.0	54.7
多部位骨折	0.9	2.0	48.7	28.3	20.0
颅内损伤	4.0	5.7	46.5	25.3	18.6
烧伤和腐蚀伤	32.4	7.9	37.9	14.7	7.2
药物、药剂和生物制品中毒	12.8	3.9	52.0	15.2	16.1
非药用物质的毒性效应	6.3	5.9	46.7	21.9	19.2
医疗并发症计	2.3	3.6	42.1	27.3	24.7
内：手术和操作并发症	2.0	3.8	42.4	25.7	26.2
假体装置、植入物和移植物并发症	0.8	2.9	40.7	30.4	25.2
20.其他接受医疗服务小计	2.0	1.8	31.9	34.9	29.5

5-11-2　2010年医院出院病人年龄别疾病构成(%)(男)

疾病名称 (ICD-10)	5岁以下	5～14岁	15～44岁	45～59岁	60岁及以上
总　计	**15.6**	**5.4**	**23.8**	**21.0**	**34.1**
1.传染病和寄生虫病小计	40.6	10.9	23.3	12.1	13.1
其中：肠道传染病	63.7	8.6	12.4	6.4	8.8
内：霍乱					
伤寒和副伤寒	6.7	13.4	52.6	16.7	10.6
细菌性痢疾	47.2	15.5	15.7	7.7	13.8
结核病	1.0	1.4	39.7	23.5	34.4
内：肺结核	0.6	0.6	33.1	24.9	40.8
白喉					
百日咳	90.5	8.8	0.0	0.8	0.0
猩红热	30.2	60.8	8.0	0.5	0.5
性传播模式疾病	21.3	1.2	40.7	20.2	16.7
内：梅毒	42.7	0.6	22.9	20.2	13.5
淋球菌感染	15.8	1.4	55.3	17.7	9.8
乙型脑炎	43.2	45.4	7.0	2.6	1.8
斑疹伤寒	12.1	14.2	23.8	25.3	24.5
病毒性肝炎	1.0	1.7	58.7	26.9	11.7
人类免疫缺陷病毒病（HIV）	0.9	1.1	56.7	25.2	16.2
血吸虫病	0.3	0.7	20.8	37.1	41.1
丝虫病		2.1	16.7	10.4	70.8
钩虫病	1.2	1.2	7.2	20.0	70.5
2.肿瘤小计	1.2	1.5	14.8	30.9	51.5
恶性肿瘤计	0.7	0.9	11.6	31.0	55.8
其中：鼻咽恶性肿瘤	0.2	0.2	28.9	45.4	25.3
食管恶性肿瘤	0.3	0.0	2.6	33.5	63.6
胃恶性肿瘤	0.3	0.0	5.8	29.9	64.0
小肠恶性肿瘤	0.4	0.1	12.8	34.1	52.7
结肠恶性肿瘤	0.2	0.1	12.2	28.6	58.9
直肠乙状结肠连接处、直肠、肛门和肛管恶性肿瘤	0.3	0.0	9.6	31.7	58.4
肝和肝内胆管恶性肿瘤	0.4	0.1	17.0	41.0	41.5
喉恶性肿瘤	0.3	0.0	4.0	35.8	59.8
气管、支气管、肺恶性肿瘤	0.3	0.0	4.9	30.2	64.5
骨、关节软骨恶性肿瘤	1.0	6.9	34.8	24.4	32.9
乳房恶性肿瘤	0.9	0.5	19.1	40.8	38.7
女性生殖器官恶性肿瘤					
男性生殖器官恶性肿瘤	0.6	0.2	6.2	10.0	83.0
泌尿道恶性肿瘤	0.9	0.4	7.9	26.3	64.6
脑恶性肿瘤	2.0	6.7	34.1	30.7	26.5
白血病	4.8	10.3	38.0	22.6	24.3
原位癌计	1.3	0.2	9.1	31.6	57.8
其中：子宫颈原位癌					
良性肿瘤计	4.7	5.1	34.4	31.5	24.3
其中：皮肤良性肿瘤	7.5	9.0	35.2	25.0	23.3

注：本表系卫生部门综合医院数字。

5-11-2 续表1

疾病名称 (ICD-10)	5岁以下	5～14岁	15～44岁	45～59岁	60岁及以上
乳房良性肿瘤	1.4	2.1	53.1	25.3	18.0
子宫平滑肌瘤					
卵巢良性肿瘤					
前列腺良性肿瘤			5.2	12.9	82.0
甲状腺良性肿瘤	0.4	0.7	32.8	42.6	23.4
交界恶性和动态未知的肿瘤	1.6	3.7	22.6	25.9	46.3
3.血液、造血器官及免疫疾病小计	15.5	23.3	23.3	13.3	24.6
其中：贫血	16.4	12.2	21.5	14.9	35.0
4.内分泌、营养和代谢疾病小计	2.5	1.0	20.6	34.3	41.7
其中：甲状腺功能亢进	0.3	0.8	51.0	30.8	17.1
糖尿病	0.3	0.4	16.9	36.1	46.2
5.精神和行为障碍小计	4.8	3.2	50.9	22.8	18.2
其中：依赖性物质引起的精神和行为障碍	1.1	1.7	62.1	26.5	8.6
酒精引起的精神和行为障碍	1.1	1.7	61.2	27.1	8.8
精神分裂症、分裂型和妄想性障碍	0.2	1.0	73.5	18.7	6.6
情感障碍	0.1	1.2	51.6	25.1	21.9
6.神经系统疾病小计	6.9	5.3	20.2	23.5	44.1
其中：中枢神经系统炎性疾病	29.5	29.4	21.6	10.7	8.8
帕金森病	0.4	0.0	1.9	12.8	84.9
癫痫	13.7	12.5	30.4	18.3	25.1
7.眼和附器疾病小计	2.0	3.6	18.3	21.2	54.9
其中：晶状体疾患	0.8	0.9	5.7	14.9	77.8
内：老年性白内障			1.2	10.5	88.2
视网膜脱离和断裂	0.5	2.7	40.0	31.4	25.4
青光眼	0.7	1.3	15.2	24.2	58.6
8.耳和乳突疾病小计	4.4	6.9	38.1	26.7	23.9
其中：中耳和乳突疾病	7.7	12.9	49.6	19.8	10.0
9.循环系统疾病小计	1.1	0.7	9.9	24.2	64.1
其中：急性风湿热	1.4	7.4	19.6	22.2	49.5
慢性风湿性心脏病	0.5	0.3	15.7	35.3	48.2
高血压	0.4	0.1	9.8	24.8	64.9
内：高血压性心脏、肾脏病	0.4	0.1	5.9	18.5	75.0
缺血性心脏病	0.4	0.0	4.7	22.5	72.3
内：心绞痛	0.4	0.0	5.4	28.3	65.8
急性心肌梗死	0.4	0.1	8.9	30.8	59.8
肺栓塞	0.4	0.1	16.6	25.7	57.3
心律失常	1.0	1.8	21.0	26.7	49.5
心力衰竭	1.2	0.2	4.8	15.4	78.3
脑血管病	1.1	0.2	6.1	24.9	67.7
内：颅内出血	1.6	0.5	11.7	32.0	54.2
脑梗死	0.4	0.0	4.1	23.3	72.1
大脑动脉闭塞和狭窄	0.3	0.0	4.8	25.4	69.5

5-11-2 续表2

疾病名称(ICD-10)	5岁以下	5～14岁	15～44岁	45～59岁	60岁及以上
静脉炎和血栓形成	0.3	0.3	20.6	30.6	48.3
下肢静脉曲张	0.4	0.1	20.2	43.5	35.7
10.呼吸系统疾病小计	42.2	10.3	11.3	8.4	27.7
其中：急性上呼吸道感染	59.6	22.3	8.5	4.0	5.6
流行性感冒	20.9	20.6	37.0	10.7	10.8
内：人禽流感					
肺炎	67.3	10.2	4.8	4.2	13.4
慢性鼻窦炎	1.7	10.4	55.1	22.0	10.9
慢性扁桃体和腺样体疾病	12.3	48.9	33.3	4.2	1.2
慢性下呼吸道疾病	14.0	3.1	4.0	10.3	68.6
内：哮喘	34.3	11.6	13.4	17.7	23.0
外部物质引起的肺病	15.9	0.8	6.9	16.1	60.3
11.消化系统疾病小计	13.6	5.3	27.6	23.6	29.9
其中：口腔疾病	28.2	13.1	27.9	15.6	15.3
胃及十二指肠溃疡	0.5	0.8	32.2	30.1	36.4
阑尾疾病	1.7	13.1	53.5	18.6	13.1
疝	26.4	11.3	13.5	15.8	33.0
内：腹股沟疝	26.8	11.5	13.4	15.6	32.7
肠梗阻	11.5	3.8	21.1	22.5	41.1
酒精性肝病	0.3	0.0	25.0	49.7	24.9
肝硬化	0.5	0.1	24.1	42.7	32.6
胆石病和胆囊炎	0.5	0.4	25.9	31.9	41.2
急性胰腺炎	0.6	1.4	42.5	29.8	25.7
12.皮肤和皮下组织疾病小计	13.8	9.2	32.0	19.5	25.5
其中：皮炎及湿疹	14.5	6.0	22.0	20.2	37.3
牛皮癣	1.1	3.1	42.6	31.4	21.9
荨麻疹	28.3	31.6	24.7	8.7	6.6
13.肌肉骨骼系统和结缔组织疾病小计	2.0	3.3	31.0	28.9	34.8
其中：炎性多关节炎	0.8	2.7	19.1	28.4	49.0
内：类风湿关节炎	0.5	1.6	16.6	32.2	49.1
痛风	0.3	0.0	19.2	29.1	51.4
其他关节病	0.6	1.4	15.9	24.4	57.7
系统性结缔组织病	19.9	7.4	36.4	19.0	17.3
内：系统性红斑狼疮	0.4	8.0	64.4	18.4	8.9
脊椎关节强硬	0.2	0.3	18.7	33.7	47.2
椎间盘疾病	0.3	0.1	33.4	33.9	32.3
骨密度和骨结构疾病	0.9	5.4	27.5	19.6	46.5
内：骨质疏松	0.3	0.4	6.2	13.8	79.3
骨髓炎	2.2	8.0	40.7	27.3	21.9
14.泌尿生殖系统疾病小计	4.4	6.3	29.2	21.9	38.1
其中：肾小球疾病	5.3	11.4	44.4	19.8	19.1
肾盂肾炎	2.6	3.6	28.7	26.3	38.7
肾衰竭	0.4	0.3	29.1	27.9	42.3
尿石病	0.8	0.7	42.9	33.2	22.4
膀胱炎	1.5	1.8	24.7	25.8	46.1
尿道狭窄	1.5	3.0	28.0	24.3	43.2

5-11-2 续表3

疾病名称 (ICD-10)	5岁以下	5～14岁	15～44岁	45～59岁	60岁及以上
男性生殖器官疾病	8.7	12.6	14.4	10.3	53.9
内：前列腺增生			0.7	7.2	92.1
乳房疾患	1.6	1.9	53.4	22.9	20.3
15.妊娠、分娩和产褥期小计					
16.起源于围生期疾病小计	100.0				
其中：产伤	100.0				
出生窒息	100.0				
新生儿吸入综合征	100.0				
围生期的感染	100.0				
胎儿和新生儿的溶血性疾病	100.0				
新生儿硬化病	100.0				
17.先天性畸形、变形和染色体异常小计	39.4	24.4	24.1	7.2	4.9
神经系统其他先天性畸形	72.8	8.2	13.5	3.9	1.6
循环系统先天性畸形	29.9	17.6	30.8	12.6	9.1
内：先天性心脏病	33.6	18.5	27.3	11.6	9.0
唇裂和腭裂	73.7	13.1	12.7	0.4	0.2
消化系统先天性畸形	74.0	9.4	8.5	4.1	4.0
生殖泌尿系统先天性畸形	35.4	36.6	19.2	5.2	3.6
肌肉骨骼系统先天性畸形	46.5	25.7	20.7	4.0	3.0
18.症状、体征和检验异常小计	10.9	5.5	24.7	22.5	36.4
19.损伤、中毒小计	4.1	5.7	53.4	23.8	13.0
其中：骨折	3.5	7.5	53.7	22.6	12.7
内：颅骨和面骨骨折	5.3	7.2	60.7	20.1	6.7
股骨骨折	3.4	4.9	34.0	18.8	39.0
多部位骨折	0.9	2.0	54.3	29.1	13.7
颅内损伤	3.6	5.5	48.8	25.1	16.9
烧伤和腐蚀伤	29.3	7.5	42.1	15.3	5.9
药物、药剂和生物制品中毒	18.8	5.4	43.0	15.3	17.4
非药用物质的毒性效应	8.0	7.2	42.2	22.7	19.9
医疗并发症计	2.6	4.6	39.7	26.5	26.6
内：手术和操作并发症	2.1	4.7	38.1	25.3	29.8
假体装置、植入物和移植物并发症	1.0	4.3	40.9	28.1	25.7
20.其他接受医疗服务小计	2.5	2.5	23.6	33.6	37.9

5-11-3　2010年医院出院病人年龄别疾病构成(%)(女)

疾病名称 (ICD-10)	5岁以下	5～14岁	15～44岁	45～59岁	60岁及以上
总　　计	**8.8**	**2.9**	**41.7**	**19.6**	**27.0**
1.传染病和寄生虫病小计	41.7	10.5	21.9	12.5	13.4
其中：肠道传染病	51.2	7.8	16.8	10.3	13.9
内：霍乱	4.0	4.0	40.5	23.8	27.8
伤寒和副伤寒	6.4	10.7	52.3	19.2	11.3
细菌性痢疾	32.2	12.4	19.5	14.2	21.7
结核病	1.2	1.9	48.9	21.6	26.5
内：肺结核	0.9	1.3	42.3	22.0	33.5
白喉					
百日咳	82.6	17.0	0.0	0.0	0.4
猩红热	29.6	62.8	6.5	0.6	0.5
性传播模式疾病	16.9	0.6	57.0	17.1	8.4
内：梅毒	36.0	0.7	45.5	11.4	6.5
淋球菌感染	19.6	0.0	44.9	21.8	13.8
乙型脑炎	48.5	35.2	6.6	5.0	4.7
斑疹伤寒	7.6	5.6	22.8	32.2	31.8
病毒性肝炎	1.1	2.3	48.6	31.9	16.1
人类免疫缺陷病毒病（HIV）	1.5	0.9	55.8	30.8	11.1
血吸虫病	0.3	0.3	15.2	40.9	43.3
丝虫病		4.8	14.3	4.8	76.2
钩虫病	0.4	1.0	13.9	30.3	54.5
2.肿瘤小计	1.0	1.0	35.2	37.1	25.7
恶性肿瘤计	0.6	0.8	20.7	36.8	41.1
其中：鼻咽恶性肿瘤	0.2	0.5	33.5	43.2	22.7
食管恶性肿瘤	0.3	0.0	2.2	24.0	73.5
胃恶性肿瘤	0.3	0.0	13.9	31.0	54.9
小肠恶性肿瘤	0.2	0.2	12.3	35.7	51.6
结肠恶性肿瘤	0.2	0.1	12.0	29.3	58.5
直肠乙状结肠连接处、直肠、肛门和肛管恶性肿瘤	0.3	0.0	13.3	33.3	53.0
肝和肝内胆管恶性肿瘤	0.5	0.2	12.7	32.6	54.0
喉恶性肿瘤	0.1	0.1	7.2	26.9	65.7
气管、支气管、肺恶性肿瘤	0.3	0.0	8.8	32.3	58.6
骨、关节软骨恶性肿瘤	0.7	6.7	34.4	26.8	31.5
乳房恶性肿瘤	0.2	0.0	28.3	50.3	21.2
女性生殖器官恶性肿瘤	0.2	0.1	27.6	48.2	23.8
男性生殖器官恶性肿瘤					
泌尿道恶性肿瘤	1.4	0.6	10.6	26.8	60.6
脑恶性肿瘤	1.8	6.2	36.6	30.6	24.8
白血病	4.3	8.6	39.9	25.4	21.8
原位癌计	0.5	0.2	47.2	36.0	16.1
其中：子宫颈原位癌			64.0	31.3	4.7
良性肿瘤计	1.4	1.2	51.3	37.9	8.3
其中：皮肤良性肿瘤	8.0	8.5	40.7	24.0	18.8

注：本表系卫生部门综合医院数字。

5-11-3　续表1

疾病名称 (ICD-10)	5岁以下	5～14岁	15～44岁	45～59岁	60岁及以上
乳房良性肿瘤	0.1	0.8	76.7	19.8	2.7
子宫平滑肌瘤	0.3	0.0	48.7	49.3	1.7
卵巢良性肿瘤	0.3	1.0	69.9	20.0	8.8
甲状腺良性肿瘤	0.3	0.6	42.9	40.5	15.8
交界恶性和动态未知的肿瘤	1.2	2.3	36.8	27.7	32.0
3.血液、造血器官及免疫疾病小计	7.8	15.9	31.6	19.9	24.7
其中：贫血	6.9	7.8	32.8	20.9	31.5
4.内分泌、营养和代谢疾病小计	1.4	0.9	19.5	34.4	43.8
其中：甲状腺功能亢进	0.3	1.0	48.0	33.3	17.4
糖尿病	0.3	0.4	9.4	32.7	57.1
5.精神和行为障碍小计	3.0	2.2	46.4	29.0	19.4
其中：依赖性物质引起的精神和行为障碍	1.3	1.7	74.0	16.2	6.8
酒精引起的精神和行为障碍	1.3	1.7	73.9	16.5	6.7
精神分裂症、分裂型和妄想性障碍	0.2	1.2	66.6	23.2	8.8
情感障碍	0.1	0.9	44.1	31.0	24.0
6.神经系统疾病小计	4.6	3.4	17.5	28.6	45.9
其中：中枢神经系统炎性疾病	29.1	25.0	23.8	12.3	9.7
帕金森病	0.3	0.0	2.6	17.3	79.7
癫痫	16.4	12.7	31.8	15.9	23.2
7.眼和附器疾病小计	1.3	1.9	11.8	21.8	63.1
其中：晶状体疾患	0.5	0.3	2.5	12.6	84.1
内：老年性白内障			0.9	9.3	89.7
视网膜脱离和断裂	0.3	1.0	27.1	39.8	31.9
青光眼	0.4	0.5	5.9	24.2	69.0
8.耳和乳突疾病小计	2.7	3.8	35.1	32.3	26.1
其中：中耳和乳突疾病	6.0	8.6	48.4	25.7	11.3
9.循环系统疾病小计	0.8	0.5	7.7	23.3	67.6
其中：急性风湿热	0.8	3.2	19.2	27.6	49.1
慢性风湿性心脏病	0.4	0.1	14.9	37.8	46.8
高血压	0.4	0.0	5.5	26.3	67.8
内：高血压性心脏、肾脏病	0.2	0.0	3.0	16.1	80.6
缺血性心脏病	0.4	0.0	2.1	18.1	79.2
内：心绞痛	0.4	0.0	2.1	22.8	74.7
急性心肌梗死	0.6	0.1	3.1	14.4	81.8
肺栓塞	0.4	0.0	11.2	26.0	62.3
心律失常	0.7	1.4	20.2	29.4	48.3
心力衰竭	0.8	0.2	4.9	13.0	81.1
脑血管病	0.9	0.2	4.9	23.7	70.4
内：颅内出血	1.4	0.5	9.0	32.9	56.2
脑梗死	0.4	0.0	2.8	19.8	76.9
大脑动脉闭塞和狭窄	0.3	0.0	3.5	20.4	75.7

5-11-3 续表2

疾病名称 (ICD-10)	5岁以下	5～14岁	15～44岁	45～59岁	60岁及以上
静脉炎和血栓形成	0.3	0.3	22.5	29.6	47.3
下肢静脉曲张	0.3	0.1	20.0	49.6	29.9
10.呼吸系统疾病小计	37.6	10.0	13.7	11.6	27.1
其中：急性上呼吸道感染	53.2	18.3	14.0	6.7	7.9
流行性感冒	11.8	12.6	50.0	14.7	10.9
内：人禽流感					
肺炎	59.7	11.8	6.6	5.9	16.0
慢性鼻窦炎	1.3	7.6	47.2	29.5	14.4
慢性扁桃体和腺样体疾病	8.6	33.0	44.3	11.6	2.6
慢性下呼吸道疾病	11.8	3.0	7.3	15.7	62.2
内：哮喘	14.7	6.2	22.3	28.1	28.7
外部物质引起的肺病	36.9	1.7	8.2	9.5	43.6
11.消化系统疾病小计	8.3	3.5	27.5	26.5	34.2
其中：口腔疾病	24.1	9.7	31.9	17.9	16.4
胃及十二指肠溃疡	0.6	0.6	21.3	31.0	46.5
阑尾疾病	1.2	9.2	53.7	20.5	15.4
疝	15.5	18.9	15.1	17.5	33.0
内：腹股沟疝	21.3	26.3	16.8	13.5	22.1
肠梗阻	9.2	3.0	22.7	23.6	41.5
酒精性肝病	0.3	0.3	24.6	39.9	34.9
肝硬化	0.5	0.1	12.0	36.1	51.4
胆石病和胆囊炎	0.4	0.3	26.1	33.7	39.4
急性胰腺炎	0.6	1.2	27.8	29.9	40.6
12.皮肤和皮下组织疾病小计	11.8	8.0	37.0	20.8	22.4
其中：皮炎及湿疹	11.1	5.2	35.9	25.0	22.8
牛皮癣	1.1	6.3	45.4	28.7	18.6
荨麻疹	15.2	17.7	42.2	16.7	8.1
13.肌肉骨骼系统和结缔组织疾病小计	1.2	1.7	27.9	33.3	35.8
其中：炎性多关节炎	0.6	1.4	19.4	36.2	42.4
内：类风湿关节炎	0.3	0.5	22.5	39.6	37.0
痛风	0.3	0.1	7.1	18.1	74.5
其他关节病	0.3	0.3	7.1	33.2	59.0
系统性结缔组织病	3.0	3.4	57.1	25.4	11.1
内：系统性红斑狼疮	0.5	4.1	70.1	20.2	5.1
脊椎关节强硬	0.1	0.1	18.6	38.5	42.7
椎间盘疾病	0.3	0.1	26.1	39.0	34.5
骨密度和骨结构疾病	0.6	1.4	9.5	15.5	73.1
内：骨质疏松	0.3	0.1	2.6	11.4	85.6
骨髓炎	2.4	7.2	35.5	29.2	25.8
14.泌尿生殖系统疾病小计	0.8	1.1	52.3	28.7	17.1
其中：肾小球疾病	3.0	6.1	45.4	25.8	19.7
肾盂肾炎	0.5	0.7	42.7	25.8	30.3
肾衰竭	0.4	0.2	23.6	31.2	44.6
尿石病	0.6	0.6	37.5	37.6	23.7
膀胱炎	0.5	0.6	28.4	32.8	37.8
尿道狭窄	1.0	3.2	18.6	31.7	45.5

5-11-3　续表3

疾病名称 (ICD-10)	5岁以下	5～14岁	15～44岁	45～59岁	60岁及以上
乳房疾患	0.4	0.3	65.6	29.3	4.4
女性盆腔器官炎性疾病	0.4	0.3	74.4	20.8	4.2
子宫内膜异位			68.5	30.7	0.7
女性生殖器脱垂			11.6	31.5	57.0
15.妊娠、分娩和产褥期小计			99.6	0.4	
其中：异位妊娠			99.1	0.9	
医疗性流产			99.4	0.6	
妊娠高血压			99.3	0.7	
前置胎盘、胎盘早剥和产前出血			99.6	0.4	
梗阻性分娩			99.8	0.2	
分娩时会阴、阴道裂伤			99.8	0.2	
产后出血			99.7	0.3	
顺产			99.8	0.2	
16.起源于围生期疾病小计	100.0				
其中：产伤	100.0				
出生窒息	100.0				
新生儿吸入综合征	100.0				
围生期的感染	100.0				
胎儿和新生儿的溶血性疾病	100.0				
新生儿硬化病	100.0				
17.先天性畸形、变形和染色体异常小计	24.6	14.4	39.3	14.4	7.3
神经系统其他先天性畸形	53.6	8.1	22.8	13.3	2.1
循环系统先天性畸形	21.5	16.1	36.3	15.2	10.8
内：先天性心脏病	22.3	16.1	34.2	15.7	11.7
唇裂和腭裂	70.3	14.9	14.2	0.4	0.2
消化系统先天性畸形	56.3	9.5	16.3	9.7	8.3
生殖泌尿系统先天性畸形	4.5	7.1	59.9	19.0	9.6
肌肉骨骼系统先天性畸形	45.0	19.8	20.3	9.1	5.7
18.症状、体征和检验异常小计	7.9	4.0	29.2	25.6	33.3
19.损伤、中毒小计	4.8	5.1	41.3	24.3	24.5
其中：骨折	4.0	6.2	36.2	22.7	30.8
内：颅骨和面骨骨折	9.8	11.0	50.3	18.8	10.2
股骨骨折	2.1	2.6	9.6	12.6	73.1
多部位骨折	1.0	2.1	35.8	26.4	34.6
颅内损伤	4.8	6.1	41.1	25.5	22.5
烧伤和腐蚀伤	39.4	8.8	28.4	13.4	10.1
药物、药剂和生物制品中毒	8.7	2.9	58.0	15.1	15.2
非药用物质的毒性效应	4.8	4.7	50.9	21.2	18.5
医疗并发症计	2.0	2.4	44.9	28.3	22.4
内：手术和操作并发症	1.8	2.5	48.4	26.2	21.1
假体装置、植入物和移植物并发症	0.7	1.6	40.4	32.6	24.7
20.其他接受医疗服务小计	1.6	1.1	39.5	36.0	21.8

5-12-1　1993年调查地区居民两周就诊率(‰)

	合计	城市				农村				
		小计	大	中	小	小计	一类	二类	三类	四类
两周就诊率	169.5	198.8	209.0	186.1	201.9	159.7	152.7	177.0	149.4	156.5
男性	154.4	179.4	190.2	157.0	191.4	146.3	139.6	165.3	135.9	138.9
女性	184.9	217.7	227.0	214.0	212.4	173.6	166.2	189.1	163.5	174.4
年龄别2周就诊率										
0～4岁	309.6	343.6	342.5	306.5	378.9	302.9	312.7	383.6	258.5	222.9
5～14岁	155.9	206.0	204.6	191.1	220.1	144.8	162.6	166.0	134.2	98.6
15～24岁	83.4	103.3	104.3	98.5	107.1	78.8	85.9	84.6	70.2	74.8
25～34岁	97.3	101.7	85.4	118.8	96.1	96.0	90.9	102.1	86.4	112.7
35～44岁	149.1	134.6	118.7	139.1	147.9	155.5	131.6	166.2	163.9	158.0
45～54岁	194.7	215.8	202.7	213.0	231.6	186.6	163.4	195.1	189.1	208.5
55～64岁	249.9	288.6	324.5	255.6	288.6	230.2	215.6	244.0	214.6	263.1
65岁及以上	279.5	330.1	354.7	288.9	337.1	250.6	231.5	264.1	235.5	299.3
疾病别2周就诊率										
传染病计	8.0	6.8	4.7	8.1	7.5	8.4	5.4	8.2	8.4	14.0
寄生虫病计	0.4	0.4	0.5	0.3	0.5	0.4	0.3	0.5	0.2	0.6
恶性肿瘤计	0.8	1.8	2.0	2.1	1.3	0.4	0.5	0.6	0.3	0.1
良性肿瘤计	0.6	1.6	2.6	1.4	0.8	0.3	0.4	0.2	0.4	0.3
内分泌营养代谢病	1.4	3.1	4.3	3.1	2.0	0.8	0.8	0.9	0.7	0.7
其中：糖尿病	0.7	2.3	3.2	2.2	1.4	0.2	0.2	0.0	0.3	0.2
血液、造血器官疾病	2.3	1.5	1.2	1.0	2.4	2.6	2.0	3.5	2.1	2.6
精神病小计	0.7	0.8	0.9	0.2	1.3	0.7	1.1	0.7	0.6	0.5
神经系病计	3.7	3.6	3.0	4.7	3.0	3.7	4.0	3.7	4.3	2.1
眼及附器疾病	1.9	2.8	4.2	2.3	2.0	1.6	1.8	1.4	1.4	2.1
耳和乳突疾病	1.0	1.6	1.6	1.7	1.5	0.8	0.6	1.2	0.7	0.7
循环系统疾病	11.7	24.1	30.6	22.4	19.6	7.5	6.6	7.4	7.2	10.0
其中：心脏病	5.4	12.2	15.0	11.9	9.7	3.1	2.9	2.7	2.7	5.6
高血压	3.7	7.9	10.6	7.0	6.3	2.3	2.0	2.6	2.0	3.2
脑血管病	1.4	2.7	3.4	2.4	2.3	1.0	0.8	1.1	1.3	0.4
呼吸系统疾病	79.0	81.6	83.4	65.7	96.0	78.1	82.2	91.2	68.2	64.5
其中：急上呼感染	66.0	68.0	67.9	55.9	80.1	65.4	71.9	77.2	55.8	50.3
肺炎	3.6	2.6	1.3	2.7	3.9	3.9	3.0	4.0	3.2	6.7
老慢支	5.5	5.5	7.6	3.0	6.1	5.5	3.9	6.6	6.0	4.3
消化系统疾病	27.3	28.6	29.4	30.5	26.1	26.8	22.6	28.9	27.5	27.7
其中：急性胃炎	13.1	10.5	9.7	10.6	11.1	14.0	10.4	15.8	16.1	11.0
肝病硬化	0.8	0.7	0.8	0.6	0.7	0.8	0.9	0.6	1.1	0.7
胆囊疾病	2.6	4.1	4.0	6.1	2.1	2.0	2.3	1.6	2.0	2.9
泌尿生殖系病	6.2	7.3	6.5	9.2	6.3	5.8	5.0	6.5	5.3	6.5
妊娠、分娩病及产褥期并发症	0.3	0.4	0.2	0.4	0.5	0.3	0.3	0.1	0.4	0.5
皮肤皮下组织	5.0	7.1	6.5	9.1	5.6	4.2	3.9	4.1	4.2	5.3
肌肉、骨骼结缔组织	9.9	14.5	15.1	14.1	14.2	8.4	6.7	8.3	8.9	10.3
其中：类关节炎	4.4	4.7	2.8	6.5	4.8	4.2	2.1	3.9	4.8	7.4
先天异常	0.1	0.1	0.1	0.1		0.1		0.1	0.1	0.2
围生期疾病	0.1					0.1	0.1	0.0	0.1	0.0
损伤和中毒	6.8	8.2	9.9	8.2	6.7	6.4	6.6	6.4	6.3	6.0
其他	0.2	0.2	0.3	0.1	0.3	0.2	0.1	0.2	0.2	0.4
不详	2.7	3.4	3.0	1.9	5.2	2.4	2.0	3.4	2.1	1.8

5-12-2 1998年调查地区居民两周就诊及未就诊率

	合计	城市				农村				
		小计	大	中	小	小计	一类	二类	三类	四类
调查人数	216101	54549	20775	15581	18193	161552	35983	47938	53815	23816
就诊人次数	35417	8831	3684	1942	3205	26586	5418	8209	9882	3077
两周就诊率(‰)	163.9	161.9	177.3	124.6	176.2	164.6	150.6	171.2	183.6	129.2
分性别两周就诊率(‰)										
男性	149.5	148.5	161.7	115.7	161.6	149.8	150.4	151.4	165.5	110.2
女性	179.1	175.1	192.6	133.6	190.4	180.5	163.2	184.1	202.8	149.1
年龄别两周就诊率(‰)										
0～4岁	307.4	311.7	284.0	295.8	344.3	306.5	337.5	351.3	332.3	181.2
5～14岁	122.7	113.3	108.4	86.1	136.6	124.6	136.9	136.7	125.8	85.5
15～24岁	66.1	55.2	36.2	66.1	63.1	68.9	70.1	68.4	72.8	61.4
25～34岁	115.5	85.4	65.6	62.8	124.7	124.7	109.6	128.6	140.5	103.5
35～44岁	162.0	118.4	115.0	79.2	157.9	180.9	157.7	172.7	202.3	190.3
45～54岁	201.1	179.2	172.5	155.5	209.3	209.7	164.9	200.0	254.9	203.4
55～64岁	266.3	271.2	321.2	214.6	261.9	263.6	233.1	272.7	294.1	225.0
65岁及以上	299.3	320.5	383.2	202.7	327.5	286.4	265.5	272.7	342.3	210.3
文化程度别两周就诊率(‰)										
文盲半文盲	237.1	250.1	323.9	151.9	261.6	234.9	213.0	242.0	290.9	181.1
小学	174.8	224.8	299.1	169.0	193.3	166.1	164.8	170.7	186.3	111.9
初中	126.3	143.1	152.3	117.3	156.0	120.3	107.7	122.4	135.7	77.3
高中、技校	119.4	115.5	133.1	81.7	127.2	124.7	116.2	115.8	139.2	123.5
中专	146.6	152.7	162.9	133.6	159.9	132.8	110.8	124.4	160.0	73.7
大专	144.9	136.0	134.0	143.8	129.5	201.5	135.1	190.5	233.2	181.8
大学及以上	176.1	182.8	196.5	127.7	228.9	79.3	60.0	54.1	106.7	
医疗保障形式别两周就诊率(‰)										
公费	216.6	209.4	239.5	160.4	203.0	250.5	236.6	264.9	253.5	196.7
劳保	189.4	189.2	204.0	148.3	239.8	192.4	184.3	210.7	175.0	250.0
半劳保	163.8	163.3	181.0	100.9	229.4	169.3	106.5	250.0	394.7	272.7
医疗保险	117.3	104.8	158.2	93.3	120.6	127.2	123.4	117.1	143.8	107.1
统筹	145.7	151.6	160.6	117.6	173.9	83.3	80.0	62.5	200.0	
合作医疗	164.6	237.3	550.0	71.4	234.6	154.4	125.2	241.9	223.2	156.0
自费	160.0	130.5	114.4	104.8	155.2	165.1	165.8	163.9	181.8	122.8
就业状况别两周就诊率(‰)										
在岗	149.1	115.2	112.3	86.4	141.6	156.5	138.7	155.3	179.2	134.2
下岗	127.0	98.9	100.8	84.6	111.5	233.5	182.2	285.7	218.6	234.4
离退休	307.0	304.2	352.9	229.0	305.2	325.4	334.5	326.1	306.0	367.3
学生	72.6	58.8	35.9	70.4	75.2	79.0	100.1	65.6	78.3	76.6
无业	241.0	172.0	170.7	90.3	218.3	291.6	231.2	308.3	361.8	218.1
两周未就诊率(%)	38.5	49.9	52.0	52.6	44.7	33.2	32.5	32.2	34.6	32.4
男性	38.2	49.6	51.7	52.1	44.3	33.3	32.0	32.2	34.9	33.0
女性	38.6	50.2	52.2	53.0	44.9	33.0	32.8	32.1	34.2	31.9

5-12-3　2003年调查地区居民两周就诊及未就诊率

	合计	城市				农村				
		小计	大	中	小	小计	一类	二类	三类	四类
调查人数	193689	49698	18746	14301	16651	143991	32064	42559	48311	21057
就诊人次数	25906	5869	2243	1324	2302	20037	3710	6202	7633	2492
两周就诊率(‰)	133.8	118.1	119.7	92.6	138.2	139.2	115.7	145.7	158.0	118.3
分性别两周就诊率(‰)										
男性	121.5	102.6	104.3	81.6	118.7	127.8	109.5	136.6	143.2	102.4
女性	146.2	132.9	134.3	103.1	157.3	151.0	122.0	155.3	173.5	135.3
年龄别两周就诊率(‰)										
0～4岁	202.4	156.2	184.9	122.4	163.1	212.8	200.7	244.5	230.6	144.9
5～14岁	77.4	55.1	49.5	49.2	63.3	82.0	66.1	99.6	90.6	51.6
15～24岁	47.0	31.8	33.2	24.2	35.8	51.1	51.2	52.6	47.6	54.7
25～34岁	78.3	47.8	30.8	34.0	75.4	88.9	67.7	87.7	98.4	100.0
35～44岁	112.6	75.0	47.2	51.4	124.9	126.6	99.8	123.8	141.0	145.5
45～54岁	176.2	125.2	95.2	101.7	184.7	196.0	140.8	204.1	223.7	213.3
55～64岁	227.5	191.1	191.6	158.6	222.4	243.6	172.2	244.0	303.8	226.2
65岁及以上	280.6	287.7	304.7	234.4	311.2	276.2	233.6	303.8	314.1	194.2
文化程度别两周就诊率(‰)										
文盲半文盲	237.6	276.2	279.5	203.7	307.4	232.1	200.3	248.6	270.3	190.1
小学	166.4	198.2	207.7	152.8	212.5	160.9	136.2	176.4	189.0	112.4
初中	100.0	106.5	107.8	100.3	110.1	98.0	78.0	99.7	113.6	85.6
高中、技校	86.9	83.5	86.2	71.8	92.2	91.0	76.7	89.0	102.6	104.7
中专	93.6	99.4	122.3	84.5	83.5	81.7	59.6	106.9	80.4	68.2
大专	86.5	92.7	101.8	69.9	112.7	56.7	53.3	64.7	53.0	50.0
大学及以上	78.7	77.2	98.6	52.5	49.9	93.6	154.9	76.3	85.9	
医疗保障形式别两周就诊率(‰)										
城镇基本医疗保险	135.4	133.8	149.3	115.3	133.6	146.3	115.6	211.0	133.2	112.4
大病医疗保险	74.0	56.1	46.6	76.9	95.2	157.9	157.0	240.0	138.9	
公费医疗	180.3	167.5	195.0	108.3	155.6	255.2	120.7	349.4	352.5	
劳保医疗	220.3	226.8	262.5	119.7	294.9	134.5	94.6	149.3	206.9	
合作医疗	147.7	213.6	166.7		214.0	131.6	117.6	150.8	259.7	127.6
其他社会医疗保险	102.3	100.1	91.0	125.0	111.1	103.8	99.9	76.7	146.9	28.2
商业医疗保险	99.4	83.4	112.8	55.3	87.2	103.1	101.1	101.7	104.7	111.5
无医疗保险		85.8	70.9	71.8	106.5	144.5	118.2	150.8	162.6	116.1
就业状况别两周就诊率(‰)										
在岗	137.5	78.1	52.6	55.3	122.8	148.7	117.9	153.9	168.8	140.4
离退休	255.7	246.5	272.8	190.1	269.6	335.0	274.1	375.8	399.4	285.7
学生	43.2	29.9	33.1	19.8	33.3	49.1	50.9	54.3	45.4	40.7
无业、失业、半失业	141.4	110.4	72.1	90.0	156.3	215.2	158.6	200.9	300.9	86.2
两周未就诊率(%)	48.9	57.0	57.7	63.8	48.9	45.8	49.8	43.0	46.7	43.0
男性	48.8	57.1	56.7	64.1	50.3	45.8	49.8	43.3	46.4	43.7
女性	49.0	56.8	58.4	63.4	47.9	45.8	49.7	42.7	47.0	42.3

5-12-4　2008年调查地区居民两周就诊及未就诊比例

	合计	城市				农村				
		小计	大	中	小	小计	一类	二类	三类	四类
调查人数	177501	46510	17536	13259	15715	130991	29695	39683	42610	19003
就诊人次数	25813	5914	2642	1178	2094	19899	3476	6786	7532	2105
两周就诊率(‰)	145.4	127.2	150.7	88.8	133.2	151.9	117.1	171.0	176.8	110.8
分性别两周就诊率(‰)										
男性	131.3	113.0	136.4	73.7	120.5	137.6	107.5	156.5	161.7	90.0
女性	159.5	140.4	163.9	103.1	145.3	166.6	126.6	186.0	192.0	132.5
年龄别两周就诊率(‰)										
0～4岁	248.1	191.4	122.9	156.9	263.4	259.8	246.3	313.4	278.6	127.1
5～14岁	90.6	68.1	60.2	57.8	79.3	95.6	89.8	120.5	105.6	46.0
15～24岁	46.6	32.4	21.5	36.4	40.8	50.5	38.1	57.2	59.4	38.8
25～34岁	61.1	45.0	28.9	44.4	62.1	67.4	46.4	78.6	69.1	70.6
35～44岁	113.6	69.6	61.3	54.0	90.0	128.4	82.5	134.7	155.6	132.7
45～54岁	159.9	109.1	100.7	81.8	142.6	181.2	118.3	195.8	211.4	199.2
55～64岁	216.0	183.9	215.4	118.0	205.3	228.6	172.7	246.3	262.4	200.1
65岁及以上	302.9	302.7	385.8	181.2	278.0	303.0	222.4	359.3	340.4	231.8
文化程度别两周就诊率(‰)										
文盲半文盲	256.0	252.8	362.8	155.4	243.2	256.5	183.7	306.2	306.8	193.1
小学	184.4	221.8	268.7	177.1	213.1	178.0	140.0	199.7	211.6	129.1
初中	106.9	120.1	163.1	77.6	112.2	102.9	83.4	115.2	118.0	56.2
高中、技校	92.1	91.3	114.6	70.6	80.5	92.8	60.4	109.2	109.1	77.6
中专	106.7	126.1	172.1	96.2	92.2	69.9	22.7	98.0	87.0	86.2
大专	80.1	87.6	112.4	62.6	61.5	50.2	41.6	58.1	64.8	0.0
大学及以上	82.1	84.1	104.9	50.0	62.3	68.1	51.4	86.4	58.5	114.3
医疗保障形式别两周就诊率(‰)										
城镇职工医疗保险	145.7	145.2	186.1	87.3	138.0	150.8	124.0	185.9	177.3	136.4
公费医疗	187.3	190.3	246.4	163.4	73.9	176.6	38.8	126.0	347.8	0.0
城镇居民医疗保险	104.7	103.7	115.3	100.2	99.5	111.5	106.5	144.9	109.1	147.1
新型农村合作医疗	155.0	202.0	50.0	107.8	211.0	153.2	119.5	172.0	178.0	111.4
其他社会医疗保险	81.1	73.1	65.7	71.0	92.8	102.9	79.1	132.1	140.0	58.8
无社会医疗保险	107.8	82.5	70.1	76.9	93.9	141.7	98.5	160.7	162.5	92.0
就业状况别两周就诊率(‰)										
在岗	133.1	68.5	53.1	45.7	105.6	146.4	96.5	158.8	177.6	129.0
离退休	242.6	239.2	307.5	146.5	203.9	265.7	231.9	251.9	315.3	227.6
学生	49.5	29.9	18.7	34.8	38.5	56.3	29.4	63.9	70.0	49.5
无业、失业、半失业	192.7	129.4	105.8	106.9	154.6	237.0	202.0	283.1	250.2	134.1
两周患病未就诊比例（%）	37.6	37.3	33.0	36.7	46.4	37.8	42.2	35.4	35.6	40.8
男性	37.7	37.1	32.1	37.8	46.0	37.9	42.6	35.4	35.3	42.2
女性	37.6	37.5	33.7	35.9	46.7	37.7	41.9	35.3	35.8	39.7

5-13-1　1998年调查地区居民疾病别两周就诊率(‰)

	合计	城市				农村				
		小计	大	中	小	小计	一类	二类	三类	四类
传染病计	4.5	2.8	2.2	1.3	4.9	5.1	4.6	4.1	5.1	8.0
寄生虫病计	0.2	0.1	0.2	0.1	0.1	0.2	0.2	0.2	0.2	0.3
恶性肿瘤计	0.8	1.4	2.3	1.5	0.2	0.6	0.5	0.5	0.9	0.1
良性肿瘤计	0.4	0.7	1.3	0.4	0.2	0.3	0.5	0.2	0.4	0.2
内分泌营养代谢病	2.1	4.4	7.1	2.7	2.7	1.3	1.0	1.7	1.4	0.8
其中：糖尿病	1.1	3.0	5.2	1.7	1.7	0.4	0.4	0.5	0.4	0.4
血液、造血器官疾病	1.9	1.0	0.8	0.6	1.7	2.2	2.3	2.6	2.2	1.0
精神病小计	0.7	0.8	0.5	0.6	1.2	0.7	0.4	0.6	1.0	0.4
神经系病计	3.0	2.2	2.8	1.4	2.1	3.3	3.4	3.2	4.0	1.7
眼及附器疾病	2.6	3.0	3.9	2.7	2.3	2.4	1.8	2.1	3.4	1.9
耳和乳突疾病	0.8	0.7	0.6	0.1	1.2	0.9	1.0	1.0	0.8	0.5
循环系统疾病	16.6	30.2	40.6	22.4	24.8	12.0	11.0	12.3	13.1	10.1
其中：心脏病	6.6	11.4	14.8	8.2	10.3	5.0	4.2	5.4	4.5	6.4
高血压	5.2	10.1	14.7	9.0	5.9	3.6	4.2	3.6	3.9	2.1
脑血管病	3.1	6.7	8.4	4.5	6.5	2.0	1.8	1.3	3.2	0.8
呼吸系统疾病	75.4	61.3	56.7	48.4	77.5	80.1	78.6	81.3	89.6	58.7
其中：急上呼感染	65.9	51.6	44.4	42.4	67.7	70.8	70.8	71.6	79.3	49.7
肺炎	2.4	1.7	2.0	0.7	2.1	2.6	2.0	3.0	2.0	4.2
老慢支	4.0	3.9	4.8	3.1	3.7	4.0	3.5	3.9	5.1	2.4
消化系统疾病	25.3	23.6	23.4	17.8	28.7	25.9	23.3	27.2	28.5	21.6
其中：急性胃炎	12.8	10.3	8.7	8.2	14.1	13.7	12.7	13.5	15.7	11.2
肝硬化	0.6	0.8	0.5	0.4	1.4	0.6	0.6	0.4	0.7	0.7
胆囊疾病	2.5	3.4	3.8	2.2	3.9	2.2	1.6	2.0	2.3	3.6
泌尿生殖系病	5.7	5.3	5.4	4.3	5.9	5.9	4.0	5.8	6.6	7.2
妊娠、分娩病及产褥期并发症	0.3	0.3	0.4	0.1	0.2	0.3	0.4	0.4	0.2	0.3
皮肤皮下组织	3.8	4.4	5.7	2.8	4.5	3.6	4.3	4.0	3.8	1.6
肌肉、骨骼结缔组织	11.3	11.6	14.3	9.8	10.1	11.2	10.5	10.8	12.7	9.4
其中：类关节炎	5.4	3.6	3.1	2.4	5.2	6.0	4.4	5.3	6.8	8.0
先天异常	0.1	0.1	0.0		0.1	0.1	0.1	0.1	0.0	0.3
围生期疾病	0.0	0.1	0.1		0.1	0.0			0.0	
损伤和中毒	6.3	6.1	6.0	5.8	6.3	6.4	6.3	5.9	8.0	4.0
其他	0.6	0.4	0.6	0.1	0.5	0.6	0.4	1.0	0.3	0.8
不详	1.8	1.8	2.8	1.7	0.7	1.8	1.9	2.4	1.7	0.4

5-13-2　2003年调查地区居民疾病别两周就诊率(‰)

	合计	城市				农村				
		小计	大	中	小	小计	一类	二类	三类	四类
传染病计	2.9	1.8	0.8	0.4	4.1	3.3	1.5	2.4	3.9	6.5
寄生虫病计	0.2					0.2		0.1	0.6	
恶性肿瘤计	1.3	1.6	2.7	0.8	1.1	1.2	0.9	1.9	0.9	0.7
良性肿瘤计	0.4	0.4	0.6	0.4	0.3	0.4	0.4	0.6	0.4	0.3
内分泌、营养和代谢疾病计	2.2	4.6	7.1	4.5	1.9	1.3	1.3	1.5	1.5	0.5
其中：糖尿病	1.4	3.3	5.2	3.6	1.0	0.7	0.5	0.8	1.0	0.1
血液、造血器官疾病	1.4	1.1	0.5	0.8	2.0	1.5	1.3	1.8	1.1	2.2
精神病小计	0.5	0.5	0.3	0.7	0.5	0.5	0.7	0.4	0.7	0.1
神经系病计	2.9	1.8	1.7	0.6	3.1	3.2	3.0	3.2	4.0	1.9
眼及附器疾病	1.4	1.6	1.8	0.6	2.1	1.3	1.9	0.7	1.7	0.8
耳和乳突疾病	0.6	0.7	1.2	0.1	0.7	0.6	0.6	0.5	0.7	0.4
循环系统疾病	18.3	28.0	35.0	26.4	21.4	14.9	12.8	15.0	17.4	12.3
其中：心脏病	5.8	10.2	12.2	9.2	8.9	4.3	3.4	4.6	4.3	5.2
高血压	8.0	12.9	16.5	12.4	9.1	6.4	5.8	6.7	6.7	5.9
脑血管病	2.9	3.6	4.6	3.8	2.3	2.7	2.2	2.1	4.4	0.6
呼吸系统疾病	51.4	34.0	28.1	25.7	47.6	57.4	49.7	61.9	67.0	37.8
其中：急上呼感染	41.9	26.5	20.2	19.7	39.3	47.2	41.0	52.8	55.3	27.2
肺炎	1.8	1.0	0.7	0.6	1.7	2.1	1.8	1.3	2.1	4.6
老慢支	3.6	3.2	4.2	1.6	3.4	3.8	4.1	3.0	4.5	3.3
消化系统疾病	21.7	16.2	13.7	10.7	23.6	23.6	15.4	25.2	25.3	28.7
其中：急性胃炎	10.7	7.5	5.5	4.3	12.6	11.8	8.0	12.3	13.7	12.4
肝硬化	0.3	0.3	0.1	0.1	0.5	0.3	0.3	0.1	0.2	0.8
胆囊疾病	2.9	2.6	2.0	1.3	4.3	3.0	1.8	1.9	3.3	6.5
泌尿生殖系病	6.2	4.4	3.6	3.8	5.8	6.9	6.0	5.3	8.1	8.7
妊娠、分娩病及产褥期并发症	0.1	0.2	0.2	0.1	0.3	0.1	0.2	0.1		0.2
皮肤皮下组织	2.6	2.5	2.1	3.1	2.6	2.6	3.2	3.2	2.3	1.4
肌肉、骨骼结缔组织	11.1	12.2	13.8	7.8	14.2	10.7	8.5	10.9	12.3	9.7
其中：类关节炎	3.8	2.9	1.7	1.0	5.7	4.1	2.2	3.6	4.9	6.4
先天异常	0.1	0.1	0.1		0.2	0.1			0.1	0.2
围生期疾病	0.0					0.0			0.0	
损伤和中毒	6.9	4.6	5.0	4.5	4.3	7.7	7.2	9.0	8.1	5.0
其他	0.6	0.4	0.5	0.6	0.2	0.6	0.5	0.7	0.6	0.7
不详	1.1	1.4	1.0	0.8	2.3	1.1	0.8	1.5	1.3	0.2

5-13-3　2008年调查地区居民疾病别两周就诊率(‰)

	合计	城市				农村				
		小计	大	中	小	小计	一类	二类	三类	四类
传染病计	1.9	1.2	0.6	1.3	1.9	2.1	1.1	2.2	2.8	1.9
寄生虫病计	0.0	0.0		0.1		0.0	0.1	0.1	0.0	0.1
恶性肿瘤计	1.7	1.9	2.6	1.0	2.0	1.6	1.4	1.6	2.2	0.5
良性肿瘤计	0.7	0.9	1.7	0.6	0.3	0.7	0.3	0.8	0.8	0.8
内分泌,营养,代谢	3.9	8.7	17.6	4.1	2.7	2.1	3.1	2.6	1.6	0.9
其中：糖尿病	2.9	7.6	15.5	3.7	2.2	1.3	1.6	1.6	1.0	0.5
血液、造血器官	1.3	0.8	0.7	0.5	1.2	1.5	0.9	2.0	1.2	1.9
精神病小计	0.8	0.9	1.4		1.0	0.8	0.5	0.6	0.9	1.1
神经系病计	2.2	1.8	1.6	0.8	2.9	2.4	1.7	2.0	3.1	2.4
眼及附器疾病	1.3	1.2	1.5	0.9	1.1	1.3	1.2	1.4	1.5	0.9
耳和乳突疾病	0.5	0.5	0.1	0.7	0.7	0.5	0.6	0.5	0.5	0.6
循环系统疾病	26.4	36.4	54.4	25.6	25.4	22.8	19.8	27.1	24.3	15.4
其中：心脏病	7.9	11.9	16.0	8.4	10.2	6.5	5.3	6.6	7.6	5.9
高血压	12.3	19.3	30.5	14.0	11.3	9.9	10.0	12.3	9.6	5.0
脑血管病	4.3	3.6	6.3	2.0	2.0	4.6	2.8	6.4	5.0	2.5
呼吸系统疾病	46.9	29.1	23.8	26.2	37.4	53.2	40.8	65.3	61.4	29.2
其中：急上呼感染	37.2	21.7	15.1	20.5	30.0	42.7	33.6	52.9	48.9	22.0
肺　炎	2.0	1.0	0.7	0.5	1.7	2.4	1.1	2.9	2.5	2.7
老慢支	3.3	2.4	2.9	1.7	2.5	3.6	2.3	4.2	5.0	1.5
消化系统疾病	22.1	14.3	11.6	9.4	21.5	24.9	13.6	25.8	31.9	25.2
其中：急性胃炎	11.9	6.3	3.6	4.2	10.9	13.9	6.2	14.6	19.6	11.8
肝病硬化	0.4	0.4	0.2	0.5	0.4	0.5	0.3	0.6	0.6	0.3
胆囊疾病	1.8	1.5	1.0	0.5	2.8	1.9	0.7	1.5	2.1	4.5
泌尿生殖系病	6.4	5.9	6.8	4.6	6.0	6.6	5.0	6.2	8.1	6.8
妊娠分娩及产褥期	0.1	0.1	0.2	0.1	0.1	0.1	0.2	0.1	0.2	0.1
皮肤皮下组织	3.4	2.8	4.4	0.9	2.5	3.7	2.5	4.6	4.4	2.0
肌肉.骨骼结缔	17.1	13.7	15.3	6.3	18.2	18.2	14.4	18.8	21.7	15.2
其中：类关节炎	5.3	2.2	1.5	1.8	3.4	6.4	3.7	6.4	6.9	9.3
先天异常	0.0					0.1		0.1	0.1	0.1
围生期疾病	0.0	0.0		0.1		0.0		0.0	0.0	0.1
损伤和中毒	6.2	4.9	4.8	3.5	6.3	6.6	7.5	6.0	7.4	4.9
其他	0.5	0.5	0.5	0.4	0.4	0.6	0.9	0.7	0.5	0.1
不详	1.8	1.5	1.2	1.8	1.5	2.0	1.4	2.7	2.2	0.7

5-14-1　1993年调查地区居民住院率(‰)

	合计	城市				农村				
		小计	大	中	小	小计	一类	二类	三类	四类
总住院率	35.6	50.4	49.0	50.9	51.2	30.6	32.8	29.6	28.8	33.1
男性	33.0	46.2	44.6	47.3	46.5	28.7	29.6	29.1	26.9	30.7
女性	38.2	54.5	53.3	54.2	55.9	32.5	36.1	30.2	30.8	35.4
年龄别住院率										
0～4岁	45.4	56.4	56.2	64.2	49.2	43.2	50.4	42.5	41.5	40.1
5～14岁	18.3	24.7	31.0	25.2	19.1	16.9	15.8	15.7	17.7	19.2
15～24岁	14.5	14.9	15.4	19.1	10.7	14.4	14.1	15.6	13.0	15.8
25～34岁	38.2	53.3	52.7	53.9	53.1	33.9	42.4	29.4	30.3	38.6
35～44岁	33.6	40.8	33.2	40.8	49.3	30.5	29.0	32.1	28.7	34.8
45～54岁	36.8	45.3	39.9	42.8	53.0	33.6	32.6	31.7	33.7	40.8
55～64岁	53.2	73.1	66.0	79.0	73.7	43.1	44.3	41.9	43.0	43.4
65岁及以上	61.0	86.9	82.9	83.5	95.9	46.2	47.7	47.8	41.7	51.3
疾病别住院率										
传染病计	2.8	2.2	1.2	2.9	2.5	2.9	2.0	2.9	3.1	4.4
寄生虫病计	0.1	0.1	0.2	0.1	0.2	0.1	0.0	0.2	0.1	
恶性肿瘤计	0.5	0.9	0.9	1.0	0.8	0.3	0.4	0.4	0.2	0.1
良性肿瘤计	0.7	1.2	1.6	1.5	0.4	0.5	0.4	0.5	0.8	0.2
内分泌营养代谢病	0.4	1.1	1.0	1.3	1.1	0.2	0.3	0.2	0.2	0.2
其中：糖尿病	0.2	0.7	0.5	0.9	0.7	0.0	0.1	0.0		0.0
血液、造血器官疾病	0.5	0.4	0.2	0.4	0.5	0.5	0.4	0.6	0.5	0.5
精神病小计	0.3	0.3	0.5	0.1	0.3	0.3	0.3	0.3	0.3	0.1
神经系病计	0.6	0.7	0.5	0.6	1.0	0.6	0.5	0.5	0.6	0.8
眼及附器疾病	0.6	1.1	1.4	1.0	1.0	0.4	0.3	0.3	0.4	0.5
耳和乳突疾病	0.1	0.3	0.1	0.4	0.4	0.1	0.0	0.1	0.1	0.1
循环系统疾病	3.4	7.6	8.3	7.8	6.7	2.0	2.2	1.9	1.8	1.9
其中：心脏病	1.7	3.6	4.3	3.7	3.0	1.0	1.1	0.9	0.9	1.1
高血压	0.4	1.0	0.9	1.1	0.9	0.3	0.2	0.4	0.2	0.2
脑血管病	1.0	2.5	2.5	2.6	2.3	0.5	0.7	0.4	0.5	0.3
呼吸系统疾病	6.0	7.9	8.2	7.5	7.9	5.3	6.0	4.7	4.7	6.9
其中：急上呼感染	2.3	2.8	2.7	2.4	3.2	2.1	2.6	1.7	2.0	2.6
肺炎	1.9	2.2	1.6	2.6	2.3	1.8	1.9	1.8	1.6	2.4
老慢支	0.7	1.3	1.4	1.4	1.3	0.6	0.5	0.5	0.5	0.8
消化系统疾病	7.6	9.8	9.8	8.5	11.0	6.8	7.9	6.8	6.3	6.6
其中：急性胃炎	2.3	2.1	1.6	1.7	3.0	2.4	1.8	2.5	2.8	2.1
肝硬化	0.3	0.4	0.3	0.3	0.6	0.3	0.4	0.3	0.4	0.1
胆囊疾病	1.2	2.2	1.6	2.5	2.4	0.8	1.0	0.8	0.8	0.8
泌尿生殖系病	1.9	2.4	2.8	2.1	2.3	1.7	1.4	1.5	1.6	2.5
妊娠、分娩病及产褥期并发症	4.2	6.5	5.7	7.1	6.6	3.4	5.6	2.8	2.8	2.7
皮肤皮下组织	0.5	0.6	0.5	1.0	0.4	0.5	0.2	0.4	0.6	0.7
肌肉、骨骼结缔组织	1.2	2.2	1.5	2.2	2.9	0.8	0.6	0.8	0.8	1.1
其中：类关节炎	0.4	0.6	0.1	1.0	0.5	0.3	0.3	0.2	0.3	0.6
先天异常	0.1	0.2	0.2	0.1	0.2	0.1		0.1	0.0	0.1
围生期疾病	0.1	0.2	0.1	0.2	0.2	0.0	0.0		0.0	
损伤和中毒	3.7	3.5	2.7	3.9	3.9	3.7	3.7	3.9	3.7	3.3
其他	0.1	0.1	0.2	0.1	0.1	0.1	0.1	0.1	0.0	0.1
不详	0.7	1.3	1.8	0.9	1.1	0.5	0.4	0.9	0.3	0.4

5-14-2　1998年调查地区居民住院率(‰)

	合计	城市				农村				
		小计	大	中	小	小计	一类	二类	三类	四类
住院人次数	7647	2634	1054	836	744	5013	1258	1382	1564	809
住院率	35.4	48.3	50.7	53.7	40.9	31.0	34.8	28.9	29.1	34.0
分性别住院										
男性	32.6	47.1	48.7	52.7	40.7	27.9	29.2	27.3	26.9	29.3
女性	38.3	49.4	52.5	54.7	41.1	34.4	40.7	30.7	31.3	39.0
年龄别住院率										
0～4岁	40.1	33.2	18.5	41.5	38.1	41.5	44.3	44.2	44.0	31.7
5～14岁	12.4	12.2	10.8	15.8	10.9	12.5	15.5	9.2	12.9	14.4
15～24岁	23.1	19.4	15.9	21.9	20.5	24.0	32.0	22.5	20.1	24.6
25～34岁	35.3	40.3	34.3	45.9	41.1	33.8	39.3	32.2	30.3	37.0
35～44岁	32.1	32.4	31.3	32.1	34.3	32.0	32.1	29.7	30.4	42.5
45～54岁	42.6	48.8	45.0	61.3	41.6	40.2	37.4	39.5	35.1	61.9
55～64岁	57.2	74.1	74.9	87.5	59.7	48.1	48.4	46.6	50.4	44.6
65岁及以上	79.6	125.7	133.3	126.4	110.1	51.5	53.8	47.0	48.1	69.5
文化程度别住院率										
文盲半文盲	46.2	69.8	85.0	74.0	58.0	42.2	48.4	42.7	38.1	41.5
小学	40.5	68.5	85.5	80.1	46.4	35.6	36.5	35.6	31.4	44.2
初中	35.2	48.1	46.2	54.3	44.7	30.6	35.2	28.4	28.9	32.1
高中、技校	35.8	39.7	42.3	40.5	35.4	30.4	32.4	28.1	29.1	43.2
中专	53.6	57.0	54.3	66.4	49.9	46.0	55.4	35.9	51.2	21.1
大专	60.1	63.3	57.3	77.4	57.6	39.6	27.0	31.8	45.9	90.9
大学及以上	64.9	65.2	68.3	63.1	57.9	61.0	40.0	54.1	80.0	
医疗保障形式别住院率										
公费	91.8	90.0	92.0	84.1	93.4	100.1	78.0	97.3	107.0	131.2
劳保	60.7	60.3	55.4	63.8	69.9	67.0	31.8	92.0	125.0	750.0
半劳保	44.4	42.5	30.7	62.4	45.9	63.9	46.3	62.5	184.2	
医疗保险	36.2	48.2	50.6	47.9	48.3	26.7	33.8	23.8	19.2	
统筹	58.1	55.7	55.3	64.7		83.3	120.0			
合作医疗	39.5	27.4			28.0	41.3	37.6	51.9	18.4	105.5
自费	29.4	29.5	24.7	33.3	30.5	29.4	33.2	27.0	27.4	34.9
就业状况别住院率										
在岗	34.94	38.92	37.76	43.02	36.84	34.07	35.61	33.75	30.05	41.64
下岗	36.5	30.94	22.32	32.99	38.63	57.59	55.76	52.48	68.1	46.88
离退休	106.91	108.08	109.37	112.15	98.94	99.15	84.05	86.39	122	132.65
学生	11.04	11.69	12.25	12.69	10.16	10.73	12.09	7.18	15.65	2.95
无业	52.56	48.13	46.66	55.11	45.27	55.81	67.39	46.53	54.99	45.2

5-14-3 2003年调查地区居民住院率(‰)

	合计	城市				农村				
		小计	大	中	小	小计	一类	二类	三类	四类
住院人次数	6981	2107	756	658	693	4874	1097	1283	1725	769
住院率	36.0	42.4	40.3	46.0	41.6	33.8	34.2	30.1	35.7	36.5
分性别住院										
男性	31.7	41.1	37.5	46.3	40.8	28.6	28.7	25.6	30.2	31.1
女性	40.4	43.6	43.1	45.7	42.4	39.3	39.8	34.9	41.5	42.3
年龄别住院率										
0～4岁	33.3	25.7	25.8	20.4	29.8	35.0	34.5	31.8	41.3	28.7
5～14岁	11.7	9.4	6.4	14.0	8.4	12.2	11.5	12.3	12.4	12.2
15～24岁	28.1	15.7	7.6	14.8	24.5	31.5	36.4	32.7	30.3	26.3
25～34岁	39.5	35.1	21.5	40.0	43.0	41.0	39.8	37.1	41.3	48.7
35～44岁	25.9	20.9	14.2	18.4	30.1	27.8	24.7	22.5	31.1	37.3
45～54岁	36.6	31.6	22.9	42.0	33.3	38.6	33.0	34.3	42.6	51.0
55～64岁	53.3	59.5	53.0	63.7	63.9	50.6	46.1	45.9	56.6	54.3
65岁及以上	84.1	126.8	124.5	138.9	118.1	57.7	63.7	43.9	57.4	78.9
文化程度别住院率										
文盲半文盲	49.6	80.4	113.0	71.2	66.5	45.3	46.3	38.4	49.6	45.9
小学	45.7	67.9	80.7	86.2	49.8	41.9	39.7	36.8	45.7	45.9
初中	35.2	42.0	38.0	43.9	44.7	33.0	33.2	30.0	33.7	42.0
高中、技校	32.5	33.8	23.1	46.5	34.9	31.0	32.8	32.2	28.7	27.9
中专	49.9	48.9	43.1	56.4	47.9	52.1	55.0	56.6	49.0	37.9
大专	33.6	33.9	31.9	30.4	45.3	32.4	44.4	32.4	28.0	
大学及以上	44.6	45.5	37.7	51.5	61.0	35.1	28.2	15.3	62.5	
医疗保障形式别住院率										
城镇基本医疗保险	59.0	58.0	53.1	57.6	74.6	66.4	87.1	65.6	55.2	52.2
大病医疗保险	43.5	44.9	36.4	76.9	71.4	36.8	49.6	40.0		
公费医疗	99.0	98.7	88.7	117.4	111.1	100.9	34.5	168.7	90.2	312.5
劳保医疗	63.9	62.5	59.8	56.3	73.7	81.9	81.1	74.6	69.0	1000.0
合作医疗	33.9	37.0			37.2	33.2	44.2	26.2	77.9	20.9
其他社会医疗保险	26.8	23.0	15.9	22.1	42.1	29.2	32.2	27.9	23.2	28.2
商业医疗保险	22.0	20.2	17.1	20.4	23.3	22.4	27.1	18.9	19.9	41.2
无医疗保险	33.6	29.5	23.2	31.8	33.0	34.4	31.0	31.1	36.4	41.6
就业状况别住院率										
在岗	37.1	29.3	19.1	32.8	36.7	38.6	37.0	34.2	40.8	45.0
离退休	100.6	99.9	95.4	103.7	105.3	106.8	83.0	154.4	74.7	254.0
学生	10.5	4.9	3.1	2.6	9.1	13.0	11.0	15.3	11.1	14.8
无业、失业、半失业	45.0	37.4	28.2	38.0	45.0	63.1	64.0	43.8	77.1	51.7

5-14-4 2008年调查地区居民住院率(‰)

	合计	城市				农村				
		小计	大	中	小	小计	一类	二类	三类	四类
住院人次数	12139	3293	1373	934	986	8846	1753	2731	3053	1309
住院率	68.4	70.8	78.3	70.4	62.7	67.5	59.0	68.8	71.6	68.9
分性别住院										
男性	60.4	65.8	72.9	62.5	60.6	58.5	55.1	60.0	60.0	57.5
女性	76.4	75.6	83.3	78.1	64.8	76.7	62.9	78.0	83.4	80.8
年龄别住院率										
0～4岁	80.8	33.2	28.4	26.7	41.7	90.7	75.8	109.3	86.0	82.1
5～14岁	21.1	12.1	8.7	11.7	14.4	23.0	18.1	20.8	28.0	21.8
15～24岁	46.2	19.8	16.0	14.9	27.0	53.5	57.9	50.0	56.8	49.3
25～34岁	69.1	56.1	52.3	69.6	47.3	74.2	70.1	77.2	78.8	66.6
35～44岁	46.8	32.8	24.2	35.2	38.6	51.6	35.0	52.2	52.5	77.1
45～54岁	61.6	52.0	49.1	47.5	59.5	65.7	52.4	72.6	65.9	77.2
55～64岁	93.0	96.7	101.7	90.6	96.0	91.6	77.2	83.0	99.3	127.6
65岁及以上	153.2	193.6	203.6	195.7	172.4	129.4	108.2	135.1	140.5	131.9
文化程度别住院率										
文盲半文盲	100.0	144.7	177.0	145.8	128.9	93.9	73.4	95.1	108.7	90.5
小学	87.5	123.4	159.3	134.4	95.4	81.3	69.6	80.8	87.1	87.1
初中	65.3	70.9	89.1	70.2	53.3	63.6	59.7	64.8	65.7	62.5
高中、技校	49.1	51.8	60.0	53.1	39.7	46.4	41.6	54.3	44.7	35.3
中专	75.9	78.4	80.6	86.1	64.0	71.1	71.8	72.0	68.1	77.6
大专	68.0	69.0	60.5	64.9	98.7	63.8	58.2	90.3	44.4	56.3
大学及以上	54.9	58.0	54.4	71.2	47.2	33.1	34.3	30.9	29.2	57.1
医疗保障形式别住院率										
城镇职工基本医保	91.8	92.2	97.8	86.1	86.6	88.3	88.1	70.4	104.6	56.8
公费医疗	139.1	140.2	131.8	194.4	95.1	135.1	97.1	78.7	210.1	176.5
城镇居民基本医保	51.0	49.2	48.6	47.3	51.3	62.8	56.6	173.9	54.5	0.0
新型农村合作医疗	69.0	78.3	85.7	125.7	76.1	68.6	59.3	70.7	72.5	69.5
其他社会医疗保险	51.3	43.9	37.3	35.5	68.7	71.4	63.2	56.6	120.0	0.0
无社会医疗保险	43.0	39.5	34.2	38.3	43.8	47.6	43.4	43.3	52.6	54.2
就业状况别住院率										
在岗	64.8	39.1	33.5	39.1	45.3	70.1	52.6	69.9	76.6	83.3
离退休	148.1	147.6	157.3	144.9	125.8	151.7	148.1	157.1	156.1	130.1
学生	14.3	6.4	6.9	1.4	9.6	17.0	19.0	18.5	12.5	20.8
无业、失业、半失业	99.4	78.4	62.6	80.6	86.7	114.0	113.9	120.3	117.2	72.5

5-15-1　1998年调查地区居民疾病别住院率(‰)

	合计	城市				农村				
		小计	大	中	小	小计	一类	二类	三类	四类
传染病计	1.6	1.3	0.9	1.0	2.0	1.7	1.2	1.3	1.4	4.0
寄生虫病计	0.1	0.1		0.1	0.1	0.1	0.1	0.1	0.0	0.0
恶性肿瘤计	0.8	1.5	2.0	2.0	0.5	0.5	0.8	0.7	0.2	0.2
良性肿瘤计	0.8	1.5	2.0	1.2	1.3	0.6	0.7	0.5	0.7	0.1
内分泌营养代谢病	0.7	1.8	2.2	2.2	0.9	0.3	0.6	0.3	0.2	0.1
其中：糖尿病	0.4	1.2	1.5	1.5	0.6	0.1	0.2	0.1	0.1	
血液、造血器官疾病	0.5	0.3	0.2	0.2	0.5	0.6	0.6	0.6	0.5	0.7
精神病小计	0.3	0.4	0.4	0.5	0.4	0.2	0.3	0.1	0.2	0.1
神经系病计	0.7	0.9	0.8	1.3	0.8	0.6	0.6	0.4	0.7	0.7
眼及附器疾病	0.7	1.2	1.3	1.6	0.7	0.6	0.6	0.6	0.5	0.8
耳和乳突疾病	0.1	0.2	0.1	0.2	0.3	0.1	0.2	0.0	0.1	
循环系统疾病	5.2	11.8	12.5	14.1	9.0	3.0	3.5	2.4	2.9	3.3
其中：心脏病	2.3	5.0	6.3	5.6	3.0	1.4	1.5	1.0	1.3	2.5
高血压	0.7	1.8	1.4	2.6	1.6	0.4	0.5	0.3	0.4	0.3
脑血管病	1.7	4.2	3.6	5.0	4.2	0.9	1.2	0.8	0.9	0.4
呼吸系统疾病	5.3	6.3	6.4	6.9	5.7	5.0	5.6	4.3	4.8	6.0
其中：急上呼感染	1.8	1.7	0.9	2.5	1.8	1.9	2.2	1.6	1.9	1.8
肺炎	1.5	1.5	1.6	1.5	1.3	1.4	1.4	1.0	1.1	3.1
老慢支	1.0	1.4	1.4	1.2	1.6	0.8	1.0	0.7	1.0	0.3
消化系统疾病	6.2	7.2	7.5	7.7	6.3	5.9	6.1	5.7	5.4	6.7
其中：急性胃炎	1.6	1.0	1.1	1.0	1.1	1.7	1.6	1.5	1.9	1.9
肝硬化	0.3	0.4	0.5	0.3	0.3	0.3	0.3	0.3	0.2	0.4
胆囊疾病	1.4	2.3	3.0	2.4	1.4	1.1	1.2	1.1	0.8	1.6
泌尿生殖系病	1.9	2.3	3.0	2.2	1.6	1.8	1.7	1.5	1.6	2.7
妊娠、分娩病及产褥期并发症	4.5	5.2	4.4	5.9	5.6	4.3	6.3	4.3	3.7	2.5
皮肤皮下组织	0.4	0.6	0.6	0.8	0.2	0.3	0.3	0.4	0.2	0.3
肌肉、骨骼结缔组织	1.2	1.4	1.2	1.7	1.4	1.1	0.7	1.0	1.2	1.9
其中：类关节炎	0.4	0.1	0.1	0.1	0.2	0.5	0.1	0.3	0.5	1.4
先天异常	0.0	0.1	0.0		0.1	0.0		0.1		0.0
围生期疾病	0.1	0.0	0.0			0.1	0.1	0.1	0.1	
损伤和中毒	3.3	2.9	3.2	2.4	2.9	3.5	3.6	3.7	3.7	2.5
其他	0.2	0.2	0.3	0.2		0.3	0.3	0.2	0.3	0.3
不详	0.8	1.2	1.6	1.3	0.4	0.7	1.0	0.5	0.6	0.9

5-15-2　2003年调查地区居民疾病别住院率(‰)

	合计	城市				农村				
		小计	大	中	小	小计	一类	二类	三类	四类
传染病计	1.1	0.7	0.3	0.6	1.2	1.2	0.9	0.8	1.0	2.9
寄生虫病计	0.1	0.1		0.2	0.1	0.0		0.0	0.1	0.0
恶性肿瘤计	1.1	2.3	3.4	1.1	2.1	0.7	1.6	0.5	0.4	0.4
良性肿瘤计	1.0	1.2	1.3	1.0	1.3	0.9	1.1	0.9	1.0	0.6
内分泌、营养和代谢疾病计	0.9	2.1	2.5	2.6	1.3	0.5	0.7	0.4	0.6	0.2
其中：糖尿病	0.6	1.6	2.2	1.9	0.8	0.2	0.4	0.1	0.2	0.1
血液、造血器官疾病	0.3	0.2	0.2	0.1	0.3	0.3	0.2	0.4	0.4	0.5
精神病小计	0.3	0.3	0.1	0.6	0.2	0.3	0.4	0.2	0.2	0.6
神经系病计	0.6	0.5	0.3	0.6	0.5	0.6	0.6	0.5	0.9	0.3
眼及附器疾病	0.6	0.7	0.4	0.5	1.1	0.6	0.5	0.7	0.6	0.3
耳和乳突疾病	0.1	0.1	0.1	0.3	0.1	0.0	0.1	0.1	0.0	
循环系统疾病	6.2	11.9	11.5	14.1	10.6	4.3	4.2	3.6	5.1	3.7
其中：心脏病	2.8	5.8	6.2	6.7	4.4	1.8	2.1	1.3	1.9	2.1
高血压	1.2	2.0	2.0	2.2	1.9	1.0	0.8	0.8	1.0	1.3
脑血管病	1.8	3.3	2.7	4.1	3.2	1.3	1.0	1.3	1.9	0.3
呼吸系统疾病	4.2	4.5	5.0	4.8	3.7	4.1	4.2	3.5	4.1	5.0
其中：急上呼感染	1.5	1.2	1.4	1.2	1.0	1.6	1.8	1.6	1.5	1.3
肺炎	1.0	0.9	1.1	0.6	1.0	1.0	0.8	0.8	1.1	1.6
老慢支	0.6	0.9	1.3	0.8	0.4	0.5	0.6	0.5	0.5	0.5
消化系统疾病	5.7	5.6	5.3	5.5	6.1	5.8	5.8	4.4	5.8	8.5
其中：急性胃炎	0.9	0.6	0.5	0.6	0.8	1.1	0.5	0.8	1.2	2.1
肝硬化	0.2	0.3	0.2	0.4	0.4	0.2	0.3	0.2	0.1	0.4
胆囊疾病	1.2	1.8	2.1	1.5	1.6	1.1	0.9	0.9	1.0	1.8
泌尿生殖系病	2.3	2.4	2.4	2.5	2.2	2.3	1.8	1.8	2.5	3.7
妊娠、分娩病及产褥期并发症	5.6	4.7	2.7	6.2	5.8	5.9	6.8	6.6	5.9	3.6
皮肤皮下组织	0.4	0.4	0.4	0.6	0.4	0.3	0.5	0.3	0.3	0.2
肌肉、骨骼结缔组织	1.1	1.4	1.8	1.0	1.3	1.0	0.6	0.7	1.4	1.6
其中：类关节炎	0.2	0.2	0.2	0.1	0.2	0.3	0.1	0.2	0.3	0.5
先天异常	0.0	0.0	0.1		0.1	0.0			0.1	0.1
围生期疾病	0.0	0.0			0.1	0.0	0.0	0.0	0.0	0.0
损伤和中毒	3.8	2.5	2.1	3.1	2.5	4.2	3.9	4.3	4.8	3.2
其他	0.3	0.4	0.3	0.3	0.5	0.3	0.2	0.2	0.4	0.5
不详	0.3	0.3	0.4	0.3	0.3	0.3	0.2	0.2	0.3	0.3

5-15-3　2008年调查地区居民疾病别住院率(‰)

	合计	城市				农村				
		小计	大	中	小	小计	一类	二类	三类	四类
传染病计	1.1	0.6	0.7	0.3	0.8	1.3	0.9	1.5	1.1	1.8
寄生虫病计	0.1	0.0		0.1	0.1	0.1	0.0	0.1	0.1	0.1
恶性肿瘤计	2.9	4.4	5.9	4.7	2.6	2.3	2.8	2.6	2.3	1.0
良性肿瘤计	1.7	1.8	2.1	1.5	1.6	1.7	1.3	1.5	2.0	2.0
内分泌,营养,代谢	2.0	4.5	5.3	5.4	2.8	1.1	1.4	1.4	0.8	0.8
其中：糖尿病	1.6	3.9	4.6	4.7	2.5	0.7	0.9	1.0	0.5	0.5
血液、造血器官	0.5	0.3	0.4	0.2	0.1	0.6	0.4	0.6	0.6	0.8
精神病小计	0.5	0.5	0.6	0.5	0.3	0.5	0.3	0.6	0.5	0.4
神经系病计	1.1	1.2	1.4	1.1	1.0	1.0	0.7	1.0	1.3	0.8
眼及附器疾病	1.2	1.5	2.1	1.2	1.3	1.0	0.9	1.2	1.0	0.7
耳和乳突疾病	0.1	0.1	0.1	0.3		0.1	0.2	0.2	0.1	0.1
循环系统疾病	13.7	21.7	24.5	22.4	17.9	10.8	10.3	11.4	11.9	7.9
其中：心脏病	5.5	9.6	11.3	10.0	7.4	4.0	4.0	3.2	4.8	3.6
高血压	3.2	4.6	4.8	5.9	3.4	2.7	1.8	3.6	2.8	1.9
脑血管病	4.1	5.9	6.4	5.5	5.7	3.4	3.4	3.8	3.8	1.7
呼吸系统疾病	10.2	6.1	7.8	4.1	5.9	11.7	7.4	12.2	12.8	14.8
期中：急上呼感染	3.8	1.4	1.0	1.0	2.0	4.7	2.6	4.6	5.8	5.7
肺　炎	2.6	1.4	2.0	1.5	0.6	3.0	1.5	3.7	2.9	4.1
老慢支	1.6	1.5	2.3	0.6	1.5	1.6	1.1	1.4	2.1	1.5
消化系统疾病	9.1	8.1	8.4	7.6	8.2	9.5	8.9	8.8	9.9	11.2
期中：急性胃炎	1.9	1.1	0.5	0.8	1.9	2.2	1.2	2.4	2.7	2.4
肝病硬化	0.4	0.2	0.1	0.7		0.5	0.7	0.3	0.4	0.8
胆囊疾病	1.9	2.4	3.0	1.9	2.2	1.8	1.3	2.0	1.8	2.0
泌尿生殖系病	3.9	3.5	3.6	3.4	3.4	4.0	2.6	3.7	4.2	6.4
妊、分及产褥	9.0	6.3	4.8	9.0	5.7	9.9	9.9	10.0	10.6	7.9
皮肤皮下组织	0.6	0.6	0.9	0.4	0.6	0.6	0.4	0.6	0.7	0.6
肌肉、骨骼结缔	2.7	3.0	3.8	2.2	2.9	2.6	1.1	2.7	2.9	3.6
期中：类关节炎	0.6	0.5	0.5	0.3	0.6	0.6	0.0	0.5	0.8	1.3
先天异常	0.1	0.0	0.1			0.1	0.0	0.1	0.0	0.2
围生期疾病	0.2	0.1	0.1		0.1	0.2	0.2	0.3	0.2	0.1
损伤和中毒	6.2	4.4	3.7	3.6	5.8	6.8	7.4	6.4	6.9	6.4
其他	0.6	0.5	0.4	0.6	0.6	0.6	0.8	0.5	0.6	0.3
不详	1.2	1.5	1.7	1.9	1.0	1.1	0.9	1.4	1.1	0.9

5-16 1998年、2003年、2008年调查地区居民经常就诊单位及原因构成(%)

	合计	城市				农村				
		小计	大	中	小	小计	一类	二类	三类	四类
1998										
患者经常就诊单位										
私人开业	9.5	10.0	3.6	6.4	20.3	9.4	3.0	13.6	10.3	8.7
卫生室	49.7	18.1	12.1	15.4	27.2	60.4	71.7	64.9	60.5	34.4
门诊部所	2.4	5.0	3.0	5.6	6.9	1.5	1.7	1.9	1.5	0.3
乡镇卫生院	19.1	7.1	10.6	2.0	7.4	23.2	16.0	16.6	22.2	49.6
县(市、区)医院	5.4	9.3	12.3	6.7	8.1	4.0	5.5	1.9	3.9	6.3
地市级医院	8.5	32.3	29.3	54.3	16.9	0.5	0.6	0.2	0.6	0.2
省级医院	3.5	13.6	23.1	5.6	9.5	0.0	0.1	0.0	0.1	0.0
其他医院	1.9	4.7	6.0	4.2	3.7	1.0	1.5	0.9	0.9	0.6
选择就诊单位原因										
距离近	66.9	46.1	44.5	41.8	51.5	74.0	75.8	78.1	71.7	67.9
价格低	4.7	5.5	2.5	6.1	8.4	4.4	4.9	4.7	4.2	3.4
质量好	14.4	13.5	9.7	12.1	18.9	14.7	11.2	12.2	18.1	17.4
定点医院	9.7	30.8	39.8	34.8	17.1	2.6	5.0	0.7	1.1	6.2
有熟人	2.8	2.2	1.4	2.9	2.4	3.0	2.0	3.4	3.4	2.8
其他原因	1.6	2.0	2.1	2.3	1.7	1.4	1.1	1.0	1.6	2.3
2003										
患者2周就诊单位										
门诊部、卫生室	47.1	25.7	13.1	19.7	44.5	53.5	51.8	59.6	55.1	38.2
卫生院、社区中心	22.4	10.9	13.0	6.9	11.5	25.8	25.2	22.8	23.8	38.9
县（市、区）医院	11.3	13.3	11.1	12.0	16.5	10.7	13.8	8.8	10.0	12.8
地市医院	8.1	28.4	29.8	46.4	13.9	2.0	2.5	1.9	1.8	2.2
省医院	3.8	13.4	24.7	10.8	2.5	0.9	1.0	0.6	0.8	1.6
其他医院	7.3	8.2	8.4	4.1	11.1	7.0	5.6	6.4	8.5	6.3
选择就诊单位原因										
距离近	47.2	40.0	38.4	44.4	38.7	49.4	53.1	50.0	47.9	47.3
价格低	7.3	7.6	6.7	4.6	10.8	7.2	6.9	7.0	6.5	10.4
质量好	17.1	15.8	13.4	16.6	17.8	17.5	19.7	16.6	17.4	16.6
定点单位	5.4	17.6	24.4	17.1	10.2	1.7	1.6	1.6	0.7	4.9
有熟人	4.3	3.7	2.7	3.5	4.9	4.5	3.3	4.5	5.4	3.8
信赖医生	13.1	10.4	8.0	9.6	13.6	14.0	10.7	14.8	16.8	8.7
态度好	2.1	1.8	1.9	1.8	1.7	2.2	1.9	2.2	2.0	3.2
其他	3.4	3.1	4.3	2.3	2.3	3.5	2.8	3.3	3.3	5.2
2008										
患者2周首诊单位										
私人诊所	16.5	12.5	2.8	11.8	27.4	17.8	11.5	20.2	20.3	12.2
卫生室（站）	33.0	12.3	8.2	9.3	20.6	39.5	36.7	43.7	41.2	26.2
卫生院、社区中心	24.2	23.5	25.5	26.7	18.2	24.4	26.1	19.5	24.1	36.8
县（市、区）医院	17.3	23.7	28.2	22.3	18.0	15.3	21.4	13.8	11.8	21.6
地市医院	4.7	15.4	15.9	20.7	10.9	1.3	2.3	1.2	1.2	0.8
省医院	3.2	11.2	18.3	7.8	3.0	0.7	0.6	0.8	0.6	1.4
其他医院	1.0	1.4	1.2	1.2	1.8	0.9	1.3	0.7	0.9	1.1
选择首诊单位原因										
距离近	56.0	50.4	48.1	54.5	50.9	57.8	57.8	59.0	56.4	59.0
收费合理	4.9	6.1	3.3	6.9	9.7	4.5	2.8	4.7	5.2	4.4
技术高	16.0	17.9	17.1	20.0	17.7	15.4	17.0	15.5	15.1	13.2
设备好	3.6	3.8	3.2	5.2	3.7	3.5	4.4	3.8	3.0	3.1
药品丰富	0.7	1.5	2.5	0.7	0.6	0.5	0.3	0.5	0.5	0.8
态度好	1.2	1.0	0.7	1.3	1.2	1.3	0.9	1.2	1.4	1.4
定点单位	3.7	7.5	12.3	2.4	3.9	2.5	3.1	2.2	1.6	5.6
有熟人	3.0	3.0	2.8	2.3	3.8	3.0	3.7	3.1	2.9	1.8
有信赖医生	9.0	7.0	7.9	5.3	6.8	9.6	8.1	8.5	11.7	8.7
其他	1.8	1.8	2.2	1.3	1.7	1.8	1.9	1.4	2.0	2.1

5-17 1998年、2003年、2008年调查地区住户距最近医疗单位距离和时间构成(%)

	合计	城市				农村				
		小计	大	中	小	小计	一类	二类	三类	四类
1998										
到最近医疗点距离										
不足1km	70.7	77.5	80.2	74.4	77.0	67.9	72.6	79.5	62.9	43.2
1～km	14.2	14.1	12.2	17.3	13.7	14.2	14.1	10.7	16.9	15.4
2～km	7.4	5.2	5.0	5.9	4.7	8.4	8.6	4.5	9.5	14.5
3～km	3.2	1.7	1.1	1.0	3.3	3.8	3.1	2.6	3.9	7.5
4～km	1.3	0.7	0.6	0.6	0.9	1.6	0.8	1.2	1.6	4.1
5km及以上	3.2	0.8	1.1	0.9	0.4	4.2	0.7	1.4	5.2	15.2
到最近医疗点所需时间										
10min以内	68.8	72.4	72.4	70.7	73.8	67.4	73.6	76.8	63.3	42.9
10～min	18.8	22.1	22.6	24.9	18.9	17.5	17.2	14.8	18.9	20.7
20～min	6.4	3.8	3.1	2.7	5.5	7.5	7.0	4.7	8.8	11.8
30min以上	6.0	1.8	1.9	1.6	1.8	7.7	2.3	3.7	9.0	24.6
2003										
到最近医疗点距离										
不足1km	67.2	81.8	86.3	84.8	73.7	61.1	67.6	69.0	57.7	37.9
1～km	15.9	10.4	9.1	9.7	12.6	18.2	19.3	17.2	18.7	17.0
2～km	7.7	4.2	2.5	3.1	7.3	9.2	7.6	7.0	11.2	12.0
3～km	3.7	2.4	0.9	1.3	5.3	4.2	3.2	2.5	5.1	7.7
4～km	2.0	0.7	0.6	0.6	0.8	2.5	0.6	1.3	3.2	7.4
5km及以上	3.5	0.4	0.6	0.4	0.3	4.8	1.6	3.0	4.0	18.0
到最近医疗点所需时间										
10min以内	71.2	81.6	78.5	85.0	82.3	66.9	76.8	74.0	63.1	40.6
10～min	17.4	14.8	17.6	13.7	12.4	18.5	17.6	16.6	20.4	19.6
20～min	6.3	2.6	3.2	1.2	3.3	7.8	3.7	6.5	9.2	15.2
30min以上	5.1	1.0	0.7	0.2	2.0	6.8	1.9	2.9	7.3	24.5
2008										
到最近医疗点距离										
不足1km	65.6	83.5	87.5	87.2	75.3	58.0	58.8	64.9	58.8	37.4
1～km	15.5	10.0	7.4	8.0	14.8	17.9	19.8	18.8	16.9	14.6
2～km	8.4	4.3	3.5	3.2	6.2	10.1	12.6	8.6	10.0	9.5
3～km	3.9	1.3	1.0	0.8	2.2	5.0	4.7	3.2	5.2	9.7
4～km	2.0	0.5	0.3	0.5	0.7	2.6	1.8	1.3	3.3	5.8
5km及以上	4.5	0.5	0.3	0.3	0.8	6.3	2.3	3.2	5.9	22.9
到最近医疗点所需时间										
10min以内	69.9	80.2	84.5	80.7	74.4	65.6	73.3	71.0	64.0	40.9
10～min	19.0	16.9	12.7	17.7	21.4	19.8	19.3	19.1	20.0	22.2
20～min	6.9	2.3	2.6	1.6	2.6	8.8	5.6	6.7	9.6	18.4
30min以上	4.2	0.7	0.3	0.1	1.6	5.7	1.8	3.1	6.4	18.5

5-18 1998年、2003年、2008年调查地区居民医疗保障制度构成(%)

	合计	城市				农村				
		小计	大	中	小	小计	一类	二类	三类	四类
1998										
公费医疗	4.9	16.0	21.7	16.4	9.2	1.2	1.1	0.8	2.0	0.3
劳保医疗	6.2	22.9	30.6	28.4	9.4	0.5	1.3	0.5	0.2	0.0
半劳保医疗	1.6	5.8	8.5	6.2	2.4	0.2	0.6	0.1	0.1	0.1
医疗保险	1.9	3.3	0.8	8.1	2.1	1.4	2.3	1.6	1.2	0.1
统筹医疗	0.4	1.4	2.8	1.1	0.1	0.0	0.1	0.0	0.0	0.0
合作医疗	5.6	2.7	0.1	0.1	8.0	6.6	20.8	3.8	1.6	1.8
自费医疗	76.4	44.1	34.3	38.8	60.0	87.3	73.4	92.3	94.8	81.5
其他形式	3.0	3.7	1.3	1.1	8.8	2.8	0.4	0.9	0.2	16.2
2003										
城镇基本医疗保险	8.9	30.4	37.6	41.1	13.2	1.5	1.9	1.3	1.5	1.2
大病医疗保险	0.6	1.8	3.6	0.6	0.8	0.1	0.4	0.1	0.1	0.0
公费医疗	1.2	4.0	6.7	3.9	1.1	0.2	0.4	0.2	0.2	0.1
劳保医疗	1.3	4.6	5.0	5.0	3.8	0.1	0.2	0.2	0.1	0.0
合作医疗	8.8	6.6	0.1	0.0	19.6	9.5	17.6	6.1	0.7	24.3
其他社会医疗保险	1.4	2.2	3.7	1.0	1.6	1.2	2.9	0.6	0.8	0.3
商业医疗保险	7.6	5.6	4.8	7.3	5.0	8.3	8.9	10.9	7.9	3.2
无医疗保险	70.3	44.8	38.5	41.2	55.0	79.0	67.8	80.7	88.6	70.8
2008										
城镇职工基本医保	12.7	44.2	60.0	53.3	18.8	1.5	3.3	0.9	1.3	0.5
公费医疗	1.0	3.0	4.3	2.7	1.8	0.3	0.3	0.3	0.3	0.1
城镇居民基本医保	3.8	12.5	8.2	16.4	13.9	0.7	2.0	0.2	0.5	0.2
新型农村合作医疗	68.7	9.5	0.8	1.3	26.2	89.7	85.4	90.8	88.8	96.0
其他社会医疗保险	1.0	2.8	3.8	2.5	1.9	0.4	0.9	0.3	0.2	0.1
无社会医疗保险	12.9	28.1	22.9	23.8	37.5	7.5	8.1	7.6	8.8	3.2

六、基层医疗卫生服务

简要说明

一、本章主要介绍全国及31个省、自治区、直辖市基层医疗卫生机构门诊、住院和床位利用情况，包括诊疗人次、住院人数、病床使用率、平均住院日、医生人均工作量等。

二、本章数据来源于卫生资源与医疗服务统计年报。

三、本章及其他有关社区卫生服务中心（站）数据系登记注册机构数，均不包括医疗机构下设的、未注册的社区卫生服务站数。

主要指标解释

家庭卫生服务人次数：指医生赴病人家中提供医疗、预防和保健服务的人次数。

6-1-1 基层医疗卫生机构医疗服务量

医疗卫生机构分类	诊疗人次数(万人次)				入院人数(万人)			
	2005	2008	2009	2010	2005	2008	2009	2010
总计	**259357.6**	**296276.6**	**339236.5**	**361155.6**	**1675.3**	**3507.7**	**4111.3**	**3949.9**
社区卫生服务中心	5938.5	17247.3	26080.2	34740.4	26.6	103.3	164.2	218.1
其中：政府办	5407.7	14954.9	20464.7	32200.0	24.0	80.9	126.1	182.7
社区卫生服务站	6281.5	8425.1	11617.3	13711.1		38.0	60.5	43.5
其中：政府办		1989.2	2638.3	4266.6		14.8	15.9	11.9
街道卫生院	2017.8	3490.0	4285.1	2698.7	19.4	41.9	62.4	46.6
乡镇卫生院	67923.3	82680.1	87660.8	87420.1	1621.9	3312.7	3807.7	3630.4
其中：政府办	66843.5	80966.4	85885.6	86208.6	1591.9	3264.4	3746.4	3595.4
村卫生室	123411.6	136891.2	155170.1	165702.3				
门诊部	4238.5	5140.1	6086.5	6561.3	7.4	11.8	16.4	11.3
诊所(医务室)	49546.4	42402.8	48336.5	50321.7				
构成(%)								
社区卫生服务中心	2.3	5.8	7.7	9.6	1.6	2.9	4.0	5.5
其中：政府办	2.1	5.0	6.0	8.9	1.4	2.3	3.1	4.6
社区卫生服务站	2.4	2.8	3.4	3.8		1.1	1.5	1.1
其中：政府办		0.7	0.8	1.2		0.4	0.4	0.3
街道卫生院	0.8	1.2	1.3	0.7	1.2	1.2	1.5	1.2
乡镇卫生院	26.2	27.9	25.8	24.2	96.8	94.4	92.6	91.9
其中：政府办	25.8	27.3	25.3	23.9	95.0	93.1	91.1	91.0
村卫生室	47.6	46.2	45.7	45.9				
门诊部	1.6	1.7	1.8	1.8	0.4	0.3	0.4	0.3
诊所(医务室)	19.1	14.3	14.2	13.9				

6-1-2 2010年各地区基层医疗卫生机构工作情况

	机构数	床位数（张）	人员数（人）	诊疗人次（万人次）	入院人数（万人）
总 计	**901709**	**1192242**	**3282091**	**361155.6**	**3949.9**
东 部	325944	420339	1323167	166340.0	1135.4
中 部	298058	402830	1087846	102086.2	1360.0
西 部	277707	369073	871078	92729.4	1454.5
北 京	8651	4291	51219	4883.7	3.7
天 津	4115	6970	21521	2972.2	13.1
河 北	79493	66505	188246	23128.7	180.8
山 西	39351	40848	113214	7026.6	65.2
内蒙古	21571	22728	65028	5315.9	49.1
辽 宁	33300	32288	97300	7774.4	70.2
吉 林	18475	20245	62797	4867.5	36.6
黑龙江	20461	27381	84014	5741.4	82.5
上 海	4261	18630	43703	9134.4	13.1
江 苏	29095	68614	192044	22645.8	169.2
浙 江	28642	25053	119063	19125.6	33.1
安 徽	21751	57665	137617	13752.9	164.0
福 建	26193	26210	84594	9092.9	116.6
江 西	33019	36336	106391	10705.7	211.0
山 东	64797	107329	296696	34285.9	290.5
河 南	73865	91503	271931	30521.8	335.7
湖 北	33164	56850	149611	15351.5	188.0
湖 南	57972	72002	162271	14118.9	277.0
广 东	43018	58667	210833	31281.7	232.6
广 西	31856	45701	115371	12309.4	249.8
海 南	4379	5782	17948	2014.8	12.4
重 庆	16900	35378	75676	7875.0	145.2
四 川	72244	106996	218599	25374.8	463.1
贵 州	24498	32488	68139	7533.7	194.0
云 南	21505	38247	84546	11325.1	130.2
西 藏	4718	3012	8052	601.4	3.9
陕 西	34389	30323	99605	9043.9	62.0
甘 肃	25930	23661	62665	7180.0	58.3
青 海	5503	4009	13252	1036.8	13.3
宁 夏	3878	2457	11049	1349.7	6.6
新 疆	14715	24073	49096	3784.0	79.1

6-2 社区卫生服务机构、床位、人员数

	2005	2006	2007	2008	2009	2010
社区卫生服务中心(站)合计	**17128**	**22656**	**27069**	**24260**	**27308**	**32739**
社区卫生服务中心	1382	2077	3160	4036	5216	6903
社区卫生服务站	15746	20579	23909	20224	22092	25836
按经济类型分						
公立	12191	16764	20253	18157	20410	25369
国有	4619	5784	7696	8969	10724	13754
集体	7572	10980	12557	9188	9686	11615
非公立	4937	5892	6816	6103	6898	7370
联营	1214	1300	2009	1434	1371	1089
私营	2131	2639	3077	3159	3606	4632
按主办单位分						
政府办			9650	8598	10029	18390
社会办			14450	12464	13402	9068
个体办			2969	3198	3877	5281
按床位分						
无床			23361	19233	20936	25285
1～9张			1983	2637	3158	3211
10～49张			1301	1840	2425	3210
50～99张			298	399	584	797
100张及以上			126	151	205	236
床位数合计(张)	**25018**	**41194**	**76588**	**98036**	**131259**	**168814**
社区卫生服务中心	25018	41194	56298	76317	101448	137628
社区卫生服务站			20290	21719	29811	31186
人员数合计(人)	**103564**	**142932**	**176672**	**218929**	**295125**	**389516**
卫生技术人员	95868	131535	149747	185080	250435	331322
执业（助理）医师	39964	53970	66836	82424	109734	144225
注册护士	23545	32593	42805	56293	79711	106528
其他技术人员	1842	2540	6738	8482	11359	14879
管理人员	2511	4097	9048	11244	14644	18652
工勤技能人员	3343	4760	11139	14123	18687	24663

6-3　2010年社区卫生服务中心分科床位、门急诊人次、出院人数及构成

科室分类	床位		门急诊		出院	
	数(张)	构成(%)	人次数	构成(%)	人数	构成(%)
总计	**137628**	**100.0**	**329199952**	**100.0**	**2199964**	**100.0**
预防保健科	1426	1.0	17235391	5.2	17713	0.8
全科医疗科	35427	25.7	130565628	39.7	527749	24.0
内科	44448	32.3	84803305	25.8	811235	36.9
外科	19200	14.0	19048669	5.8	315196	14.3
儿科	4351	3.2	9897791	3.0	81779	3.7
妇产科	12134	8.8	13894245	4.2	290225	13.2
中医科	2410	1.8	21358118	6.5	29323	1.3
其他	18232	13.3	32396805	9.8	126744	5.8

6-4　社区卫生服务中心门诊和住院病人人均医药费用

年份	门诊病人次均医药费(元)	药费	门诊药费占医药费用%	住院病人人均医药费(元)	药费	住院药费占住院医药费%
2007	86.9	61.3	70.5	2454.7	1160.0	47.3
2008	87.2	63.0	72.2	2514.2	1204.5	47.9
2009	84.0	60.0	71.5	2317.4	1136.2	49.0
2010	82.8	58.7	70.8	2357.6	1162.4	49.3

6-5 各地区社区卫生服务中心（站）医疗服务情况

年份 地区	社区卫生服务中心						社区卫生服务站	
	诊疗人次	入院人数	病床使用率(%)	平均住院日(日)	医师日均担负诊疗人次	医师日均担负住院床日	诊疗人次	医师日均担负诊疗人次
2004	46155902	151965	61.2	21.0	13.0	0.7	50955234	11.1
2005	59385194	266215	60.7	17.2	13.7	0.8	62814512	11.0
2006	82854794	436288	57.9	15.5	13.0	0.8	93789368	13.1
2007	127124460	743186	59.6	13.1	13.1	0.8	98749683	14.6
2008	172473026	1032788	58.7	13.4	12.9	0.8	84250889	12.5
2009	260802371	1642427	59.8	10.6	14.0	0.7	116172536	13.7
2010	347404131	2180577	56.1	10.4	13.6	0.7	137111392	13.6
东　部	279594838	1022701	58.7	13.0	17.8	0.6	76033302	17.6
中　部	37489456	588513	48.9	8.8	6.2	0.7	37413977	11.0
西　部	30319837	569363	59.3	7.3	8.0	0.9	23664113	10.1
北　京	27093140	37156	35.6	11.6	13.2	0.2	3350931	17.1
天　津	11528964	12409	20.5	14.2	20.5	0.3	731306	
河　北	3813956	74272	57.0	7.8	6.0	0.9	8902015	10.4
山　西	3256628	41084	47.2	9.4	4.4	0.6	3838322	7.7
内蒙古	2788128	34960	39.1	5.7	4.9	0.5	3929709	7.8
辽　宁	4442432	44961	50.9	11.8	6.9	0.7	4851422	10.8
吉　林	1673078	18600	30.0	8.2	4.3	0.3	4346677	20.3
黑龙江	4424522	62885	43.8	11.7	4.0	0.6	3464728	7.2
上　海	73422288	131044	86.9	43.0	26.7	1.5		
江　苏	43667683	284190	48.6	8.5	16.3	0.7	10360454	23.3
浙　江	45146158	71660	49.4	12.7	22.3	0.4	7326261	17.2
安　徽	6258331	91795	41.7	7.2	7.5	0.7	8349957	11.0
福　建	6903502	90424	52.0	4.7	12.0	0.6	2926623	14.0
江　西	3061979	40492	34.6	5.5	7.1	0.5	3978464	11.1
山　东	7532219	129838	48.5	7.7	6.0	0.6	11362304	12.6
河　南	4674169	83841	47.6	9.5	6.0	0.9	5483038	12.5
湖　北	10053997	160538	69.6	9.8	9.8	1.2	6231876	15.0
湖　南	4086752	89278	48.9	7.4	5.5	0.6	1720915	7.1
广　东	55880336	145124	58.8	7.8	22.2	0.3	25135782	34.2
广　西	3111790	12025	54.4	9.1	9.6	0.2	1467934	9.6
海　南	164160	1623	69.9	5.4	9.3	1.0	1086204	12.0
重　庆	3541760	103415	66.3	7.2	8.2	1.3	1110381	13.4
四　川	9847864	184032	70.1	8.4	9.5	1.1	3186024	10.8
贵　州	1280780	91908	59.1	3.0	6.3	1.3	1936590	8.6
云　南	2477510	58275	62.3	8.9	9.3	1.4	1851127	10.8
西　藏							17283	9.8
陕　西	2594984	20856	37.5	11.2	7.7	0.5	2317797	11.1
甘　肃	1174705	15905	45.8	5.4	5.1	0.4	2655384	10.5
青　海	448187	5449	57.7	7.4	12.7	1.0	1026492	10.6
宁　夏	69461	142	30.3	17.7	6.4	0.2	607595	12.4
新　疆	2984668	42396	61.1	10.4	9.2	1.1	3557797	11.5

6-6 2010年各地区家庭卫生服务人次数

地区	合计	医院	社区卫生服务中心(站)	街道卫生院	其他医疗机构
总 计	**20252348**	**5556431**	**10924426**	**228406**	**3543085**
东 部	10547445	2808773	6012269	152702	1573701
中 部	6075951	1758249	3292943	73585	951174
西 部	3628952	989409	1619214	2119	1018210
北 京	917957	589386	316872		11699
天 津	638235	78355	554692		5188
河 北	1188054	186313	703172		298569
山 西	776349	232148	437566	28375	78260
内蒙古	452212	179248	195966		76998
辽 宁	577769	175680	367414		34675
吉 林	258873	74194	166665		18014
黑龙江	728289	382434	309132	1616	35107
上 海	1212337	84280	1128057		
江 苏	1589219	485042	806710	1141	296326
浙 江	1369587	158936	576831	1334	632486
安 徽	581408	107407	331475		142526
福 建	484448	100661	331632		52155
江 西	271463	69682	103916	253	97612
山 东	1784235	765707	796600	69171	152757
河 南	1428248	429751	706142		292355
湖 北	1278568	293044	787525	43341	154658
湖 南	752753	169589	450522		132642
广 东	757062	181285	413239	81056	81482
广 西	329882	98389	127868		103625
海 南	28542	3128	17050		8364
重 庆	197072	61320	115165	145	20442
四 川	925035	80964	554150	1232	288689
贵 州	194377	25481	54508		114388
云 南	179997	47833	121340		10824
西 藏	76045	12386			63659
陕 西	210490	74197	97632		38661
甘 肃	413627	90201	191073	92	132261
青 海	235492	113524	77126		44842
宁 夏	71239	38538	4187		28514
新 疆	343484	167328	80199	650	95307

6-7 乡镇卫生院机构、床位、人员数

	2005	2006	2007	2008	2009	2010
机构数合计(个)	**40907**	**39975**	**39876**	**39080**	**38475**	**37836**
中心卫生院	10025	10178	10396	10400	10397	10373
乡镇卫生院	30882	29797	29480	28680	28078	27463
按经济类型分						
公立	40299	39301	39232	38463	37867	37421
国有	25633	25343	26241	26384	26353	26698
集体	14666	13958	12991	12079	11514	10723
非公立	608	674	644	617	608	415
#联营	34	33	29	28	26	1
私营	254	264	261	255	258	255
按主办单位分						
政府办	40003	38699	38532	37887	37333	37217
社会办	904	1276	1062	905	865	344
个体办			282	288	277	275
按床位分						
无床	2295	1900	3519	1899	1691	1482
1～9张	14272	13095	10524	9366	7863	7075
10～49张	22073	22570	22943	23990	24043	23701
50～99张	1897	2029	2435	3215	4111	4637
100张及以上	370	381	455	610	767	941
床位数合计(张)	**678240**	**696231**	**747156**	**846856**	**933424**	**994329**
中心卫生院	281456	296189	317022	356601	392214	421441
乡镇卫生院	396784	400042	430134	490255	541210	572888
人员数合计(人)	**1012006**	**1000112**	**1032921**	**1074900**	**1131052**	**1151349**
卫生技术人员	870500	859945	863662	903725	949955	973059
执业（助理）医师	398848	393251	396181	405023	418943	422648
注册护士	164412	165729	175713	187544	202663	217693
其他技术人员	38862	40513	48098	49994	56450	53508
管理人员	47178	46557	50958	48363	45889	43983
工勤技能人员	55466	53097	70203	72818	78758	80799

6-8 2010年乡镇卫生院分科床位、门急诊人次、出院人数及构成

科室分类	床位		门急诊		出院	
	数(张)	构成(%)	人次数	构成(%)	人数	构成(%)
总计	**994329**	**100.0**	**846974700**	**100.0**	**36355574**	**100.0**
预防保健科	8209	0.8	18228918	2.2	179926	0.5
全科医疗科	218824	22.0	198011978	23.4	8658555	23.8
内科	316950	31.9	324449360	38.3	13793482	37.9
外科	178721	18.0	90852313	10.7	5295016	14.6
儿科	75759	7.6	68961296	8.1	3012948	8.3
妇产科	132702	13.3	64330797	7.6	4255224	11.7
中医科	16628	1.7	34194562	4.0	404581	1.1
其他	46536	4.7	47945476	5.7	755842	2.1

6-9 乡镇卫生院门诊和住院病人人均医药费用

年份	门诊病人次均医药费(元)		门诊药费占医药费用%	住院病人人均医药费(元)		住院药费占住院医药费%
		药费			药费	
2007	39.5	23.7	60.0	691.6	328.9	47.6
2008	42.5	25.8	60.7	790.8	403.9	51.1
2009	46.2	28.8	62.3	897.2	479.6	53.5
2010	47.5	28.7	60.4	1004.6	531.1	52.9

6-10-1　乡镇卫生院医疗服务情况

年份	诊疗人次数（亿次）	入院人数（万人）	病床周转次数（次）	病　床使用率（%）	平　均住院日（日）
1981	14.38	2123	29.5	53.5	6.3
1982	14.19	2228	31.0	54.2	6.0
1983	13.65	2373	33.4	56.6	5.9
1984	12.65	1893	27.9	49.1	6.0
1985	11.00	1771	26.4	46.0	5.9
1986	11.18	1782	26.9	46.0	5.9
1987	11.30	1959	28.5	47.4	5.6
1988	11.36	2031	29.2	47.3	5.6
1989	10.60	1935	28.3	44.6	5.4
1990	10.65	1958	28.6	43.4	5.2
1991	10.82	2016	29.1	43.5	5.1
1992	10.34	1960	28.7	42.9	5.1
1993	8.98	1855	27.9	38.4	4.6
1994	9.73	1913	29.4	40.5	4.6
1995	9.38	1960	29.9	40.2	4.6
1996	9.44	1916	28.6	37.0	4.4
1997	9.16	1918	26.0	34.5	4.5
1998	8.74	1751	24.4	33.3	4.6
1999	8.38	1688	24.2	32.8	4.6
2000	8.24	1708	24.8	33.2	4.6
2001	8.24	1700	23.7	31.3	4.5
2002	7.10	1625	28.0	34.7	4.0
2003	6.91	1608	28.1	36.2	4.2
2004	6.81	1599	27.0	37.1	4.4
2005	6.79	1622	25.8	37.7	4.6
2006	7.01	1836	28.8	39.4	4.6
2007	7.59	2662	36.7	48.4	4.8
2008	8.27	3313	42.0	55.8	4.4
2009	8.77	3808	42.9	60.7	4.8
2010	8.74	3630	38.4	59.0	5.2
中心卫生院	3.52	1560	38.8	61.0	5.3
乡卫生院	5.22	2070	38.1	57.6	5.0

注：1993年以前的诊疗人次及入院人数系推算数字。

6-10-2 2010年各地区乡镇卫生院医疗服务情况

地区	诊疗人次数	门急诊人次	入院人数	出院人数	病床使用率(%)	平均住院日(日)	医师日均担负 诊疗人次	医师日均担负 住院床日
总 计	**874200730**	**846974700**	**36303802**	**36355574**	**59.0**	**5.2**	**8.2**	**1.3**
东 部	369862852	361549844	9889823	9973377	53.9	5.6	9.5	1.1
中 部	241234761	230452371	12739672	12738645	61.2	5.2	6.4	1.3
西 部	263103117	254972485	13674307	13643552	61.9	4.8	8.9	1.7
北 京								
天 津	5125595	4884530	116948	117093	46.4	4.6	8.3	0.7
河 北	37893602	36267526	1675644	1703337	56.3	5.8	6.8	1.4
山 西	12772496	11977066	527511	530228	46.0	6.4	4.4	1.0
内蒙古	12462156	11734261	416796	414829	42.0	4.2	5.3	0.7
辽 宁	13693790	13316309	628259	625462	44.7	5.5	5.9	1.2
吉 林	10727921	10344893	345113	345749	34.0	4.8	4.7	0.6
黑龙江	10497062	9837691	736287	753004	57.4	4.3	4.9	1.2
上 海								
江 苏	64579277	63450735	1394867	1411477	57.3	6.9	10.6	1.2
浙 江	73059416	71322380	249250	253554	35.2	8.4	14.8	0.3
安 徽	40573266	39433290	1515937	1497304	53.9	5.5	8.4	1.3
福 建	18575967	17741186	1068906	1069602	59.2	4.4	8.1	1.5
江 西	23282543	22101610	2056527	2056712	71.2	3.6	6.4	1.5
山 东	68684695	67290169	2630378	2663005	53.2	5.7	7.2	1.2
河 南	64729993	61210558	3248522	3243082	64.1	5.4	7.4	1.5
湖 北	41919374	40386325	1645132	1642893	69.1	6.5	7.4	1.4
湖 南	36732106	35160938	2664643	2669673	66.8	5.2	5.0	1.4
广 东	79742897	78815003	2004105	2009009	60.1	4.9	11.4	1.0
广 西	36891466	35810567	2486014	2477726	67.3	4.2	9.5	1.9
海 南	8507613	8462006	121466	120838	34.1	5.0	16.2	0.9
重 庆	27005794	26482100	1328960	1325143	72.1	5.9	8.8	1.8
四 川	77690999	75279400	4378472	4378310	66.5	4.9	9.0	1.9
贵 州	18939629	17915271	1756783	1763422	66.7	3.4	8.4	2.0
云 南	33066090	32413043	1227763	1227410	57.3	5.4	12.4	1.8
西 藏	3131099	2991559	39273	39728	23.6	4.4	20.4	1.0
陕 西	19110799	18848335	577843	571286	43.2	6.8	7.6	1.1
甘 肃	16622349	16055670	557397	553010	54.4	6.0	8.9	1.4
青 海	2786588	2661773	116463	117691	53.2	4.0	7.8	1.0
宁 夏	4510503	4327372	64771	65396	51.4	5.6	11.3	0.7
新 疆	10885645	10453134	723772	709601	67.9	5.3	7.4	2.2

6-11　2010年各地区村卫生室机构、人员、诊疗人次数

地区	机构数	执业（助理）医师	注册护士	乡村医生和卫生员	诊疗人次数	门急诊人次
总　计	**648424**	**173275**	**27272**	**1091863**	**1657023491**	**1466060711**
东　部	225156	65150	11577	383946	671060411	589229277
中　部	228230	64317	10711	403556	575332918	501349977
西　部	195038	43808	4984	304361	410630162	375481457
北　京	2972	597	178	3697	4315118	3859687
天　津	1855	684	43	4266	7823966	6352449
河　北	66277	15850	1172	84566	153333590	122454500
山　西	29253	5678	725	45145	34556217	27615267
内蒙古	14500	3172	662	19580	22576185	18295529
辽　宁	20591	4051	641	26787	34218226	25704399
吉　林	9862	2497	282	15238	20525038	15237271
黑龙江	13141	4835	245	25283	30890845	20383289
上　海	1437	3657	44	1274	8766762	8641772
江　苏	17127	4229	1231	57443	78840770	72347016
浙　江	13643	8685	1006	10995	34427799	33231861
安　徽	15636	12240	2040	55733	71046070	62340808
福　建	20032	4785	473	28954	44540408	40348719
江　西	26904	4812	1301	43541	66239971	61297597
山　东	50471	13544	3292	129113	216009146	192983452
河　南	64140	17283	4079	128780	206483843	184167206
湖　北	24112	7214	1456	41512	71008967	64733856
湖　南	45182	9758	583	48324	74581967	65574683
广　东	28339	8448	3223	34188	83555609	78181049
广　西	22405	4735	514	36386	55013780	51824380
海　南	2412	620	274	2663	5229017	5124373
重　庆	10597	4755	228	24610	31905117	27880575
四　川	52705	16572	489	73963	110187484	102540306
贵　州	19783	2133	397	31517	40164233	37449863
云　南	13189	1949	580	36194	54563760	51829362
西　藏	3608	100	3	4325	1239389	1072670
陕　西	26699	4959	749	38847	46503014	41270092
甘　肃	16415	2154	416	20351	31084881	27079013
青　海	4243	1134	61	5937	4633956	4141839
宁　夏	2544	325	52	3998	4801897	4594759
新　疆	8350	1820	833	8653	7956466	7503069

注：本表包括乡镇卫生院在村卫生室工作的执业（助理）医师和注册护士数。

6-12 各地区县及县级市医院工作情况

年份 地区	县医院					县级市医院				
	个数	床位数 (张)	人员数 (人)	诊疗 人次	入院 人数	个数	床位数 (张)	人员数 (人)	诊疗 人次	入院 人数
2005	5536	572746	760617	283542951	14273181	2961	371682	479095	187370646	8556131
2006	5673	599181	783018	299284112	15785258	3074	388647	497377	197437654	9155682
2007	5879	631291	817009	331615126	18904300	3082	384455	499043	211451264	10108720
2008	5868	691781	856861	364596967	22225270	3006	413477	521488	225406522	11304660
2009	6111	765510	912765	398581659	26228716	3127	447101	555053	247059157	12962905
2010	6400	845737	976030	421371135	29450186	3221	483284	590804	263983433	14513846
东　部	1776	247981	299248	142373194	8808188	1421	244474	304267	163991103	7768898
中　部	1989	283714	350964	124766899	9806325	932	128976	163900	54857882	3724102
西　部	2635	314042	325818	154231042	10835673	868	109834	122637	45134448	3020846
北　京	13	1788	3073	2111332	39577					
天　津	14	2325	4223	2327697	105642					
河　北	504	62558	71311	27695325	2318895	232	25591	34091	14275986	862761
山　西	406	32949	39172	10077783	748409	170	11827	14483	3819163	217002
内蒙古	197	18971	24783	10033174	554753	68	8159	11442	2948312	161190
辽　宁	94	14563	18652	4891713	400271	124	23365	27021	7701360	580359
吉　林	83	12047	16228	4547986	304394	156	23040	29040	8946562	483168
黑龙江	204	21688	30844	8205884	557874	163	15974	22080	5848460	365153
上　海	8	1830	2405	1259925	58658					
江　苏	318	31165	36410	19715596	1057076	264	46252	57218	41058913	1541246
浙　江	158	27548	37541	27408159	895188	188	38051	53214	40167015	1149290
安　徽	252	40807	48417	17982600	1476396	30	4920	6107	2222733	179381
福　建	134	19383	22354	14040749	791507	98	15440	17285	10516665	543396
江　西	237	29926	39069	18028166	1212662	61	8086	10082	4295283	282775
山　东	302	60411	67520	25573711	2254179	321	63562	76325	27823527	2019697
河　南	389	71698	88724	34526570	2649083	157	27182	33429	11877703	858206
湖　北	126	23127	29291	12043537	889154	98	20208	26862	10733685	747103
湖　南	292	51472	59219	19354373	1968353	97	17739	21817	7114293	591314
广　东	150	21611	28693	14455880	762097	139	27199	32035	19877182	915799
广　西	197	31252	42516	21310549	1329247	29	5208	7407	3412083	175179
海　南	81	4799	7066	2893107	125098	55	5014	7078	2570455	156350
重　庆	98	18631	19363	8366485	625689					
四　川	467	59130	62874	32914620	2085476	177	21163	25538	11919627	636540
贵　州	241	27931	24220	10325950	1077888	119	14182	15142	4654422	409024
云　南	407	52493	43401	26693256	1846415	123	19902	17858	7677748	471381
西　藏	91	3516	4003	2024171	82009	3	402	523	188072	8803
陕　西	326	38647	48328	17585644	1244648	35	3098	3877	998591	62388
甘　肃	167	23573	19943	10915627	677218	15	3003	2613	1351634	66798
青　海	89	6938	6455	2916832	188809	6	688	1057	197650	13327
宁　夏	32	4246	3903	2445876	157538	14	1333	1660	792723	38843
新　疆	323	28714	26029	8698858	965983	279	32696	35520	10993586	977373

6-13 各地区县及县级市妇幼保健院（所、站）工作情况

年份 地区	县妇幼保健院(所、站)					县级市妇幼保健院(所、站)				
	个数	床位数(张)	人员数(人)	诊疗人次	入院人数	个数	床位数(张)	人员数(人)	诊疗人次	入院人数
2005	1584	35377	68400	26322965	1206147	430	16116	32131	15798353	636598
2006	1584	38211	70690	30193871	1400179	424	17175	33177	17251252	714836
2007	1612	40694	73862	33639372	1631358	410	17041	33341	18257982	808159
2008	1590	46018	77686	37796142	1916908	395	18832	35732	20254484	874493
2009	1590	50652	82351	41737284	2138266	397	20016	37815	22526864	968650
2010	1586	53826	86307	44757476	2319121	397	22506	40406	25101250	1037614
东　部	358	12732	23299	13598400	579251	166	11693	19738	14858977	536205
中　部	485	19990	31484	13185534	892664	131	7295	13476	6198947	351085
西　部	743	21104	31524	17973542	847206	100	3518	7192	4043326	150324
北　京	2	140	429	173905	4701					
天　津	3	40	152	117674	3723					
河　北	114	4176	7008	2546236	185446	24	1228	2690	1183518	57974
山　西	85	1961	3489	817847	43495	11	400	765	169128	8380
内蒙古	71	1419	2557	841779	31050	14	132	473	236272	2066
辽　宁	28	552	1457	357700	15286	18	375	1126	348304	12108
吉　林	20	460	1372	190532	13676	21	827	2179	863197	31973
黑龙江	54	1325	2509	633569	40183	26	716	1409	381479	24037
上　海	1		47	6403						
江　苏	25	264	812	880460	8668	27	380	1528	1778341	18068
浙　江	35	910	2379	2497269	39572	22	2252	4376	4488128	107527
安　徽	57	922	1963	1039577	30675	5	209	244	330376	5152
福　建	44	1008	1640	1522749	33694	14	935	1312	1304739	38567
江　西	70	2676	3848	2148562	132162	9	529	662	359174	18571
山　东	53	3238	4495	2575108	158035	32	3809	4043	2046687	132415
河　南	87	6708	9457	3755002	341160	19	1960	3159	1742210	111542
湖　北	40	2238	3280	2035006	119255	22	1269	2613	1447832	71389
湖　南	72	3700	5566	2565439	172058	18	1385	2445	905551	80041
广　东	43	2292	4628	2710149	127258	22	2423	4233	3421771	158914
广　西	68	4099	7247	4585454	250202	7	561	1109	789636	30610
海　南	10	112	252	210747	2868	7	291	430	287489	10632
重　庆	21	1166	1435	1118565	50917					
四　川	126	4163	5607	3338879	172646	15	885	1738	1048959	43303
贵　州	59	1598	1707	721506	56588	14	409	734	211571	17104
云　南	111	3214	3754	3234958	106018	14	675	894	933294	28413
西　藏	53	288	356	94330	4590	1	24	35	4443	489
陕　西	79	2701	4664	1402906	96712	3	219	466	80585	6416
甘　肃	65	1038	1875	840095	31101	6	92	234	39213	1020
青　海	14	113	289	172288	3702	1	20	23	6400	0
宁　夏	11	295	377	303970	10557	2	60	94	23726	2353
新　疆	65	1010	1656	1318812	33123	23	441	1392	669227	18550

6-14 各地区县及县级市专科疾病防治院（所、站）工作情况

年份 地区	县专科疾病防治院(所、站)					县级市专科疾病防治院(所、站)				
	个数	床位数 (张)	人员数 (人)	诊疗 人次	入院 人数	个数	床位数 (张)	人员数 (人)	诊疗 人次	入院 人数
2005	621	9204	16062	4212440	53582	318	4400	9401	3531938	32901
2006	581	7364	14548	4271429	52198	301	4017	8963	3419889	27645
2007	551	6524	13518	4073074	61677	291	3890	8690	3369420	38119
2008	535	6387	13081	3972296	72633	268	3784	8385	3476020	46821
2009	520	6685	12963	4145277	81033	270	4239	8490	3612747	57495
2010	517	8081	13061	4169366	89564	263	4468	8347	3511977	59013
东　部	169	1962	4353	1851819	14328	130	2461	4501	2735584	20548
中　部	238	5118	6486	1513255	66396	109	1717	3140	640062	37567
西　部	110	1001	2222	804292	8840	24	290	706	136331	898
北　京	3	116	79	24289	167					
天　津	2	31	55	3859	127					
河　北	2	65	94	36691		1		28		
山　西	6		45	11770		1	8	17	261	
内蒙古	26	58	441	34943	107	6	5	123	53772	
辽　宁	30	220	681	35910	1726	21	247	692	56591	2806
吉　林	17	98	417	52689	1883	22	258	657	98834	2281
黑龙江	39	83	723	72334	330	23	76	485	68147	895
上　海										
江　苏	9	22	109	93860		17	157	520	593707	1257
浙　江	7	100	70	69150	15	9	622	605	552947	2998
安　徽	26	739	1071	94898	5508	4	270	125	15000	
福　建	11	177	195	134986	861	2	30	51	49652	
江　西	84	2582	1982	701563	29131	13	211	399	135107	4674
山　东	51	492	1329	556101	6436	43	788	1255	590826	7691
河　南	5	131	166	28731	1926	3	148	244	75023	3526
湖　北	13	195	350	102647	1993	25	234	627	109920	4695
湖　南	48	1290	1732	448623	25625	18	512	586	137770	21496
广　东	47	739	1660	838558	4996	28	617	1158	832591	5796
广　西	28	189	564	371258	822	2	10	40	28768	
海　南	7		81	58415		9		192	59270	
重　庆	7	101	121	69568	511					
四　川	14	309	357	167701	4607	7	9	201	33666	9
贵　州	4	55	54	12997	1344	3	109	108	4168	432
云　南	25	211	518	139025	1448	5	152	209	6298	457
西　藏										
陕　西	1		37							
甘　肃	3	8	35	8800	1					
青　海	1	35	35							
宁　夏										
新　疆	1	35	60			1	5	25	9659	

七、妇幼保健

简要说明

一、本章主要介绍全国及31个省、自治区、直辖市孕产妇保健、儿童保健、妇科病查治、婚前医学检查、计划生育手术及其质量等情况。主要包括5岁以下儿童死亡率、孕产妇死亡率，产前检查及产后访视率、新法接生率、住院分娩率、儿童保健系统管理率，查出各种妇科病及治疗情况，男女婚前医学检查及查出疾病情况，人工流产及结扎等。

二、除新生儿死亡率、婴儿死亡率、5岁以下儿童死亡率、孕产妇死亡率系妇幼卫生监测地区数字外，其他数据来源于妇幼卫生统计年报。

三、妇幼卫生监测网　1990～1995年，卫生部在30个省、自治区、直辖市建立2个妇幼卫生监测网（孕产妇死亡监测网，247个监测点；5岁以下儿童死亡监测网，81个监测点），动态监测全国孕产妇死亡和5岁以下儿童死亡情况。1996年起实行孕产妇死亡监测、5岁以下儿童死亡监测和出生缺陷监测三网合一，抽取116个监测点建立全国妇幼卫生监测网，2007年起全国妇幼卫生监测点扩大到336个。

四、因缺个别地区数字，部分历史年份计划生育手术数字变动较大。

主要指标解释

活产数：指年内妊娠满28周及以上（如妊娠周不清楚，可参考出生体重达1000g及以上），娩出后有心跳、呼吸、脐带搏动、随意肌收缩4项生命体征之一的新生儿数。

新生儿死亡率：指年内新生儿死亡数与活产数之比，一般以‰表示。新生儿死亡指出生至28天以内（即0～27天）死亡人数。

5岁以下儿童死亡率：指年内未满5岁儿童死亡人数与活产数之比，一般以‰表示。

孕产妇死亡率：指年内每10万名孕产妇的死亡人数。孕产妇死亡指从妊娠期至产后42天内，由于任何妊娠或妊娠处理有关的原因导致的死亡，但不包括意外原因死亡者。按国际通用计算方法，“孕产妇总数”以“活产数”代替计算。

高危产妇比重：指高危产妇人数与活产数之比，一般用%表示。高危产妇是指在妊娠期有某种病理因素可能危害孕妇、胎儿、新生儿或导致难产的产妇人数。

孕产妇建卡率：指年内孕产妇中由保健人员建立的保健卡（册）人数与活产数之比，一般用%表示。

孕产妇系统管理率：指年内孕产妇系统管理人数与活产数之比，一般用%表示。孕产妇系统管理人数指按系统管理程序要求，妊娠至产后28天内接受过早孕检查、至少5次产前检查、新法接生和产后访视的产妇人数。

产前检查率：指年内产前接受过1次及以上产前检查的产妇人数与活产数之比，一般用%表示。

产后访视率：指年内产后接受过1次及以上产后访视的产妇人数与活产数之比，一般用%表示。

住院分娩率：指年内在取得助产技术资质乡的机构分娩的活产数与所有活产数之比，一般用%表示。

新法接生率：指年内住院分娩和非住院分娩新法接生人数之和与活产数之比，一般用%表示。新法接生指产包、接生者的手、产妇的外阴部、脐带四消毒并由医生、助产士和受过培训并取得“家庭接生人员合格证”的初级卫生人员和接生员接生。

出生体重<2500g婴儿比重：指年内出生体重低于2500g的婴儿数与活产数之比。

围生儿死亡率：指妊娠满28周或出生体重≥1000g的胎儿（含死胎、死产）至产后7天内新生儿死亡数与活产数（孕产妇）之比。一般以‰表示。

新生儿破伤风发病率：指年内新生儿破伤风发病数与活产数之比。一般以1/万表示。新生儿破伤风指：①活产，生后2天内正常吸吮，哭叫；②出生后第3～28天内发病；③发病后不能吸吮，进食困难，强直，抽搐。必须符合上述3项标准者才可诊断为新生儿破伤风。

新生儿破伤风死亡率：指年内新生儿破伤风死亡数与活产数之比。一般以1/万表示。

新生儿访视率：指接受1次及以上访视的新生儿人数与活产数之比。一般以%表示。

3岁以下儿童系统管理率：指年内3岁以下儿童系统管理人数与当地3岁儿童数之比，一般以%表示。3岁以下儿童系统管理指3岁以下儿童按年龄接受生长监测或4:2:1（城市）或3:2:1（农村）体检检查（身高和体重）的人数。新生儿访视时的体检次数不包括在内。

7岁以下儿童保健管理率：指7岁以下儿童保健覆盖人数与7岁以下儿童数之比，一般以%表示。7岁以下儿童保健覆盖人数指7岁以下儿童中当年实际接受1次及以上体格检查（身高和体重）的人数。

5岁以下儿童中重度营养不良比重：包括低体重患病率和发育迟缓患病率两个指标。本资料指低体重患病率，即对照世界卫生组织各年龄段体重标准，5岁以下儿童体重低于同龄标准人群中位数减2个标准差的人数占5岁以下体检儿童总数的百分比。

节育手术总例数：指年内放（取）宫内节育器、输卵（精）管绝育术、人工流产和放（取）皮下埋植的例数之和。

人工流产例数：包括药物流产、负压吸引术、钳刮术和中期引产例数。

节育手术并发症例数：指节育手术中因各种原因造成的术中和术后生殖器官的损伤、感染等病症的例数。两种及以上并发症，只统计一种主要的疾病，如子宫穿孔后感染，只统计为子宫穿孔。

子宫穿孔例数：计划生育手术中将子宫壁损伤、穿破，含单纯子宫壁损伤及合并内脏（如肠管、网膜等）损伤的例数。

节育手术感染例数：指术前无生殖器炎症，术后2周内出现与手术有关的生殖器（绝育术后腹壁）感染。

妇女病应查人数：指年内常住人口中20～64岁妇女数。

妇女病检查率：指年内实际进行妇女病普查人数与20～64岁妇女数之比，一般用%表示。

查出妇女病率：指年内查出进行妇科病普查时查出的妇科病患病人数与实查人数之比，一般用%表示。

某种妇女病患病率：指查出某种妇女病病人数与实查人数之比。一般用%表示。

某种妇女病治疗率：指接受某种妇女病治疗人数与查出同种妇科病病人数之比，一般用%表示。

婚前检查率：指年内进行婚前医学检查人数与应查人数之比，一般用%表示。

指定传染病：指《中华人民共和国传染病防治法》中规定的医学上认为影响结婚和生育的传染病。

严重遗传疾病：指由于遗传因素先天形成，患者全部或部分散失自主生活能力，后代再现风险高，医学上认为不宜生育的遗传性疾病。

影响婚育疾病医学指导意见“合计”：指检出疾病的人群中，医学上认为应暂缓结婚、不宜结婚等人数之和。

7-1　监测地区5岁以下儿童和孕产妇死亡率

年份	新生儿死亡率(‰)			婴儿死亡率(‰)			5岁以下儿童死亡率(‰)			孕产妇死亡率(1/10万)		
	合计	城市	农村	合计	城市	农村	合计	城市	农村	合计	城市	农村
1991	33.1	12.5	37.9	50.2	17.3	58.0	61.0	20.9	71.1	80.0	46.3	100.0
1992	32.5	13.9	36.8	46.7	18.4	53.2	57.4	20.7	65.6	76.5	42.7	97.9
1993	31.2	12.9	35.4	43.6	15.9	50.0	53.1	18.3	61.6	67.3	38.5	85.1
1994	28.5	12.2	32.3	39.9	15.5	45.6	49.6	18.0	56.9	64.8	44.1	77.5
1995	27.3	10.6	31.1	36.4	14.2	41.6	44.5	16.4	51.1	61.9	39.2	76.0
1996	24.0	12.2	26.7	36.0	14.8	40.9	45.0	16.9	51.4	63.9	29.2	86.4
1997	24.2	10.3	27.5	33.1	13.1	37.7	42.3	15.5	48.5	63.6	38.3	80.4
1998	22.3	10.0	25.1	33.2	13.5	37.7	42.0	16.2	47.9	56.2	28.6	74.1
1999	22.2	9.5	25.1	33.3	11.9	38.2	41.4	14.3	47.7	58.7	26.2	79.7
2000	22.8	9.5	25.8	32.2	11.8	37.0	39.7	13.8	45.7	53.0	29.3	69.6
2001	21.4	10.6	23.9	30.0	13.6	33.8	35.9	16.3	40.4	50.2	33.1	61.9
2002	20.7	9.7	23.2	29.2	12.2	33.1	34.9	14.6	39.6	43.2	22.3	58.2
2003	18.0	8.9	20.1	25.5	11.3	28.7	29.9	14.8	33.4	51.3	27.6	65.4
2004	15.4	8.4	17.3	21.5	10.1	24.5	25.0	12.0	28.5	48.3	26.1	63.0
2005	13.2	7.5	14.7	19.0	9.1	21.6	22.5	10.7	25.7	47.7	25.0	53.8
2006	12.0	6.8	13.4	17.2	8.0	19.7	20.6	9.6	23.6	41.1	24.8	45.5
2007	10.7	5.5	12.8	15.3	7.7	18.6	18.1	9.0	21.8	36.6	25.2	41.3
2008	10.2	5.0	12.3	14.9	6.5	18.4	18.5	7.9	22.7	34.2	29.2	36.1
2009	9.0	4.5	10.8	13.8	6.2	17.0	17.2	7.6	21.1	31.9	26.6	34.0
2010	8.3	4.1	10.0	13.1	5.8	16.1	16.4	7.3	20.1	30.0	29.7	30.1

7-2　监测地区孕产妇主要疾病死亡率及死因构成

年份	主要疾病死亡率（1/10万）						占死亡总数%					
	产科出血	妊高症	心脏病	羊水栓塞	产褥感染	肝病	产科出血	妊高症	心脏病	羊水栓塞	产褥感染	肝病
合计												
2000	20.8	7.6	4.3	5.6	2.6	2.6	40.5	14.9	8.5	10.8	5.1	5.1
2005	22.0	4.2	4.6	4.3	1.5	0.2	44.7	9.3	10.2	8.9	3.3	0.8
2010	8.3	3.7	3.3	2.8	0.4	0.9	27.8	12.3	10.9	9.2	1.2	3.1
城市												
2000	5.6	3.0	3.0	4.7	1.3	2.2	19.4	10.5	10.5	16.4	4.4	7.5
2005	6.6	2.8	3.3	1.9	0.9	0.9	27.5	11.8	13.7	7.8	3.9	3.9
2010	8.0	1.9	2.8	2.5	0.3	0.9	27.1	6.3	9.4	8.3	1.0	3.1
农村												
2000	31.4	10.9	5.3	6.2	3.5	2.9	46.7	16.2	7.9	9.2	5.2	4.4
2005	26.2	4.6	4.9	4.9	1.6	0.0	49.2	8.7	9.2	9.2	3.1	0.0
2010	8.4	4.3	3.4	2.8	0.4	0.9	28.0	14.2	11.3	9.4	1.3	3.1

7-3 儿童保健情况

年份 地区	出生体重<2500g婴儿比重(%)	围生儿死亡率(‰)	新生儿破伤风		5岁以下儿童中重度营养不良比重(%)	新生儿访视率(%)	3岁以下儿童系统管理率(%)	7岁以下儿童保健管理率(%)
			发病率(1/万)	死亡率(1/万)				
1990	3.74	16.11	2.70	…	…	…	46.3	…
1995	2.01	13.64	…	2.90	…	82.3	53.3	…
1997	2.31	15.14	4.16	2.97	3.51	82.4	65.7	65.8
1998	2.58	14.94	2.74	1.86	3.41	83.7	69.1	68.9
1999	2.39	14.22	2.24	1.48	3.29	85.4	72.3	71.8
2000	2.40	13.99	1.88	1.16	3.09	85.8	73.8	73.4
2001	2.35	13.28	1.41	0.84	3.01	86.7	74.7	74.5
2002	2.39	12.47	1.33	0.73	2.83	86.1	73.9	74.0
2003	2.26	12.24	1.40	0.83	2.70	84.7	72.8	72.7
2004	2.20	11.08	0.98	0.51	2.56	85.0	73.7	74.4
2005	2.21	10.27	0.77	0.39	2.34	85.0	73.9	74.8
2006	2.22	9.68	0.64	0.32	2.10	84.7	73.9	75.0
2007	2.26	8.71	0.47	0.20	2.02	85.6	74.4	75.9
2008	2.35	8.74	0.34	0.15	1.92	85.4	75.0	77.4
2009	2.40	7.70	0.27	0.11	1.71	87.1	77.2	80.0
2010	2.34	7.02	0.17	0.08	1.55	89.6	81.5	83.4
北　京	3.47	4.43	0.00	0.00	0.19	95.2	97.8	98.2
天　津	3.29	8.56	0.00	0.00	0.18	97.0	69.9	91.4
河　北	3.30	6.28	0.02	0.02	2.95	89.9	88.7	90.3
山　西	1.93	9.28	0.03	0.03	1.14	85.3	78.2	78.3
内蒙古	1.89	8.43	0.00	0.00	0.98	91.5	90.5	85.8
辽　宁	2.18	9.04	0.00	0.00	0.86	96.2	95.1	95.9
吉　林	1.53	9.72	0.00	0.00	0.35	88.1	83.1	83.6
黑龙江	2.46	8.29	0.00	0.00	1.60	91.3	85.4	89.7
上　海	3.70	2.49	0.00	0.00	0.06	86.9	96.4	97.4
江　苏	1.93	4.63	0.00	0.00	0.48	100.0	94.6	97.8
浙　江	2.70	5.78	0.08	0.03	0.66	97.7	94.3	95.8
安　徽	1.17	6.95	0.03	0.03	0.99	59.8	55.9	61.4
福　建	2.65	6.41	0.05	0.05	1.44	94.3	89.7	95.0
江　西	2.45	4.51	0.00	0.00	2.30	92.3	75.2	82.8
山　东	1.43	6.25	0.03	0.03	0.70	96.4	93.9	93.5
河　南	2.20	5.09	0.04	0.01	1.98	79.5	74.9	76.7
湖　北	1.55	5.22	0.07	0.00	1.16	93.1	83.2	86.2
湖　南	2.32	7.12	0.05	0.04	2.20	90.3	67.6	66.7
广　东	3.04	6.34	0.49	0.05	0.96	95.7	91.9	95.1
广　西	4.64	8.67	0.57	0.15	3.05	94.4	74.0	75.0
海　南	2.59	7.38	0.35	0.17	2.86	74.7	54.5	81.4
重　庆	1.24	5.19	0.17	0.17	0.98	86.3	80.1	82.8
四　川	1.49	5.93	0.12	0.07	1.18	87.5	81.5	80.5
贵　州	1.24	9.29	1.30	0.87	1.52	90.7	68.2	66.6
云　南	3.30	9.89	0.42	0.32	3.56	93.9	80.7	82.2
西　藏	5.10	23.30	0.00	0.00	5.12	50.6	47.7	52.0
陕　西	1.45	6.69	0.03	0.03	1.05	94.9	93.0	92.2
甘　肃	2.32	11.10	0.07	0.07	1.66	91.6	79.6	78.5
青　海	2.72	10.53	0.00	0.00	3.07	86.3	81.5	74.5
宁　夏	2.42	11.99	0.00	0.00	0.72	98.3	89.8	89.7
新　疆	2.31	16.35	0.56	0.19	2.74	86.4	74.8	77.3

7-4-1　孕产妇保健情况

年份	活产数	高危产妇比重(%)	建卡率(%)	系统管理率(%)	产前检查率(%)	产后访视率(%)	住院分娩率(%)			新法接生率(%)		
							合计	市	县	合计	市	县
1980	…	…	…	…	…	…	…	…	…	91.4	98.7	90.3
1985	…	…	…	…	…	…	43.7	73.6	36.4	94.5	98.7	93.5
1990	14517207	…	…	…	…	…	50.6	74.2	45.1	94.0	98.6	93.9
1991	15293237	…	…	…	…	…	50.6	72.8	45.5	93.7	98.1	93.2
1992	11746275	…	76.6	…	69.7	69.7	52.7	71.7	41.2	84.1	91.2	82.0
1993	10170690	…	75.7	…	72.2	71.0	56.5	68.3	51.0	83.6	81.1	84.7
1994	11044607	…	79.1	…	76.3	74.5	65.6	76.4	50.4	…	…	87.4
1995	11539613	…	81.4	…	78.7	78.8	58.0	70.7	50.2	…	…	87.6
1996	11412028	7.3	82.4	65.5	83.7	80.1	60.7	76.5	51.7	…	…	95.5
1997	11286021	8.1	84.5	68.3	85.9	82.3	61.7	76.4	53.0	…	…	91.8
1998	10961516	8.6	86.2	72.3	87.1	83.9	66.2	79.0	58.1	…	…	92.6
1999	10698467	9.2	87.9	75.4	89.3	85.9	70.0	83.3	61.5	96.8	98.9	95.4
2000	10987691	10.0	88.6	77.2	89.4	86.2	72.9	84.9	65.2	96.6	98.8	95.2
2001	10690630	11.1	89.4	78.6	90.3	87.2	76.0	87.0	69.0	97.3	99.0	96.1
2002	10591949	11.9	89.2	78.2	90.1	86.7	78.7	89.4	71.6	96.7	98.6	95.4
2003	10188005	11.8	87.6	75.5	88.9	85.4	79.4	89.9	72.6	95.9	98.5	94.1
2004	10892614	12.4	88.3	76.4	89.7	85.9	82.8	91.4	77.1	97.3	98.9	96.2
2005	11415809	12.8	88.5	76.7	89.8	86.0	85.9	93.2	81.0	97.5	98.7	96.7
2006	11770056	13.0	88.2	76.5	89.7	85.7	88.4	94.1	84.6	97.8	98.7	97.2
2007	12506498	13.7	89.3	77.3	90.9	86.7	91.7	95.8	88.8	98.4	99.1	97.9
2008	13307045	15.7	89.3	78.1	91.0	87.0	94.5	97.5	92.3	99.1	99.6	98.7
2009	13825431	16.4	90.9	80.9	92.2	88.7	96.3	98.5	94.7	99.3	99.8	99.0
2010	14218657	17.1	92.9	84.1	94.1	90.8	97.8	99.2	96.7	99.6	99.9	99.4

7-4-2 2010年各地区孕产妇保健情况

地区	活产数	高危产妇比重(%)	建卡率(%)	系统管理率(%)	产前检查率(%)	产后访视率(%)	住院分娩率(%)		
							合计	市	县
总 计	**14218657**	**17.1**	**92.9**	**84.1**	**94.1**	**90.8**	**97.8**	**99.2**	**96.7**
北 京	84164	35.0	98.8	96.6	98.9	97.1	100.0	100.0	100.0
天 津	83035	36.2	98.9	80.6	98.4	95.3	100.0	100.0	100.0
河 北	954314	10.7	93.4	87.3	94.6	91.2	99.3	99.6	99.1
山 西	336740	13.0	91.8	79.3	92.9	86.8	98.9	99.3	98.6
内蒙古	193148	21.8	96.1	91.0	95.5	93.3	99.6	99.8	99.5
辽 宁	289467	19.3	98.1	94.6	97.9	96.7	100.0	100.0	100.0
吉 林	199407	13.5	92.3	82.9	90.7	88.5	99.9	100.0	99.9
黑龙江	243878	10.7	95.1	87.4	96.4	93.2	99.8	99.8	99.7
上 海	75517	16.7	88.6	82.5	87.0	86.9	100.0	100.0	100.0
江 苏	692801	33.8	99.0	98.0	100.0	100.0	100.0	100.0	100.0
浙 江	389533	42.6	99.0	95.3	98.4	97.7	100.0	100.0	100.0
安 徽	693728	11.5	74.4	39.0	74.4	60.3	98.7	98.6	98.7
福 建	409427	27.1	88.6	80.2	97.4	94.3	99.9	99.9	99.9
江 西	596270	14.0	93.8	82.3	94.1	93.2	99.4	99.6	99.2
山 东	954724	12.5	97.7	94.7	97.7	97.0	99.9	100.0	99.9
河 南	1409252	12.4	84.0	76.4	91.2	83.7	98.9	99.3	98.7
湖 北	591762	19.7	96.9	89.1	97.0	94.3	99.8	99.9	99.6
湖 南	797902	19.5	94.2	85.4	94.0	91.6	99.3	99.5	99.1
广 东	1160645	17.1	96.9	88.6	96.8	95.8	97.7	98.9	95.1
广 西	787669	15.9	97.9	89.9	97.8	95.4	98.7	99.4	98.2
海 南	114569	9.2	84.3	48.7	91.9	76.5	99.4	99.7	99.0
重 庆	296289	12.7	94.7	82.8	94.1	89.3	94.4	98.1	91.4
四 川	762677	14.3	90.3	86.0	91.5	89.4	92.5	98.6	89.1
贵 州	446376	10.6	92.6	82.9	92.7	91.9	88.1	91.5	87.0
云 南	523223	19.3	96.1	87.3	96.1	94.4	90.9	97.5	88.9
西 藏	42334	7.2	66.6	32.2	64.2	52.8	53.6	67.8	53.0
陕 西	341390	18.6	97.7	94.7	97.6	96.5	99.4	99.8	99.2
甘 肃	282873	11.0	94.4	86.7	93.8	91.6	93.6	97.1	92.0
青 海	64239	9.8	86.2	82.8	86.1	86.3	91.5	99.7	90.5
宁 夏	77478	25.5	99.6	94.2	99.2	98.3	98.5	99.7	97.7
新 疆	323826	22.0	93.5	77.7	93.8	87.7	97.6	98.4	97.2

7-4-2 续表1

新法接生率(%)			孕产妇死亡率(1/10万)			孕产妇死因构成(%)					
合计	市	县	合计	市	县	产科出血	妊高症	产褥感染	内科合并症	羊水栓塞	其他
99.6	**99.9**	**99.4**									
100.0	100.0	100.0	13.1	10.4	18.9	0.0	9.1	0.0	54.6	9.1	27.3
100.0	100.0	100.0	9.6	14.8	2.8	0.0	37.5	0.0	37.5	25.0	0.0
100.0	100.0	100.0	18.4	13.5	20.7	11.4	6.3	0.6	34.1	18.8	29.0
100.0	100.0	100.0	14.6	11.8	16.2	28.6	4.1	2.0	26.5	26.5	12.2
100.0	100.0	100.0	35.2	29.6	38.7	16.2	8.8	1.5	42.7	10.3	20.6
100.0	100.0	100.0	12.1	12.3	11.5	14.3	17.1	0.0	34.3	0.0	34.3
100.0	100.0	100.0	28.1	24.9	33.9	8.9	12.5	1.8	35.7	5.4	35.7
100.0	100.0	100.0	21.7	22.7	20.4	5.7	9.4	1.9	49.1	9.4	24.5
100.0	100.0	100.0	6.6	5.5	38.7	20.0	0.0	0.0	80.0	0.0	0.0
100.0	100.0	100.0	3.6	4.9	1.8	20.0	12.0	0.0	28.0	20.0	20.0
100.0	100.0	100.0	7.4	6.6	9.1	6.9	3.5	0.0	48.3	20.7	20.7
100.0	100.0	100.0	21.9	20.9	22.4	21.7	4.6	2.0	38.8	13.2	19.7
100.0	100.0	100.0	12.2	13.2	11.3	16.0	12.0	0.0	46.0	14.0	12.0
100.0	100.0	100.0	11.2	10.4	11.6	20.9	10.5	3.0	34.3	17.9	13.4
100.0	100.0	100.0	11.5	11.9	11.1	11.8	9.1	0.9	43.6	18.2	16.4
99.8	99.9	99.8	15.2	20.2	13.2	24.8	8.4	0.9	30.4	19.6	15.9
99.9	99.9	99.9	15.4	16.1	14.3	22.0	11.0	0.0	31.9	15.4	19.8
99.9	99.9	99.9	26.7	26.2	26.9	28.6	8.9	0.0	26.3	11.7	24.4
99.8	100.0	99.4	10.5	9.7	12.4	31.2	8.2	1.6	28.7	19.7	10.7
99.5	99.8	99.3	20.7	19.8	21.3	16.6	6.1	0.6	44.2	19.0	13.5
99.8	100.0	99.6	22.7	23.0	22.3	15.4	7.7	0.0	38.5	11.5	26.9
99.6	99.6	99.5	23.0	16.5	28.2	30.9	10.3	0.0	32.4	4.4	22.1
97.9	99.5	97.0	22.8	16.0	26.7	54.0	9.8	1.2	18.4	6.3	10.3
99.1	99.2	99.1	35.4	35.7	35.3	42.4	7.6	0.6	22.8	12.7	13.3
98.4	99.6	98.1	37.3	36.8	37.4	40.5	9.7	3.1	20.0	12.3	14.4
79.9	96.3	79.3	174.8	61.3	179.4	51.4	17.6	0.0	13.5	1.4	14.9
99.9	100.0	99.8	17.3	16.4	17.7	27.1	10.2	3.4	17.0	27.1	15.3
99.5	99.9	99.3	33.2	23.4	37.5	34.0	10.6	6.4	18.1	17.0	13.8
95.6	100.0	95.0	45.1	69.4	42.1	55.2	13.8	6.9	13.8	6.9	3.5
99.9	100.0	99.9	29.7	34.2	26.5	30.4	4.4	0.0	52.2	8.7	4.4
98.2	98.9	98.0	43.2	38.7	45.1	25.0	20.7	1.4	32.9	8.6	11.4

7-5 妇女病查治情况

年份 地区	应查 人数	实查 人数	检查率 (%)	查出妇 女病率 (%)	滴虫性阴道炎 患病率 (%)	宫颈糜烂 患病率 (%)	尖锐湿疣 患病率 (1/10万)	宫颈癌 患病率 (1/10万)	乳腺癌 患病率 (1/10万)	卵巢癌 患病率 (1/10万)
1998	123783003	47791715	38.6	27.1	8.1	11.5	68.5	9.7	7.7	
1999	133309490	50797159	38.1	24.6	7.4	10.3	65.5	8.2	7.8	
2000	136454033	52655977	38.6	26.5	8.1	11.2	86.5	9.6	7.9	
2001	141232360	55400424	39.2	26.3	8.2	11.3	63.6	8.9	7.8	
2002	144400354	56314620	38.9	27.1	8.1	11.5	57.3	9.2	8.3	
2003	183435904	57682814	38.9	26.1	7.8	11.0	60.5	9.9	8.4	
2004	157462944	58884227	37.3	27.2	7.7	11.4	51.1	10.9	9.3	
2005	177856788	60628112	34.2	27.5	7.7	11.7	49.1	10.4	9.1	
2006	169073443	62955941	37.6	28.0	7.7	12.0	48.6	11.5	9.3	3.2
2007	180101171	68565204	38.5	28.4	7.4	12.2	38.3	13.0	9.2	3.5
2008	99282938	73557216	74.1	29.4	12.4	12.6	41.5	14.9	11.1	3.7
2009	94331132	80557572	85.4	28.6	13.0	12.1	41.8	14.1	10.2	3.5
2010	91077516	84946929	93.5	28.8	13.2	12.1	33.8	15.1	10.1	3.4
北　京	1483882	950094	64.0	38.1	6.1	8.7	20.5	2.7	16.4	0.6
天　津	1034058	648900	62.8	59.0	10.0	25.8	1.1	13.7	10.6	1.7
河　北	6584829	6555621	99.6	24.7	10.6	9.6	29.1	9.9	14.6	3.6
山　西	2726633	2021191	74.1	30.8	16.6	11.9	72.1	40.7	28.4	8.7
内蒙古	1690687	1547760	92.4	30.1	17.1	11.8	119.3	16.6	12.8	3.1
辽　宁	3446742	2423287	70.3	23.6	12.6	9.7	50.7	28.2	16.5	6.1
吉　林	2265170	334900	14.8	27.5	13.0	9.6	11.0	10.7	8.4	1.5
黑龙江	2721303	2594239	95.3	28.7	15.2	11.0	16.7	11.8	16.7	5.4
上　海	933612	828964	88.8	33.0	2.2	4.0	8.0	9.0	21.2	3.0
江　苏	2814918	7490934	100.0	15.3	8.7	6.5	9.5	10.0	7.0	0.8
浙　江	6103395	3977694	65.2	31.7	11.1	11.8	9.2	13.9	5.0	0.5
安　徽	4477088	2840610	62.6	37.2	19.8	17.5	50.0	38.4	19.6	14.1
福　建	3486472	778462	22.3	35.5	14.0	17.5	28.1	14.8	14.5	3.3
江　西	2996268	2114714	70.6	40.4	19.1	22.2	34.4	16.1	8.8	2.2
山　东	6187327	11225457	100.0	23.4	10.5	9.9	8.6	7.3	8.7	1.9
河　南	4995548	5150816	100.0	26.5	13.2	10.6	45.8	16.6	12.4	3.8
湖　北	4033900	4694120	100.0	38.6	18.2	15.9	38.0	16.8	10.2	2.9
湖　南	4899563	3928706	80.2	38.2	18.1	18.8	43.7	20.4	5.6	1.7
广　东	4426475	6254300	100.0	24.4	8.4	11.3	41.8	10.6	5.2	1.2
广　西	3302503	1103631	33.4	34.3	15.7	16.0	92.6	15.7	6.7	1.0
海　南	536175	161385	34.8	35.2	15.3	18.7	35.9	32.8	5.1	0.6
重　庆	2716589	1877762	69.9	28.0	14.7	12.7	26.8	10.8	6.1	2.7
四　川	5880301	5970595	100.0	24.0	11.7	10.0	41.7	14.5	6.1	3.5
贵　州	1769755	2371143	100.0	33.3	16.3	13.0	64.4	5.6	1.7	5.5
云　南	3454420	1016223	30.0	38.6	18.2	16.7	39.8	27.9	6.9	2.3
西　藏	142389	96333	73.1	26.6	15.1	7.7	142.2	5.2	3.1	1.0
陕　西	2236979	2961178	100.0	32.5	17.7	12.5	24.4	17.3	7.8	4.9
甘　肃	1693579	1394163	82.3	42.3	21.6	17.2	41.9	32.1	16.4	10.7
青　海	417879	399841	95.7	46.4	23.2	20.8	133.6	40.2	10.7	22.3
宁　夏	400815	451326	100.0	45.8	25.5	17.8	36.1	12.4	17.3	8.0
新　疆	1218261	782580	66.3	41.6	19.1	18.8	67.1	30.5	12.8	2.0

注：①2002年以前的妇女病查治包括艾滋病和HIV感染者、Ⅱ度以上子宫脱垂；②2008年起，滴虫性阴道炎调整为阴道炎，宫颈糜烂调整为宫颈炎。

7-6-1 计划生育手术情况

年份	节育手术总例数	其中									
		放置节育器		取出节育器		输精管结扎		输卵管结扎		人工流产	
		例数	%	例数	%	人数	%	人数	%	人数	%
1971	13051123	6172889	47.3	…	…	1223480	9.4	1744644	13.4	3910110	30.0
1972	18690446	9220297	49.3	853625	4.6	1715822	9.2	2087160	11.2	4813542	25.8
1973	25075557	13949569	55.6	1126756	4.5	1933210	7.7	2955617	11.8	5110405	20.4
1974	22638229	12579886	55.6	1352787	6.0	1445251	6.4	2275741	10.1	4984564	22.0
1975	29462861	16743693	56.8	1702213	5.8	2652653	9.0	3280042	11.1	5084260	17.3
1976	22385435	11626510	51.9	1812590	8.1	1495540	6.7	2707849	12.1	4742946	21.2
1977	25539086	12974313	50.8	1941880	7.6	2616876	10.2	2776448	10.9	5229569	20.5
1978	21720096	10962517	50.5	2087420	9.6	767542	3.5	2511413	11.6	5391204	24.8
1979	30581114	13472392	44.1	2288670	7.5	1673947	5.5	5289518	17.3	7856587	25.7
1980	28628437	11491871	40.1	2403408	8.4	1363508	4.8	3842006	13.4	9527644	33.3
1981	22760305	10344537	45.4	1513376	6.6	649476	2.9	1555971	6.8	8696945	38.2
1982	33702389	14069161	41.7	2056671	6.1	1230967	3.7	3925927	11.6	12419663	36.9
1983	58205572	17755736	30.5	5323354	9.1	4259261	7.3	16398378	28.2	14371843	24.7
1984	31734864	11751146	37.0	4383129	13.8	1293286	4.1	5417163	17.1	8890140	28.0
1985	25646972	9576980	37.3	2278892	8.9	575564	2.2	2283971	8.9	10931565	42.6
1986	28475506	10637909	37.4	2313157	8.1	1030827	3.6	2914900	10.2	11578713	40.7
1987	34597082	13448332	38.9	2411389	7.0	1752598	5.1	4407755	12.7	10489412	30.3
1988	31820664	12227219	38.4	2264969	7.1	1062161	3.3	3590469	11.3	12675839	39.8
1989	29031912	10854752	37.4	2066723	7.1	1509294	5.2	4221717	14.5	10379426	35.8
1990	34982328	12352110	35.3	2355128	6.7	1466442	4.2	5314722	15.2	13493926	38.6
1991	38135578	12289953	32.2	2623304	6.9	2382670	6.2	6753338	17.7	14086313	36.9
1992	28017605	10091391	36.0	2151223	7.7	858675	3.1	4500029	16.1	10416287	37.2
1993	25114685	9366096	37.3	2030421	8.1	641705	2.6	3580344	14.3	9496119	37.8
1994	27967575	10353790	37.0	2322221	8.3	671890	2.4	3726861	13.3	9467064	33.9
1995	22236012	8368242	37.6	1841903	8.3	464387	2.1	2315472	10.4	7476482	33.6
1996	22953599	8807090	38.4	2029474	8.8	546425	2.4	2736415	11.9	8834195	38.5
1997	20418688	7947709	38.9	1868727	9.2	436656	2.1	2340303	11.5	6589869	32.3
1998	19458072	7663447	39.4	2088129	10.7	329080	1.7	1993126	10.2	7384290	37.9
1999	18209721	7159823	39.3	2138951	11.7	318858	1.8	1827732	10.0	6764357	37.1
2000	17720620	6833181	38.6	2235434	12.6	312538	1.8	1680917	9.5	6658550	37.6
2001	17070650	6627130	38.8	2354747	13.8	254229	1.5	1549700	9.1	6284844	36.8
2002	17671279	6539550	37.0	2395709	13.6	209006	1.2	1372535	7.8	6812317	38.6
2003	18644537	6808186	36.5	2607231	14.0	272608	1.5	1478979	7.9	7215440	38.8
2004	18524918	6661851	36.0	2807888	15.2	192751	1.0	1466742	7.9	7140588	38.5
2005	19388510	6803959	35.1	2788035	14.4	199372	1.0	1418789	7.3	7105995	36.7
2006	19010352	6955904	36.6	2786171	14.7	259433	1.4	1422983	7.5	7308615	38.4
2007	19682051	7242095	36.8	2784691	14.2	206103	1.1	1576399	8.0	7632539	38.8
2008	22965823	7680893	33.4	2928735	12.8	214514	0.9	1606313	7.0	9173101	40.0
2009	22768853	7818040	34.3	3084561	13.6	219284	1.0	1775706	7.8	6111375	26.8
2010	22157408	7543621	34.0	2817209	12.7	218306	1.0	1699379	7.7	6361539	28.7

7-6-2 2010年各地区计划生育手术情况

地区	节育手术总例数	放置节育器例数			取出节育器例数			输精管结扎人数			输卵管结扎人数
			子宫穿孔	感染		子宫穿孔	感染		阴囊脓肿	感染	
总计	**22157408**	**7543621**	**553**	**2088**	**2817209**	**96**	**486**	**218306**	**105**	**60**	**1699379**
北京	375539	36189			56576			10			2375
天津	188932	23719			33351						535
河北	1098973	622171	127	136	121976	9	52	13164		28	85801
山西	425014	172854		70	59872		28	189			36932
内蒙古	330073	163448	1	4	56083			134			9811
辽宁	659470	182035	1	124	158792	1	3	28			1278
吉林	347323	104322			69051		10	25			1088
黑龙江	441379	166430	18	45	86960	21	22	69			2781
上海	446075	60985	1		118825	2		5			4115
江苏	1502535	345535	2		284671		1	292			11628
浙江	1490819	292925	6	28	211847	1	9	148			44379
安徽	1000579	479434	14	65	75438	6	12	8892	1	1	162674
福建	753460	333377	25	13	65904		6	12044	10	4	99995
江西	724971	276004	33	230	48632	1	32	447			178696
山东	1724459	793750	90	88	197014		3	43587	12	9	121369
河南	1119623	502209	15	150	106381	6	12	30116	62	1	143052
湖北	700425	239554	1	9	97998	3	1	4175		2	38129
湖南	1122433	463498	7	163	84652	5	9	7355		1	171966
广东	2348179	484288	11	168	168042	3	21	33454	2	5	222009
广西	772894	219498	3	19	69996		1	15046	2		44663
海南	164578	50048	74	7	13102			104			12350
重庆	461925	102365	38	16	62870	6	2	88			640
四川	1225630	324036	5	243	155643	6	67	6913			11033
贵州	435947	189071	8	11	48413		5	32868	5	5	107870
云南	920125	332426	6	22	157833	4	24	7647	9	2	61013
西藏	56081	9912		4	3660	3	1	123			1577
陕西	397763	172372		31	48537	6	3	888	2	2	32769
甘肃	294529	120025	67	149	33604	9	23	205			63033
青海	85991	36796		4	14887			97			9535
宁夏	154654	50484			23295			9			12110
新疆	387030	193861		289	83304	4	139	184			4173

7-6-2 续表1

肠管损伤	膀胱损伤	感染	人工流产例数	子宫穿孔	人流不全	感染	节育手术构成(%) 放置节育器	取出节育器	输精管结扎	输卵管结扎	人工流产
48	**16**	**633**	**6361539**	**283**	**7839**	**755**	**34.05**	**12.71**	**0.99**	**7.67**	**28.71**
			210761		1		9.64	15.07	0.00	0.63	56.12
			111451		3		12.55	17.65	0.00	0.28	58.99
		57	149127	3	159	12	56.61	11.10	1.20	7.81	13.57
		3	90714	4	8	2	40.67	14.09	0.04	8.69	21.34
			54413	1	17	1	49.52	16.99	0.04	2.97	16.49
			209512		144	15	27.60	24.08	0.00	0.19	31.77
			100084		7		30.04	19.88	0.01	0.31	28.82
1			105526	7	117	21	37.71	19.70	0.02	0.63	23.91
			205156	5	95		13.67	26.64	0.00	0.92	45.99
			520830	35	98	7	23.00	18.95	0.02	0.77	34.66
	1	4	633002	18	649	85	19.65	14.21	0.01	2.98	42.46
		20	176359	33	171	74	47.92	7.54	0.89	16.26	17.63
		2	162638	12	342	11	44.25	8.75	1.60	13.27	21.59
	5	344	115444	30	481	72	38.07	6.71	0.06	24.65	15.92
20		20	328360	2	175	20	46.03	11.42	2.53	7.04	19.04
4	2	11	203630	8	354	38	44.86	9.50	2.69	12.78	18.19
	1		226610	11	184	1	34.20	13.99	0.60	5.44	32.35
		60	205667	1	330	46	41.29	7.54	0.66	15.32	18.32
10	4	19	1051168	17	1881	90	20.62	7.16	1.42	9.45	44.77
10		11	256189	11	194	4	28.40	9.06	1.95	5.78	33.15
			62919		145	3	30.41	7.96	0.06	7.50	38.23
2	1	1	218127	18	240	17	22.16	13.61	0.02	0.14	47.22
			512968	33	1404	122	26.44	12.70	0.56	0.90	41.85
		5	25725	14	30	7	43.37	11.11	7.54	24.74	5.90
	1	3	188327	9	365	15	36.13	17.15	0.83	6.63	20.47
			985	5	0	2	17.67	6.53	0.22	2.81	1.76
		18	91240	1	92	12	43.34	12.20	0.22	8.24	22.94
	1	11	43064	2	50	2	40.75	11.41	0.07	21.40	14.62
		44	9500		7	5	42.79	17.31	0.11	11.09	11.05
			37457	2	57	67	32.64	15.06	0.01	7.83	24.22
1			54586	1	39	4	50.09	21.52	0.05	1.08	14.10

7-7-1 婚前检查保健情况（合计）

年份 地区	应查人数 (结婚登记)	实查人数 (婚前医学检查)	检查率 (%)	检出疾病人数	指定传染病		严重遗传病	精神病	生殖系统疾病	内科系统疾病	影响婚育疾病医学指导意见		
					小计	其中：性病					合计	暂缓结婚	不宜结婚
2000	13461618	8688964	64.6	706160	133841	19154	6232	1403	307966	170363	95449	91330	2922
2005	14060637	382461	2.9	38958	6518	937	1122	159	17656	8832	3896	3561	273
2006	15394865	619580	4.4	70021	10822	1696	1978	134	32877	16317	5486	5066	361
2007	16795129	1129963	7.7	129009	18321	3207	2752	191	59045	35752	10054	9217	735
2008	18455396	2099081	11.8	250308	30966	5789	3750	480	120674	69804	102714	15785	352
2009	19663206	3330345	17.1	372447	57079	9488	5632	637	163603	110422	135398	21783	810
2010	20373786	6257617	31.0	629925	134015	17736	8099	1050	229697	200628	209098	32704	1495
北　京	293916	26373	9.0	4600	85	15	1211	11	2051	1011	243	36	1
天　津	184526	5514	3.0	500	267	2	2		179	52	269		
河　北	1279726	103962	8.1	3602	920	97	5	13	1569	545	513	85	11
山　西	503468	33176	6.9	1674	377	23	7	8	831	174	484	169	5
内蒙古	263103	128167	48.7	7262	1567	265	38	16	3396	1758	1448	355	11
辽　宁	580008	142952	24.6	9568	1311	147	9	11	5193	1387	2809	229	5
吉　林	430462	31906	7.4	2131	268	19	3	4	465	1264	129	38	2
黑龙江	506526	47323	9.3	3200	929	85	2	1	1509	472	1323	77	5
上　海	243526	90412	37.1	8314	312	187	120	10	2777	1378	370	234	0
江　苏	1109521	503206	45.4	60042	7935	1305	2578	72	26810	19148	19499	2619	18
浙　江	695219	559935	80.5	111172	12492	2468	169	98	39630	54023	20824	5946	11
安　徽	1184318	816198	68.9	73044	24037	1337	225	170	18340	24891	29613	2419	115
福　建	566670	551444	97.3	73650	5920	1943	199	73	32095	26475	54738	6120	27
江　西	654858	108985	16.6	8724	2758	101	32	28	2790	3036	3444	263	28
山　东	1685189	883138	52.4	54998	13647	700	254	159	24980	16007	10487	1956	559
河　南	1520859	74383	4.9	4052	1065	34	8	11	1552	1077	367	119	15
湖　北	813450	139827	18.3	6375	1869	266	57	26	2899	1095	1613	513	53
湖　南	1087921	428055	39.3	36165	14663	1455	77	112	8679	7102	14744	2092	59
广　东	1533314	299793	19.8	43139	5983	536	1144	31	21535	6941	10375	1586	22
广　西	999661	463304	46.3	55580	18449	3482	1712	116	12320	18572	18650	4355	62
海　南	171915	77257	44.9	8612	1596	115	3	2	2125	1132	545	187	0
重　庆	506980	22660	4.8	2977	932	445	12	2	880	1111	433	302	7
四　川	1200873	268417	22.3	18997	4335	816	46	20	5870	6270	4414	857	199
贵　州	273463	20766	7.8	1441	364	43	2	5	566	367	223	40	4
云　南	666920	38637	6.1	1073	313	55	8	1	426	169	373	124	6
西　藏	22864	663	3.3	1765					1736	5	27	3	
陕　西	492535	20755	4.2	283	87	33	1	12	93	20	104	59	
甘　肃	340086	171152	51.0	13382	4780	355	65	19	5851	1835	4109	1055	144
青　海	28018	252	1.5	9	2	4		4	11		2		2
宁　夏	93837	63445	67.6	7006	1609	49	96	3	2193	2748	2693	137	11
新　疆	440054	135560	31.2	6588	5143	1354	14	12	346	563	4233	729	113

7-7-2 婚前检查保健情况（男）

年份 地区	应查人数 (结婚登记)	实查人数 (婚前医学检查)	检查率 (%)	检出疾病人数	指定传染病		严重遗传病	精神病	生殖系统疾病	内科系统疾病	影响婚育疾病医学指导意见		
					小计	其中：性病					合计	暂缓结婚	不宜结婚
2000	6731483	4342752	64.5	382679	…	8758	3246	302	167072	91369	50235	48425	911
2005	7049799	190289	2.9	18323	3753	458	545	46	7488	4788	2198	2037	109
2006	7693210	307726	4.4	32901	6375	789	963	34	13229	9300	3243	3028	161
2007	8405845	560580	7.6	60365	10906	1550	1339	44	24198	18397	5754	5338	343
2008	9060153	1041650	12.0	119486	18742	2940	1777	89	50041	37229	54772	9535	172
2009	9827797	1652061	17.0	180861	33805	4719	2801	121	69909	58231	75962	13037	376
2010	10201759	3122118	30.9	309820	77570	8186	3967	173	94596	106967	115790	18722	676
北　京	146958	13525	9.2	1914	57	6	581	5	548	628	168	22	1
天　津	92263	2748	3.0	207	172	2	1		24	10	173		
河　北	639863	51701	8.1	2024	537	47	1	2	1042	196	281	34	5
山　西	251733	16498	6.9	621	218	11	2	1	286	72	233	68	1
内蒙古	130809	64092	49.0	3632	890	118	24	3	1470	795	832	195	5
辽　宁	290575	71733	24.7	4018	737	51	2	1	1947	502	1526	119	3
吉　林	215230	16103	7.5	931	143	7	1		38	666	70	17	2
黑龙江	253263	23634	9.3	1562	496	41	1	1	650	219	591	36	1
上　海	121763	45647	37.5	2653	172	90	63	1	1212	1144	191	125	
江　苏	554738	251040	45.3	31817	4871	639	1439	10	13844	9713	11183	1343	8
浙　江	347609	277571	79.9	57073	7530	1105	59	17	14821	32465	12934	3686	3
安　徽	592159	407906	68.9	35916	13585	532	85	32	8389	11573	16131	1066	44
福　建	283319	275784	97.3	37038	4009	910	79	10	14257	13660	30071	4164	16
江　西	327021	54241	16.6	4052	1631	45	15	8	967	1389	1636	171	15
山　东	842994	440804	52.3	28561	7633	254	129	34	12742	8015	5531	1118	250
河　南	776907	36569	4.7	2148	575	11	4	4	911	557	170	61	6
湖　北	406756	69190	18.1	2690	1124	131	16	6	647	655	882	290	26
湖　南	544273	213771	39.3	18344	7948	651	21	18	3865	3399	8017	1060	24
广　东	766224	150014	19.8	18771	3730	267	595	2	7447	4112	5992	1116	4
广　西	499841	231655	46.3	26185	10643	1693	733	4	3192	9392	9986	2294	27
海　南	86608	38895	44.9	3782	953	59			403	645	299	125	
重　庆	248781	11294	4.9	1509	368	90	4		519	633	97	32	3
四　川	600788	131746	21.9	9648	2472	388	12	3	1901	3662	2332	456	115
贵　州	136325	10350	7.8	695	194	18		2	326	103	119	17	2
云　南	333591	19775	6.2	544	183	23	6		170	107	209	74	4
西　藏	11431	332	3.3	20					3	5	15	3	
陕　西	247767	10313	4.2	90	44	10			24	9	52	20	
甘　肃	170110	85594	51.0	6061	2618	175	32	5	2133	870	2170	515	47
青　海	15099	125	1.5	5	2			4	6				
宁　夏	46925	31740	67.6	3574	968	25	56		711	1492	1378	76	4
新　疆	220036	67728	31.2	3735	3067	787	6		101	279	2521	419	60

7-7-3　婚前检查保健情况（女）

年份 地区	应查人数 (结婚登记)	实查人数 (婚前医学检查)	检查率 (%)	检出疾病人数	指定传染病		严重遗传病	精神病	生殖系统疾病	内科系统疾病	影响婚育疾病医学指导意见		
					小计	其中：性病					合计	暂缓结婚	不宜结婚
2000	6730135	4346212	64.6	323481	58397	10396	2986	1101	140894	78994	45214	42905	2011
2005	7010838	192172	2.9	20635	2765	479	577	113	10168	4044	1698	1524	164
2006	7701655	311854	4.4	37120	4447	907	1015	100	19648	7017	2243	2038	200
2007	8389284	569383	7.7	68644	7415	1657	1413	147	34847	17355	4300	3879	392
2008	9395243	1057431	11.7	130822	12224	2849	1973	391	70633	32575	47942	6250	180
2009	9835409	1678284	17.3	191586	23274	4769	2831	516	93694	52191	59436	8746	434
2010	10172027	3135499	31.1	320105	56445	9550	4132	877	135101	93661	93308	13982	819
北　京	146958	12848	8.7	2686	28	9	630	6	1503	383	75	14	
天　津	92263	2766	3.0	293	95		1		155	42	96		
河　北	639863	52261	8.2	1578	383	50	4	11	527	349	232	51	6
山　西	251735	16678	6.9	1053	159	12	5	7	545	102	251	101	4
内蒙古	132294	64075	48.4	3630	677	147	14	13	1926	963	616	160	6
辽　宁	289433	71219	24.6	5550	574	96	7	10	3246	885	1283	110	2
吉　林	215232	15803	7.3	1200	125	12	2	4	427	598	59	21	
黑龙江	253263	23689	9.4	1638	433	44	1		859	253	732	41	4
上　海	121763	44765	36.8	5661	140	97	57	9	1565	234	179	109	
江　苏	554783	252166	45.5	28225	3064	666	1139	62	12966	9435	8316	1276	10
浙　江	347610	282364	81.2	54099	4962	1363	110	81	24809	21558	7890	2260	8
安　徽	592159	408292	68.9	37128	10452	805	140	138	9951	13318	13482	1353	71
福　建	283351	275660	97.3	36612	1911	1033	120	63	17838	12815	24667	1956	11
江　西	327837	54744	16.7	4672	1127	56	17	20	1823	1647	1808	92	13
山　东	842195	442334	52.5	26437	6014	446	125	125	12238	7992	4956	838	309
河　南	743952	37814	5.1	1904	490	23	4	7	641	520	197	58	9
湖　北	406694	70637	18.5	3685	745	135	41	20	2252	440	731	223	27
湖　南	543648	214284	39.4	17821	6715	804	56	94	4814	3703	6727	1032	35
广　东	767090	149779	19.8	24368	2253	269	549	29	14088	2829	4383	470	18
广　西	499820	231649	46.3	29395	7806	1789	979	112	9128	9180	8664	2061	35
海　南	85307	38362	45.0	4830	643	56	3	2	1722	487	246	62	
重　庆	258199	11366	4.8	1468	564	355	8	2	361	478	336	270	4
四　川	600085	136671	22.8	9349	1863	428	34	17	3969	2608	2082	401	84
贵　州	137138	10416	7.8	746	170	25	2	3	240	264	104	23	2
云　南	333329	18862	5.9	529	130	32	2	1	256	62	164	50	2
西　藏	11433	331	3.3	1745					1733		12		
陕　西	244768	10442	4.3	193	43	23	1	12	69	11	52	39	
甘　肃	169976	85558	51.0	7321	2162	180	33	14	3718	965	1939	540	97
青　海	12919	127	1.5	4		4			5		2		2
宁　夏	46912	31705	67.6	3432	641	24	40	3	1482	1256	1315	61	7
新　疆	220018	67832	31.2	2853	2076	567	8	12	245	284	1712	310	53

7-8 2010年健康教育专业机构服务情况

地 区	健康教育服务形式				传播材料制作				主办网站(个)	健康教育培训人次数
	健康咨询(次)	健康讲座(次)	播放音像资料(h)	更换宣传栏(次)	平面材料(万份)	音像制品(万份)	手机短信(万条)	实物(万个)		
总 计	**40734**	**54184**	**297002**	**96528**	**45407.8**	**66.7**	**15800.6**	**2131.8**	**642**	**1021809**
北 京	821	4205	11857	2608	702.6	0.4	0.9	36.8	6	12602
天 津	305	254	4438	778	144.9	0.1	0.1	29.2	5	5964
河 北	2158	3609	4150	5678	1327.2	1.9	263.8	148.3	19	32003
山 西	1497	1744	7051	3039	1405.0	15.5	199.6	173.3	14	67820
内蒙古	2038	2228	8576	3306	724.9	0.5	109.2	30.1	9	47419
辽 宁	1140	1850	3578	1080	699.5	0.5	1.2	76.8	19	33675
吉 林	738	637	1156	579	478.6	0.2	23.0	27.2	8	14159
黑龙江	1933	1576	5574	3691	816.0	0.4	364.2	93.2	10	47225
上 海	496	372	4902	863	477.2	2.6	182.8	138.6	18	28243
江 苏	2642	4979	22219	8676	5340.1	4.2	339.9	283.3	45	30904
浙 江	1498	4225	15473	5453	3307.2	0.4	1640.4	98.3	46	23381
安 徽	1262	1005	25481	1499	2437.0	0.9	106.5	96.9	48	32284
福 建	1028	701	7397	2337	678.0	0.9	1546.9	60.9	20	9488
江 西	1918	2272	11010	6672	1517.0	1.1	5944.1	50.8	31	48901
山 东	2572	3543	29393	4281	2577.3	10.6	221.4	51.7	61	40324
河 南	2013	2625	9828	7529	2183.4	5.2	419.4	54.6	23	69336
湖 北	1451	2672	31687	2827	2418.1	2.8	248.5	32.2	66	42466
湖 南	2108	1410	4848	5383	3683.4	0.9	1012.9	38.8	36	71880
广 东	1845	2630	26485	8957	2052.7	2.4	1307.9	84.0	49	51088
广 西	506	345	9379	573	904.8	0.5	183.5	29.4	11	11659
海 南	198	96	831	616	357.8	1.4	7.4	20.3	3	8885
重 庆	1366	2573	14678	2150	2086.3	2.0	45.0	58.2	18	24149
四 川	2442	1827	9505	5964	4557.4	5.0	968.4	95.8	30	99016
贵 州	499	306	8344	403	1639.1	0.4	51.9	23.9	7	10736
云 南	1901	2699	6770	5411	1157.4	2.2	240.0	72.8	7	40670
西 藏	54	61	75	12	11.2	0.0	1.0	0.5	0	698
陕 西	1226	1273	6458	1244	879.9	1.1	239.4	60.1	23	46679
甘 肃	1643	931	1948	1999	365.5	1.2	23.7	28.9	5	32982
青 海	547	709	1038	459	177.8	0.2	43.4	27.4	1	17038
宁 夏	773	621	2789	2123	273.5	1.0	29.4	97.2	2	17835
新 疆	116	206	84	338	27.1	0.0	35.0	12.5	2	2300

注：平面材料包括传单/折页、小册子/书籍、宣传画。

八、人民健康水平

简要说明

一、本章主要介绍全国人民健康水平和营养状况。包括人口出生率、死亡率、期望寿命、患病率、居民长期失能和残障情况、城乡青少年和儿童身体发育情况、居民营养状况等。

二、出生率、死亡率和期望寿命数据摘自《中国统计年鉴》；居民患病率、长期失能和残障情况数据来源于1993年、1998年、2003年、2008年国家卫生服务调查（调查情况介绍见第五部分医疗服务）；城乡性别年龄别平均身高和体重数据来源于2002年居民营养与健康状况调查；居民营养状况数据来源于1982年、1992年、2002年全国营养调查。

主要指标解释

出生率：又称粗出生率。指年内一定地区出生人数与同期平均人数之比，一般用‰表示。出生人数指活产数，年平均人数指年初和年底人口数的平均数，也可用年中人口数代替。

死亡率：又称粗死亡率。指年内一定地区的死亡人数与同期平均人数之比，一般用‰表示。

人口自然增长率：指年内一定地区的人口自然增加数（出生人数减死亡人数）与同期平均人数之比（或者人口自然增长率=出生率-死亡率），一般用‰表示。

婴儿死亡率：指年内一定地区未满1岁婴儿死亡人数与同年出生的活产数之比，一般用‰表示。

期望寿命：又称平均期望寿命。指0岁时的预期寿命。一般用“岁”表示。即在某一死亡水平下，已经活到X岁年龄的人们平均还有可能继续存活的年岁数。

两周患病率：即调查前两周内患病人数（或例数）/调查人数×1000。

慢性病患病率：两种定义：按人数计算的慢性病患病率，指调查前半年内慢性病患病人数与调查人数之比；按例数计算的慢性病患病率，指调查前半年内慢性病患病例数（含一人多次得病）与调查人数之比。“慢性病患病”指：①调查前半年内经过医生诊断明确有慢性病［包括慢性感染性疾病（如结核等）和慢性非感染性疾病如冠心病和高血压等］；②半年以前经医生诊断有慢性病，在调查前半年内时有发作，并采取了治疗措施（如服药、理疗等）。二者有其一者，即认为患慢性病。

每千人患病天数：即调查前两周内病人患病天数之和/调查人数×1000。

每千人休工天数：即调查前两周内病人因病休工天数之和/调查人数×1000。

每千人休学天数：即调查前两周内学生因病休学天数之和/调查人数×1000。

每千人卧床天数：即调查前两周内病人因病卧床天数之和/调查人数×1000。

8-1-1　人口出生率、死亡率与自然增长率

年份	出生率 (‰)	死亡率 (‰)	自然增长率(‰)
1952	37.00	17.00	20.00
1955	32.60	12.28	20.32
1960	20.86	25.43	-4.57
1965	37.88	9.50	28.38
1970	33.43	7.60	25.83
1975	23.01	7.32	15.69
1976	19.91	7.25	12.66
1977	18.93	6.87	12.06
1978	18.25	6.25	12.00
1979	17.82	6.21	11.61
1980	18.21	6.34	11.87
1981	20.91	6.36	14.55
1982	22.28	6.60	15.68
1983	20.19	6.90	13.29
1984	19.90	6.82	13.08
1985	21.04	6.78	14.26
1986	22.43	6.86	15.57
1987	23.33	6.72	16.61
1988	22.37	6.64	15.73
1989	21.58	6.54	15.04
1990	21.06	6.67	14.39
1991	19.68	6.70	12.98
1992	18.24	6.64	11.60
1993	18.09	6.64	11.45
1994	17.70	6.49	11.21
1995	17.12	6.57	10.55
1996	16.98	6.56	10.42
1997	16.57	6.51	10.06
1998	15.64	6.50	9.14
1999	14.64	6.46	7.58
2000	14.03	6.45	7.58
2001	13.38	6.43	6.95
2002	12.86	6.41	6.45
2003	12.41	6.40	6.01
2004	12.29	6.42	5.87
2005	12.40	6.51	5.89
2006	12.09	6.81	5.28
2007	12.10	6.93	5.17
2008	12.14	7.06	5.08
2009	12.13	7.08	5.05

资料来源：有关年份《中国统计年鉴》。

8-1-2 各地区人口出生率和死亡率

地区	出生率(‰)						死亡率(‰)					
	1981	1990	2000	2005	2008	2009	1981	1990	2000	2005	2008	2009
总　计	20.91	21.06	14.03	12.40	12.14	12.13	6.36	6.67	6.45	6.51	7.06	7.08
北　京	17.65	13.01	8.39	6.29	8.17	8.06	6.02	5.81	6.99	5.20	4.75	4.56
天　津	17.84	15.61	7.50	7.44	8.13	8.30	5.98	5.78	6.67	6.01	5.94	5.70
河　北	19.74	20.46	13.86	12.84	13.04	12.93	6.32	6.82	6.65	6.75	6.49	6.43
山　西	16.96	22.54	21.36	12.02	11.32	10.87	6.54	6.56	7.32	6.00	6.01	5.98
内蒙古	17.27	21.19	12.65	10.08	9.81	9.57	4.90	7.21	6.84	5.46	5.54	5.61
辽　宁	16.59	16.30	10.67	7.01	6.32	6.06	5.26	6.59	6.74	6.04	5.22	5.09
吉　林	15.67	19.49	10.31	7.89	6.65	6.69	5.87	6.56	5.85	5.32	5.04	4.74
黑龙江	13.07	18.11	10.54	7.87	7.91	7.48	4.83	6.35	5.48	5.20	5.68	5.42
上　海	16.79	10.31	6.02	7.04	8.89	8.64	6.45	6.64	7.17	6.08	6.17	5.94
江　苏	15.38	20.54	11.83	9.24	9.34	9.55	5.85	6.53	6.68	7.03	7.04	6.99
浙　江	16.60	15.33	13.90	11.10	10.20	10.22	6.06	6.31	6.61	6.08	5.62	5.59
安　徽	14.18	24.47	13.06	12.43	13.05	13.07	4.81	6.25	5.53	6.23	6.60	6.60
福　建	21.09	24.44	16.96	11.60	12.20	12.20	5.91	6.71	6.08	5.62	5.90	6.00
江　西	15.88	24.59	16.85	13.79	13.92	13.87	6.33	7.54	5.29	5.96	6.01	5.98
山　东	16.48	18.21	11.38	12.14	11.25	11.70	6.41	6.96	6.70	6.31	6.16	6.08
河　南	18.52	24.92	11.60	11.55	11.42	11.45	6.57	6.52	5.58	6.30	6.45	6.46
湖　北	16.33	21.60	8.55	8.74	9.21	9.48	7.07	7.30	5.75	5.69	6.50	6.00
湖　南	18.01	23.93	10.40	11.90	12.68	13.05	6.62	7.23	5.94	6.75	7.28	6.94
广　东	21.77	22.26	18.20	11.70	11.80	11.78	5.46	5.76	5.43	4.68	4.55	4.52
广　西	22.52	20.20	16.47	14.26	14.40	14.17	5.55	6.60	5.06	6.09	5.70	5.64
海　南		24.86	26.12	14.65	14.71	14.66		6.26	4.74	5.72	5.72	5.70
重　庆	}15.93	}19.11	11.43	9.40	10.10	9.90	}6.77	}7.66	7.98	6.40	6.30	6.20
四　川			10.16	9.70	9.54	9.15			6.73	6.80	7.15	6.43
贵　州	22.39	23.09	20.30	14.59	13.49	13.65	7.43	7.90	6.29	7.21	6.77	6.69
云　南	20.23	23.60	17.06	14.72	12.63	12.53	7.30	7.92	6.60	6.75	6.31	6.45
西　藏	24.37	23.98	17.70	17.94	15.50	15.31	8.76	7.55	6.60	7.15	5.20	5.07
陕　西	17.40	23.48	11.00	10.02	10.29	10.24	6.78	6.52	5.92	6.01	6.21	6.24
甘　肃	16.56	20.68	13.23	12.59	13.22	13.32	5.34	6.20	5.92	6.57	6.68	6.71
青　海	20.86	24.34	19.85	15.70	14.49	14.51	5.70	7.47	7.35	6.21	6.14	6.19
宁　夏	24.67	24.34	15.42	15.93	14.31	14.38	4.85	5.52	4.92	4.95	4.62	4.70
新　疆	21.09	26.44	14.50	16.42	16.05	15.99	7.46	7.82	5.17	5.04	4.88	5.43

注：1981年广东省出生率和死亡率包括海南省数据；资料来源：有关年份《中国统计年鉴》。

8-2-1　婴儿死亡率与期望寿命

年份	婴儿死亡率（‰）	期望寿命（岁）		
		合计	男	女
解放前	200左右	35.0	…	…
1973～1975	47.0	…	63.6	66.3
1981	34.7	67.9	66.4	69.3
1990	…	68.6	66.9	70.5
2000	32.2	71.4	69.6	73.3
2005	19.0	73.0	70.0	74.0

资料来源：①1973～1975年系全国3年肿瘤死亡回顾调查数字；②1981年、1990年、2000年期望寿命系人口普查数，2005年系1%人口抽样调查数；③2000年、2005年婴儿死亡率系妇幼卫生监测地区数字。

8-2-2　年龄别男女期望寿命

年龄（岁）	1973～1975		1981		1990		2000	
	男	女	男	女	男	女	男	女
0	63.62	66.31	66.43	69.35	66.85	70.49	69.63	73.33
1	65.88	68.26	67.87	70.75	68.06	71.86	…	…
5	64.22	66.75	64.94	68.01	64.85	68.73	…	…
10	59.94	62.43	60.36	63.36	60.15	63.97	…	…
15	55.23	57.69	55.58	58.57	55.36	59.14	…	…
20	50.52	52.95	50.87	53.83	50.63	54.39	…	…
30	41.22	43.71	41.54	44.52	41.29	44.98	…	…
40	32.1	34.66	32.3	35.28	32.05	35.6	…	…
50	23.51	25.99	23.52	26.36	23.27	26.56	…	…
60	15.93	18.07	15.72	18.19	15.49	18.31	…	…
70	9.88	11.52	9.56	11.34	9.27	11.42	…	…

资料来源：1973～1975年系全国3年肿瘤死亡回顾调查数字；1981年、1990年、2000年人口普查数。

8-2-3 各地区婴儿死亡率与期望寿命

地区	婴儿死亡率(‰)		1990年期望寿命(岁)			2000年期望寿命(岁)		
	1981	1990		男	女		男	女
总　计	37.7	27.3	68.55	66.84	70.47	71.40	69.63	73.33
北　京	16.1	8.8	72.86	71.07	74.93	76.10	74.33	78.01
天　津	20.1	10.7	72.32	71.03	73.73	74.91	73.31	76.63
河　北	21.5	9.2	70.35	68.47	72.53	72.54	70.68	74.57
山　西	31.1	19.2	68.97	67.33	70.93	71.65	69.96	73.57
内蒙古	41.1	29.0	65.68	64.47	67.22	69.87	68.29	71.79
辽　宁	22.2	18.7	70.22	68.72	71.94	73.34	71.51	75.36
吉　林	19.9	24.4	67.95	66.65	69.49	73.10	71.38	75.04
黑龙江	34.6	18.4	66.97	65.50	68.73	72.37	70.39	74.66
上　海	19.7	12.4	74.90	72.77	77.02	78.14	76.22	80.04
江　苏	32.9	15.0	71.37	69.26	73.57	73.91	71.69	76.23
浙　江	35.5	17.1	71.38	69.66	74.24	74.70	72.5	77.21
安　徽	30.4	26.1	69.48	67.75	71.36	71.85	70.18	73.59
福　建	22.6	23.0	68.57	66.49	70.93	72.55	70.3	75.07
江　西	46.1	43.0	66.11	64.87	67.49	68.95	68.37	69.32
山　东	21.2	12.9	70.57	68.64	72.67	73.92	71.7	76.26
河　南	20.6	18.5	70.15	67.96	72.55	71.54	69.67	73.41
湖　北	39.4	25.1	67.25	65.51	69.23	71.08	69.31	73.02
湖　南	50.5	38.1	66.93	65.41	68.70	70.66	69.05	72.47
广　东	19.4	15.9	72.52	69.71	75.43	73.27	70.79	75.93
广　西	32.0	44.0	68.72	67.17	70.34	71.29	69.07	73.75
海　南	…	29.2	70.01	66.93	73.28	72.92	70.66	75.26
重　庆	}57.2	}38.4	}66.33	}65.06	}67.70	71.73	69.84	73.89
四　川						71.20	69.25	73.39
贵　州	69.3	52.4	64.29	63.04	65.63	65.96	64.54	67.57
云　南	80.0	65.8	63.49	62.08	64.98	65.49	64.24	66.89
西　藏	…	96.2	59.64	57.64	61.57	64.37	62.52	66.15
陕　西	47.3	22.0	67.40	66.23	68.79	70.07	68.92	71.3
甘　肃	38.7	31.5	67.24	66.35	68.25	67.47	66.77	68.26
青　海	88.4	66.3	60.57	59.29	61.96	66.03	64.55	67.7
宁　夏	58.9	37.3	66.94	65.95	68.05	70.17	68.71	71.84
新　疆	115.0	58.5	63.59	61.95	63.26	67.41	65.98	69.14

资料来源：1981年、1990年和2000年人口普查数字。

8-3-1 1993年调查地区居民两周患病率(‰)

指标名称	合计	城市				农村				
		小计	大	中	小	小计	一类	二类	三类	四类
两周患病率	140.1	175.2	200.9	187.3	138.8	128.2	124.4	138.1	122.0	127.1
男性	128.4	158.0	181.0	165.2	129.9	118.7	112.5	131.0	113.3	114.1
女性	151.9	191.8	220.0	208.5	147.7	138.1	136.7	145.3	131.0	140.4
年龄别两周患病率										
0～4岁	200.3	216.9	220.9	233.7	198.4	197.0	193.0	232.7	180.9	163.7
5～14岁	118.7	157.9	167.4	167.6	141.6	109.9	115.9	122.4	101.2	93.9
15～24岁	74.2	104.0	113.8	124.8	77.9	67.2	72.5	71.8	59.6	66.5
25～34岁	82.2	86.2	87.2	110.5	62.0	81.0	77.7	85.1	75.3	90.7
35～44岁	128.5	126.0	122.3	145.0	110.2	129.6	113.8	137.8	134.6	130.1
45～54岁	164.5	188.5	193.9	206.9	163.9	155.3	137.2	164.3	155.8	169.5
55～64岁	218.3	263.6	302.7	283.2	202.7	195.3	190.4	204.1	188.9	200.1
65岁及以上	250.0	309.5	361.5	298.3	247.4	216.0	209.0	224.7	202.4	245.7
疾病别两周患病率										
传染病计	5.4	4.6	3.2	5.6	4.9	5.7	3.9	6.3	5.0	8.8
寄生虫病计	0.3	0.2	0.2	0.2	0.3	0.4	0.3	0.6	0.3	0.3
恶性肿瘤计	0.5	1.1	1.6	0.9	0.7	0.4	0.5	0.5	0.3	0.1
良性肿瘤计	0.4	0.8	1.2	0.7	0.5	0.3	0.3	0.2	0.3	0.3
和代谢疾病计	1.3	3.4	4.8	3.8	1.7	0.6	0.8	0.8	0.5	0.5
其中：糖尿病	0.8	2.5	3.7	2.8	1.3	0.2	0.3	0.1	0.1	0.1
血液、造血器官疾病	1.6	1.3	1.4	1.3	1.1	1.7	1.5	2.4	1.4	1.3
精神病小计	0.7	0.8	0.7	0.5	1.3	0.7	1.0	0.5	0.6	0.6
神经系病计	3.4	3.8	3.5	5.4	2.4	3.3	4.2	3.5	3.2	1.5
眼及附器疾病	1.8	2.3	3.3	2.2	1.3	1.6	2.0	1.5	1.2	2.1
耳和乳突疾病	0.7	1.0	1.2	0.8	1.0	0.6	0.5	0.8	0.4	0.4
循环系统疾病	11.1	25.9	36.7	26.5	15.1	6.1	7.3	5.4	5.7	6.3
其中：心脏病	4.7	11.5	16.1	12.8	5.9	2.4	3.0	1.9	2.0	3.2
高血压	3.9	9.5	14.0	9.0	5.9	2.0	2.3	1.9	1.7	2.0
脑血管病	1.5	3.3	4.4	3.2	2.3	0.9	1.1	0.9	0.9	0.4
呼吸系统疾病	64.9	72.0	79.1	71.9	65.5	62.4	61.2	68.4	58.3	60.5
其中：急上呼感染	56.1	62.3	66.2	64.4	56.5	54.0	54.0	59.0	49.9	52.0
肺炎	1.5	1.0	0.6	1.1	1.3	1.7	1.2	1.7	1.5	2.7
老慢支	4.3	4.6	6.6	2.9	4.3	4.3	3.3	5.1	4.5	3.6
消化系统疾病	23.3	27.7	30.4	32.6	20.4	21.9	19.8	23.6	21.8	21.5
其中：急性胃炎	11.7	11.2	11.2	13.3	9.2	11.9	9.1	13.6	12.9	10.6
肝硬化	0.7	0.9	0.6	1.0	1.0	0.6	0.7	0.4	0.8	0.5
胆囊疾病	1.9	3.5	3.7	5.3	1.5	1.3	1.7	1.1	1.1	1.5
泌尿生殖系病	4.4	5.3	5.7	6.6	3.7	4.1	3.7	4.3	4.0	4.5
产褥期并发症	0.2	0.2	0.2	0.2	0.1	0.2	0.2	0.1	0.2	0.4
皮肤皮下组织	3.6	5.0	4.9	6.8	3.3	3.1	3.0	3.2	3.1	3.4
肌肉、骨骼结缔组织	9.5	12.5	14.4	14.1	9.1	8.5	6.9	8.8	9.5	8.2
其中：类关节炎	4.2	4.1	3.5	5.4	3.3	4.2	2.3	4.2	5.1	5.4
先天异常	0.1	0.2	0.2	0.3		0.1		0.1	0.0	0.3
围生期疾病	0.0					0.0	0.1	0.0	0.0	0.0
损伤和中毒	4.3	4.7	5.9	5.4	2.9	4.2	4.5	4.0	4.1	4.3
其他	0.2	0.2	0.1	0.2	0.2	0.2	0.1	0.2	0.2	0.3
不详	2.7	2.9	3.2	2.0	3.7	2.6	3.1	3.2	2.1	1.9

资料来源：1993年国家卫生服务调查。

8-3-2　1998年调查地区居民两周患病率

指标名称	合计	城市				农村				
		小计	大	中	小	小计	一类	二类	三类	四类
调查人数	216101	54549	20775	15581	18193	161552	36136	47785	53815	23816
患病人数	31244	9551	4236	2358	2957	21693	4658	6223	8086	2726
患病人次数	32364	10213	4648	2477	3088	22151	4788	6357	8274	2732
两周患病率(‰)	149.8	187.2	223.7	159.0	169.7	137.1	132.5	133.0	153.8	114.7
分性别两周患病率(‰)										
男性	136.19	170.74	204.34	145.97	154.66	125.05	123.66	122.84	138.48	101.24
女性	164.07	203.54	242.74	171.79	184.82	150.12	142.11	144.07	170.03	129.56
年龄别两周患病率(‰)										
0～4岁	201.6	221.4	215.1	242.2	210.9	197.5	207.4	199.1	218.4	154.0
5～14岁	100.6	116.2	126.2	114.2	108.6	97.4	103.0	96.4	103.6	80.7
15～24岁	64.7	79.6	83.8	97.3	64.2	60.8	59.3	58.5	64.7	59.3
25～34岁	106.8	93.3	91.4	81.6	105.5	110.9	101.1	114.2	120.6	96.6
35～44岁	154.3	156.2	159.9	134.3	170.7	153.5	137.8	142.8	178.4	142.0
45～54岁	196.0	217.3	237.7	207.4	202.8	187.6	159.1	179.3	217.7	185.2
55～64岁	259.1	312.1	373.9	254.8	288.2	230.5	214.3	221.4	264.4	196.4
65岁及以上	294.1	379.4	470.9	238.9	354.9	242.0	227.1	229.0	281.2	199.5
文化程度别两周患病率(‰)										
文盲半文盲	214.9	286.0	409.6	222.1	246.7	203.1	189.8	204.2	252.4	155.6
小学	161.5	248.3	357.2	218.9	170.3	146.3	142.9	150.4	163.8	102.9
初中	125.0	180.9	210.2	161.3	165.1	104.9	101.8	103.9	114.2	73.9
高中、技校	132.0	148.8	173.2	116.3	150.0	109.1	107.2	96.2	121.9	101.9
中专	167.7	188.8	219.3	152.1	184.8	120.1	108.0	114.8	139.2	63.2
大专	165.2	168.1	180.1	155.8	156.8	146.9	135.1	79.4	180.2	181.8
大学及以上	212.5	219.2	246.8	143.1	252.6	115.9	100.0	108.1	133.3	
医疗保障形式别两周患病率(‰)										
公费	234.4	240.2	276.9	174.9	240.7	207.7	190.9	197.3	220.7	147.5
劳保	228.4	231.5	258.2	199.0	216.0	181.5	182.2	183.9	150.0	375.0
半劳保	170.8	170.6	197.5	125.9	160.6	172.5	106.5	312.5	342.1	272.7
医疗保险	115.1	122.1	189.9	116.4	112.6	109.4	101.5	105.3	126.2	107.1
统筹	212.1	218.9	247.0	117.7	260.9	138.9	100.0	187.5	400.0	
合作医疗	156.0	140.4	350.0	71.4	138.2	158.2	129.6	287.7	150.8	128.4
自费	138.9	159.5	165.7	140.8	165.7	135.4	133.4	126.2	152.5	113.7
就业状况别两周患病率(‰)										
在岗	136.9	138.6	152.0	126.8	133.8	136.5	124.6	133.1	155.3	118.7
下岗	166.6	155.2	167.1	126.9	171.2	209.4	141.3	221.6	254.5	234.4
离退休	344.4	353.1	418.0	260.5	342.8	286.5	281.3	267.8	308.0	295.9
学生	71.8	84.8	88.4	92.3	74.2	65.8	82.6	50.7	69.1	64.8
无业	234.7	205.8	248.1	148.7	207.9	255.9	221.8	276.8	293.6	193.2

资料来源：1998年国家卫生服务调查。

8-3-3 2003年调查地区居民两周患病率

指标名称	合计	城市				农村				
		小计	大	中	小	小计	一类	二类	三类	四类
调查人数	193689	49698	18746	14301	16651	143991	32064	42559	48311	21057
患病人数	26600	7050	2804	2085	2161	19550	3964	5522	7500	2564
患病人次数	27696	7614	3085	2301	2228	20082	4103	5642	7734	2603
两周患病率(‰)	143.0	153.2	164.6	160.9	133.8	139.5	128.0	132.6	160.1	123.6
分性别两周患病率(‰)										
男性	130.4	135.5	145.4	144.6	116.6	128.7	118.6	126.2	145.0	111.7
女性	155.8	170.2	182.9	176.2	150.5	150.6	137.5	139.2	175.8	136.3
年龄别两周患病率(‰)										
0～4岁	133.0	104.2	94.6	103.9	110.6	139.5	112.2	136.3	176.0	103.6
5～14岁	72.2	60.9	59.1	67.2	57.7	74.5	66.1	79.1	84.1	57.1
15～24岁	49.8	40.4	38.9	37.0	44.3	52.4	53.2	50.1	52.1	56.1
25～34岁	82.5	59.5	44.3	55.9	76.5	90.4	70.9	83.4	99.0	111.4
35～44岁	126.2	100.0	81.5	90.6	127.9	135.9	105.4	131.2	156.9	148.9
45～54岁	191.5	163.1	139.5	192.7	166.6	202.6	172.6	193.8	231.2	206.5
55～64岁	251.8	258.1	269.1	292.1	210.7	249.0	207.8	243.7	289.4	236.6
65岁及以上	338.3	396.9	420.0	424.9	320.0	302.1	289.8	267.2	349.6	271.4
文化程度别两周患病率(‰)										
文盲半文盲	248.8	327.1	366.3	368.1	286.8	237.7	235.1	222.3	278.7	199.8
小学	179.4	251.1	312.5	289.2	187.5	166.9	156.1	172.8	192.0	121.7
初中	116.8	151.0	164.9	169.0	120.5	106.1	90.2	101.1	124.1	97.2
高中、技校	106.3	111.3	114.1	116.3	102.2	100.4	95.1	90.9	112.7	104.7
中专	141.0	162.1	181.8	188.2	95.8	97.7	91.7	102.7	102.0	83.3
大专	114.6	122.5	127.0	129.4	98.4	76.4	66.7	79.1	84.1	50.0
大学及以上	116.6	120.7	134.7	122.9	68.4	76.0	84.5	76.3	78.1	
医疗保障形式别两周患病率(‰)										
城镇基本医疗保险	178.4	181.7	209.9	165.7	134.5	155.1	147.4	163.1	153.4	160.6
大病医疗保险	147.1	140.3	125.2	166.7	206.3	178.9	190.1	320.0	83.3	
公费医疗	236.5	235.3	222.2	284.4	177.8	243.3	163.8	265.1	327.9	62.5
劳保医疗	277.2	284.5	256.1	380.3	217.9	181.3	148.6	179.1	275.9	
合作医疗	138.0	150.9	83.3		151.3	134.8	132.2	179.0	220.8	108.5
其他社会医疗保险	101.6	95.5	91.0	73.5	118.8	105.5	94.5	111.5	131.4	84.5
商业医疗保险	98.3	93.6	99.1	83.4	100.7	99.4	104.2	90.6	104.4	111.5
无医疗保险	141.6	125.1	120.1	134.3	123.1	144.8	130.9	134.3	165.2	130.3
就业状况别两周患病率(‰)										
在岗	144.7	97.6	77.3	102.8	113.5	153.6	133.8	147.1	174.1	150.2
离退休	334.3	335.8	358.5	347.8	257.7	321.9	299.2	305.4	373.6	301.6
学生	45.8	41.0	40.0	31.7	49.5	47.9	54.4	46.4	47.1	43.2
无业、失业、半失业	195.0	154.7	140.6	154.0	167.3	291.2	241.5	257.5	387.4	112.1

资料来源：2003年国家卫生服务调查。

8-3-4　2008年调查地区居民两周患病率

指标名称	合计	城市				农村				
		小计	大	中	小	小计	一类	二类	三类	四类
调查人数	177501	46510	17536	13259	15715	130991	29695	39683	42610	19003
患病人次数	33473	10326	5202	2474	2650	23147	5600	6616	8089	2842
两周患病率(‰)	188.6	222.0	296.6	186.6	168.6	176.7	188.6	166.7	189.8	149.6
分性别两周患病率(‰)										
男性	170.4	202.6	267.9	174.7	154.1	159.4	172.1	152.9	171.3	127.2
女性	206.8	240.4	323.4	198.1	182.4	194.3	204.9	181.0	208.7	173.0
年龄别两周患病率(‰)										
0～4岁	174.2	146.7	104.0	131.9	186.0	179.8	160.4	198.4	198.6	123.9
5～14岁	76.9	63.9	74.8	64.1	57.4	79.8	83.0	93.4	79.7	56.7
15～24岁	49.7	50.6	58.9	43.8	46.9	49.5	40.6	57.2	48.2	48.4
25～34岁	74.9	63.2	63.2	58.9	67.1	79.6	71.4	76.1	83.2	88.7
35～44岁	136.0	101.6	121.8	81.5	100.1	147.6	123.8	143.1	159.1	172.9
45～54岁	227.2	213.8	234.4	191.7	204.4	232.8	217.6	215.7	252.1	263.1
55～64岁	322.7	355.1	420.8	324.9	301.3	310.0	331.4	269.0	329.7	317.1
65岁及以上	465.9	580.9	741.5	465.0	404.1	398.2	452.6	348.9	404.3	366.9
文化程度别两周患病率(‰)										
文盲半文盲	337.7	426.5	700.6	427.9	295.7	325.4	356.6	296.3	361.2	273.8
小学	245.6	369.0	543.9	366.8	259.2	224.3	254.4	210.1	244.1	169.8
初中	154.7	239.8	341.2	201.6	169.7	128.9	135.1	130.8	134.8	87.3
高中、技校	142.9	175.7	239.1	144.1	121.9	109.5	106.1	107.2	115.3	107.6
中专	178.6	221.0	309.3	179.5	133.2	98.6	81.3	94.0	109.6	146.6
大专	160.8	180.7	228.2	141.6	116.7	81.2	91.4	71.0	92.2	28.2
大学及以上	143.4	155.4	195.2	106.8	81.1	58.9	85.7	37.0	46.8	85.7
医疗保障形式别两周患病率(‰)										
城镇职工基本医保	284.2	286.0	355.1	225.7	184.0	265.8	321.7	180.3	232.3	204.5
公费医疗	411.7	452.1	557.3	428.2	200.7	264.9	213.6	181.1	391.3	176.5
城镇居民基本医保	145.6	142.3	212.5	142.0	96.2	166.7	143.1	159.4	222.7	235.3
新型农村合作医疗	178.4	212.0	150.0	143.7	216.9	177.2	189.6	168.1	191.3	148.6
其他社会医疗保险	138.6	140.9	156.7	150.9	92.8	132.4	122.5	113.2	170.0	176.5
无社会医疗保险	147.6	143.7	152.6	108.9	156.2	152.8	141.5	150.1	160.4	164.2
就业状况别两周患病率(‰)										
在岗	167.9	114.7	124.5	89.7	125.9	178.8	165.6	170.3	198.5	173.6
离退休	462.6	471.8	583.0	385.7	310.6	399.3	533.0	289.3	332.8	422.8
学生	47.5	46.6	57.2	39.1	40.6	47.8	36.7	56.0	45.5	50.5
无业、失业、半失业	289.1	222.0	245.9	198.1	219.8	336.0	390.7	275.5	358.6	262.6

资料来源：2008年国家卫生服务调查。

8-4-1 1998年调查地区居民疾病别两周患病率(‰)

指标名称	合计	城市				农村				
		小计	大	中	小	小计	一类	二类	三类	四类
传染病计	3.5	3.2	2.7	2.3	4.4	3.7	2.9	3.0	3.4	6.8
寄生虫病计	0.2	0.1	0.1	0.1	0.1	0.2	0.2	0.3	0.1	0.3
恶性肿瘤计	0.6	1.0	1.8	0.7	0.4	0.4	0.6	0.4	0.5	0.1
良性肿瘤计	0.4	0.6	0.9	0.6	0.3	0.3	0.4	0.2	0.4	0.1
内分泌、营养和代谢疾病计	2.1	5.4	8.7	3.1	3.5	1.0	1.1	1.4	1.0	0.3
其中：糖尿病	1.3	3.9	6.5	2.0	2.5	0.4	0.6	0.5	0.3	0.1
血液、造血器官疾病	1.4	1.0	1.0	0.5	1.4	1.5	1.7	1.6	1.7	0.8
精神病小计	0.8	1.0	1.0	1.2	0.9	0.7	0.5	0.7	1.0	0.4
神经系病计	3.2	3.1	3.1	2.7	3.4	3.2	3.6	3.1	3.5	1.9
眼及附器疾病	2.5	3.1	4.3	2.7	2.1	2.3	1.7	1.8	3.4	1.8
耳和乳突疾病	0.6	0.6	0.7	0.4	0.5	0.6	0.7	0.7	0.6	0.4
循环系统疾病	17.1	38.1	55.7	27.0	27.4	10.1	11.5	10.0	10.6	7.1
其中：心脏病	6.3	14.1	20.5	10.2	10.1	3.7	3.8	3.4	3.6	4.0
高血压	6.6	15.6	24.1	11.9	8.9	3.6	4.7	3.7	3.6	1.9
脑血管病	2.7	5.9	7.2	3.1	6.6	1.7	2.2	1.4	2.0	0.5
呼吸系统疾病	69.4	74.7	80.8	66.7	74.7	67.6	63.8	65.2	76.8	57.6
其中：急上呼感染	61.8	65.4	68.1	61.1	65.9	60.7	57.8	58.5	68.6	51.4
肺炎	1.0	0.8	0.9	0.4	1.0	1.1	0.9	1.0	0.8	2.3
老慢支	3.7	3.8	5.1	1.9	4.0	3.6	3.0	3.5	4.8	2.2
消化系统疾病	22.6	25.8	29.6	23.2	23.6	21.5	21.5	21.1	22.9	19.0
其中：急性胃炎	11.5	11.2	11.0	10.7	11.9	11.7	12.2	10.8	12.8	9.9
肝硬化	0.6	0.7	0.6	0.4	1.2	0.5	0.5	0.4	0.6	0.5
胆囊疾病	2.1	3.4	4.7	2.6	2.6	1.7	1.4	1.2	1.7	2.8
泌尿生殖系病	4.2	4.7	5.2	3.6	5.2	4.0	2.7	4.1	4.6	4.5
妊娠、分娩病及产褥期并发症	0.2	0.2	0.2	0.3	0.2	0.2	0.3	0.2	0.2	0.3
皮肤皮下组织	2.9	3.3	4.2	2.7	2.8	2.8	2.8	2.9	3.2	1.4
肌肉、骨骼结缔组织	10.9	13.2	14.3	12.1	12.9	10.1	10.2	9.6	11.9	7.2
其中：类关节炎	5.0	4.2	4.2	2.9	5.4	5.2	4.1	5.1	5.9	5.8
先天异常	0.1	0.1	0.2	0.0	0.1	0.1	0.1	0.3	0.1	0.3
围生期疾病	0.0	0.0	0.0	0.0	0.1	0.0	0.0	0.0	0.1	0.0
损伤和中毒	4.5	4.5	4.7	4.6	4.1	4.6	4.4	4.1	5.7	3.0
其他	0.5	0.5	0.9	0.3	0.3	0.5	0.4	0.5	0.4	0.9
不详	2.2	3.4	4.3	4.5	1.4	1.7	1.8	2.0	1.8	0.9

资料来源：1998年国家卫生服务调查。

8-4-2　2003年调查地区居民疾病别两周患病率(‰)

指标名称	合计	城市				农村				
		小计	大	中	小	小计	一类	二类	三类	四类
传染病计	2.5	1.8	1.3	0.8	3.3	2.7	1.3	1.7	3.4	5.3
寄生虫病计	0.1	0.0	0.1	0.1		0.1	0.0	0.1	0.3	0.0
恶性肿瘤计	0.9	1.3	2.0	1.0	0.7	0.8	1.0	1.1	0.7	0.4
良性肿瘤计	0.4	0.4	0.5	0.3	0.4	0.4	0.3	0.4	0.4	0.3
内分泌营养和代谢疾病	3.1	7.7	11.7	9.2	1.9	1.6	2.2	1.6	1.6	0.6
其中：糖尿病	2.2	6.3	9.5	7.9	1.4	0.8	1.3	0.7	0.9	0.2
血液、造血器官疾病	1.3	0.9	0.8	0.6	1.3	1.4	1.3	1.8	0.9	1.7
精神病小计	0.8	0.9	1.1	1.0	0.6	0.8	0.7	0.7	1.1	0.5
神经系病计	3.5	3.4	2.8	2.7	4.7	3.5	3.4	3.0	4.5	2.3
眼及附器疾病	1.6	2.0	2.5	1.4	1.8	1.5	1.5	1.2	1.9	1.4
耳和乳突疾病	0.5	0.4	0.4	0.2	0.5	0.5	0.4	0.5	0.6	0.4
循环系统疾病	24.4	45.2	55.7	54.5	25.3	17.2	20.9	15.5	18.5	12.1
其中：心脏病	7.2	14.6	17.2	16.9	9.8	4.6	5.1	3.6	4.8	5.1
高血压	11.9	21.9	28.8	27.1	9.6	8.4	11.3	8.4	7.8	5.7
脑血管病	3.7	6.4	7.0	7.6	4.5	2.7	2.9	2.2	3.8	0.8
呼吸系统疾病	52.6	42.4	40.4	42.2	44.8	56.1	51.6	55.5	65.7	42.6
其中：急上呼感染	44.1	34.1	31.0	34.1	37.7	47.5	43.3	48.3	55.3	34.2
肺炎	0.9	0.4	0.4	0.1	0.8	1.1	0.8	0.5	1.0	2.9
老慢支	3.8	3.6	4.9	2.5	3.0	3.8	4.1	3.2	4.7	2.7
消化系统疾病	21.1	17.7	15.6	15.4	22.1	22.3	16.9	21.5	24.7	26.5
其中：急性胃炎	10.5	8.3	7.4	7.0	10.5	11.3	8.8	11.0	12.6	12.5
肝硬化	0.4	0.4	0.3	0.4	0.5	0.4	0.2	0.4	0.4	0.6
胆囊疾病	2.5	2.8	2.1	1.8	4.5	2.4	1.5	1.3	2.5	5.2
泌尿生殖系病	5.2	4.4	4.5	4.2	4.5	5.5	3.8	3.9	7.2	7.4
妊娠、分娩病及产褥期并发症	0.1	0.2	0.2	0.1	0.1	0.1	0.1	0.1	0.1	0.5
皮肤皮下组织	1.9	1.7	1.5	2.0	1.6	2.0	2.1	2.0	2.3	0.9
肌肉、骨骼结缔组织	14.7	16.3	16.7	18.7	13.6	14.2	12.1	13.7	16.6	12.9
其中：类关节炎	5.1	4.2	3.0	3.9	5.7	5.4	3.1	4.8	6.5	7.9
先天异常	0.2	0.1	0.1	0.1	0.2	0.2	0.1	0.1	0.1	0.4
围生期疾病	0.0					0.0		0.0	0.0	0.0
损伤和中毒	5.7	4.0	3.6	4.8	3.7	6.3	6.5	5.8	6.7	5.6
其他	0.7	0.5	0.6	0.6	0.3	0.8	0.7	0.8	0.7	0.7
不详	1.7	2.0	2.4	0.9	2.4	1.6	0.9	1.7	2.2	1.0

资料来源：2003年国家卫生服务调查。

8-4-3 2008年调查地区居民疾病别两周患病率(‰)

指标名称	合计	城市				农村				
		小计	大	中	小	小计	一类	二类	三类	四类
传染病计	2.1	1.7	1.5	1.9	1.6	2.2	1.8	2.2	2.3	2.6
寄生虫病计	0.1	0.0		0.1		0.1	0.0	0.1	0.0	0.2
恶性肿瘤计	1.4	2.2	3.8	1.2	1.1	1.1	1.2	1.3	1.2	0.4
良性肿瘤计	0.8	1.0	1.5	1.1	0.4	0.7	0.8	0.5	0.8	0.6
内分泌、营养、代谢	7.4	17.8	31.1	13.8	6.4	3.7	7.1	3.4	2.7	1.3
其中：糖尿病	6.0	15.5	26.4	13.0	5.5	2.6	5.1	2.4	1.8	0.9
血液、造血器官疾病计	1.4	1.0	1.4	0.6	0.9	1.6	1.1	1.8	1.4	2.3
精神病小计	1.3	1.7	2.5	1.4	1.1	1.2	1.7	1.4	0.9	0.6
神经系病计	3.4	3.1	4.0	2.0	2.9	3.5	3.5	2.5	4.5	3.4
眼及附器疾病	1.6	2.0	2.7	1.4	1.6	1.4	1.7	1.2	1.3	1.6
耳和乳突疾病	0.5	0.6	0.6	0.8	0.4	0.5	0.7	0.4	0.6	0.4
循环系统疾病	50.3	91.7	132.7	87.6	49.4	35.6	59.7	29.1	33.0	17.3
其中：心脏病	10.7	20.4	29.3	16.6	13.6	7.2	8.8	6.4	7.6	5.8
高血压	31.4	60.8	90.2	62.2	26.9	20.9	42.0	15.6	17.0	7.9
脑血管病	5.8	7.7	9.5	6.3	6.7	5.2	5.9	5.4	6.1	1.5
呼吸系统疾病	47.8	40.5	45.0	34.2	40.9	50.4	43.8	54.1	55.0	42.6
其中：急上呼感染	38.0	30.8	32.0	27.1	32.6	40.6	35.4	44.8	43.9	32.6
肺　炎	1.1	0.8	0.7	0.5	1.1	1.2	0.5	1.1	1.2	2.2
老慢支	4.1	3.3	4.7	1.7	3.1	4.4	4.2	3.9	5.0	4.4
消化系统疾病	26.4	20.6	21.8	13.8	24.8	28.5	22.3	27.4	31.9	32.6
其中：急性胃炎	13.6	8.6	8.0	5.7	11.6	15.4	10.2	15.7	18.3	16.1
肝硬化	0.6	0.8	0.8	0.5	0.9	0.6	0.6	0.5	0.5	0.8
胆囊疾病	2.8	2.4	2.3	1.7	3.1	3.0	2.6	2.2	2.7	5.7
泌尿生殖系病	6.6	5.7	8.4	3.5	4.5	6.9	5.7	6.3	7.3	9.4
妊、分及产褥	0.1	0.1	0.2	0.1	0.1	0.1	0.1	0.1	0.1	0.1
皮肤皮下组织	3.0	2.7	3.4	1.9	2.5	3.1	2.0	4.1	3.1	2.5
肌肉、骨骼结缔	25.0	21.1	25.1	14.6	22.1	26.4	26.0	21.1	32.2	25.2
其中：类关节炎	7.6	4.8	4.8	3.4	5.9	8.6	6.6	6.7	10.1	12.4
先天异常	0.1	0.2	0.2	0.2		0.1	0.2	0.2	0.1	0.1
围生期疾病	0.0	0.0		0.1		0.0		0.1	0.0	0.1
损伤和中毒	5.6	4.4	5.4	3.4	4.2	6.0	6.5	5.3	6.6	5.4
其他	0.6	0.6	0.7	0.7	0.6	0.6	0.7	0.8	0.7	0.3
不详	3.1	3.5	4.6	2.3	3.2	2.9	2.0	3.5	4.1	0.5

资料来源：2008年国家卫生服务调查。

8-5 1998年、2003年、2008年调查地区居民两周患疾病严重程度

年份		合计	城市				农村				
			小计	大	中	小	小计	一类	二类	三类	四类
1998	每千人患病天数	1257	1646	2044	1351	1444	1125	1052	1081	1293	947
	每千人休工天数	308	153	153	132	170	347	267	331	404	375
	每千人休学天数	89	68	81	42	74	95	98	81	104	101
	每千人卧床天数	113	95	117	64	96	119	110	116	115	147
2003	每千人患病天数	1093	1238	1345	1366	1009	1043	941	995	1200	936
	每千人休工天数	194	84	67	70	114	218	194	192	235	265
	每千人休学天数	50	35	35	31	39	54	39	45	68	60
	每千人卧床天数	170	175	163	181	182	169	154	150	184	195
2008	每千人患病天数	1537	1842	2472	1630	1318	1428	1652	1280	1488	1256
	每千人休工天数	90	59	64	62	52	97	108	71	123	76
	每千人休学天数	44	29	17	55	21	48	50	42	56	40
	每千人卧床天数	185	164	168	159	164	193	189	193	216	146

资料来源：1998年、2003年、2008年国家卫生服务调查。

8-6-1　1993年调查地区居民慢性病患病率(‰)

指标名称	合计	城市				农村				
		小计	大	中	小	小计	一类	二类	三类	四类
慢性病患病率	169.8	285.8	323.0	277.6	258.9	130.7	128.6	118.0	134.5	153.9
男性	152.3	254.4	291.7	244.2	229.9	119.0	114.4	108.7	121.6	143.9
女性	187.6	316.2	352.6	309.6	287.8	142.9	143.4	127.7	147.9	164.2
年龄别慢性病患病率										
0～4岁	19.2	23.5	35.3	19.2	19.7	18.3	12.6	19.0	18.9	21.7
5～14岁	19.2	26.3	30.1	23.5	25.7	17.6	10.9	16.4	21.1	21.5
15～24岁	26.0	35.0	42.9	34.6	29.9	23.9	19.0	21.4	26.1	31.8
25～34岁	66.4	64.0	65.5	71.0	56.1	67.1	53.1	65.4	67.7	90.9
35～44岁	162.0	167.2	146.2	173.3	184.8	159.7	138.3	142.3	173.1	218.4
45～54岁	263.4	358.1	336.6	370.9	365.7	227.2	204.1	216.7	223.3	318.1
55～64岁	430.5	618.7	616.1	632.7	605.9	335.0	305.3	298.2	349.3	437.4
65岁及以上	540.3	789.3	821.6	775.5	757.6	398.2	399.5	366.4	398.9	470.9
疾病别慢性病患病率										
传染病计	5.3	5.2	3.2	6.1	6.1	5.4	3.3	5.1	5.4	9.5
寄生虫病计	0.4	0.3	0.3	0.1	0.5	0.5	0.5	0.9	0.2	0.1
恶性肿瘤计	1.0	2.1	3.2	1.6	1.6	0.7	1.0	0.7	0.5	0.2
良性肿瘤计	0.9	1.9	2.5	2.0	1.2	0.5	0.6	0.4	0.7	0.4
内分泌、营养和代谢疾病计	3.1	8.7	12.2	9.3	4.7	1.3	1.6	1.3	1.3	0.5
其中：糖尿病	1.9	6.4	9.2	7.1	3.2	0.4	0.7	0.3	0.3	0.2
血液、造血器官疾病	3.1	3.4	3.5	3.4	3.3	3.0	2.6	3.6	2.8	2.5
精神病小计	1.8	2.1	2.5	1.4	2.3	1.7	2.0	1.7	1.7	1.2
神经系病计	5.5	6.4	6.0	7.1	6.0	5.3	6.9	5.2	5.2	2.7
眼及附器疾病	3.4	6.7	8.9	6.5	4.8	2.3	2.4	2.3	2.2	2.6
耳和乳突疾病	1.0	107.0	1.7	2.1	1.4	0.7	0.6	0.9	0.6	0.7
循环系统疾病	31.4	78.6	99.0	84.1	53.7	15.5	19.2	13.1	14.7	16.5
其中：心脏病	13.1	33.8	42.0	37.5	22.6	6.1	7.0	4.8	5.7	8.4
高血压	11.9	29.8	40.1	31.7	18.3	5.9	7.6	5.5	4.9	6.2
脑血管病	4.0	9.8	10.1	10.3	8.9	2.0	2.7	1.8	2.2	0.9
呼吸系统疾病	22.7	31.3	42.0	26.6	25.9	19.8	19.9	19.0	19.7	21.6
其中：老慢支	13.8	15.9	19.4	13.3	15.2	13.0	12.8	11.8	14.0	14.1
消化系统疾病	36.5	49.0	54.2	56.1	37.0	32.3	36.2	29.2	31.1	36.0
其中：急性胃炎	16.2	16.1	15.6	16.2	16.5	16.2	12.9	16.6	17.6	17.6
肝硬化	2.1	2.7	2.6	2.2	3.2	1.9	1.8	0.9	2.6	2.3
胆囊疾病	5.6	12.8	14.4	17.9	6.1	3.2	4.8	2.3	2.7	3.6
泌尿生殖系病	8.3	12.9	13.3	16.0	9.5	6.8	5.6	6.6	7.4	7.8
皮肤皮下组织	2.7	3.4	4.1	3.8	2.2	2.4	2.3	2.4	2.8	1.8
肌肉、骨骼结缔组织	25.5	38.4	40.6	43.4	31.3	21.2	17.4	18.3	23.8	27.8
其中：类关节炎	13.5	14.6	10.8	21.7	11.1	13.1	7.3	11.4	15.5	21.4
先天异常	0.3	0.7	1.0	0.7	0.3	0.2	0.1	0.3	0.1	0.3
损伤和中毒	1.3	2.0	3.1	1.6	1.4	1.1	1.1	1.1	1.0	1.0
其他	0.1	0.0		0.1	0.1	0.1		0.1	0.1	
不详	14.7	30.4	20.5	5.1	65.0	9.4	4.6	5.3	12.4	19.6

资料来源：1993年国家卫生服务调查。

8-6-2 1998年调查地区居民慢性病患病率(‰)

指标名称	合计	城市				农村				
		小计	大	中	小	小计	一类	二类	三类	四类
慢性病患病率										
按人数计算	128.2	200.9	236.6	199.0	161.7	103.6	109.4	95.1	113.7	89.4
按例数计算	157.5	273.3	327.7	277.8	207.3	118.4	128.6	106.2	130.3	100.4
分性别慢性病患病率										
男性	141.6	251.1	305.9	257.0	185.7	106.3	116.3	98.5	116.5	84.0
女性	173.9	294.9	348.3	298.2	228.9	131.1	141.4	114.3	145.0	117.6
年龄别慢性病患病率										
0～4岁	13.4	8.0	0.0	17.0	7.2	14.4	13.5	17.8	15.4	8.8
5～14岁	18.6	22.1	27.4	19.7	19.1	17.9	18.1	18.7	18.2	15.5
15～24岁	25.8	25.6	23.2	33.2	22.6	25.9	25.8	24.1	27.5	25.9
25～34岁	72.5	69.0	62.7	75.7	69.4	73.5	71.9	72.5	77.1	69.8
35～44岁	142.2	174.9	185.5	161.3	173.1	128.2	119.5	112.2	139.8	152.7
45～54岁	232.0	327.3	339.4	358.7	284.4	195.2	180.3	187.0	218.0	183.5
55～64岁	386.5	573.4	647.8	607.2	445.4	296.4	311.0	251.8	345.8	239.0
65岁及以上	517.9	793.1	893.0	768.2	637.2	355.1	381.6	323.6	390.3	288.5
疾病别慢性病患病率										
传染病计	4.8	5.8	4.6	4.2	8.6	4.5	3.4	4.8	3.8	7.3
寄生虫病计	0.5	0.3	0.1	1.1	0.0	0.6	0.2	1.6	0.1	0.3
恶性肿瘤计	1.2	2.3	3.3	2.4	1.0	0.8	1.1	0.8	0.8	0.1
良性肿瘤计	0.9	1.9	2.3	2.5	1.0	0.6	0.8	0.5	0.8	0.2
内分泌、营养和代谢疾病计	4.7	13.1	18.1	14.3	6.4	1.8	3.0	1.6	1.8	0.6
其中：糖尿病	3.2	9.8	13.2	10.6	5.3	0.9	1.7	0.8	0.7	0.3
血液、造血器官疾病	2.9	3.3	3.3	3.6	3.0	2.7	2.7	3.1	2.8	1.7
精神病小计	1.9	2.4	2.7	2.6	1.8	1.8	2.2	1.7	1.8	1.4
神经系病计	5.0	5.8	5.7	5.8	5.8	4.8	5.6	4.4	5.5	2.7
眼及附器疾病	4.3	9.4	13.2	9.7	4.9	2.5	2.6	2.2	2.8	2.5
耳和乳突疾病	0.9	1.5	1.5	1.7	1.4	0.7	0.9	0.7	0.7	0.5
循环系统疾病	38.8	93.6	122.9	92.9	60.7	20.3	26.7	18.3	20.4	14.5
其中：心脏病	14.2	34.5	45.3	33.5	23.1	7.4	8.7	6.4	6.9	8.5
高血压	15.8	39.3	52.9	42.8	20.7	7.9	11.4	7.5	7.5	4.4
脑血管病	5.9	13.1	15.1	10.9	12.8	3.4	5.0	2.9	3.8	1.1
呼吸系统疾病	19.8	30.7	39.0	26.9	24.5	16.1	16.8	13.6	20.1	11.3
其中：老慢支	12.9	18.7	22.0	16.1	17.3	10.9	11.4	9.2	13.6	7.9
消化系统疾病	32.5	46.4	48.8	47.4	42.7	27.9	30.7	24.0	29.7	27.4
其中：急性胃炎	14.3	16.2	14.5	17.5	17.1	13.6	14.1	11.6	16.1	11.5
肝硬化	1.7	2.7	2.3	2.1	3.8	1.4	1.5	1.0	1.5	1.7
胆囊疾病	6.4	12.8	16.2	11.6	10.0	4.2	4.4	3.1	3.8	7.3
泌尿生殖系病	8.3	11.8	13.7	10.8	10.4	7.2	6.4	6.6	7.5	8.9
妊娠、分娩病及产褥期并发症	0.1	0.2	0.1	0.2	0.2	0.1	0.2	0.1	0.2	0.1
皮肤皮下组织	2.5	3.6	3.8	4.9	2.1	2.1	2.1	1.9	2.8	1.2
肌肉、骨骼结缔组织	23.4	35.2	37.5	39.9	28.6	19.4	19.4	16.2	23.8	16.3
其中：类关节炎	11.5	12.8	13.0	11.0	14.1	11.1	8.4	9.3	13.2	14.1
先天异常	0.6	0.6	0.5	0.7	0.7	0.6	0.4	0.5	0.5	1.1
围生期疾病	0.1	0.1	0.0	0.2	0.1	0.1	0.0	0.0	0.1	0.0
损伤和中毒	2.9	3.2	3.6	3.6	2.6	2.7	2.5	2.5	3.5	1.9
其他	0.4	0.5	0.9	0.3	0.3	0.4	0.3	0.5	0.3	0.5

资料来源：1998年国家卫生服务调查。

8-6-3　2003年调查地区居民慢性病患病率(‰)

指标名称	合计	城市				农村				
		小计	大	中	小	小计	一类	二类	三类	四类
慢性病患病率										
按人数计算	123.3	177.3	207.7	161.8	156.4	104.7	109.7	100.4	107.7	99.0
按例数计算	151.1	239.6	293.0	220.1	196.2	120.5	127.6	113.6	126.1	111.1
分性别慢性病患病率										
男性	133.5	215.4	261.8	200.2	176.5	106.4	112.0	103.2	109.9	96.5
女性	169.0	262.7	322.7	238.8	215.3	135.3	143.5	124.4	143.1	126.6
年龄别慢性病患病率										
0～4岁	6.3	5.3	8.6	3.7	4.3	6.5	9.4	3.8	7.2	6.3
5～14岁	9.6	8.7	6.4	8.0	10.8	9.7	10.2	9.8	10.0	8.6
15～24岁	18.0	14.5	10.4	14.8	18.4	18.9	18.0	17.4	19.6	21.2
25～34岁	58.3	48.9	33.7	35.3	74.6	61.6	41.9	55.4	63.3	94.6
35～44岁	117.1	118.6	104.6	88.6	159.0	116.5	90.5	109.2	127.0	156.5
45～54岁	219.5	261.7	248.6	262.7	277.7	203.1	187.0	192.0	219.9	218.8
55～64岁	362.1	497.1	550.3	497.5	428.7	302.6	283.1	308.0	311.2	305.8
65岁及以上	538.8	777.1	874.9	733.9	626.5	391.7	428.7	367.2	386.4	373.2
疾病别慢性病患病率										
传染病计	2.7	2.4	2.0	1.6	3.5	2.8	1.7	2.6	3.0	4.3
寄生虫病计	0.1	0.2	0.2	0.3	0.1	0.1	0.0	0.2	0.1	0.2
恶性肿瘤计	1.3	2.5	4.1	1.6	1.3	0.8	1.4	1.0	0.6	0.4
良性肿瘤计	0.8	1.1	1.6	0.9	0.8	0.6	0.5	0.7	0.7	0.6
内分泌、营养和代谢疾病计	7.5	20.3	28.4	21.4	10.3	3.1	5.1	2.5	2.9	1.6
其中：糖尿病	5.6	16.3	22.5	17.6	8.3	1.9	3.4	1.5	1.7	1.0
血液、造血器官疾病	1.9	1.6	1.5	0.8	2.3	2.0	1.4	2.8	1.5	2.1
精神病小计	1.9	2.4	3.1	1.6	2.3	1.8	2.3	1.7	1.8	1.0
神经系病计	3.9	4.6	4.7	3.9	5.0	3.7	3.5	3.5	4.6	2.6
眼及附器疾病	2.8	4.6	6.9	3.8	2.7	2.1	2.1	2.1	2.1	2.4
耳和乳突疾病	0.6	0.9	1.1	0.8	0.8	0.5	0.5	0.5	0.4	0.5
循环系统疾病	50.0	105.8	139.0	104.7	69.2	30.8	40.9	28.3	30.1	21.8
其中：心脏病	14.3	32.8	43.9	29.6	23.1	7.9	9.4	6.6	8.1	8.0
高血压	26.2	54.7	74.5	57.0	30.3	16.4	24.5	15.5	13.8	11.8
脑血管病	6.6	13.0	14.0	13.1	11.8	4.4	4.6	4.6	5.6	1.2
呼吸系统疾病	15.5	19.1	23.4	15.3	17.5	14.2	14.8	13.1	15.5	12.5
其中：老慢支	7.5	8.2	12.0	4.8	7.0	7.3	8.3	6.1	8.4	5.5
消化系统疾病	25.5	28.2	27.6	21.2	34.8	24.6	22.7	21.8	26.2	29.2
其中：急性胃炎	10.3	9.8	8.4	7.4	13.3	10.5	9.1	9.2	12.6	10.4
肝硬化	1.2	1.4	1.2	1.3	1.8	1.1	1.4	0.9	0.6	1.9
胆囊疾病	5.7	8.5	8.4	6.6	10.1	4.7	4.1	2.9	4.6	9.7
泌尿生殖系病	8.4	10.1	11.5	8.7	9.8	7.8	6.3	6.8	8.7	10.4
妊娠、分娩病及产褥期并发症	0.1	0.1	0.2		0.1	0.1	0.1	0.1	0.1	0.3
皮肤皮下组织	1.3	1.8	2.0	1.5	1.7	1.2	1.2	1.4	1.2	0.4
肌肉、骨骼结缔组织	23.1	29.8	30.9	28.3	29.8	20.8	19.1	21.3	22.9	17.4
其中：类关节炎	8.6	8.4	7.3	6.2	11.6	8.7	5.3	8.5	10.1	11.3
先天异常	0.4	0.4	0.6	0.1	0.5	0.5	0.4	0.4	0.6	0.4
围生期疾病	0.0	0.0			0.1	0.0			0.0	0.0
损伤和中毒	2.1	2.4	2.7	2.4	2.0	2.0	2.4	1.9	2.3	0.9
其他	0.3	0.2	0.3	0.3	0.1	0.3	0.3	0.5	0.1	0.2

资料来源：2003年国家卫生服务调查。

8-6-4 2008年调查地区居民慢性病患病率(‰)

指标名称	合计	城市				农村				
		小计	大	中	小	小计	一类	二类	三类	四类
慢性病患病率										
按人数计算	157.4	205.3	246.7	194.9	167.8	140.4	167.8	129.8	147.0	105.1
按例数计算	199.9	282.8	361.8	258.6	215.0	170.5	211.2	155.3	179.0	119.6
分性别慢性病患病率										
男性	177.3	266.2	338.0	248.3	202.1	147.0	186.4	137.9	151.7	95.5
女性	222.5	298.6	384.0	268.9	227.2	194.4	235.8	173.3	206.6	144.7
年龄别慢性病患病率										
0～4岁	6.4	7.9	4.7	3.6	13.4	6.1	3.4	6.5	6.7	7.2
5～14岁	8.7	7.0	7.8	8.1	5.7	9.0	8.7	7.9	10.8	7.9
15～24岁	20.2	15.1	18.7	9.1	15.5	21.7	17.9	21.3	23.3	23.6
25～34岁	51.3	35.6	33.4	25.2	47.8	57.5	55.7	52.0	59.7	64.8
35～44岁	121.7	105.0	113.8	88.4	110.9	127.3	118.9	116.8	139.0	137.8
45～54岁	259.5	272.7	282.7	263.6	266.8	254.0	264.3	234.4	269.2	240.7
55～64岁	419.9	522.5	582.9	491.1	476.5	379.7	437.9	337.3	389.1	335.2
65岁及以上	645.4	851.8	975.8	813.4	659.5	523.9	632.8	486.2	507.6	386.9
疾病别慢性病患病率										
传染病计	2.7	1.7	1.4	0.9	2.7	3.1	2.2	3.1	3.4	4.0
寄生虫病计	0.1	0.1	0.1	0.2		0.1	0.1	0.1	0.0	0.2
恶性肿瘤计	2.0	3.3	5.3	2.6	1.7	1.5	1.9	1.7	1.7	0.4
良性肿瘤计	1.2	1.8	2.2	1.5	1.5	1.0	1.2	0.8	1.2	0.8
内分泌、营养代谢及免疫	12.9	31.4	47.4	30.5	14.3	6.3	10.3	6.7	5.3	1.7
其中：糖尿病	10.7	27.5	40.4	28.2	12.4	4.8	8.2	4.9	3.8	1.4
血液、造血器官疾病计	2.0	1.6	2.1	1.3	1.3	2.2	1.8	2.0	2.3	2.8
精神病小计	2.1	2.3	3.3	2.0	1.5	2.0	2.8	2.2	1.9	0.9
神经系病计	4.2	4.0	4.7	3.7	3.5	4.2	4.7	3.3	5.5	2.7
眼及附器疾病	2.7	4.0	4.9	3.8	3.3	2.2	2.3	2.0	2.5	1.8
耳和乳突疾病	0.5	0.5	0.5	0.4	0.6	0.5	0.5	0.4	0.6	0.3
循环系统疾病	85.5	153.3	195.9	154.9	104.5	61.5	96.5	55.8	57.4	27.7
其中：心脏病	17.6	34.4	44.3	32.6	24.9	11.7	16.6	10.5	11.1	7.5
高血压	54.9	100.8	132.0	106.9	61.0	38.5	65.2	34.4	34.1	15.7
脑血管病	9.7	13.6	14.1	12.4	14.1	8.3	10.1	8.5	9.6	2.1
呼吸系统疾病	14.7	15.7	20.5	11.6	13.8	14.3	13.3	14.4	16.1	11.9
其中：老慢支	6.9	6.6	8.6	4.4	6.2	7.1	6.9	6.6	8.0	6.1
消化系统疾病	24.5	21.9	24.6	15.8	23.9	25.5	26.5	23.0	27.4	24.8
其中：急性胃炎	10.7	7.9	7.2	5.4	10.7	11.7	10.9	11.5	13.2	10.2
肝硬化	1.2	1.5	1.5	1.4	1.7	1.0	1.1	1.0	1.0	1.2
胆囊疾病	5.1	5.0	5.6	4.1	5.0	5.2	5.7	3.8	5.2	7.3
泌尿生殖系病	9.3	9.4	12.0	6.6	8.9	9.3	8.3	8.3	10.1	11.1
妊娠、分娩病及产褥期并发症	0.0	0.0	0.1		0.1	0.0	0.0	0.1	0.0	0.1
皮肤皮下组织	1.3	1.3	1.5	1.4	1.1	1.3	1.1	1.2	1.7	0.8
肌肉、骨骼结缔	31.0	27.4	31.6	19.6	29.3	32.3	34.4	27.3	38.5	25.4
其中：类关节炎	10.2	7.2	6.3	6.0	9.1	11.3	9.7	9.4	13.0	13.6
先天异常	0.4	0.5	0.5	0.3	0.6	0.4	0.4	0.3	0.5	0.3
围生期疾病	0.0					0.1		0.1	0.0	0.3
损伤和中毒	1.4	1.4	1.9	0.8	1.3	1.4	1.7	1.3	1.5	1.0
其他	0.3	0.2	0.1	0.4	0.1	0.3	0.3	0.5	0.2	0.1

资料来源：2008年国家卫生服务调查。

8-7-1 城市7岁以下儿童身体发育情况

年龄	男性				女性			
	体重(kg)		身高(cm)		体重(kg)		身高(cm)	
	平均值	标准差	平均值	标准差	平均值	标准差	平均值	标准差
0～3天	3.33	0.39	50.4	1.7	3.24	0.39	49.7	1.7
1月	5.11	0.65	56.8	2.4	4.73	0.58	55.6	2.2
2月	6.27	0.73	60.5	2.3	5.75	0.68	59.1	2.3
3月	7.17	0.78	63.3	2.2	6.56	0.73	62.0	2.1
4月	7.76	0.86	65.7	2.3	7.16	0.78	64.2	2.2
5月	8.32	0.95	67.8	2.4	7.65	0.84	66.1	2.3
6月	8.75	1.03	69.8	2.6	8.13	0.93	68.1	2.4
8月	9.35	1.04	72.6	2.6	8.74	0.99	71.1	2.6
10月	9.92	1.09	75.5	2.6	9.28	1.01	73.8	2.7
12月	10.49	1.15	78.3	2.9	9.80	1.05	76.8	2.8
15月	11.04	1.23	81.4	3.1	10.43	1.14	80.2	3.0
18月	11.65	1.31	84.0	3.2	11.01	1.18	82.9	3.1
21月	12.39	1.39	87.3	3.4	11.77	1.30	86.0	3.3
2岁	13.19	1.48	91.2	3.8	12.60	1.48	89.9	3.8
2.5岁	14.28	1.64	95.4	3.9	13.73	1.63	94.3	3.8
3岁	15.31	1.75	98.9	3.8	14.80	1.69	97.6	3.8
3.5岁	16.33	1.97	102.4	4.0	15.83	1.86	101.3	3.8
4岁	17.37	2.03	106.0	4.1	16.84	2.02	104.9	4.1
4.5岁	18.55	2.27	109.5	4.4	18.01	2.22	108.7	4.3
5岁	19.90	2.61	113.1	4.4	18.93	2.45	111.7	4.4
5.5岁	21.16	2.82	116.4	4.5	20.27	2.73	115.4	4.5
6～7岁	22.51	3.21	120.0	4.8	21.55	2.94	118.9	4.6

资料来源：《2005年中国九市7岁以下儿童体格发育调查研究资料》。

8-7-2　农村7岁以下儿童身体发育情况

年龄	男性				女性			
	体重(kg)		身高(cm)		体重(kg)		身高(cm)	
	平均值	标准差	平均值	标准差	平均值	标准差	平均值	标准差
0～3天	3.32	0.40	50.4	1.7	3.19	0.39	49.8	1.7
1月	5.12	0.73	56.6	2.5	4.79	0.61	55.6	2.2
2月	6.29	0.75	60.5	2.4	5.75	0.72	59.0	2.4
3月	7.08	0.82	63.0	2.3	6.51	0.76	61.7	2.2
4月	7.63	0.89	65.0	2.2	7.08	0.83	63.6	2.3
5月	8.15	0.93	67.0	2.2	7.54	0.91	65.5	2.4
6月	8.57	1.01	69.2	2.5	7.98	0.94	67.6	2.5
8月	9.18	1.07	72.1	2.6	8.54	1.05	70.5	2.7
10月	9.65	1.10	74.7	2.8	9.00	1.04	73.2	2.7
12月	10.11	1.15	77.5	2.8	9.44	1.12	75.8	2.8
15月	10.59	1.20	80.2	3.1	9.97	1.13	78.9	3.1
18月	11.21	1.25	82.8	3.2	10.63	1.20	81.7	3.3
21月	11.82	1.36	85.8	3.4	11.21	1.27	84.4	3.3
2岁	12.65	1.43	89.5	3.8	12.04	1.38	88.2	3.7
2.5岁	13.81	1.60	93.7	3.8	13.18	1.52	92.4	3.7
3岁	14.65	1.65	97.2	3.9	14.22	1.66	96.2	3.9
3.5岁	15.51	1.77	100.5	4.0	15.09	1.82	99.5	4.2
4岁	16.49	1.95	103.9	4.4	15.99	1.89	103.1	4.1
4.5岁	17.47	2.18	107.4	4.3	16.84	2.07	106.2	4.5
5岁	18.46	2.32	110.7	4.5	17.85	2.35	109.7	4.6
5.5岁	19.58	2.72	113.6	4.7	18.83	2.49	112.7	4.7
6～7岁	20.79	2.89	117.4	5.0	20.11	2.87	116.5	5.0

资料来源：《2005年中国九市7岁以下儿童体格发育调查研究资料》。

8-7-3 青少年身体发育情况

年龄(岁)	男性				女性			
	平均体重(kg)		平均身高(cm)		平均体重(kg)		平均身高(cm)	
	1992	2002	1992	2002	1992	2002	1992	2002
城市								
7	23.1	24.8	120.8	124.0	22.0	23.2	118.7	122.6
8	26.0	27.2	125.7	129.0	24.9	26.0	124.9	128.3
9	29.3	30.4	130.7	134.4	28.3	28.6	130.7	133.5
10	31.5	33.8	136.5	139.6	31.0	32.8	135.7	139.9
11	34.8	37.4	141.3	144.9	34.2	36.7	141.9	145.8
12	38.0	40.5	146.1	149.5	40.5	40.5	147.9	150.5
13	44.1	44.9	154.3	156.6	43.2	44.5	152.0	154.5
14	49.3	49.4	158.7	162.0	46.4	47.2	154.9	157.2
15	52.8	55.2	164.1	167.6	48.3	50.8	156.5	158.3
16	54.8	57.2	166.6	168.4	49.8	52.2	156.7	158.8
17	56.1	58.7	167.6	170.2	50.1	51.9	157.2	158.6
18	57.1	60.9	168.2	170.8	50.0	51.9	157.6	158.8
19	57.7	61.2	168.7	170.4	51.3	51.8	157.6	159.6
农村								
7	21.1	21.7	116.1	119.6	20.2	20.6	114.7	118.2
8	23.1	23.9	121.3	124.6	22.3	22.9	120.1	123.8
9	25.3	26.1	126.0	129.1	24.6	25.4	125.5	128.8
10	27.6	28.6	130.9	134.2	27.1	28.2	130.3	134.3
11	30.1	31.9	135.1	139.2	30.0	31.8	135.5	140.0
12	33.2	35.4	140.4	144.5	34.1	35.8	141.3	145.4
13	38.7	39.3	147.6	149.9	39.1	40.5	146.7	150.1
14	42.4	45.1	152.9	157.2	43.2	44.1	150.6	153.2
15	47.5	48.6	158.1	161.4	45.2	46.7	151.9	154.8
16	51.3	53.0	161.4	165.2	48.6	49.2	154.4	156.0
17	52.9	54.9	163.4	166.3	49.3	51.2	154.5	157.0
18	54.7	56.8	163.8	167.2	50.8	51.7	154.9	157.5
19	56.2	58.8	165.0	168.3	51.4	52.3	155.1	157.0

资料来源：1992年、2002年全国营养抽样调查。

8-8-1 城乡居民每人每日营养素摄入量

营养素名称	合计			城市			农村		
	1982	1992	2002	1982	1992	2002	1982	1992	2002
能量(cal)	2491.3	2328.3	2250.5	2450.0	2394.6	2134.0	2509.0	2294.0	2295.5
蛋白质(g)	66.7	68.0	65.9	66.8	75.1	69.0	66.6	64.3	64.6
脂肪(g)	48.1	58.3	76.2	68.3	77.7	85.5	39.6	48.3	72.7
碳水化合物			321.2			268.3			341.6
糖(g)	443.4	378.4		101.0	340.5		489.7	397.9	
膳食纤维(g)	8.1	13.3	12.0	6.8	11.6	11.1	8.7	14.1	12.4
视黄醇(μg)	53.8	156.5	151.1	103.9	277.0	223.6	32.7	94.2	123.1
视黄醇当量(μg)	119.5	476.0	469.2	147.3	605.5	547.2	107.8	409.0	439.1
硫胺素(mg)	2.5	1.2	1.0	2.1	1.1	1.0	2.6	1.2	1.0
核黄素(mg)	0.9	0.8	0.8	0.8	0.9	0.9	0.9	0.7	0.7
维生素E(mg)			35.6			37.3			35.0
钾(mg)			1700.1			1722.4			1691.5
钠(mg)			6268.2			6007.7			6368.8
钙(mg)	694.5	405.4	388.8	563.0	457.9	438.6	750.0	378.2	369.6
铁(mg)	37.3	23.4	23.2	34.2	25.5	23.7	38.6	22.4	23.1
锌(mg)			11.3			11.5			11.2
铜(mg)			2.2			2.3			2.2
硒(mg)			39.9			46.5			37.4
磷(mg)	1623.2	1057.8	978.8	1574.0	1077.4	973.2	1644.0	1047.6	981.0

资料来源：1982年、1992年、2002年全国营养调查。

8-8-2 城乡居民膳食结构(%)

食物分类	合计		城市		农村	
	1992	2002	1992	2002	1992	2002
能量的食物来源						
谷类	66.8	57.9	57.4	48.5	71.7	61.5
豆类	1.8	2.6	2.1	2.7	1.7	2.6
薯类	3.1	2.0	1.7	1.4	3.9	2.2
动物性食物	9.3	12.6	15.2	17.6	6.2	10.7
纯热能食物	11.6	17.3	14.3	19.3	10.2	16.5
其他	7.4	7.6	9.4	10.5	6.4	6.5
能量的营养素来源						
蛋白质	11.8	11.8	12.7	13.1	11.3	11.3
脂肪	22.0	29.6	28.4	35.0	18.6	27.5
蛋白质的食物来源						
谷类	61.6	52.0	48.8	40.7	68.3	56.5
豆类	5.1	7.5	5.8	7.3	4.8	7.6
动物性食物	18.9	25.1	31.5	35.8	12.4	21.0
其他	14.4	15.3	14.0	16.3	14.6	15.0
脂肪的食物来源						
动物性食物	37.2	39.2	38.7	36.2	36.3	40.4
植物性食物	62.8	60.8	61.3	63.8	63.7	59.6

资料来源：1992年、2002年全国营养调查。

8-8-3　城乡居民每人每日食物摄入量(g)

食物分类	合计			城市			农村		
	1982	1992	2002	1982	1992	2002	1982	1992	2002
米及其制品	217.0	226.7	238.3	217.0	223.1	217.8	217.0	255.8	246.2
面及其制品	189.2	178.7	140.2	218.0	165.3	131.9	177.0	189.1	143.5
其他谷类	103.5	34.5	23.6	24.0	17.0	16.3	137.0	40.9	26.4
薯类	179.9	86.6	49.1	66.0	46.0	31.9	228.0	108.0	55.7
干豆类	8.9	3.3	4.2	6.1	2.3	2.6	10.1	4.0	4.8
豆制品	4.5	7.9	11.8	8.2	11.0	12.9	2.9	6.2	11.4
深色蔬菜	79.3	102.0	90.8	68.0	98.1	88.1	84.0	107.1	91.8
浅色蔬菜	236.8	208.3	185.4	234.0	221.2	163.8	238.0	199.6	193.8
腌菜	14.0	9.7	10.2	12.1	8.0	8.4	14.8	10.8	10.9
水果	37.4	49.2	45.0	68.3	80.1	69.4	24.4	32.0	35.6
坚果	2.2	3.1	3.8	3.5	3.4	5.4	1.7	3.0	3.2
奶及其制品	8.1	14.9	26.5	9.9	36.1	65.8	7.3	3.8	11.4
蛋及其制品	7.3	16.0	23.7	15.5	29.4	33.2	3.8	8.8	20.0
畜禽类	34.2	58.9	78.6	62.0	100.5	104.5	22.5	37.6	68.7
鱼虾类	11.1	27.5	29.6	21.6	44.2	44.9	6.6	19.2	23.7
植物油	12.9	22.4	32.9	21.2	32.4	40.2	9.3	17.1	30.1
动物油	5.3	7.1	8.7	4.6	4.5	3.8	5.6	8.5	10.6
糕点类			9.2			17.2			6.2
淀粉及糖	5.4	4.7	4.4	10.7	7.7	5.2	3.1	3.0	4.1
食盐	12.7	13.9	12.0	11.4	13.3	10.9	13.2	13.9	12.4
酱油	14.2	12.6	8.9	32.5	15.9	10.6	6.5	10.6	8.2
酒类	3.2	2.2		4.4	2.9		3.6	1.8	
其他	9.2	11.5		11.0	20.6		9.8	6.6	

资料来源：1982年、1992年、2002年全国营养调查。

九、疾病控制与公共卫生

简要说明

一、本章主要介绍全国及31个省、自治区、直辖市疾病控制与公共卫生情况，包括法定报告传染病发病及死亡率，儿童疫苗接种率，高血压病发病率，血吸虫病、寄生虫病和地方病防治情况，农村改水和改厕进展，居民吸烟及戒烟情况等。

二、传染病发病率、死亡率、病死率数据来源于法定报告传染病统计年报资料；血吸虫病、寄生虫和地方病防治情况来源于寄生虫和地方病统计年报资料；1岁儿童国家免疫规划接种率来源于国家免疫规划年度统计报告；农村改水和改厕情况来源于爱卫会农村改水、改厕统计年报资料。高血压病发病率来源于1979年、1980年、1991年《全国高血压抽样调查》；居民吸烟及戒烟情况数据来源于1996年《全国居民吸烟调查报告》。

三、随着新的传染性疾病的出现和流行，甲、乙类法定报告传染病病种有所调整。1989年及以前法定报告传染病包括鼠疫、副霍乱、白喉、流脑、百日咳、猩红热、麻疹、流感、痢疾、伤寒和副伤寒、病毒性肝炎、脊髓灰质炎、乙脑、疟疾、黑热病、森林脑炎、恙虫病、出血热和钩端螺旋体病19种。根据1989年颁布的《中华人民共和国传染病防治法》，1990～1995年甲、乙类法定报告传染病包括鼠疫、霍乱、病毒性肝炎、痢疾、伤寒和副伤寒、艾滋病、淋病、梅毒、脊髓灰质炎、麻疹、百日咳、白喉、流脑、猩红热、流行性出血热、狂犬病、钩端螺旋体病、布鲁菌病、炭疽、流行性和地方性斑疹伤寒、流行性乙型脑炎、黑热病、疟疾、登革热25种。1996年乙类传染病增加新生儿破伤风和肺结核；2002年增加HIV感染者；2003年增加传染性非典型肺炎；2005年增加血吸虫病和人禽流感；2009年增加甲型H1N1流感。

四、建国初期及20世纪60年代末至70年代初期，各地疫情报告系统不够健全，传染病发病和死亡漏报情况比较严重。

五、本章“农村总户数”仅用于计算农村卫生厕所普及率。

主要指标解释

甲乙类法定报告传染病发病率：指某年某地区每10万人口中甲、乙类法定报告传染病发病数，即法定报告传染病发病率＝甲、乙类法定报告传染病发病数/人口数×10万。

甲乙类法定报告传染病死亡率：指某年某地区每10万人口中甲、乙类法定报告传染病死亡数，即法定报告传染病死亡率＝甲、乙类法定报告传染病死亡数/人口数×10万。

甲乙类法定报告传染病病死率：指某年某地区甲、乙类法定报告传染病死亡数与发病数之比，即法定报告传染病病死率＝甲、乙类法定报告传染病死亡数/发病数×100%。

1岁儿童免疫接种率：指按照儿童免疫程序进行合格接种的人数占全部应接种人数的百分比。

大骨节病临床　Ⅰ°以上病人数：指年底实有Ⅰ°以上病人总数及病人总数中12岁以下病人数。

碘缺乏病消除县数：指通过国家评估组评估达到消除标准的县数。

地方性砷中毒（水型）轻病区：水砷含量＞0.05mg/L、≤0.2mg/L，患病率＜10%的病区村。

地方性砷中毒（水型）中病区：水砷含量＞0.2mg/L、≤0.5mg/L，患病率在10%～30%的病区村。

地方性砷中毒（水型）重病区：水砷含量＞0.5mg/L，患病率＞30%的病区村。

农村自来水普及率： 指农村饮用自来水人口数占当地农村人口总数的百分比。

卫生厕所普及率： 指符合农村户厕卫生标准的累计卫生厕所数占当地农村总户数的百分比。卫生厕所的标准是：厕所有墙、有顶，厕坑及贮粪池不渗漏，厕内清洁，无蝇蛆，基本无臭，贮粪池密闭有盖，粪便及时清除并进行无害化处理。

粪便无害化处理率： 即（累计卫生厕所户数 + 累计使用卫生公厕户数）/农村总户数 ×100%。

9-1-1　2010年甲乙类法定报告传染病发病数及死亡数排序

顺位	发病		死亡	
	疾病名称	发病人数	疾病名称	死亡人数
1	病毒性肝炎	1317982	艾滋病	7743
2	肺结核	991350	肺结核	3000
3	梅 毒	358534	狂犬病	2014
4	痢 疾	252248	病毒性肝炎	884
5	淋 病	105544	甲型H1N1流感	147
6	麻 疹	38159	出血热	118
7	布 病	33772	乙脑	92
8	猩红热	20876	新生儿破伤风	86
9	艾滋病	15982	梅 毒	69
10	伤寒+副伤寒	14041	痢 疾	36
11	出血热	9526	流 脑	33
12	疟疾	7389	麻 疹	27
13	甲型H1N1流感	7123	疟疾	14
14	血吸虫病	4317	钩体病	11
15	乙脑	2541	炭 疽	6
16	狂犬病	2048	伤寒+副伤寒	3
17	百日咳	1764	鼠 疫	2
18	新生儿破伤风	1057	淋 病	1
19	钩体病	677	百日咳	1
20	流 脑	325	布 病	1
21	炭 疽	289	人禽流感	1
22	登革热	223	霍 乱	
23	霍 乱	157	猩红热	
24	鼠 疫	7	登革热	
25	人禽流感	1	血吸虫病	
26	传染性非典		传染性非典	
27	脊 灰		脊 灰	
28	白 喉		白 喉	

注：空格系无报告发病或死亡病例。

9-1-2 2010年甲乙类法定报告传染病发病率、死亡率及病死率排序

顺位	发病		死亡		病死	
	疾病名称	发病率(1/10万)	疾病名称	死亡率(1/10万)	疾病名称	病死率(%)
1	病毒性肝炎	98.74	艾滋病	0.58	人禽流感	100.00
2	肺结核	74.27	新生儿破伤风	0.00	狂犬病	98.34
3	梅 毒	26.86	肺结核	0.22	艾滋病	48.45
4	痢 疾	18.90	狂犬病	0.15	鼠 疫	28.57
5	淋 病	7.91	病毒性肝炎	0.07	流 脑	10.15
6	新生儿破伤风	0.06	甲型H1N1流感	0.01	新生儿破伤风	8.14
7	麻 疹	2.86	出血热	0.01	乙脑	3.62
8	布 病	2.53	乙脑	0.01	炭 疽	2.08
9	猩红热	1.56	梅 毒	0.01	甲型H1N1流感	2.06
10	艾滋病	1.20	痢 疾	0.00	钩体病	1.62
11	伤寒+副伤寒	1.05	流 脑	0.00	出血热	1.24
12	出血热	0.71	麻 疹	0.00	肺结核	0.30
13	疟疾	0.55	疟疾	0.00	疟疾	0.19
14	甲型H1N1流感	0.53	钩体病	0.00	麻 疹	0.07
15	血吸虫病	0.32	炭 疽	0.00	病毒性肝炎	0.07
16	乙脑	0.19	伤寒+副伤寒	0.00	百日咳	0.06
17	狂犬病	0.15	鼠 疫	0.00	伤寒+副伤寒	0.02
18	百日咳	0.13	淋 病	0.00	梅 毒	0.02
19	钩体病	0.05	百日咳	0.00	痢 疾	0.01
20	流 脑	0.02	布 病	0.00	布 病	0.00
21	炭 疽	0.02	人禽流感	0.00	淋 病	0.00
22	登革热	0.02	霍 乱		霍 乱	
23	霍 乱	0.01	猩红热		猩红热	
24	鼠 疫	0.00	登革热		登革热	
25	人禽流感	0.00	血吸虫病		血吸虫病	
26	传染性非典		传染性非典		传染性非典	
27	脊 灰		脊 灰		脊 灰	
28	白 喉		白 喉		白 喉	

注：新生儿破伤风发病率和死亡率单位为‰。

9-1-3 甲乙类法定报告传染病发病率、死亡率及病死率

年份	总计			鼠疫			霍乱			病毒性肝炎		
	发病率(1/10万)	死亡率(1/10万)	病死率(%)	发病率(1/10万)	死亡率(1/10万)	病死率(%)	发病率(1/10万)	死亡率(1/10万)	病死率(%)	发病率(1/10万)	死亡率(1/10万)	病死率(%)
1950	163.37	6.70	4.09	0.68	0.25	35.65						
1955	2139.69	18.43	0.86	0.01	0.00	47.83						
1960	2448.35	7.47	0.31	0.01	0.01	54.39					0.16	0.33
1965	3501.36	18.71	0.53	0.00	0.00	64.71	0.01	0.00	2.25	61.84	0.23	0.38
1970	7061.86	7.73	0.11	0.01	0.00	9.62				32.23	0.15	0.45
1975	5070.27	7.40	0.15	0.00	0.00		0.07	0.00	0.15	85.15	0.22	0.26
1976	3254.00	6.29	0.19	0.00	0.00	100.00	0.02	0.00	0.45	72.20	0.19	0.27
1977	3816.78	6.51	0.17	0.00	0.00	71.43	0.26	0.02	0.89	103.20	0.19	0.19
1978	2373.07	4.86	0.20	0.00	0.00	50.00	1.60	0.02	1.38	92.39	0.18	0.20
1979	2067.38	4.39	0.21	0.00	0.00	75.00	3.55	0.04	1.09	103.54	0.19	0.18
1980	2079.79	3.76	0.18	0.00	0.00	66.67	4.16	0.03	0.66	111.47	0.18	0.18
1981	1884.43	3.51	0.19	0.00			3.84	0.04	0.96	106.01	0.21	0.19
1982	1532.85	3.16	0.21	0.00	0.00	66.67	1.40	0.01	0.69	91.57	0.21	0.22
1983	1302.95	2.68	0.21	0.00	0.00	60.00	1.78	0.01	0.64	72.44	0.18	0.25
1984	1043.22	2.59	0.25	0.00	0.00	0.00	1.63	0.01	0.57	67.87	0.20	0.29
1985	874.82	2.41	0.28	0.00	0.00	33.33	0.63	0.01	1.13	76.68	0.22	0.29
1986	725.91	1.97	0.27	0.00	0.00	37.50	1.04	0.01	0.76	97.27	0.20	0.21
1987	558.74	1.83	0.33	0.00	0.00	33.33	0.52	0.00	0.62	108.23	0.23	0.21
1988	465.89	1.49	0.32	0.00	0.00	66.67	0.67	0.01	1.23	132.47	0.19	0.14
1989	339.26	1.26	0.37	0.00	0.00	50.00	0.51	0.00	1.03	113.11	0.15	0.13
1990	297.24	1.17	0.40	0.01	0.00	2.70	0.06	0.00	0.78	117.57	0.16	0.14
1991	284.50	0.87	0.29	0.00	0.00	33.30	0.02	0.00	0.00	116.87	0.14	0.12
1992	235.91	0.55	0.23	0.00	0.00	13.89	0.04	0.00	0.47	109.12	0.11	0.11
1993	189.49	0.47	0.25	0.00	0.00	16.67	0.95	0.01	1.28	88.77	0.10	0.12
1994	196.12	0.46	0.24	0.00	0.00	50.00	2.96	0.03	0.92	73.52	0.09	0.12
1995	176.37	0.34	0.19	0.00	0.00	0.00	0.95	0.01	0.93	63.63	0.09	0.14
1996	166.10	0.33	0.20	0.01	0.00	4.20	0.31	0.00	0.99	63.41	0.08	0.13
1997	199.29	0.43	0.21	0.00	0.00	0.00	0.10	0.00	2.54	66.05	0.09	0.14
1998	204.39	0.41	0.20	0.00	0.00	19.05	0.97	0.02	2.12	65.78	0.07	0.11
1999	204.44	0.41	0.18	0.00	0.00	38.46	0.42	0.00	1.08	71.68	0.06	0.09
2000	192.59	0.36	0.19	0.02	0.00	0.79	0.15	0.00	0.60	64.91	0.07	0.10
2001	191.09	0.36	0.19	0.01	0.00	5.56	0.22	0.00	0.53	65.46	0.06	0.09
2002	182.25	0.39	0.21	0.01			0.05	0.00	0.75	66.10	0.08	0.12
2003	192.18	0.48	0.25	0.00	0.00	7.69	0.02	0.00	0.41	68.55	0.08	0.12
2004	244.66	0.55	0.22	0.00	0.00	40.91	0.02	0.00	0.41	88.69	0.08	0.09
2005	268.31	0.76	0.28	0.00	0.00	30.00	0.07	0.00	0.41	91.42	0.09	0.10
2006	266.83	0.81	0.30	0.00			0.01	0.00	1.26	102.09	0.10	0.10
2007	272.39	0.99	0.36	0.00	0.00	50.00	0.01			108.44	0.09	0.08
2008	268.01	0.94	0.35	0.00	0.00	100.00	0.01			106.54	0.08	0.07
2009	263.52	1.12	0.42	0.00	0.00	25.00	0.01			107.30	0.08	0.07
2010	238.69	1.07	0.45	0.00	0.00	28.57	0.01			98.74	0.07	0.07

注：①2005年起，流行性和地方性斑疹伤寒、黑热病调整为丙类传染病；②2009年甲型H1N1流感纳入乙类传染病。

9-1-3 续表1

年份	细菌性和阿米巴性痢疾			伤寒副伤寒			艾滋病			HIV感染者		
	发病率（1/10万）	死亡率（1/10万）	病死率（%）	发病率（1/10万）	死亡率（1/10万）	病死率（%）	发病率（1/10万）	死亡率（1/10万）	病死率（%）	发病率（1/10万）	死亡率（1/10万）	病死率（%）
1950	46.37	1.96	4.22	8.17	0.78	9.54						
1955	319.42	1.91	0.60	8.69	0.19	2.19						
1960	438.88	1.88	0.43	37.75	0.55	1.45						
1965	424.89	0.96	0.23	16.06	0.09	0.56						
1970	352.15	0.48	0.14	9.96	0.03	0.30						
1975	1000.70	1.44	0.14	9.61	0.03	0.32						
1976	712.90	0.91	0.13	7.68	0.03	0.35						
1977	729.11	0.83	0.11	12.82	0.04	0.29						
1978	676.06	0.82	0.12	15.58	0.05	0.29						
1979	589.62	0.78	0.13	10.53	0.04	0.34						
1980	568.99	0.52	0.09	11.94	0.04	0.33						
1981	671.37	0.56	0.08	12.72	0.04	0.32						
1982	617.23	0.36	0.06	14.25	0.04	0.25						
1983	482.80	0.30	0.06	11.24	0.03	0.27						
1984	376.75	0.21	0.05	9.75	0.25	0.25						
1985	316.72	0.23	0.07	8.35	0.02	0.29						
1986	299.84	0.25	0.08	9.76	0.04	0.40						
1987	230.67	0.24	0.11	13.02	0.04	0.34						
1988	190.06	0.21	0.11	14.01	0.03	0.22						
1989	132.47	0.14	0.10	10.83	0.04	0.32						
1990	127.44	0.17	0.13	10.32	0.02	0.24	0.00	0.00				
1991	115.58	0.10	0.09	10.45	0.03	0.29	0.00	0.00				
1992	79.55	0.06	0.08	7.91	0.01	0.16	0.00	0.00	66.67			
1993	54.50	0.04	0.07	7.51	0.01	0.17	0.00	0.00	45.00			
1994	74.84	0.02	0.06	7.75	0.00	0.17	0.00	0.00	84.62			
1995	73.30	0.04	0.05	6.10	0.01	0.17	0.00	0.00	69.70			
1996	66.31	0.03	0.05	5.61	0.01	0.17	0.00	0.00	46.67			
1997	59.65	0.03	0.05	4.83	0.01	0.15	0.01	0.01	65.04	0.15	0.00	0.00
1998	55.34	0.03	0.05	4.80	0.01	0.20	0.00	0.00	17.33	0.10	0.00	
1999	48.30	0.02	0.10	4.08	0.00	70.59	0.02	0.01	0.00	0.18	0.00	0.00
2000	40.79	0.01	0.03	4.19	0.00	0.09	0.02	0.01	57.82	0.20	0.00	0.00
2001	39.86	0.01	0.03	5.07	0.00	0.06	0.04	0.02	56.18	0.30	0.00	0.00
2002	36.23	0.02	0.05	4.47	0.00	0.07	0.06	0.02	38.25	0.33		
2003	34.52	0.02	0.05	4.17	0.00	0.06	0.08	0.03	33.10			
2004	38.30	0.01	0.03	3.80	0.00	0.04	0.23	0.06	24.26	1.02	0.00	0.02
2005	34.92	0.01	0.03	2.65	0.00	0.04	0.43	0.10	23.41			
2006	32.36	0.01	0.03	1.99	0.00	0.07	0.51	0.10	19.95	2.42	0.03	1.24
2007	27.99	0.01	0.02	1.55	0.00	0.03	0.74	0.30	40.14			
2008	23.43	0.00	0.02	1.18	0.00	0.04	0.76	0.41	53.57	3.14	0.24	7.75
2009	20.45	0.00	0.01	1.28	0.00	0.05	1.00	0.50	49.66	3.33	0.39	11.64
2010	18.90	0.00	0.01	1.05	0.00	0.02	1.20	0.58	48.45	3.42	0.49	14.47

9-1-3 续表2

年份	淋病			梅毒			脊髓灰质炎			麻疹		
	发病率(1/10万)	死亡率(1/10万)	病死率(%)	发病率(1/10万)	死亡率(1/10万)	病死率(%)	发病率(1/10万)	死亡率(1/10万)	病死率(%)	发病率(1/10万)	死亡率(1/10万)	病死率(%)
1950										44.08	2.85	6.46
1955								0.02	6.09	701.23	12.24	1.75
1960							2.40	0.09	3.64	157.51	1.60	1.01
1965							4.06	0.08	2.06	1265.74	9.19	0.73
1970							2.56	0.03	1.35	450.47	1.83	0.41
1975							0.84	0.02	1.94	277.57	1.63	0.59
1976							0.50	0.01	2.62	273.56	1.20	0.44
1977							0.79	0.02	2.86	278.26	1.24	0.45
1978							1.09	0.03	2.49	249.44	1.01	0.40
1979							0.57	0.01	2.63	178.31	0.79	0.44
1980							0.76	0.02	2.31	114.88	0.50	0.44
1981							0.97	0.02	2.59	101.46	0.42	0.42
1982							0.77	0.02	2.03	88.96	0.51	0.58
1983							0.32	0.01	1.73	76.92	0.40	0.51
1984							0.16	0.00	3.08	60.42	0.28	0.47
1985							0.15	0.01	6.18	40.37	0.26	0.63
1986							0.17	0.02	11.00	18.97	0.08	0.42
1987							0.09	0.00	4.23	9.88	0.02	0.21
1988							0.06	0.00	0.45	8.90	0.05	0.55
1989							0.42	0.01	2.64	7.77	0.03	0.42
1990	6.95	0.00		0.09	0.00		0.46	0.01	2.03	7.71	0.02	0.22
1991	7.28	0.00	0.00	0.07	0.00	0.00	0.17	0.01	3.17	10.78	0.03	0.29
1992	7.77	0.00	0.00	0.09	0.00	0.19	0.10	0.00	2.69	12.10	0.03	0.29
1993	9.17	0.00	0.00	0.11	0.00	0.08	0.05	0.00	4.83	10.16	0.03	0.32
1994	10.78	0.00	0.00	0.19	0.00	0.00	0.02	0.00	2.30	7.33	0.02	0.29
1995	11.66	0.00	0.00	0.54	0.00	0.00	0.01	0.00	4.84	4.83	0.01	0.19
1996	11.50	0.00	0.00	1.00	0.00	0.00	0.00	0.00	0.00	6.27	0.01	0.21
1997	13.77	0.00	0.00	1.77	0.00	0.03	0.00	0.00	0.00	6.86	0.02	0.30
1998	19.12	0.00	0.00	3.07	0.00	0.01	0.00	0.00		4.54	0.01	0.23
1999	22.78	0.00	0.00	4.90	0.00	0.00	0.00	0.00	0.00	4.98	0.01	0.25
2000	18.64	0.00	0.02	5.08	0.00	0.00	0.00	0.00	0.00	5.93	0.01	0.22
2001	14.80	0.00	0.00	4.80	0.00	0.01	0.00	0.00	0.00	7.15	0.01	0.18
2002	13.28	0.00	0.01	4.67	0.00	0.03				4.76	0.01	0.22
2003	14.09	0.00	0.00	4.50	0.00	0.05	5.55	0.01	0.11	0.00	0.00	0.00
2004	17.34	0.00	0.00	7.12	0.00	0.04	0.00	0.00		5.43	0.00	0.04
2005	13.79	0.00	0.00	9.67	0.01	0.06	0.00	0.00		9.42	0.00	0.04
2006	12.14	0.00	0.00	12.80	0.01	0.05				7.62	0.00	0.04
2007	11.08			15.88	0.00	0.03				8.29	0.01	0.06
2008	9.90	0.00	0.00	19.49	0.00	0.02				9.95	0.01	0.08
2009	9.02			23.07	0.00	0.02				3.95	0.00	0.07
2010	7.91	0.00	0.00	26.86	0.01	0.02				2.86	0.00	0.07

9-1-3 续表3

年份	百日咳			白喉			流行性脑脊髓膜炎			猩红热		
	发病率(1/10万)	死亡率(1/10万)	病死率(%)	发病率(1/10万)	死亡率(1/10万)	病死率(%)	发病率(1/10万)	死亡率(1/10万)	病死率(%)	发病率(1/10万)	死亡率(1/10万)	病死率(%)
1950				3.97	0.41	10.40	1.94	0.32	16.54	0.59	0.05	8.34
1955	133.82	0.99	0.74	9.74	1.25	12.78	1.94	0.37	19.07	8.72	0.24	2.75
1960	87.77	0.36	0.42	23.09	1.62	7.00	6.91	0.65	9.35	6.38	0.02	0.37
1965	188.79	0.51	0.27	13.69	1.35	9.87	71.59	4.33	6.04	13.75	0.02	0.11
1970	152.23	0.25	0.17	3.34	0.28	8.53	20.97	1.59	7.59	7.22	0.00	0.05
1975	196.56	0.22	0.11	4.16	0.34	8.11	25.11	1.34	5.32	8.99	0.01	0.15
1976	143.36	0.13	0.09	2.56	0.23	8.84	40.44	2.08	5.14	7.41	0.01	0.15
1977	152.98	0.13	0.09	3.26	0.25	7.74	59.44	2.46	4.14	9.48	0.01	0.10
1978	125.95	0.14	0.11	2.11	0.18	8.45	32.18	1.34	4.17	14.69	0.01	0.08
1979	76.24	0.09	0.12	1.75	0.13	7.64	27.97	1.08	3.85	15.30	0.01	0.07
1980	62.82	0.05	0.08	1.00	0.09	9.38	23.44	0.91	3.89	10.95	0.01	0.06
1981	51.25	0.06	0.12	0.85	0.08	9.88	13.21	0.54	4.08	8.65	0.06	0.05
1982	42.07	0.05	0.11	0.65	0.07	11.40	8.65	0.43	4.97	6.68	0.00	0.06
1983	32.62	0.03	0.09	0.71	0.07	10.24	7.81	0.39	4.98	5.14	0.00	0.06
1984	21.06	0.03	0.15	0.33	0.04	10.88	11.69	0.58	4.95	5.76	0.00	0.08
1985	14.22	0.02	0.16	0.14	0.08	12.93	10.73	0.59	5.50	5.95	0.00	0.03
1986	8.02	0.01	0.12	0.08	0.01	13.09	7.56	0.44	5.87	4.84	0.00	0.03
1987	5.61	0.01	0.18	0.04	0.00	17.33	3.21	0.21	6.64	4.36	0.00	0.03
1988	3.06	0.01	0.24	0.03	0.00	12.36	2.00	0.15	7.80	3.98	0.00	0.02
1989	2.46	0.00	0.18	0.03	0.01	16.91	1.33	0.10	7.19	4.14	0.00	0.02
1990	1.80	0.00	0.17	0.04	0.01	15.91	0.89	0.07	7.68	2.70	0.00	0.00
1991	0.93	0.00	0.20	0.02	0.00	21.21	0.69	0.05	6.91	2.78	0.00	0.04
1992	0.97	0.00	0.16	0.01	0.00	13.70	0.61	0.04	7.07	3.62	0.00	0.01
1993	0.79	0.00	0.12	0.01	0.00	19.36	0.48	0.03	5.92	3.38	0.00	0.03
1994	0.67	0.00	0.59	0.01	0.00	10.62	0.55	0.03	5.77	2.07	0.00	0.02
1995	0.50	0.00	0.15	0.01	0.00	15.85	0.52	0.03	6.02	1.35	0.00	0.01
1996	0.43	0.00	0.18	0.00	0.00	23.53	0.52	0.03	5.58	1.11	0.00	0.01
1997	0.75	0.00	0.20	0.00	0.00	15.15	0.41	0.02	5.85	1.22	0.00	0.02
1998	0.59	0.00	0.11	0.00	0.00	10.00	0.31	0.02	6.32	1.24	0.00	0.01
1999	0.50	0.00	0.15	0.00	0.00	6.25	0.24	0.01	5.71	1.23	0.00	0.03
2000	0.46	0.00	0.14	0.00	0.00	0.00	0.19	0.01	5.67	1.08	0.00	0.02
2001	0.51	0.00	0.08	0.00	0.00	0.00	0.18	0.01	5.02	0.94	0.00	0.03
2002	0.49	0.00	0.08	0.00	0.00	22.22	0.19	0.01	5.02	1.14	0.00	0.01
2003	0.41	0.00	0.05	0.00	0.00	33.33	0.19	0.01	5.48	0.75	0.00	0.01
2004	0.36	0.00	0.19	0.00	0.00		0.21	0.01	6.12	1.46	0.00	0.01
2005	0.29	0.00	0.05	0.00	0.00		0.18	0.02	8.89	1.92	0.00	0.01
2006	0.19	0.00	0.16	0.00			0.13	0.01	9.35	2.11		
2007	0.22			0.00			0.09	0.01	10.35	2.55		
2008	0.18	0.00	0.04				0.07	0.01	11.93	2.10		
2009	0.12	0.00	0.06				0.05	0.01	11.68	1.66		
2010	0.13	0.00	0.06				0.02	0.00	10.15	1.56		

9-1-3 续表4

年份	流行性出血热			狂犬病			钩端螺旋体病			布鲁菌病		
	发病率(1/10万)	死亡率(1/10万)	病死率(%)	发病率(1/10万)	死亡率(1/10万)	病死率(%)	发病率(1/10万)	死亡率(1/10万)	病死率(%)	发病率(1/10万)	死亡率(1/10万)	病死率(%)
1950												
1955				0.32	0.07	26.79				0.23	0.00	0.12
1960	0.10	0.01	6.12	0.03	0.02	46.61				0.33	0.00	0.55
1965	0.43	0.05	11.02	0.14	0.10	73.79	19.73	0.08	0.41	0.66	0.00	0.06
1970	0.41	0.05	11.46	0.18	0.13	72.05	11.14	0.09	0.85	0.99	0.00	0.02
1975	2.02	0.16	8.11	0.25	0.20	79.10	17.77	0.13	0.69			
1976	1.67	0.14	8.27	0.20	0.16	81.42	3.34	0.07	2.18			
1977	1.80	0.15	8.11	0.22	0.21	95.53	4.53	0.08	1.84			
1978	1.58	0.10	6.63	0.25	0.25	98.90	2.14	0.06	2.67	0.24	0.00	0.04
1979	2.19	0.15	6.87	0.45	0.44	98.05	2.84	0.08	2.93	0.10		
1980	3.12	0.20	6.43	0.69	0.68	99.66	3.67	0.09	2.35	0.17		
1981	4.26	0.24	5.64	0.71	0.71	99.87	4.33	0.10	2.36	0.11	0.00	0.09
1982	6.15	0.30	4.91	0.61	0.61	99.67	6.55	0.12	1.78	0.08	0.00	0.26
1983	8.40	0.30	3.55	0.53	0.52	99.72	6.33	0.12	1.93	0.11	0.00	0.00
1984	8.87	0.29	3.22	0.59	0.59	99.98	3.62	0.07	2.01	0.20	0.00	0.40
1985	10.02	0.30	3.00	0.40	0.40	99.98	2.57	0.05	2.04	0.09	0.00	0.00
1986	11.06	0.25	2.22	0.41	0.41	99.95	4.28	0.07	1.61	0.03	0.00	0.00
1987	6.14	0.14	2.28	0.54	0.54	100.00	12.69	0.12	0.96	0.07	0.00	0.53
1988	4.78	0.12	2.44	0.45	0.45	99.88	3.22	0.06	1.90	0.05	0.00	0.41
1989	3.66	0.10	2.65	0.47	0.47	99.98	3.09	0.06	1.94	0.09	0.00	0.10
1990	3.66	0.10	2.73	0.32	0.32	99.94	2.59	0.05	1.90	0.07	0.00	0.13
1991	4.32	0.12	2.68	0.18	0.18	99.81	2.57	0.05	2.06	0.07	0.00	0.49
1992	4.03	0.07	1.86	0.09	0.09	99.71	1.23	0.03	2.58	0.04	0.00	0.23
1993	3.94	0.06	1.57	0.04	0.04	99.80	2.53	0.07	2.61	0.03	0.00	0.00
1994	5.14	0.07	1.39	0.03	0.03	97.02	1.84	0.06	3.36	0.05	0.00	0.33
1995	5.30	0.05	1.00	0.02	0.02	97.42	1.10	0.03	2.93	0.07	0.00	0.00
1996	3.65	0.03	0.95	0.01	0.01	99.37	1.15	0.03	2.83	0.21	0.00	0.24
1997	3.60	0.04	1.00	0.02	0.02	98.20	0.87	0.03	3.96	0.11	0.00	0.08
1998	3.77	0.04	0.98	0.02	0.02	99.56	0.94	0.03	2.88	0.09	0.00	
1999	3.93	0.04	1.00	0.03	0.03	98.54	0.94	0.02	2.92	0.14	0.00	0.00
2000	3.05	0.03	0.94	0.04	0.04	98.61	0.32	0.01	3.46	0.17	0.00	0.05
2001	2.83	0.02	0.79	0.07	0.07	99.21	0.30	0.01	3.03	0.23	0.00	0.03
2002	2.46	0.02	0.71	0.09	0.09	97.31	0.19	0.01	3.30	0.41		
2003	1.68	0.01	0.76	0.15	0.15	97.20	0.13	0.00	3.33	0.48		
2004	1.93	0.02	1.01	0.20	0.20	100.00	0.11	0.00	3.96	0.88	0.00	0.03
2005	1.60	0.02	1.30	0.19	0.19	100.00	0.11	0.00	3.18	1.41	0.00	0.02
2006	1.15	0.01	1.15	0.25	0.25	98.05	0.05	0.00	2.55	1.45		
2007	0.84	0.01	1.31	0.25	0.25	100.00	0.07	0.00	3.80	1.50	0.00	0.01
2008	0.68	0.01	1.14	0.19	0.18	96.23	0.07	0.00	2.09	2.10		
2009	0.66	0.01	1.19	0.17	0.16	96.29	0.04	0.00	1.96	2.70		
2010	0.71	0.01	1.24	0.15	0.15	98.34	0.05	0.00	1.62	2.53	0.00	0.00

9-1-3 续表5

年份	炭疽			斑疹伤寒			流行性乙型脑炎			黑热病		
	发病率(1/10万)	死亡率(1/10万)	病死率(%)	发病率(1/10万)	死亡率(1/10万)	病死率(%)	发病率(1/10万)	死亡率(1/10万)	病死率(%)	发病率(1/10万)	死亡率(1/10万)	病死率(%)
1950					0.11	9.26					0.01	2.03
1955	0.46	0.02	4.07	0.45	0.03	5.63	2.30	0.63	27.35	9.46	0.03	0.30
1960	0.21	0.02	7.65	2.08	0.02	0.85	2.18	0.36	16.44	0.23	0.00	0.27
1965	0.39	0.02	4.93	2.91	0.02	0.78	13.36	1.79	13.38	0.40	0.00	0.92
1970	0.23	0.01	3.27	0.50	0.00	0.95	18.02	2.15	11.94	0.30	0.00	0.41
1975	0.46	0.01	2.45	0.58	0.00	0.52	9.67	1.11	11.52	0.11	0.00	0.59
1976	0.36	0.01	1.83	0.48	0.00	0.68	7.50	0.79	10.55	0.05	0.00	0.20
1977	0.54	0.01	1.57	0.77	0.01	0.79	6.97	0.73	10.54	0.02	0.00	0.43
1978	0.54	0.01	1.58	0.83	0.01	1.02	5.39	0.59	11.01	0.01	0.00	1.01
1979	0.41	0.01	1.47	0.84	0.01	0.66	5.08	0.48	9.52	0.01		
1980	0.43	0.01	1.84	2.17	0.00	0.14	3.31	0.32	9.66	0.00		
1981	0.34	0.01	2.87	1.24	0.00	0.28	4.01	0.42	10.45	0.01		
1982	0.37	0.01	2.40	1.09	0.00	0.37	3.18	0.39	12.34	0.00		
1983	0.31	0.01	2.64	1.40	0.00	0.23	2.39	0.24	10.25	0.01	0.00	2.02
1984	0.30	0.01	2.96	1.28	0.00	0.08	2.56	0.23	9.01	0.01	0.00	2.65
1985	0.23	0.01	3.52	1.17	0.00	0.06	2.81	0.24	8.37	0.01	0.00	0.69
1986	0.23	0.01	3.85	0.90	0.00	0.15	1.73	0.15	8.68	0.02	0.00	0.79
1987	0.17	0.01	4.11	0.35	0.00	0.00	2.30	0.21	9.35	0.03	0.00	0.00
1988	0.22	0.01	4.40	0.54	0.00	0.11	2.33	0.20	8.38	0.00	0.00	2.59
1989	0.22	0.03	12.97	0.45	0.00	0.00	1.64	0.12	7.48	0.02	0.00	0.41
1990	0.21	0.01	4.86	0.31	0.00	0.17	3.43	0.24	6.90	0.02	0.00	1.56
1991	0.24	0.01	3.74	0.38	0.00	0.05	2.13	0.10	4.92	0.03	0.00	0.31
1992	0.15	0.01	5.30	0.33	0.00	0.03	1.73	0.06	3.72	0.02	0.00	0.78
1993	0.15	0.00	2.64	0.27	0.00	0.45	1.54	0.06	3.92	0.02	0.00	0.57
1994	0.11	0.00	2.69	0.33	0.00	0.10	1.59	0.07	4.17	0.01	0.00	0.00
1995	0.09	0.00	3.81	0.29	0.00	0.00	1.32	0.05	3.53	0.01	0.00	1.71
1996	0.09	0.00	5.44	0.25	0.00	0.00	0.87	0.03	3.68	0.01	0.00	0.00
1997	0.10	0.00	3.42	0.33	0.00	0.03	0.83	0.03	3.68	0.01	0.00	0.00
1998	0.10	0.00	3.92	0.45	0.00	0.07	1.00	0.04	4.08	0.01	0.00	.
1999	0.05	0.00	1.60	0.48	0.00	0.03	0.69	0.03	4.07	0.01	0.00	0.62
2000	0.05	0.00	2.19	0.49	0.00	0.02	0.95	0.03	3.18	0.01	0.00	0.00
2001	0.06	0.00	2.43	0.48	0.00	0.18	0.77	0.02	2.51	0.01	0.00	0.00
2002	0.06	0.00	2.81	0.39	0.00	0.06	0.65	0.02	2.61	0.01	0.00	1.27
2003	0.04	0.00	1.66	0.30	0.00	0.05	0.58	0.03	4.66	0.01		
2004	0.05	0.00	1.15	0.32	0.00	0.02	0.42	0.02	3.69	0.02	0.00	0.00
2005	0.04	0.00	2.26				0.39	0.02	4.20			
2006	0.03	0.00	2.66				0.58	0.04	6.06			
2007	0.03	0.00	0.24				0.33	0.02	5.24			
2008	0.03	0.00	0.30				0.23	0.01	4.77			
2009	0.03	0.00	0.85				0.29	0.01	4.40			
2010	0.02	0.00	2.08				0.19	0.01	3.62			

9-1-3 续表6

年份	疟疾			登革热			新生儿破伤风			肺结核		
	发病率(1/10万)	死亡率(1/10万)	病死率(%)	发病率(1/10万)	死亡率(1/10万)	病死率(%)	发病率(‰)	死亡率(‰)	病死率(%)	发病率(1/10万)	死亡率(1/10万)	病死率(%)
1950		0.63	0.49									
1955	1027.73	0.95	0.09									
1960	1553.85	0.06	0.00									
1965	905.24	0.03	0.00									
1970	2961.10	0.03	0.00									
1975	763.14	0.02	0.00									
1976	454.70	0.01	2.18									
1977	443.69	0.01	0.00									
1978	325.37	0.01	0.00									
1979	246.43	0.01	0.00									
1980	337.83	0.01	0.02									
1981	307.13	0.01	0.00									
1982	203.38	0.01	0.00									
1983	135.60	0.00	0.00									
1984	88.12	0.00	0.00									
1985	54.39	0.00	0.01									
1986	34.69	0.00	0.01									
1987	19.84	0.00	0.02									
1988	12.44	0.01	0.04									
1989	12.56	0.01	0.04									
1990	10.56	0.00	0.03	0.03	0.00	0.00						
1991	8.88	0.00	0.04	0.08	0.00	0.33						
1992	6.40	0.00	0.07	0.00	0.00	0.00						
1993	5.05	0.00	0.03	0.03	0.00	0.25						
1994	5.29	0.00	0.07	0.00	0.00	0.00						
1995	4.19	0.00	0.07	0.58	0.00	0.00						
1996	3.08	0.00	0.07	0.00	0.00	0.00	25.16	3.19	12.69			
1997	2.87	0.00	0.13	0.05	0.00	0.00	21.56	2.89	13.41	39.21	0.07	0.20
1998	2.67	0.00	0.11	0.04	0.00		18.76	2.48	13.25	34.69	0.07	0.19
1999	2.39	0.01	0.23	0.15	0.00	0.00	20.79	4.09	19.66	41.72	0.07	0.17
2000	2.02	0.00	0.16	0.03	0.00	0.00	19.82	3.76	18.95	43.75	0.03	0.16
2001	2.15	0.00	0.11	0.03	0.00	0.27	16.65	2.60	15.61	44.89	0.03	0.17
2002	2.65	0.00	0.14	0.12			0.19	0.03	14.35	43.58	0.08	0.18
2003	3.00	0.00	0.14	0.01			0.18	0.03	14.51	52.36	0.08	0.16
2004	2.89	0.00	0.09	0.02	0.00	0.00	2.46	0.25	10.16	74.64	0.11	0.15
2005	3.03	0.00	0.11	0.00	0.00	2.50	0.19	0.02	11.08	96.31	0.26	0.27
2006	4.60	0.00	0.06	0.08			0.15	0.02	10.44	86.23	0.26	0.30
2007	3.55	0.00	0.03	0.04			0.13	0.01	9.80	88.55	0.28	0.32
2008	1.99	0.00	0.08	0.02			0.10	0.01	10.69	88.52	0.21	0.24
2009	1.06	0.00	0.07	0.02			0.08	0.01	9.70	81.09	0.28	0.35
2010	0.55	0.00	0.19	0.02			0.06	0.00	8.14	74.27	0.22	0.30

9-1-3 续表7

年份	甲型H1N1流感			血吸虫病			人禽流感			传染性非典型肺炎		
	发病率(1/10万)	死亡率(1/10万)	病死率(%)	发病率(1/10万)	死亡率(1/10万)	病死率(%)	发病率(1/10万)	死亡率(1/10万)	病死率(%)	发病率(1/10万)	死亡率(1/10万)	病死率(%)
1950												
1955												
1960												
1965												
1970												
1975												
1976												
1977												
1978												
1979												
1980												
1981												
1982												
1983												
1984												
1985												
1986												
1987												
1988												
1989												
1990												
1991												
1992												
1993												
1994												
1995												
1996												
1997												
1998												
1999												
2000												
2001												
2002												
2003										0.40	0.03	6.55
2004										0.00	0.00	10.00
2005				0.24	0.00	0.06	0.00	0.00	71.43			
2006				0.23	0.00	0.10	0.00	0.00	66.67			
2007				0.21	0.00	0.04	0.00	0.00	50.00			
2008				0.22			0.00	0.00	100.00			
2009	9.17	0.05	0.54	0.27	0.00	0.06	0.00	0.00	57.14			
2010	0.53	0.01	2.06	0.32			0.00	0.00	100.00			

9-1-3 续表8

年份	天花			流行性感冒			回归热			森林脑炎			恙虫病		
	发病率(1/10万)	死亡率(1/10万)	病死率(%)	发病率(1/10万)	死亡率(1/10万)	病死率(%)	发病率(1/10万)	死亡率(1/10万)	病死率(%)	发病率(1/10万)	死亡率(1/10万)	病死率(%)	发病率(1/10万)	死亡率(1/10万)	病死率(%)
1950	11.22	2.37	21.15				2.11	0.05	2.44						
1955	0.43	0.07	16.96				0.16	0.01	3.60						
1960	0.01	0.00	15.91	91.02	0.04	0.04	0.02	0.00	3.11	0.23	0.00	0.27	0.02	0.00	15.63
1965	0.00	0.00	66.67	559.59	0.19	0.03	0.02			0.40	0.00	0.92	0.01	0.00	5.56
1970				3133.35	0.71	0.02	0.01			0.30	0.00	0.41	0.00	0.00	7.69
1975				2689.53	0.54	0.02	0.06	0.00	2.79	0.10	0.00	0.63	0.01	0.00	14.95
1976				1552.72	0.31	0.02	0.09	0.00	1.26	0.05	0.00	0.21	0.01	0.00	5.36
1977				1937.28	0.14	0.01	0.21	0.00	0.05	0.02	0.00	0.43	0.00	0.00	16.67
1978				824.44	0.06	0.01	0.28	0.00	0.30	0.01	0.00	0.01	0.02	0.00	7.87
1979				799.01	0.04	0.01	0.17	0.00	0.43	0.00			0.06	0.01	9.74
1980				817.74	0.07	0.01	0.15	0.00	0.56	0.01	0.00	11.43	0.07	0.00	0.14
1981				591.74	0.04	0.01	0.17	0.00	1.37	0.02	0.00	6.74	0.09	0.00	0.23
1982				438.96	0.03	0.01	0.14	0.00	0.15	0.01	0.00	10.08	0.10	0.00	0.41
1983				455.88	0.05	0.01	0.10	0.00	0.21	0.02	0.00	10.99	0.10	0.00	0.41
1984				382.03	0.02	0.01	0.09	0.00	0.00	0.03	0.00	5.80	0.15	0.00	0.17
1985				328.96	0.03	0.01	0.05	0.00	0.00	0.03	0.00	5.55	0.15	0.00	0.37
1986				224.78	0.01	0.00	0.03	0.00	0.00	0.03	0.00	10.81	0.15	0.00	0.20
1987				140.49	0.02	0.02	0.01	0.00	0.81	0.02	0.00	8.33	0.21	0.00	0.13
1988				86.60	0.00	0.00	0.01	0.00	0.00	0.02	0.00	10.65	0.24	0.00	0.04
1989				43.74	0.00	0.01	0.00	0.00	0.00	0.01	0.00	9.68	0.23	0.00	0.12
1990															
1991															
1992															
1993															
1994															
1995															
1996															
1997															
1998															
1999															
2000															
2001															
2002															
2003															
2004															
2005															
2006															
2007															
2008															
2009															
2010															

9-1-4 2010年各地区甲乙类法定报告传染病发病率、死亡率及病死率

地区	总计			鼠疫			霍乱			病毒性肝炎合计		
	发病率(1/10万)	死亡率(1/10万)	病死率(%)	发病率(1/10万)	死亡率(1/10万)	病死率(%)	发病率(1/10万)	死亡率(1/10万)	病死率(%)	发病率(1/10万)	死亡率(1/10万)	病死率(%)
总　计	**238.69**	**1.07**	**0.45**	**0.00**	**0.00**	**28.57**	**0.01**			**98.74**	**0.07**	**0.07**
北　京	268.99	1.35	0.50				0.03			30.63	0.85	2.77
天　津	173.54	0.52	0.30				0.01			23.93	0.01	0.03
河　北	199.99	0.32	0.16							81.08	0.02	0.02
山　西	264.94	0.50	0.19							140.47	0.04	0.03
内蒙古	324.57	0.36	0.11							134.84	0.05	0.04
辽　宁	207.08	0.44	0.21				0.00			85.69	0.05	0.06
吉　林	245.63	0.51	0.21							101.87	0.04	0.04
黑龙江	239.48	0.73	0.30							62.23	0.06	0.10
上　海	185.62	0.81	0.44				0.01			31.85	0.17	0.54
江　苏	138.19	0.44	0.32				0.04			28.67	0.03	0.09
浙　江	296.48	0.58	0.20				0.02			81.58	0.01	0.01
安　徽	176.16	0.54	0.31				0.14			63.99	0.06	0.09
福　建	292.65	0.52	0.18							160.82	0.05	0.03
江　西	210.36	0.64	0.30							82.24	0.06	0.08
山　东	102.48	0.33	0.32							35.08	0.03	0.09
河　南	289.49	1.88	0.65							177.12	0.06	0.03
湖　北	278.59	0.82	0.29				0.00			140.59	0.10	0.07
湖　南	212.91	1.16	0.54				0.01			74.00	0.02	0.03
广　东	327.53	1.21	0.37				0.01			155.09	0.15	0.09
广　西	331.41	4.24	1.28							114.31	0.08	0.07
海　南	261.51	1.69	0.65							98.55	0.05	0.05
重　庆	240.82	1.44	0.60				0.01			76.27	0.07	0.09
四　川	225.42	1.44	0.64							86.88	0.05	0.05
贵　州	277.47	1.90	0.68							95.03	0.03	0.03
云　南	178.81	3.06	1.71							66.21	0.05	0.08
西　藏	187.85	1.03	0.55	0.21	0.03	16.67				20.86	0.07	0.33
陕　西	212.07	0.45	0.21							88.11	0.05	0.05
甘　肃	402.98	0.38	0.09	0.00	0.00	100.00				244.93	0.08	0.03
青　海	456.13	0.50	0.11							307.71	0.23	0.08
宁　夏	239.70	0.35	0.15							102.27	0.03	0.03
新　疆	539.30	2.58	0.48				0.01			253.81	0.09	0.04

9-1-4 续表1

地 区	其											
	甲型肝炎			乙型肝炎			丙型肝炎			戊型肝炎		
	发病率（1/10万）	死亡率（1/10万）	病死率（%）	发病率（1/10万）	死亡率（1/10万）	病死率（%）	发病率（1/10万）	死亡率（1/10万）	病死率（%）	发病率（1/10万）	死亡率（1/10万）	病死率（%）
总 计	**2.64**	**0.00**	**0.01**	**79.46**	**0.05**	**0.06**	**11.47**	**0.01**	**0.08**	**1.77**	**0.00**	**0.15**
北 京	0.72			18.07	0.68	3.75	8.63	0.13	1.52	2.49	0.02	0.92
天 津	0.27			17.62	0.01	0.05	3.22			1.63		
河 北	1.08			71.17	0.01	0.02	6.36			1.20	0.00	0.12
山 西	1.77			119.34	0.03	0.03	15.37	0.01	0.04	0.52		
内蒙古	0.97			109.30	0.03	0.03	23.03	0.01	0.05	0.46	0.00	0.90
辽 宁	2.01	0.00	0.12	60.95	0.03	0.04	14.72	0.02	0.14	2.97		
吉 林	1.14			66.40	0.03	0.04	30.36	0.01	0.04	0.99		
黑龙江	0.74			42.84	0.04	0.09	14.09	0.02	0.11	1.41		
上 海	0.91			24.23	0.11	0.47	1.89	0.01	0.55	3.05	0.04	1.20
江 苏	1.42	0.00	0.18	15.72	0.01	0.08	2.71	0.00	0.05	4.70	0.00	0.08
浙 江	1.35			65.32	0.00	0.01	4.36			4.08	0.00	0.09
安 徽	1.59			51.46	0.05	0.09	4.39	0.00	0.07	2.57	0.00	0.06
福 建	2.14			135.57	0.03	0.02	5.77	0.01	0.14	2.32	0.00	0.12
江 西	1.92			71.79	0.06	0.08	3.68	0.00	0.12	1.20		
山 东	0.33			29.86	0.02	0.07	1.67	0.00	0.13	1.36	0.00	0.31
河 南	2.24			144.88	0.04	0.03	28.39	0.01	0.04	0.48		
湖 北	2.27			120.98	0.09	0.08	8.76	0.01	0.06	3.26		
湖 南	1.45			59.81	0.02	0.03	9.11			1.09	0.00	0.14
广 东	1.29			131.46	0.12	0.09	15.60	0.02	0.12	3.03	0.01	0.21
广 西	2.73			85.29	0.06	0.07	19.70	0.02	0.08	1.71	0.00	0.24
海 南	2.74			77.40	0.05	0.06	10.47			0.62		
重 庆	3.86			60.57	0.06	0.10	6.98	0.01	0.15	1.41		
四 川	5.00			68.82	0.04	0.06	8.48	0.00	0.03	0.89		
贵 州	8.35			76.31	0.02	0.03	7.36	0.01	0.07	0.55		
云 南	6.16	0.00	0.04	46.23	0.03	0.07	11.77	0.02	0.15	0.98	0.00	0.22
西 藏	3.07			16.90	0.07	0.41	0.69					
陕 西	1.60			72.65	0.04	0.06	11.19	0.00	0.02	0.68		
甘 肃	10.10			202.66	0.05	0.03	28.80	0.02	0.08	0.39		
青 海	11.05			267.52	0.22	0.08	26.25	0.02	0.07	0.81		
宁 夏	6.09			86.93	0.03	0.04	7.26			0.45		
新 疆	20.72			186.62	0.06	0.03	41.19	0.03	0.07	0.92	0.00	0.51

9-1-4 续表2

地区	中 未分型肝炎			痢疾			伤寒副伤寒			艾滋病		
	发病率(1/10万)	死亡率(1/10万)	病死率(%)	发病率(1/10万)	死亡率(1/10万)	病死率(%)	发病率(1/10万)	死亡率(1/10万)	病死率(%)	发病率(1/10万)	死亡率(1/10万)	病死率(%)
总　计	**3.40**	**0.00**	**0.06**	**18.90**	**0.00**	**0.01**	**1.05**	**0.00**	**0.02**	**1.20**	**0.58**	**48.45**
北　京	0.72	0.02	2.38	132.37	0.01	0.00	0.12			1.00	0.14	14.20
天　津	1.19			72.30			0.04			0.47	0.18	37.93
河　北	1.26			25.86	0.00	0.01	0.40			0.17	0.07	41.18
山　西	3.47			15.01			0.69			0.47	0.20	42.59
内蒙古	1.07			9.59	0.00	0.04	0.13			0.12	0.06	50.00
辽　宁	5.05	0.00	0.05	16.28	0.00	0.01	0.43			0.25	0.09	34.55
吉　林	2.98			13.60			0.05			0.36	0.17	47.96
黑龙江	3.15	0.01	0.25	14.97	0.01	0.03	0.05			0.29	0.10	34.55
上　海	1.78	0.01	0.58	6.23			0.29			1.43	0.14	9.45
江　苏	4.12	0.01	0.16	8.84			0.30			0.42	0.11	27.08
浙　江	6.46	0.00	0.03	13.24			1.39			0.88	0.18	20.44
安　徽	3.99	0.00	0.08	19.83			0.26			0.54	0.24	44.01
福　建	15.02	0.00	0.02	4.49	0.01	0.12	1.16			0.65	0.25	38.98
江　西	3.66	0.00	0.06	19.61	0.00	0.01	0.81			0.53	0.26	49.36
山　东	1.86	0.00	0.11	10.27			0.04			0.11	0.06	49.53
河　南	1.13	0.00	0.09	15.52	0.00	0.01	0.13			1.58	1.54	97.60
湖　北	5.33	0.00	0.07	21.51	0.00	0.02	0.51			0.62	0.35	57.18
湖　南	2.53			16.74	0.00	0.03	1.52	0.00	0.10	1.16	0.61	52.48
广　东	3.71	0.00	0.06	6.70			1.63	0.00	0.06	1.20	0.51	42.87
广　西	4.88			14.71	0.00	0.01	2.46			8.41	3.09	36.72
海　南	7.30			12.63			0.25			0.36	0.38	106.45
重　庆	3.45			31.22			0.33			1.49	0.67	44.94
四　川	3.68	0.00	0.03	20.35	0.01	0.04	0.37			1.94	0.97	50.19
贵　州	2.45			25.87	0.02	0.06	2.63	0.00	0.10	0.80	0.59	73.36
云　南	1.07	0.00	0.20	18.31	0.00	0.01	10.63			4.81	2.37	49.32
西　藏	0.21			33.45	0.03	0.10	0.10			0.14	0.03	25.00
陕　西	1.99			25.90	0.01	0.02	0.08			0.34	0.16	45.74
甘　肃	2.97			43.16			0.20			0.21	0.06	27.27
青　海	2.08			19.02			0.34			0.39	0.13	31.82
宁　夏	1.54			33.69	0.02	0.05	0.11			0.30	0.13	42.11
新　疆	4.37			43.62	0.01	0.02	3.34			2.50	1.65	66.05

9-1-4 续表3

地区	淋病			梅毒			脊髓灰质炎			麻疹		
	发病率(1/10万)	死亡率(1/10万)	病死率(%)	发病率(1/10万)	死亡率(1/10万)	病死率(%)	发病率(1/10万)	死亡率(1/10万)	病死率(%)	发病率(1/10万)	死亡率(1/10万)	病死率(%)
总计	**7.91**	**0.00**	**0.00**	**26.86**	**0.01**	**0.02**				**2.86**	**0.00**	**0.07**
北京	8.83			24.97						14.13	0.03	0.20
天津	3.43			24.39						16.22	0.01	0.05
河北	1.38			4.57	0.00	0.03				20.55	0.01	0.07
山西	3.42			20.10	0.01	0.06				0.70		
内蒙古	6.08			24.18	0.01	0.05				2.83		
辽宁	5.11			28.96	0.00	0.02				0.96	0.00	0.24
吉林	6.38			20.73	0.00	0.02				1.15		
黑龙江	3.81			20.67	0.02	0.09				16.46	0.00	0.02
上海	28.22			76.42						1.34		
江苏	10.42			31.95						0.95		
浙江	34.19			94.90	0.00	0.00				2.22		
安徽	5.03			16.62	0.00	0.02				0.72		
福建	14.30	0.00	0.02	48.73	0.00	0.01				0.06		
江西	7.10			12.92	0.01	0.05				0.31		
山东	2.77			6.90						1.88	0.00	0.11
河南	1.97			14.29	0.01	0.04				2.37	0.00	0.13
湖北	4.72			16.12						0.93		
湖南	4.08			24.04	0.00	0.01				0.34		
广东	18.06			41.93	0.01	0.03				0.67		
广西	15.12			76.64						0.05		
海南	8.59			27.57						0.03		
重庆	9.60			29.58	0.00	0.01				0.30		
四川	6.00			24.52	0.01	0.03				0.71		
贵州	3.89			15.77	0.02	0.10				0.22	0.00	1.20
云南	3.98			10.95	0.01	0.08				0.22		
西藏	2.76			7.62						1.31		
陕西	4.80			12.24	0.01	0.06				2.20	0.01	0.24
甘肃	3.57			15.33						2.53		
青海	3.73			27.87						5.42	0.02	0.33
宁夏	10.36			23.64						1.38		
新疆	9.36			50.18	0.02	0.04				1.43		

9-1-4　续表4

地　区	百日咳			白喉			流行性脑脊髓膜炎			猩红热		
	发病率（1/10万）	死亡率（1/10万）	病死率(%)	发病率（1/10万）	死亡率（1/10万）	病死率(%)	发病率（1/10万）	死亡率（1/10万）	病死率(%)	发病率（1/10万）	死亡率（1/10万）	病死率(%)
总　计	**0.13**	**0.00**	**0.06**				**0.02**	**0.00**	**10.15**	**1.56**		
北　京	0.08						0.06	0.01	18.18	8.85		
天　津	0.99	0.01	0.82				0.02			5.07		
河　北	0.55						0.02	0.00	7.69	2.02		
山　西	0.18						0.03	0.00	11.11	2.38		
内蒙古	0.02						0.02	0.00	25.00	5.15		
辽　宁	0.01						0.03	0.01	20.00	5.94		
吉　林	0.06						0.05	0.01	15.38	3.99		
黑龙江	0.15						0.03	0.01	40.00	8.19		
上　海							0.01			2.15		
江　苏	0.05						0.02	0.00	8.33	0.91		
浙　江	0.08						0.02	0.00	22.22	0.88		
安　徽	0.06						0.10	0.01	6.35	0.19		
福　建	0.01						0.01			0.33		
江　西	0.02						0.02			0.06		
山　东	0.25						0.01			0.76		
河　南	0.08						0.02			0.57		
湖　北	0.03						0.02	0.00	7.69	0.38		
湖　南	0.04						0.01	0.00	14.29	0.27		
广　东	0.02						0.01	0.00	11.11	0.25		
广　西	0.01						0.00			0.33		
海　南							0.02					
重　庆	0.05						0.01			0.72		
四　川	0.24						0.02			1.08		
贵　州	0.06						0.05	0.01	27.78	1.00		
云　南	0.07						0.01	0.00	16.67	0.97		
西　藏							0.07			1.41		
陕　西	0.15						0.01			1.68		
甘　肃	0.30						0.01			1.36		
青　海	0.05						0.04			3.57		
宁　夏	0.21						0.02			5.55		
新　疆	0.77						0.13	0.01	10.71	4.85		

9-1-4 续表5

地区	流行性出血热			狂犬病			钩端螺旋体病			布鲁菌病		
	发病率(1/10万)	死亡率(1/10万)	病死率(%)	发病率(1/10万)	死亡率(1/10万)	病死率(%)	发病率(1/10万)	死亡率(1/10万)	病死率(%)	发病率(1/10万)	死亡率(1/10万)	病死率(%)
总计	**0.71**	**0.01**	**1.24**	**0.15**	**0.15**	**98.34**	**0.05**	**0.00**	**1.62**	**2.53**	**0.00**	**0.00**
北京	0.09			0.05	0.05	100.00				0.17		
天津	0.13			0.03	0.03	100.00				0.46		
河北	0.31	0.00	0.45	0.17	0.15	89.26				3.56		
山西	0.10	0.00	3.03	0.12	0.12	97.62				11.34		
内蒙古	0.38			0.02	0.02	100.00				66.98	0.00	0.01
辽宁	1.74	0.01	0.53							1.40		
吉林	2.79	0.03	1.18							10.60		
黑龙江	3.88	0.05	1.41							12.71		
上海	0.01			0.02	0.02	100.00						
江苏	0.38	0.01	1.70	0.10	0.10	98.67	0.00			0.01		
浙江	0.89	0.01	0.65	0.05	0.05	100.00	0.03			0.06		
安徽	0.22	0.00	0.74	0.08	0.08	95.83	0.08			0.01		
福建	0.47	0.00	0.58	0.02	0.02	77.78	0.09			0.01		
江西	0.89	0.03	3.54	0.11	0.11	100.00	0.06	0.00	3.70			
山东	1.03	0.01	1.43	0.08	0.08	100.00	0.01			0.23		
河南	0.20	0.00	0.54	0.09	0.09	92.13				0.83		
湖北	0.40	0.01	3.54	0.15	0.15	98.81	0.03			0.01		
湖南	0.69	0.01	0.91	0.24	0.24	100.00	0.06	0.00	2.44	0.01		
广东	0.26			0.31	0.31	99.67	0.06			0.04		
广西	0.02			0.62	0.62	100.00	0.10	0.00	2.04	0.01		
海南				0.81	0.81	100.00	0.03			0.01		
重庆	0.03			0.33	0.33	100.00	0.04					
四川	0.08	0.00	3.08	0.10	0.10	102.44	0.29	0.01	3.33	0.00		
贵州	0.25			0.67	0.65	97.24	0.04			0.00		
云南	0.03			0.29	0.29	99.25	0.24			0.02		
西藏												
陕西	6.38	0.08	1.20	0.06	0.06	100.00				1.39		
甘肃	0.02									0.17		
青海										0.05		
宁夏	0.02									3.31		
新疆										3.69		

9-1-4 续表6

地区	炭疽			流行性乙型脑炎			肺结核			疟疾		
	发病率(1/10万)	死亡率(1/10万)	病死率(%)	发病率(1/10万)	死亡率(1/10万)	病死率(%)	发病率(1/10万)	死亡率(1/10万)	病死率(%)	发病率(1/10万)	死亡率(1/10万)	病死率(%)
总计	**0.02**	**0.00**	**2.08**	**0.19**	**0.01**	**3.62**	**74.27**	**0.22**	**0.30**	**0.55**	**0.00**	**0.19**
北京							45.70	0.19	0.42	0.21		
天津							25.54	0.29	1.12	0.07		
河北				0.02			59.08	0.05	0.08	0.06		
山西				0.18	0.01	8.20	69.58	0.09	0.13	0.01		
内蒙古	0.10	0.01	8.00	0.00			74.07	0.18	0.25	0.01		
辽宁							60.10	0.28	0.46	0.06		
吉林	0.02						83.79	0.26	0.30	0.05		
黑龙江	0.10			0.01			95.84	0.47	0.49	0.02		
上海				0.03			34.33	0.48	1.39	0.19		
江苏				0.07	0.00	5.45	53.93	0.18	0.33	0.47	0.00	0.28
浙江				0.13	0.01	4.62	63.89	0.28	0.43	0.23		
安徽				0.31	0.01	3.74	64.49	0.13	0.21	3.03		
福建				0.08	0.01	6.90	58.93	0.15	0.26	0.18	0.00	1.49
江西				0.07			85.08	0.15	0.18	0.07		
山东	0.00			0.21	0.01	3.48	42.48	0.13	0.30	0.12		
河南				0.46	0.00	0.69	73.11	0.17	0.23	0.94	0.00	0.23
湖北				0.20	0.00	1.79	84.75	0.19	0.22	0.75	0.00	0.23
湖南				0.20	0.01	7.20	88.59	0.25	0.28	0.25		
广东				0.05	0.00	4.08	99.51	0.18	0.19	0.10		
广西	0.01	0.00	16.67	0.11	0.00	3.64	97.01	0.42	0.43	0.13	0.00	1.54
海南				0.16	0.01	7.14	109.66	0.42	0.38	0.84		
重庆				0.58	0.01	1.82	89.90	0.35	0.39	0.12	0.00	2.86
四川	0.10			0.37	0.01	1.64	81.74	0.27	0.33	0.38	0.00	1.28
贵州	0.04	0.00	7.14	0.61	0.05	7.76	129.14	0.48	0.37	1.05	0.00	0.25
云南	0.03			0.55	0.03	5.95	55.60	0.25	0.44	4.63		
西藏	0.41						118.34	0.86	0.73	1.10		
陕西				0.28	0.01	4.67	67.91	0.08	0.12	0.11	0.01	5.00
甘肃	0.07			0.13			90.64	0.22	0.25	0.04		
青海	0.29	0.02	6.25	0.02			87.35	0.11	0.12	0.02		
宁夏				0.03			57.39	0.14	0.25	0.02		
新疆	0.25	0.00	1.82	0.00			164.46	0.78	0.48	0.03		

9-1-4 续表7

地区	登革热			血吸虫			新生儿破伤风			人禽流感			甲型H1N1流感		
	发病率（1/10万）	死亡率（1/10万）	病死率（%）	发病率（1/10万）	死亡率（1/10万）	病死率（%）	发病率（‰）	死亡率（‰）	病死率（%）	发病率（1/10万）	死亡率（1/10万）	病死率（%）	发病率（1/10万）	死亡率（1/10万）	病死率（%）
总　计	**0.02**			**0.32**			**0.06**	**0.00**	**8.14**	**0.00**	**0.00**	100.00	**0.53**	**0.01**	**2.06**
北　京	0.06			0.01									1.64	0.07	4.17
天　津													0.43		
河　北							0.01						0.18	0.02	8.59
山　西							0.00						0.15	0.01	7.69
内蒙古							0.00						0.05	0.01	18.18
辽　宁	0.00												0.10	0.00	2.33
吉　林							0.00						0.14		
黑龙江	0.00												0.07	0.01	14.29
上　海	0.01			0.02			0.01						3.08	0.01	0.34
江　苏	0.00						0.02	0.00	18.18				0.63	0.01	1.23
浙　江	0.01			0.02			0.20	0.02	9.02				1.56	0.03	1.61
安　徽	0.01			0.15			0.02	0.00	7.69				0.29	0.01	3.98
福　建	0.06						0.06	0.00	2.86				2.14	0.02	1.16
江　西	0.00			0.06			0.02						0.34	0.01	3.31
山　东	0.00						0.01	0.00	20.00				0.24	0.01	5.38
河　南							0.03	0.00	12.77				0.15	0.01	4.79
湖　北	0.00			6.64			0.01	0.00	22.22	0.00	0.00	100.00	0.23		
湖　南	0.02			0.34			0.02	0.00	9.09				0.25	0.01	3.75
广　东	0.14			0.05			0.21	0.01	6.07				1.19	0.02	1.39
广　西							0.15	0.01	3.25				1.09	0.01	1.33
海　南							0.19	0.01	7.69				1.69		
重　庆				0.01			0.04	0.00	7.69				0.19	0.00	1.89
四　川	0.00			0.08			0.04	0.01	16.67				0.11	0.00	1.14
贵　州	0.00						0.15	0.03	20.24				0.14	0.00	1.89
云　南	0.04			0.09			0.18	0.01	7.69				0.87	0.03	3.53
西　藏													0.07		
陕　西				0.01			0.01						0.41		
甘　肃				0.00			0.08						0.19	0.02	9.80
青　海													0.25		
宁　夏							0.04	0.01	25.00				1.34	0.02	1.19
新　疆							0.20	0.01	3.03				0.56		

9-2-1　2002年我国居民高血压患病率（%）

分组	合计	城市			农村				
		小计	大	中小	小计	一类	二类	三类	四类
合计	18.8	19.3	20.4	18.8	18.6	21.0	19.0	20.2	12.6
男性	20.2	21.8	23.4	21.1	19.6	21.9	20.5	19.9	13.1
女性	18.0	17.9	18.9	17.5	18.0	20.7	18.0	20.8	12.4
18～44岁小计	9.1	9.4	10.2	9.0	9.0	9.7	9.7	10.5	4.8
男性	12.7	14.5	16.2	13.7	12.0	13.2	13.1	12.7	6.4
女性	6.7	6.1	6.2	6.0	6.9	7.4	7.3	9.0	3.6
45～59岁小计	29.3	32.8	33.3	32.6	28.0	31.4	27.7	32.1	21.0
男性	28.6	33.1	34.4	32.6	26.9	29.9	27.0	29.0	20.3
女性	30.0	32.6	32.5	32.6	29.1	32.8	28.4	34.8	21.6
60岁及以上小计	49.1	54.4	57.1	53.2	47.2	52.4	47.0	49.8	37.7
男性	48.1	54.0	56.6	52.8	46.0	49.9	47.0	44.6	37.2
女性	50.2	54.9	57.6	53.6	48.4	55.0	47.0	55.4	38.1

9-2-2　2002年我国居民高血压治疗率（%）

分组	合计	城市			农村				
		小计	大	中小	小计	一类	二类	三类	四类
合计	24.7	35.1	39.9	28.2	17.4	19.9	14.7	21.5	9.3
男性	21.6	31.2	35.9	24.6	14.7	17.8	11.7	17.3	9.6
女性	27.7	38.8	43.7	31.7	19.8	21.9	17.7	25.0	9.0
18～44岁小计	9.1	11.8	14.3	9.3	7.9	6.3	6.6	12.0	4.1
男性	6.9	9.7	12.2	7.2	5.4	4.5	4.8	8.2	2.8
女性	12.0	15.0	18.0	12.3	10.8	8.6	8.9	15.8	5.8
45～59岁小计	25.0	34.1	38.4	28.7	19.4	20.9	17.1	24.3	10.7
男性	20.6	28.6	31.9	24.4	15.7	17.5	13.6	18.3	10.9
女性	28.5	38.5	43.7	32.0	22.3	23.8	20.2	28.6	10.5
60岁及以上小计	32.2	43.1	47.1	36.2	21.3	26.0	18.1	25.5	10.5
男性	31.0	41.5	45.9	34.0	20.7	26.2	15.6	24.1	12.4
女性	33.3	44.7	48.1	38.3	21.9	25.7	20.7	26.8	8.8

9-3-1　前十位恶性肿瘤死亡率（合计）

顺位	2004～2005		1990～1992		1973～1975	
	疾病名称	死亡率(1/10万)	疾病名称	死亡率(1/10万)	疾病名称	死亡率(1/10万)
1	肺癌	30.83	胃癌	25.16	胃癌	19.54
2	肝癌	26.26	肝癌	20.37	食管癌	18.83
3	胃癌	24.71	肺癌	17.54	肝癌	12.54
4	食管癌	15.21	食管癌	17.38	肺癌	7.09
5	结直肠癌	7.25	结直肠癌	5.30	子宫颈癌	5.23
6	白血病	3.84	白血病	3.64	结直肠癌	4.60
7	脑瘤	3.13	子宫颈癌	1.89	白血病	2.72
8	女性乳腺癌	2.90	鼻咽癌	1.74	鼻咽癌	2.32
9	胰腺癌	2.62	女性乳腺癌	1.72	女性乳腺癌	1.65
10	骨癌	1.70				
	恶性肿瘤总计	134.80	恶性肿瘤总计	108.26	恶性肿瘤总计	83.65

资料来源：1973～1975年、1990～1992年、2004～2005年中国恶性肿瘤死亡抽样回顾调查。以下4表同。

9-3-2　前十位恶性肿瘤死亡率（男）

顺位	2004～2005		1990～1992		1973～1975	
	疾病名称	死亡率(1/10万)	疾病名称	死亡率(1/10万)	疾病名称	死亡率(1/10万)
1	肺癌	41.34	胃癌	32.84	胃癌	25.12
2	肝癌	37.54	肝癌	29.01	食管癌	23.34
3	胃癌	32.46	肺癌	24.03	肝癌	17.60
4	食管癌	20.65	食管癌	22.14	肺癌	9.28
5	结直肠癌	8.19	结直肠癌	5.76	结直肠癌	4.85
6	白血病	4.27	白血病	3.96	白血病	3.00
7	脑瘤	3.50	鼻咽癌	2.34	鼻咽癌	2.94
8	胰腺癌	2.94				
9	膀胱癌	2.13				
10	鼻咽癌	2.05				
	恶性肿瘤总计	169.19	恶性肿瘤总计	134.91	恶性肿瘤总计	96.31

9-3-3　前十位恶性肿瘤死亡率（女）

顺位	2004～2005		1990～1992		1973～1975	
	疾病名称	死亡率(1/10万)	疾病名称	死亡率(1/10万)	疾病名称	死亡率(1/10万)
1	肺癌	19.84	胃癌	17.02	食管癌	14.11
2	胃癌	16.59	食管癌	12.34	胃癌	13.72
3	肝癌	14.44	肝癌	11.21	子宫颈癌	10.70
4	食管癌	9.51	肺癌	10.66	肝癌	7.26
5	结直肠癌	6.26	结直肠癌	4.82	肺癌	4.79
6	女性乳腺癌	5.90	子宫颈癌	3.89	结直肠癌	4.33
7	白血病	3.41	女性乳腺癌	3.53	女性乳腺癌	3.37
8	宫颈癌	2.86	白血病	3.30	白血病	2.42
9	脑瘤	2.74	鼻咽癌	1.10	鼻咽癌	1.67
10	子宫癌	2.71				
	恶性肿瘤总计	98.97	恶性肿瘤总计	80.04	恶性肿瘤总计	70.43

9-3-4　前十位恶性肿瘤死亡率（城市）

顺位	2004～2005		1990～1992		1973～1975	
	疾病名称	死亡率(1/10万)	疾病名称	死亡率(1/10万)	疾病名称	死亡率(1/10万)
1	肺癌	40.98	肺癌	27.50	胃癌	20.19
2	肝癌	24.93	肝癌	19.50	肝癌	14.05
3	胃癌	22.97	胃癌	19.44	食管癌	13.59
4	食管癌	10.97	食管癌	9.62	肺癌	12.61
5	结直肠癌	9.78	结直肠癌	6.98	子宫颈癌	5.81
6	胰腺癌	4.44	白血病	3.66	结直肠癌	5.29
7	白血病	4.17	女性乳腺癌	2.56	白血病	3.17
8	女性乳腺癌	3.98	鼻咽癌	1.93	鼻咽癌	2.60
9	脑瘤	3.27	子宫颈癌	1.58	女性乳腺癌	2.17
10	胆囊癌	2.13				
	恶性肿瘤总计	146.57	恶性肿瘤总计		恶性肿瘤总计	91.80

9-3-5　前十位恶性肿瘤死亡率（农村）

顺位	2004～2005		1990～1992		1973～1975	
	疾病名称	死亡率(1/10万)	疾病名称	死亡率(1/10万)	疾病名称	死亡率(1/10万)
1	肝癌	26.93	胃癌	27.16	食管癌	20.81
2	肺癌	25.71	肝癌	20.67	胃癌	19.18
3	胃癌	25.58	食管癌	20.10	肝癌	12.02
4	食管癌	17.34	肺癌	14.05	肺癌	5.13
5	结直肠癌	5.96	结直肠癌	4.72	子宫颈癌	5.05
6	白血病	3.68	白血病	3.63	结直肠癌	4.35
7	脑瘤	2.80	子宫颈癌	2.00	白血病	2.55
8	女性乳腺癌	2.35	鼻咽癌	1.67	鼻咽癌	2.22
9	胰腺癌	1.70	女性乳腺癌	1.42	女性乳腺癌	1.45
10	骨癌	1.61				
	恶性肿瘤总计	128.63	恶性肿瘤总计	106.76		80.79

9-4-1　2010年血吸虫病防治情况

地区	流行县数(个)	流行乡数(个)	流行村人口数(万人)	达到传播控制标准县数(个)	达到传播阻断标准县数(个)	未达控制标准县数(个)	现有病人数(人)	其中晚期病人数(人)	急性血吸虫病感染人数(人)	治疗及扩大化疗人数(万人)
总　计	**453**	**3520**	**6853.6**	**104**	**269**	**80**	**325824**	**30197**	**42**	**317.1**
上　海	8	76	307.2		8					
江　苏	71	503	1321.9	18	53		2226	2219	2	1.3
浙　江	55	471	966.1		55		1054	1054		0.3
安　徽	50	362	693.3	6	17	27	33195	6163	17	26.7
福　建	16	76	85.1		16					
江　西	39	314	489.0	8	20	11	84296	7720	2	37.5
湖　北	63	519	985.9	19	22	22	113173	4727	3	93.7
湖　南	38	356	646.3	14	4	20	88229	5632	18	56.3
广　东	13	33	31.2		13					
广　西	19	73	106.5		19					
四　川	63	664	1053.4	32	31		2551	1866		71.0
云　南	18	73	167.7	7	11		1100	816		30.3

9-4-2　2010年血吸虫病查灭螺情况

地区	实际钉螺情况			年内查螺情况					灭　螺总面积($万m^2$)	环改灭螺面积($万m^2$)
	有螺乡数(个)	有螺村数(个)	实有钉螺面积($万m^2$)	年内查螺乡数(个)	年内查出有螺乡数(个)	年内查出有螺村数(个)	查出钉螺面积($万m^2$)	内：新发现有螺面积($万m^2$)		
总　计	**1520**	**7776**	**373596**	**3091**	**1442**	**7493**	**160874**	**1082**	**83196**	**7729.9**
上　海	6	9	1	58	6	9	1	1	1	0.1
江　苏	94	235	4418	502	64	167	972	13	4058	208.1
浙　江	84	313	69	452	84	313	66		65	3.0
安　徽	211	980	30582	294	206	919	21573	852	5473	524.7
福　建	8	15	5	47	8	21	5		27	0.3
江　西	149	628	80849	237	140	522	28954	5	11813	3538.7
湖　北	358	2596	76643	465	336	2571	54859	95	21302	1533.1
湖　南	213	845	176476	324	211	833	50237	116	14267	799.1
广　东				23						
广　西	2	2	6	50					31	1.8
四　川	341	1908	2792	569	335	1893	2937		24389	1121.1
云　南	54	245	1757	70	52	245	1271		1772	

9-5-1　2010年克山病防治情况

地区	病区县		病区乡镇		已控制县数（个）	现症病人数（人）		年内死亡（人）
	个数	人口数（万人）	个数	人口数（万人）		潜在型	慢型	
总　计	**327**	**13298.4**	**2596**	**6067.0**	**257**	**28559**	**9722**	**1187**
河　北	11	353.7	73	98.2	11	5173	650	
山　西	11	124.5	20	26.0	11	874	47	
内蒙古	12	399.5	56	175.7	8	12710	4560	121
辽　宁	4	129.6	46	103.3	4	639	85	
吉　林	37	1293.0	317	802.2	37	2027	1168	964
黑龙江	67	2339.5	364	773.7	47	379	398	8
山　东	19	1664.4	161	943.2	19	624	571	2
河　南	3	162.4	20	46.2	3	467	47	
湖　北	1	86.9	1	13.3		70	9	
四　川	53	2435.3	728	1027.2	53	374	229	2
贵　州	1	126.4	6	24.2		162	2	
云　南	42	1491.0	229	775.2	27	200	729	41
西　藏	1	4.7	1	0.4			2	
重　庆	8	842.1	128	424.3	8	10	42	
陕　西	29	751.7	212	307.3	29	2325	516	21
甘　肃	28	1093.8	234	526.6		2525	667	28

9-5-2　2010年大骨节病防治情况

地区	病区县		病区乡镇		已控制县数（个）	临床Ⅰ度及以上病人（人）	
	个数	人口数（万人）	个数	人口数（万人）			13岁以下病人数
总　计	**366**	**10508.3**	**2209**	**4180.7**	**217**	**660935**	**23554**
北　京	1	27.8	1	2.5	1	17	7
河　北	7	253.6	49	57.7	7	5717	14
山　西	35	725.2	128	194.1	35	14145	12
内蒙古	18	585.3	84	251.8	13	101011	1023
辽　宁	5	148.7	60	133.0	5	24809	
吉　林	40	1500.8	323	782.6	40	40378	5
黑龙江	81	2641.0	450	1241.1	48	105168	2931
山　东	1	90.3	4	18.2	1	739	
河　南	5	232.4	33	72.9	5	12667	
四　川	32	677.8	144	75.2		49555	844
西　藏	39	186.7	113	34.7		9470	6917
陕　西	62	2201.7	416	615.7	62	154713	216
甘　肃	37	1226.7	397	696.3		140650	11146
青　海	3	10.3	7	5.0		1896	439

9-5-3 2010年地方性氟中毒（水型）防治情况

地区	病区县数(个)	基本控制县数(个)	病区村(个)				病区村人口数(万人)	已改水		现症病人数(人)	
			小计	轻病区	中病区	重病区		村数(个)	受益人口(万人)	氟斑牙	氟骨症
总　计	**1138**	**196**	**126879**	**76385**	**41186**	**9308**	**8917.1**	**61949**	**4763**	**22476503**	**1376653**
北　京	9	6	465	397	59	9	71.0	465	71	19978	1487
天　津	12		2207	824	1171	212	279.9	1544	169	1143361	28507
河　北	126	62	8880	4950	3086	844	963.0	6214	644	1586894	78471
山　西	66	1	4608	2290	1348	970	501.0	3753	403	1933253	114978
内蒙古	85		13626	7067	4622	1937	591.9	5627	353	1648790	265290
辽　宁	51	8	2700	1150	1274	276	180.9	2045	122	633004	44278
吉　林	16	1	3171	1495	1285	391	163.0	2566	126	670434	55214
黑龙江	27	4	4684	2307	1600	777	318.4	2300	111	1062467	53678
江　苏	26		2131	1087	808	236	446.4	1845	281	2030580	139013
浙　江	32		333	303	24	6	26.1	262	22	8052	108
安　徽	40	1	23066	18231	4693	142	799.1	2373	122	778481	6966
福　建	36	31	152	105	34	13	13.7	151	12	6395	396
江　西	21	11	86	82	4		7.5	79	5	20620	63
山　东	113	35	11659	6729	3963	967	1272.5	7981	752	1845996	351465
河　南	125	3	28069	17223	9970	876	1816.3	10725	558	6136718	46329
湖　北	33		430	356	47	27	48.2	349	28	52596	1199
湖　南	9	9	25	10	8	7	2.5	25	3	8946	34
广　东	41	23	455	287	113	55	72.2	443	66	20389	309
广　西	13		165	108	40	17	31.5	140	22	36410	3577
重　庆	6		6	6			2.9	6	3	647	26
四　川	15		161	111	31	19	41.7	124	27	57977	1590
云　南	14	1	146	102	29	15	8.6	84	8	16277	649
西　藏	7		22	9	7	6	1.8	11	1	3072	130
陕　西	56		7658	3709	3418	531	505.1	5204	372	468292	150555
甘　肃	57		5953	4182	1581	190	418.2	4362	272	845283	18814
青　海	22		421	363	51	7	39.3	336	33	165633	10355
宁　夏	19		3504	1902	1210	392	138.8	2110	58	256200	2383
新　疆	61		2096	1000	710	386	155.7	825	120	1019758	789

9-5-4　2010年地方性氟中毒（燃煤污染型）防治情况

地区	病区县数(个)	基本控制县数(个)	病区村(个)				病区村人口数(万人)	病区户数	已改炉改灶		现症病人数(人)	
			小计	轻病区	中病区	重病区			户数	受益人口(万人)	氟斑牙	氟骨症
总计	**188**	**27**	**36822**	**16844**	**7382**	**12596**	**3261.1**	**7833975**	**6089904**	**2310.3**	**14769215**	**1950857**
北京	2	2	588	588			21.0	130000	130000	21.0	19200	
山西	20	20	3429	2695	532	202	237.3	670678	592645	217.2	689776	2106
辽宁	2	2	4	3	1		0.1	302	302	0.1	424	149
江西	7		413	413			113.7	271354	74570	25.0	106576	3
河南	5	2	253	253			19.2	48428	48428	17.2	99130	
湖北	16		1030	486	295	249	136.4	329844	317738	117.5	390188	20569
湖南	35		2183	1458	539	186	278.9	729970	473457	195.4	719382	74859
广西	2		518	61	180	277	23.0	43059	42997	22.6	83734	5846
四川	26	1	1795	1195	390	210	258.6	555669	335431	159.0	1045100	166146
贵州	37		12372	6763	1639	3970	1557.7	3461586	2785288	1028.3	8790000	1078000
云南	15		11950	1894	3031	7025	347.8	806980	634822	277.1	2038078	572981
重庆	13		662	651	10	1	149.5	412984	281105	108.4	614194	5812
陕西	8		1625	384	765	476	117.9	373121	373121	121.4	173433	24386

9-5-5　2010年地方性砷中毒（水型）防治情况

地区	病区县		病区村(个)				病区村人口(万人)	已改水		病人数(人)
	个数	人口数(万人)	小计	轻病区	中病区	重病区		村数(个)	受益人口(万人)	
总计	**46**	**1520.2**	**656**	**490**	**111**	**55**	**74.6**	**566**	**42.8**	**20114**
山西	10	414.6	103	66	30	7	23.6	93	11.0	4511
内蒙	13	312.6	179	99	63	17	13.7	153	9.7	11426
吉林	3	123.5	41	41			3.3	38	2.3	395
安徽	1	72.4	10	10			2.5	3	0.1	21
湖北	1	150.7	1	1			0.1	1	0.1	4
陕西	3	114.0	12	3	4	5	1.4	2	0.3	2484
甘肃	5	98.2	12	10	1	1	0.8	6	1.4	276
宁夏	6	177.2	72	72			2.3	44	1.6	948
新疆	4	57.1	226	188	13	25	26.9	226	16.4	49

9-5-6　2010年地方性砷中毒（燃煤污染型）防治情况

地区	病区县		病区村(个)				病区村人口数(万人)	病区户数(户)	已改炉改灶		病人数(人)
	个数	人口数(万人)	小计	轻病区	中病区	重病区			户数	受益人口(万人)	
总计	**12**	**531.2**	**1657**	**405**	**769**	**483**	**121.9**	**381907**	**383194**	**125.2**	**16463**
贵州	4	274.6	32	21	4	7	3.9	8786	10073	3.8	2848
陕西	8	256.7	1625	384	765	476	117.9	373121	373121	121.4	13615

9-5-7 2010年碘缺乏病防治情况

地区	病区县		现症病人数(人)			碘盐销售数量(吨)		8～10岁儿童尿碘中位数(μg/L)	居民户碘盐监测		
	个数	人口数(万人)	甲肿	II度甲肿	克汀病	计划供应	实际销售		碘盐份数	合格碘盐份数	非碘盐份数
总　计	**2798**	**128490**	**4908401**	**229189**	**111159**	**6200010**	**6139102**		**810272**	**795573**	**12357**
北　京	18	1232.28	170	3		70182	71108	223.7	5054	4940	178
天　津	18	974.27	6447			42000	38148	229.5	4874	4768	395
河　北	167	6938.94	88470	11446	9708	293270	287662	220.6	47051	45913	777
山　西	119	3377.27	41293	2328	1784	161901	147305	255.7	34478	33784	339
内蒙古	101	2151.55	148222	5904	4550	148583	144430	204.8	29471	29326	85
辽　宁	100	4246.14	128776	5951	2649	259657	258483	166.5	29354	29068	176
吉　林	60	2723.77	429361	57778	965	159288	156314	181.7	17400	17272	0
黑龙江	128	3830.70	294087	9635	979	181823	162555		35905	35590	141
上　海									5538	5312	466
江　苏	104	7399.78	313449			357565	365207	231.5	30862	30473	216
浙　江	90	4687.65	5124	114	8	237082	253733	172.1	25481	24982	736
安　徽	104	6644.20	100704	1308	13463	303615	301954	284.0	29939	29566	73
福　建	84	3477.14	84607	4322	156	152359	149197	175.3	23777	23334	487
江　西	99	4582.24	415710	13800	1597	167188	156941	161.2	28546	27849	111
山　东	120	7846.42	160753	18169	512	362763	347315	361.4	33527	32821	1196
河　南	156	11072.51	80921	5145	3243	455478	455254	318.1	44311	43112	496
湖　北	91	5603.49	172716	3499	10819	254060	254691	307.7	29610	28925	105
湖　南	122	6945.35	782585	8107	2929	311640	312125		35307	34404	118
广　东	123	8267.09				400000	401823	118.5	34982	34312	635
广　西	109	5140.17	416071		3780	250000	255446	141.1	30487	29718	411
海　南	21	864.70	6351	1402		38000	49000	175.5	5896	5720	254
重　庆	40	3257.05	136734	1110	6	138885	135243		14149	13685	54
四　川	181	8907.79	107899	1827	9	463654	470808	180.4	52239	51284	300
贵　州	88	4036.75	343412	4428	5144	190000	189159		25377	24830	111
云　南	129	4411.49	17739	5889	96	288460	257879	283.0	37523	36877	399
西　藏	73	261.82	54939	2962		12884	12517	157.6	19422	19422	2893
陕　西	107	3798.55	413179	49531	34800	211278	217331	286.1	30921	30644	51
甘　肃	87	2677.62	111313	12782	11595	125631	112109	247.7	24726	24402	284
青　海	43	531.75			1069	31000	29141	221.8	10794	10525	205
宁　夏	22	624.52	241	110	285	27564	27788		6348	6222	84
新　疆	94	1977.36	47128	1639	1013	104200	118436	211.6	26923	26493	581

9-6-1　农村改水情况

年份	累计改水受益总人口（万人）	自来水厂、站			手压机井			雨水收集			其他	
		个数	累计受益人口（万人）	其中：当年受益（万人）	万台	累计受益人口（万人）	其中：当年受益（万人）	水窖（个）	累计受益人口（万人）	其中：当年受益（万人）	累计受益人口（万人）	其中：当年受益（万人）
1990	66585.0	332044	27128.0		3311.0	17251.0					22206.0	
1991	70555.0	522691	30092.0		3607.0	19898.0					20565.0	
1992	74057.5	551517	32728.3	2653.2	3774.6	20341.2	481.8				20988.0	392.1
1993	76211.4	591251	35006.6	2269.5	3975.8	20662.1	270.2				20542.1	169.9
1994	77970.6	650103	37004.6	1987.1	3823.8	20805.2	149.7				20160.8	369.8
1995	79879.2	640375	40086.2	3188.5	3998.7	20498.3	69.8	33058	21.3	14.3	19273.4	870.4
1996	82412.1	568168	42827.4	2583.0	4399.7	21911.8	568.8	400581	364.2	106.3	17308.7	373.6
1997	84843.0	605626	45805.7	2913.0	4681.6	22546.7	550.4	525626	425.8	60.8	16064.8	873.0
1998	86442.8	614686	48103.9	2862.7	4729.6	22790.5	217.5	990020	697.1	192.6	14851.2	1440.3
1999	87607.9	652814	50843.6	2442.0	5215.4	22443.2	241.7	1119854	778.2	76.2	13542.8	946.4
2000	88112.2	674758	52669.5	2411.4	4891.0	22264.8	126.6	1622886	1002.3	114.1	12175.6	474.9
2001	86113.2	694138	52145.8	2216.3	6725.1	21214.0	39.7	1370335	1053.9	99.2	11699.4	337.1
2002	86833.0	645939	53652.7	2308.3	6615.9	20917.8	221.0	1559750	1188.8	121.8	11074.0	550.8
2003	87386.6	630903	54837.0	1761.3	5612.3	20810.5	183.7	1760607	1259.6	118.9	10479.6	430.6
2004	88451.5	644199	56545.5	1608.0	4795.2	20442.0	-316.1	1922629	1458.1	79.1	10006.0	436.4
2005	88893.2	651512	57944.4	1449.6	4845.3	19647.5	-621.8	2493172	1441.3	102.9	9860.8	-65.8
2006	86405.3	588843	58110.9	2760.1	7079.9	18382.0	-395.9	5639556	1490.1	597.2	8629.7	-192.0
2007	87859.1	599878	59850.0	2560.0	7265.5	18404.6	-343.1	1982334	1537.5	57.6	8067.0	-244.2
2008	89447.4	617177	62612.6	9032.2	6852.0	17646.8	-651.3	1938500	1537.1	39.8	7650.9	-280.4
2009	90250.9	681688	65405.1	3598.2	6075.2	16470.2	-798.6	1942144	1546.9	19.0	6828.7	-648.6
2010	90833.9	629164	68158.5	3592.1	6006.8	15172.8	-1108.7	2172278	1285.0	273.3	6217.5	-372.7

10-2-2　续表3

30～	35～	40～	45～	50～	55～	60～	65～	70～	75～	80～	85岁及以上
0.24	0.68	1.82	3.32	7.49	12.59	25.92	39.12	73.91	125.96	195.57	473.83
6.36	13.79	28.27	53.98	83.15	128.89	226.81	404.24	750.72	1390.35	2427.74	4855.81
0.35	0.68	1.27	1.77	2.08	3.06	4.36	6.40	9.38	17.40	31.37	63.44
2.20	4.13	6.64	11.36	19.31	33.79	74.82	156.38	387.19	825.83	1852.40	4856.60
0.78	1.33	2.24	3.36	4.78	7.34	13.81	28.06	74.13	169.08	426.51	1231.18
0.51	1.33	2.68	5.54	10.19	20.19	47.93	104.92	260.92	545.73	1196.81	2944.82
0.00	0.10	0.14	0.14	0.30	0.59	1.11	2.19	7.03	13.70	20.91	39.16
0.90	1.37	1.58	2.32	4.04	5.67	11.98	21.20	45.11	97.32	208.18	641.44
2.63	7.00	13.55	21.02	26.10	29.30	40.31	50.63	84.63	124.73	240.78	512.21
0.31	0.38	0.48	1.00	1.85	2.06	3.32	6.21	10.05	19.56	37.82	76.75
0.00	0.00	0.00	0.07	0.15	0.17	0.13	0.46	0.89	0.77	1.85	3.13
0.12	0.27	0.24	0.31	0.52	0.59	1.69	2.10	5.92	13.86	25.22	65.01
1.77	4.85	10.46	16.66	19.91	20.48	25.79	29.43	40.64	42.19	73.49	102.60
0.43	1.50	2.37	2.98	3.67	6.00	9.38	12.43	27.13	48.35	102.40	264.72
0.16	0.41	0.72	0.76	1.26	1.51	1.50	3.20	4.35	10.16	15.07	40.73
1.29	2.70	3.82	4.50	4.67	8.35	14.52	22.67	39.97	69.29	107.63	238.87
0.71	1.33	1.65	1.84	2.71	4.11	6.77	10.88	17.53	29.72	49.51	86.93
0.00	0.00	0.00	0.00	0.00	0.08	0.26	0.27	1.00	2.00	4.00	18.01
0.59	1.37	2.17	2.67	1.96	4.16	7.49	11.52	21.44	37.57	54.12	133.93
0.39	0.65	0.65	0.55	0.44	0.71	0.59	1.37	1.67	2.93	2.77	3.92
0.27	0.44	0.34	0.35	0.22	0.34	0.26	0.91	1.23	1.85	1.85	0.78
0.12	0.20	0.31	0.21	0.22	0.38	0.33	0.46	0.45	1.08	0.92	3.13
1.26	1.47	2.10	3.91	4.71	4.87	7.62	10.97	20.21	38.50	59.04	176.22
0.47	0.68	1.41	1.87	2.15	3.06	3.71	7.95	15.97	33.88	128.84	1025.20
32.02	43.40	51.52	54.78	51.64	57.71	69.94	82.26	110.87	159.68	253.38	584.26
10.83	13.42	15.96	16.10	15.46	16.83	17.71	20.38	20.77	25.56	23.99	37.59
4.00	8.67	8.70	9.28	7.79	9.28	11.14	11.52	14.63	16.01	22.45	32.89
2.20	3.07	4.06	4.12	3.97	3.36	4.04	3.38	5.14	10.16	11.69	21.93
3.22	4.23	5.81	6.48	5.56	7.93	9.25	11.52	18.87	36.80	75.95	237.31
0.43	0.14	0.34	0.42	0.63	0.63	0.91	1.01	2.23	2.16	5.84	12.53
0.20	0.10	0.38	0.38	0.67	0.55	0.65	0.46	1.00	1.69	1.85	8.62
1.26	1.37	1.82	1.66	1.63	1.51	3.52	5.21	4.69	5.39	10.15	13.31
0.35	0.85	0.83	0.80	0.41	1.13	0.65	1.28	1.34	1.08	1.54	4.70
0.75	1.20	0.62	1.04	0.74	0.88	0.98	1.01	0.33	0.77	1.23	3.13
0.20	0.27	0.28	0.28	0.15	0.21	0.07	0.09	0.33	0.00	0.31	1.57
1.06	1.33	1.48	1.73	1.33	0.88	1.50	0.64	1.34	0.46	0.92	1.57
2.94	3.72	4.68	5.09	4.63	4.78	5.73	7.49	10.16	18.79	27.68	90.07
3.57	4.20	5.19	6.27	7.64	8.86	13.02	17.27	29.25	39.88	68.88	117.48
1.02	0.82	1.38	1.14	1.04	0.88	0.78	1.01	0.78	0.92	0.92	1.57

10-2-3　2010年城市居民年龄别疾病别死亡率(1/10万)(女)

疾病名称(ICD-10)	合计	不满1岁	1～	5～	10～	15～	20～	25～
总计	532.13	422.34	58.00	13.29	10.43	18.95	27.19	29.64
传染病和寄生虫病小计	4.27	8.41	4.54	0.68	0.33	0.52	0.70	0.56
其中：传染病计	4.17	8.41	4.54	0.68	0.33	0.52	0.70	0.56
内：伤寒和副伤寒	0.00	0.00	0.00	0.00	0.00	0.00	0.00	0.00
痢疾	0.01	0.35	0.13	0.00	0.00	0.00	0.00	0.00
肠道其他细菌性传染病	0.11	1.75	0.26	0.00	0.00	0.05	0.00	0.00
呼吸道结核	1.13	0.35	0.00	0.00	0.00	0.05	0.16	0.19
其他结核	0.14	0.35	0.39	0.08	0.05	0.16	0.08	0.11
钩端螺旋体病	0.00	0.00	0.00	0.00	0.00	0.00	0.00	0.00
破伤风	0.02	0.00	0.00	0.00	0.05	0.00	0.00	0.00
百日咳	0.00	0.00	0.00	0.00	0.00	0.00	0.00	0.00
脑膜炎球菌感染	0.07	0.35	0.39	0.15	0.05	0.00	0.04	0.00
败血症	0.35	3.86	0.39	0.08	0.05	0.10	0.08	0.00
流行性乙型脑炎	0.01	0.00	0.00	0.00	0.00	0.00	0.00	0.00
流行性出血热	0.03	0.00	0.00	0.00	0.00	0.00	0.00	0.00
麻疹	0.00	0.00	0.00	0.00	0.00	0.00	0.00	0.00
病毒性肝炎	1.48	0.35	0.13	0.15	0.00	0.10	0.04	0.07
艾滋病	0.13	0.00	0.13	0.00	0.00	0.00	0.12	0.07
寄生虫病计	0.10	0.00	0.00	0.00	0.00	0.00	0.00	0.00
内：疟疾	0.00	0.00	0.00	0.00	0.00	0.00	0.00	0.00
血吸虫病								
肿瘤小计	124.22	7.01	5.58	3.11	2.21	3.77	5.44	6.01
其中：恶性肿瘤计	122.35	5.96	5.06	2.96	2.16	3.56	5.28	5.86
内：鼻咽癌	1.04					0.00	0.12	0.00
食道癌	4.22					0.00	0.04	0.00
胃癌	12.34					0.16	0.39	0.71
结肠、直肠和肛门癌	11.35					0.00	0.16	0.34
肝癌	13.71					0.16	0.74	0.56
肺癌	29.84					0.05	0.31	0.52
乳腺癌	9.27					0.00	0.04	0.37
宫颈癌	3.60					0.10	0.08	0.37
膀胱癌	1.18					0.00	0.00	0.00
白血病	3.25	2.10	2.60	0.61	0.85	1.20	1.28	1.08
良性肿瘤计	0.52	0.70	0.39	0.08	0.05	0.10	0.08	0.04
其他肿瘤计	1.35	0.35	0.13	0.08	0.00	0.10	0.08	0.11
血液、造血器官及免疫疾病小计	1.52	2.45	1.56	0.38	0.19	0.42	0.23	0.37
其中:贫血	1.13	1.40	0.65	0.23	0.09	0.31	0.19	0.26
血液、造血器官及免疫的其他疾病	0.39	1.05	0.91	0.15	0.09	0.10	0.04	0.11
内分泌、营养和代谢疾病小计	19.69	2.10	0.52	0.00	0.14	0.10	0.39	0.45
其中：糖尿病	18.03					0.10	0.27	0.30
内分泌、营养和代谢的其他疾病	1.65	2.10	0.39	0.00	0.09	0.00	0.12	0.15
精神障碍小计	2.98	0.00	0.00	0.00	0.14	0.31	0.16	0.41
神经系统疾病小计	5.34	5.61	3.37	0.53	0.66	0.94	1.17	0.86
其中：脑膜炎	0.08	0.35	0.39	0.00	0.05	0.16	0.04	0.04
神经系统的其他疾病	5.26	5.26	2.98	0.53	0.61	0.79	1.13	0.82
循环系统疾病小计	248.39	9.11	3.50	0.68	0.99	1.89	2.80	3.73
其中：急性风湿热	0.56	0.00	0.00	0.00	0.00	0.00	0.04	0.00
心脏病计	123.02	5.96	2.21	0.53	0.70	0.99	1.71	2.39
内：慢性风湿性心脏病	3.48					0.10	0.12	0.07
高血压性心脏病	11.17					0.00	0.00	0.26
急性心肌梗死	33.63					0.37	0.47	0.75
其他冠心病	47.98					0.10	0.35	0.34
肺源性心脏病	14.07	0.35	0.26	0.00	0.05	0.00	0.12	0.22
其他心脏病	12.68	3.86	1.30	0.30	0.38	0.42	0.66	0.75

10-2-3 续表1

30～	35～	40～	45～	50～	55～	60～	65～	70～	75～	80～	85岁及以上
41.40	63.91	105.55	157.92	234.08	369.69	656.61	1108.77	2151.75	3958.65	7426.62	18850.55
0.67	1.48	1.40	2.88	2.90	4.96	7.88	9.75	16.90	26.25	37.54	69.50
0.67	1.48	1.36	2.88	2.90	4.88	7.82	9.40	16.70	25.19	36.12	65.59
0.00	0.00	0.00	0.00	0.00	0.04	0.00	0.00	0.00	0.00	0.00	0.00
0.00	0.00	0.00	0.00	0.00	0.04	0.00	0.00	0.00	0.00	0.00	0.00
0.00	0.00	0.04	0.00	0.04	0.08	0.13	0.09	0.20	0.66	1.19	4.41
0.17	0.25	0.36	0.73	0.61	1.47	1.64	2.72	4.67	9.68	12.12	18.11
0.08	0.18	0.04	0.00	0.00	0.08	0.33	0.09	0.60	0.66	0.24	0.98
0.00	0.00	0.00	0.00	0.00	0.00	0.00	0.00	0.00	0.00	0.00	0.00
0.00	0.00	0.00	0.04	0.00	0.00	0.07	0.00	0.10	0.13	0.24	0.00
0.00	0.00	0.00	0.00	0.00	0.00	0.00	0.00	0.00	0.00	0.00	0.00
0.00	0.00	0.00	0.04	0.00	0.08	0.20	0.18	0.40	0.00	0.24	0.49
0.00	0.14	0.14	0.11	0.15	0.00	0.33	0.88	1.39	1.46	3.56	11.26
0.00	0.00	0.00	0.04	0.00	0.00	0.00	0.09	0.00	0.00	0.00	0.00
0.00	0.00	0.00	0.07	0.00	0.00	0.13	0.09	0.30	0.13	0.48	0.00
0.00	0.00	0.00	0.00	0.00	0.00	0.07	0.00	0.00	0.00	0.00	0.00
0.21	0.42	0.39	1.20	1.56	2.40	3.88	3.95	6.06	9.15	10.93	15.66
0.08	0.46	0.21	0.33	0.00	0.13	0.00	0.00	0.10	0.13	0.24	0.49
0.00	0.00	0.04	0.00	0.00	0.08	0.07	0.35	0.20	1.06	1.43	3.92
0.00	0.00	0.00	0.00	0.00	0.00	0.00	0.00	0.00	0.00	0.00	0.00
13.95	23.95	45.01	71.90	111.78	167.26	255.92	368.18	581.93	849.96	1140.55	1719.96
13.83	23.42	44.40	70.84	110.64	165.16	253.22	363.88	575.77	837.23	1118.92	1669.55
0.17	0.25	0.75	0.77	1.60	1.81	2.69	3.43	3.88	4.11	5.94	10.28
0.17	0.07	0.32	0.91	1.49	4.33	8.15	14.93	22.57	38.45	54.65	71.46
1.30	2.54	4.08	5.98	9.95	15.39	24.83	39.44	56.77	87.10	125.94	186.97
0.84	1.66	2.86	4.16	7.81	13.04	22.20	31.62	56.67	90.02	127.60	201.66
1.55	2.89	4.26	7.81	13.11	18.51	31.27	47.34	66.32	88.03	111.20	176.21
1.25	2.19	7.34	11.05	20.16	33.18	57.67	92.49	170.12	246.46	311.75	455.69
1.88	3.67	6.70	10.40	17.26	21.15	22.53	20.11	25.35	33.01	44.43	77.33
0.75	1.98	4.15	6.17	5.75	6.56	6.83	6.68	10.04	11.27	17.35	24.96
0.00	0.07	0.11	0.26	0.08	0.63	0.85	3.07	5.37	11.93	21.86	33.77
1.34	1.98	1.75	2.70	2.86	3.74	6.17	8.78	10.54	16.31	17.58	23.49
0.08	0.18	0.32	0.40	0.38	0.55	0.92	1.32	2.09	2.65	3.80	9.79
0.04	0.35	0.29	0.66	0.76	1.56	1.77	2.99	4.08	10.08	17.82	40.63
0.25	0.42	0.43	0.73	1.07	1.68	1.31	2.99	5.47	10.74	16.87	30.84
0.13	0.35	0.29	0.66	0.72	1.09	1.05	2.11	4.47	8.09	13.31	24.47
0.13	0.07	0.14	0.07	0.34	0.59	0.26	0.88	0.99	2.65	3.56	6.36
0.67	1.23	2.15	4.52	6.86	12.62	26.01	57.97	98.53	181.63	284.19	503.16
0.46	0.99	1.83	3.98	6.17	12.03	24.70	55.68	94.65	171.42	258.76	414.08
0.21	0.25	0.32	0.55	0.69	0.59	1.31	2.28	3.88	10.21	25.42	89.08
0.67	0.53	0.86	1.09	0.76	1.22	2.63	2.81	7.16	20.02	46.81	155.65
0.79	1.06	1.54	1.90	2.82	3.41	6.31	7.64	17.40	33.81	65.11	202.64
0.04	0.00	0.00	0.00	0.11	0.04	0.07	0.00	0.30	0.66	0.24	0.98
0.75	1.06	1.54	1.90	2.71	3.36	6.24	7.64	17.10	33.14	64.87	201.66
6.18	10.51	23.27	38.34	66.54	117.05	257.03	473.14	1043.46	2052.71	4127.59	10301.65
0.00	0.11	0.11	0.04	0.38	0.42	1.64	1.67	2.09	3.84	8.08	13.22
3.72	5.22	11.03	16.31	27.25	47.57	110.62	217.56	497.92	987.71	2066.53	5683.60
0.29	0.53	0.90	1.53	1.87	4.33	8.15	11.68	17.60	23.20	34.93	60.20
0.29	0.11	0.68	0.88	1.83	2.90	9.46	18.88	43.65	94.00	211.95	514.91
1.55	1.76	4.01	6.02	9.60	15.06	33.83	63.59	141.38	263.03	533.44	1474.25
0.58	0.92	1.93	3.87	7.62	13.16	35.93	76.68	192.68	402.77	839.49	2403.74
0.17	0.39	0.82	1.53	2.13	5.47	10.97	24.86	54.88	118.39	252.35	651.96
0.84	1.52	2.69	2.48	4.19	6.65	12.28	21.87	47.72	86.31	194.37	578.54

10-2-3　续表2

疾病名称(ICD-10)	合计	不满1岁	1～	5～	10～	15～	20～	25～
其他高血压病	10.90	0.35	0.39	0.00	0.05	0.05	0.04	0.00
脑血管病	112.56	2.80	0.91	0.15	0.23	0.63	0.97	1.31
循环系统的其他疾病	1.34	0.00	0.00	0.00	0.00	0.21	0.04	0.04
呼吸系统疾病小计	58.22	30.49	4.93	0.53	0.33	0.58	0.93	1.31
其中：肺炎	13.95	27.34	3.50	0.30	0.09	0.31	0.27	0.56
慢性下呼吸道疾病	36.00	0.70	0.26	0.00	0.00	0.10	0.16	0.15
尘肺	0.08	0.00	0.00	0.00	0.00	0.00	0.00	0.00
呼吸系统的其他疾病	8.19	2.45	1.17	0.23	0.23	0.16	0.51	0.60
消化系统疾病小计	13.03	5.96	1.17	0.00	0.19	0.26	0.35	0.71
其中：胃和十二指肠溃疡	1.51	0.70	0.00	0.00	0.00	0.05	0.04	0.11
阑尾炎	0.10	0.00	0.00	0.00	0.05	0.00	0.00	0.00
肠梗阻	1.00	1.40	0.26	0.00	0.00	0.05	0.00	0.04
肝疾病	5.12	0.35	0.13	0.00	0.00	0.05	0.23	0.26
消化系统的其他疾病	5.30	3.50	0.78	0.00	0.14	0.10	0.08	0.30
肌肉骨骼和结缔组织疾病小计	2.02	0.00	0.13	0.08	0.33	0.47	0.74	0.82
泌尿生殖系统疾病小计	6.40	1.40	0.65	0.15	0.19	0.42	0.54	0.63
其中：肾小球和肾小管间质疾病	3.21	0.00	0.26	0.15	0.14	0.26	0.31	0.22
前列腺增生								
泌尿生殖系统的其他疾病	3.18	1.40	0.39	0.00	0.05	0.16	0.23	0.41
妊娠、分娩和产褥期并发症小计	0.22					0.00	0.19	0.60
其中：直接产科原因计	0.22					0.00	0.19	0.60
内：流产	0.03					0.00	0.04	0.15
妊娠高血压综合征	0.04					0.00	0.00	0.11
梗阻性分娩	0.00					0.00	0.00	0.00
产后出血	0.06					0.00	0.12	0.04
母体产伤	0.00					0.00	0.00	0.04
产褥期感染	0.02					0.00	0.00	0.11
间接产科原因计	0.01					0.00	0.00	0.00
妊娠、分娩和产褥期的其他情况	0.00					0.00	0.00	0.00
围生期疾病小计	1.70	191.37	0.13					
其中：早产儿和未成熟儿	0.57	64.84	0.00					
新生儿产伤和窒息	0.38	43.11	0.00					
新生儿溶血性疾病	0.01	0.35	0.00					
新生儿硬化病	0.00	0.35	0.00					
起源于围生期的其他情况	0.74	82.72	0.13					
先天畸形、变形和染色体异常小计	1.92	114.61	8.43	0.99	0.56	0.79	0.89	0.63
其中：先天性心脏病	1.26	68.35	6.10	0.76	0.42	0.73	0.78	0.49
其他先天畸形、变形和染色体异常	0.65	46.26	2.34	0.23	0.14	0.05	0.12	0.15
诊断不明小计	3.21	5.61	0.52	0.08	0.19	0.16	0.35	0.56
其他疾病小计	11.63	5.61	1.04	0.00	0.14	0.16	0.35	0.45
损伤和中毒外部原因小计	27.38	28.74	21.93	6.00	3.85	8.17	11.97	11.53
其中：机动车辆交通事故	5.01	4.21	4.67	1.82	1.22	2.41	2.99	3.14
机动车以外的运输事故	3.29	1.40	2.60	1.06	0.56	1.10	1.86	1.49
意外中毒	1.45	1.05	0.91	0.08	0.05	0.26	0.97	0.63
意外跌落	5.26	1.75	2.34	0.30	0.14	0.42	0.85	0.75
火灾	0.32	0.00	0.00	0.23	0.05	0.00	0.19	0.07
由自然环境因素所致的意外事故	0.16	0.00	0.13	0.15	0.00	0.00	0.04	0.00
淹死	1.55	1.05	8.69	1.75	0.94	0.79	0.70	0.67
意外的机械性窒息	0.25	9.81	0.65	0.00	0.05	0.05	0.00	0.04
砸死	0.12			0.00	0.00	0.05	0.04	0.04
由机器切割和穿刺工具所致的意外事故	0.05			0.00	0.00	0.05	0.04	0.00
触电	0.13			0.08	0.00	0.10	0.04	0.00
其他意外事故和有害效应	2.96	7.71	1.30	0.38	0.28	0.47	0.82	0.45
自杀	6.32				0.47	2.09	2.87	3.66
被杀	0.50				0.09	0.37	0.54	0.60

10-2-3 续表3

30～	35～	40～	45～	50～	55～	60～	65～	70～	75～	80～	85岁及以上
0.25	0.49	0.68	1.75	2.97	5.26	14.85	24.68	49.41	85.65	168.23	433.66
2.17	4.55	11.21	19.95	35.25	62.79	128.29	225.46	486.98	963.97	1866.46	4139.36
0.04	0.14	0.25	0.29	0.69	1.01	1.64	3.78	7.06	11.53	18.30	31.81
1.38	1.87	2.90	4.38	7.74	14.93	30.74	79.66	201.24	469.06	1053.10	3173.66
0.29	0.60	0.64	1.39	1.45	3.20	6.57	15.72	41.46	98.11	246.41	843.83
0.63	0.60	1.15	1.90	4.57	8.79	20.03	54.02	135.42	309.70	678.15	1840.37
0.00	0.00	0.00	0.00	0.00	0.04	0.13	0.00	0.20	0.80	2.85	1.47
0.46	0.67	1.11	1.09	1.72	2.90	4.01	9.92	24.16	60.46	125.70	487.99
0.96	1.73	2.72	3.90	6.40	10.47	16.68	29.95	56.37	96.52	171.32	433.17
0.08	0.04	0.14	0.15	0.30	0.93	1.25	3.07	7.56	13.26	20.91	60.20
0.00	0.00	0.04	0.00	0.00	0.04	0.07	0.26	0.20	0.53	2.14	4.41
0.00	0.14	0.07	0.15	0.30	0.34	0.85	1.14	3.98	7.29	19.01	44.54
0.50	0.67	1.93	2.26	4.46	6.73	10.38	15.19	26.35	35.27	50.14	73.91
0.38	0.88	0.54	1.35	1.33	2.44	4.14	10.28	18.29	40.17	79.13	250.11
0.50	0.95	1.07	1.57	1.75	1.72	2.82	4.22	5.67	12.06	17.82	40.63
0.88	1.66	2.18	3.65	3.47	5.51	9.52	15.72	30.13	46.80	72.47	140.47
0.50	0.85	1.04	2.04	2.13	2.99	4.53	8.17	15.21	23.47	33.74	66.08
0.38	0.81	1.15	1.61	1.33	2.52	4.99	7.55	14.91	23.33	38.73	74.40
0.54	0.74	0.07	0.07	0.04							
0.50	0.71	0.07	0.04	0.04							
0.13	0.07	0.04	0.00	0.00							
0.13	0.18	0.04	0.00	0.00							
0.00	0.04	0.00	0.00	0.00							
0.17	0.32	0.00	0.04	0.00							
0.00	0.00	0.00	0.00	0.00							
0.08	0.00	0.00	0.00	0.00							
0.04	0.04	0.00	0.00	0.00							
0.00	0.00	0.00	0.04	0.00							
0.42	0.42	0.50	0.66	0.46	0.34	0.85	0.70	1.49	1.59	4.99	3.43
0.38	0.32	0.36	0.55	0.27	0.17	0.59	0.44	0.70	1.33	2.85	2.45
0.04	0.11	0.14	0.11	0.19	0.17	0.26	0.26	0.80	0.27	2.14	0.98
0.21	0.46	0.75	0.69	0.65	1.39	2.89	4.74	9.45	24.39	37.31	169.84
0.46	0.42	0.50	0.88	0.88	1.22	2.76	4.13	9.05	29.03	143.76	1276.51
12.87	16.47	20.19	20.76	19.93	25.91	33.24	47.16	67.51	103.94	206.72	627.98
3.43	3.74	5.41	5.87	5.45	6.10	7.16	9.75	12.53	12.33	14.26	17.62
1.71	3.10	3.76	3.58	3.35	4.00	5.52	7.03	6.56	10.21	11.88	18.60
1.00	0.99	1.50	0.95	1.30	1.77	1.90	2.11	3.48	6.76	10.22	16.64
0.84	1.09	1.22	1.86	1.98	2.14	2.96	6.50	11.93	28.37	70.81	311.79
0.17	0.14	0.07	0.18	0.19	0.25	0.39	0.26	0.99	1.86	4.04	8.32
0.04	0.14	0.11	0.18	0.08	0.08	0.07	0.35	0.20	0.80	1.90	5.38
0.67	1.06	1.11	1.02	0.69	1.47	2.10	2.46	2.78	4.24	9.27	11.26
0.04	0.04	0.25	0.15	0.11	0.13	0.00	0.53	0.40	0.66	1.19	2.45
0.08	0.14	0.21	0.11	0.04	0.17	0.20	0.18	0.30	0.53	0.48	0.98
0.08	0.11	0.07	0.11	0.00	0.04	0.00	0.00	0.00	0.27	0.24	0.00
0.00	0.04	0.18	0.18	0.08	0.13	0.33	0.18	0.30	0.40	0.71	2.45
0.84	1.23	0.79	1.02	1.37	2.19	2.30	3.34	6.66	10.34	33.03	159.56
3.59	3.95	4.62	4.92	4.88	7.02	10.05	13.88	20.98	26.65	48.47	71.95
0.38	0.71	0.90	0.62	0.42	0.42	0.26	0.61	0.40	0.53	0.24	0.98

10-3-1　2010年大城市居民年龄别疾病别死亡率(1/10万)(合计)

疾病名称(ICD-10)	合计	不满1岁	1～	5～	10～	15～	20～	25～
总计	622.93	514.48	59.76	16.51	13.12	29.67	36.71	40.59
传染病和寄生虫病小计	6.87	14.34	4.75	0.54	0.41	0.44	0.88	1.14
其中：传染病计	6.83	14.34	4.75	0.54	0.41	0.44	0.88	1.12
内：伤寒和副伤寒	0.00	0.00	0.00	0.00	0.00	0.00	0.00	0.00
痢疾	0.01	0.23	0.16	0.00	0.00	0.00	0.00	0.00
肠道其他细菌性传染病	0.12	1.62	0.33	0.05	0.00	0.03	0.00	0.00
呼吸道结核	2.22	0.23	0.00	0.05	0.03	0.07	0.32	0.29
其他结核	0.15	0.00	0.25	0.05	0.03	0.10	0.15	0.13
钩端螺旋体病	0.00	0.00	0.00	0.00	0.00	0.00	0.00	0.00
破伤风	0.03	0.46	0.00	0.00	0.03	0.00	0.00	0.00
百日咳	0.00	0.00	0.00	0.00	0.00	0.00	0.00	0.00
脑膜炎球菌感染	0.08	0.69	0.41	0.05	0.03	0.03	0.00	0.07
败血症	0.38	4.86	0.33	0.05	0.03	0.10	0.05	0.00
流行性乙型脑炎	0.01	0.00	0.08	0.00	0.00	0.00	0.00	0.00
流行性出血热	0.09	0.00	0.00	0.00	0.03	0.00	0.02	0.02
麻疹	0.01	0.69	0.08	0.00	0.00	0.00	0.00	0.02
病毒性肝炎	2.41	0.93	0.16	0.05	0.09	0.10	0.07	0.20
艾滋病	0.32	0.00	0.16	0.00	0.00	0.00	0.12	0.22
寄生虫病计	0.04	0.00	0.00	0.00	0.00	0.00	0.00	0.02
内：疟疾	0.00	0.00	0.00	0.00	0.00	0.00	0.00	0.00
血吸虫病								
肿瘤小计	165.20	9.72	7.30	3.86	2.35	5.46	6.32	7.03
其中：恶性肿瘤计	162.93	8.79	7.13	3.76	2.35	5.26	6.15	6.87
内：鼻咽癌	1.48					0.07	0.05	0.04
食道癌	9.12					0.07	0.02	0.07
胃癌	17.94					0.17	0.24	0.54
结肠、直肠和肛门癌	14.04					0.10	0.12	0.49
肝癌	23.91					0.57	0.92	1.01
肺癌	46.80					0.34	0.36	0.63
乳腺癌	4.95					0.00	0.05	0.16
宫颈癌	1.70					0.07	0.05	0.13
膀胱癌	2.42					0.03	0.00	0.00
白血病	4.01	3.47	3.03	1.37	0.96	1.71	1.97	1.35
良性肿瘤计	0.61	0.69	0.16	0.10	0.00	0.13	0.10	0.07
其他肿瘤计	1.66	0.23	0.00	0.00	0.00	0.07	0.07	0.09
血液、造血器官及免疫疾病小计	1.57	1.85	1.07	0.39	0.23	0.34	0.27	0.31
其中:贫血	1.10	1.16	0.33	0.29	0.15	0.17	0.15	0.25
血液、造血器官及免疫的其他疾病	0.47	0.69	0.74	0.10	0.09	0.17	0.12	0.07
内分泌、营养和代谢疾病小计	18.89	2.78	0.16	0.15	0.20	0.20	0.34	0.58
其中：糖尿病	17.61					0.13	0.32	0.40
内分泌、营养和代谢的其他疾病	1.28	2.31	0.16	0.10	0.17	0.07	0.02	0.18
精神障碍小计	2.89	0.00	0.00	0.00	0.06	0.17	0.27	0.58
神经系统疾病小计	6.12	6.71	3.36	0.93	0.81	1.34	1.53	1.12
其中：脑膜炎	0.12	0.93	0.57	0.10	0.00	0.10	0.05	0.04
神经系统的其他疾病	6.01	5.78	2.79	0.83	0.81	1.24	1.48	1.08
循环系统疾病小计	273.86	9.72	2.54	0.78	0.93	3.08	5.03	6.24
其中：急性风湿热	0.38	0.00	0.00	0.00	0.00	0.00	0.02	0.04
心脏病计	130.16	6.48	1.97	0.44	0.70	1.88	3.11	4.02
内：慢性风湿性心脏病	2.76					0.13	0.05	0.04
高血压性心脏病	8.29					0.07	0.07	0.16
急性心肌梗死	42.27					0.67	1.14	1.53
其他冠心病	53.65					0.23	0.58	0.63
肺源性心脏病	10.76	0.46	0.00	0.00	0.03	0.07	0.24	0.25
其他心脏病	12.41	3.70	1.39	0.29	0.41	0.70	1.02	1.41

10-3-1 续表1

30～	35～	40～	45～	50～	55～	60～	65～	70～	75～	80～	85岁及以上
60.71	99.50	169.62	260.70	376.11	554.36	939.43	1535.28	2710.60	4808.91	8441.78	18704.96
1.99	3.64	4.47	7.49	7.68	8.34	12.72	14.15	23.96	34.79	53.83	85.60
1.99	3.62	4.47	7.49	7.63	8.28	12.64	14.09	23.83	34.17	53.33	84.90
0.00	0.00	0.00	0.00	0.00	0.03	0.00	0.00	0.00	0.00	0.00	0.00
0.00	0.00	0.02	0.00	0.00	0.05	0.00	0.00	0.00	0.00	0.00	0.35
0.05	0.00	0.12	0.02	0.07	0.08	0.17	0.17	0.20	0.62	0.83	3.51
0.50	0.96	1.23	2.40	2.32	2.50	3.67	5.06	9.92	13.01	23.35	28.07
0.08	0.16	0.14	0.02	0.00	0.11	0.25	0.23	0.67	0.97	0.33	0.70
0.00	0.00	0.00	0.00	0.00	0.00	0.00	0.00	0.00	0.00	0.00	0.00
0.03	0.02	0.02	0.02	0.05	0.03	0.08	0.00	0.07	0.09	0.17	0.00
0.00	0.00	0.00	0.00	0.00	0.00	0.00	0.00	0.00	0.00	0.00	0.00
0.08	0.00	0.02	0.02	0.05	0.05	0.21	0.12	0.20	0.27	0.50	0.70
0.03	0.21	0.14	0.14	0.16	0.11	0.17	0.76	1.53	2.48	4.14	13.33
0.00	0.02	0.00	0.02	0.00	0.00	0.00	0.06	0.00	0.00	0.00	0.00
0.03	0.02	0.07	0.11	0.05	0.11	0.21	0.23	0.47	0.44	0.50	0.35
0.00	0.00	0.00	0.00	0.00	0.00	0.04	0.00	0.00	0.00	0.00	0.00
0.60	1.35	1.56	3.64	3.81	4.29	5.34	5.36	6.86	9.83	13.58	19.65
0.37	0.63	0.60	0.50	0.44	0.21	0.54	0.23	0.33	0.35	0.33	0.70
0.00	0.02	0.00	0.00	0.05	0.05	0.08	0.06	0.13	0.62	0.50	0.70
0.00	0.02	0.00	0.00	0.00	0.00	0.00	0.00	0.00	0.00	0.00	0.00
15.26	27.79	53.61	95.59	154.50	235.36	372.63	543.66	796.33	1189.28	1609.98	2179.68
15.05	27.37	52.84	94.41	152.89	232.60	369.13	537.20	786.54	1174.67	1582.32	2118.28
0.21	0.58	1.03	1.58	2.59	2.76	4.55	5.30	4.93	5.13	5.63	5.96
0.24	0.58	1.18	5.02	9.42	14.99	24.69	34.58	43.46	61.26	86.13	112.97
1.13	2.31	4.76	8.96	15.63	24.64	42.09	61.88	89.26	137.66	185.35	246.28
0.73	1.70	3.20	5.57	10.32	15.86	28.78	43.84	70.62	120.31	175.57	244.17
3.82	7.61	13.92	21.50	31.79	42.32	56.85	80.04	95.38	125.80	157.02	207.69
1.73	3.46	9.21	18.10	35.30	61.86	108.95	168.70	266.17	390.50	482.99	617.80
0.89	1.84	3.46	5.39	8.76	11.23	12.18	10.36	14.64	19.39	27.00	51.22
0.42	1.00	2.14	3.03	2.73	2.89	3.00	2.91	4.73	6.20	8.78	11.58
0.05	0.14	0.29	0.23	0.71	1.60	2.29	6.11	12.91	25.41	44.89	70.52
1.57	2.10	2.28	3.39	3.30	4.55	7.09	10.65	14.44	19.74	27.00	28.07
0.10	0.19	0.50	0.50	0.55	0.53	1.38	1.75	2.73	2.92	5.47	9.47
0.10	0.23	0.26	0.68	1.05	2.24	2.13	4.72	7.06	11.69	22.20	51.92
0.21	0.40	0.65	0.81	1.03	1.63	1.67	3.32	6.52	11.24	19.21	34.73
0.10	0.28	0.36	0.57	0.69	1.08	1.00	2.50	4.93	8.06	14.41	27.01
0.10	0.12	0.29	0.25	0.34	0.55	0.67	0.81	1.60	3.19	4.80	7.72
0.94	1.38	2.98	6.00	9.70	14.83	29.28	55.59	96.45	173.16	281.58	479.58
0.68	1.10	2.60	5.59	8.87	14.12	27.53	53.03	93.05	165.28	266.34	413.97
0.26	0.28	0.38	0.41	0.83	0.71	1.75	2.56	3.39	7.88	15.24	65.60
1.26	1.59	1.47	1.72	1.42	1.74	2.79	3.96	7.26	18.59	39.09	127.00
1.36	1.40	1.97	2.92	3.19	4.50	7.22	10.36	23.16	40.81	79.84	206.64
0.05	0.02	0.00	0.16	0.09	0.11	0.13	0.06	0.40	0.71	0.33	0.70
1.31	1.38	1.97	2.76	3.09	4.39	7.09	10.30	22.76	40.10	79.51	205.93
11.20	22.53	47.55	79.48	122.98	192.68	366.92	653.28	1267.97	2377.32	4348.93	9721.02
0.05	0.19	0.05	0.05	0.28	0.34	0.92	1.40	1.33	2.39	5.47	9.47
6.31	11.09	23.32	36.32	54.10	83.14	159.08	291.59	580.14	1085.08	2093.14	5234.67
0.24	0.40	0.79	1.06	1.56	3.34	6.88	9.31	15.24	19.65	30.15	49.47
0.24	0.33	0.89	1.45	2.36	3.76	9.38	17.46	39.07	75.87	151.56	343.11
2.93	4.39	10.70	15.68	22.51	34.19	57.39	101.70	188.37	328.61	620.47	1527.85
1.15	2.90	5.34	11.11	17.67	27.17	55.85	108.10	231.96	470.88	934.02	2479.28
0.37	0.54	1.06	1.70	2.57	4.84	12.60	27.01	55.71	102.43	188.49	397.49
1.39	2.55	4.54	5.32	7.43	9.84	16.98	28.00	49.79	87.64	168.45	437.48

10-3-1　续表2

疾病名称(ICD-10)	合计	不满1岁	1～	5～	10～	15～	20～	25～
其他高血压病	9.22	0.46	0.08	0.05	0.03	0.00	0.07	0.16
脑血管病	132.09	2.78	0.49	0.29	0.20	1.01	1.70	1.95
循环系统的其他疾病	2.02	0.00	0.00	0.00	0.00	0.20	0.12	0.07
呼吸系统疾病小计	69.10	38.40	5.57	0.34	0.35	1.17	1.17	1.44
其中：肺炎	17.00	32.62	4.75	0.29	0.20	0.64	0.49	0.58
慢性下呼吸道疾病	42.48	1.16	0.08	0.00	0.00	0.10	0.19	0.25
尘肺	0.54	0.00	0.00	0.00	0.00	0.00	0.02	0.00
呼吸系统的其他疾病	9.09	4.63	0.74	0.05	0.15	0.44	0.46	0.61
消化系统疾病小计	17.90	9.25	2.05	0.10	0.17	0.50	0.41	0.99
其中：胃和十二指肠溃疡	1.92	0.46	0.00	0.00	0.00	0.07	0.02	0.13
阑尾炎	0.07	0.00	0.00	0.00	0.03	0.00	0.00	0.02
肠梗阻	1.22	2.54	0.74	0.00	0.06	0.10	0.00	0.04
肝疾病	8.68	1.16	0.25	0.10	0.00	0.13	0.29	0.34
消化系统的其他疾病	6.01	5.09	1.07	0.00	0.09	0.20	0.10	0.45
肌肉骨骼和结缔组织疾病小计	1.58	0.00	0.16	0.00	0.23	0.44	0.36	0.45
泌尿生殖系统疾病小计	7.22	1.16	0.08	0.15	0.20	0.44	0.63	0.72
其中：肾小球和肾小管间质疾病	3.59	0.23	0.08	0.15	0.15	0.27	0.36	0.40
前列腺增生	0.10	0.00	0.00	0.00	0.00	0.00	0.00	0.00
泌尿生殖系统的其他疾病	3.52	0.93	0.00	0.00	0.06	0.17	0.27	0.31
妊娠、分娩和产褥期并发症小计	0.11					0.00	0.10	0.34
其中：直接产科原因计	0.11					0.00	0.10	0.34
内：流产	0.02					0.00	0.02	0.09
妊娠高血压综合征	0.02					0.00	0.00	0.04
梗阻性分娩	0.00					0.00	0.00	0.00
产后出血	0.03					0.00	0.05	0.02
母体产伤	0.00					0.00	0.00	0.02
产褥期感染	0.01					0.00	0.00	0.07
间接产科原因计	0.00					0.00	0.00	0.00
妊娠、分娩和产褥期的其他情况	0.00					0.00	0.00	0.00
围生期疾病小计	2.09	245.68	0.08					
其中：早产儿和未成熟儿	0.63	74.03	0.00					
新生儿产伤和窒息	0.45	52.51	0.00					
新生儿溶血性疾病	0.02	1.85	0.00					
新生儿硬化病	0.01	0.69	0.00					
起源于围生期的其他情况	1.00	116.59	0.08					
先天畸形、变形和染色体异常小计	2.07	128.39	8.28	0.73	0.61	0.91	0.97	0.79
其中：先天性心脏病	1.32	76.11	5.90	0.59	0.46	0.67	0.78	0.58
其他先天畸形、变形和染色体异常	0.75	52.28	2.38	0.15	0.15	0.23	0.19	0.20
诊断不明小计	2.89	5.55	0.49	0.10	0.09	0.40	0.49	0.76
其他疾病小计	8.81	6.25	1.07	0.20	0.09	0.20	0.22	0.34
损伤和中毒外部原因小计	35.77	33.31	22.79	8.20	6.36	14.58	17.72	17.76
其中：机动车辆交通事故	8.28	3.70	4.67	2.20	1.31	4.16	5.25	5.48
机动车以外的运输事故	4.03	1.62	2.54	0.68	0.61	1.81	2.36	2.07
意外中毒	2.15	1.62	0.57	0.24	0.15	0.67	1.09	1.06
意外跌落	6.32	1.39	3.44	0.49	0.49	1.14	1.68	1.26
火灾	0.45	0.00	0.08	0.24	0.03	0.00	0.17	0.20
由自然环境因素所致的意外事故	0.24	0.23	0.08	0.10	0.06	0.03	0.12	0.07
淹死	1.90	0.69	8.44	3.47	2.52	2.08	1.39	1.14
意外的机械性窒息	0.43	11.34	0.66	0.00	0.00	0.10	0.10	0.11
砸死	0.38			0.00	0.09	0.10	0.15	0.25
由机器切割和穿刺工具所致的意外事故	0.12			0.00	0.06	0.17	0.07	0.11
触电	0.52			0.10	0.06	0.27	0.39	0.56
其他意外事故和有害效应	3.80	10.18	1.56	0.54	0.32	1.14	1.51	1.41
自杀	6.41				0.52	2.25	2.80	3.30
被杀	0.72				0.15	0.67	0.66	0.74

10-3-1　续表3

30～	35～	40～	45～	50～	55～	60～	65～	70～	75～	80～	85岁及以上
0.24	0.54	1.13	2.31	4.45	7.63	17.14	27.07	48.72	80.47	119.92	279.61
4.34	10.27	22.07	39.65	62.62	99.42	186.36	327.86	628.99	1193.71	2106.72	4154.48
0.26	0.44	0.99	1.15	1.54	2.16	3.42	5.36	8.79	15.67	23.69	42.80
1.78	3.01	4.90	8.17	13.55	23.57	51.39	117.65	281.28	618.72	1361.52	3518.43
0.60	1.10	1.59	2.58	3.28	5.76	10.97	23.29	59.11	137.93	332.26	945.12
0.55	0.91	1.97	3.94	7.40	13.47	32.37	77.66	186.37	399.70	866.27	2071.98
0.00	0.07	0.05	0.07	0.07	0.21	0.50	0.99	3.00	6.99	10.10	15.44
0.63	0.93	1.30	1.58	2.80	4.13	7.55	15.72	32.81	74.10	152.88	485.89
1.60	4.76	9.30	13.83	17.12	19.99	28.65	40.34	69.29	111.37	204.56	465.19
0.16	0.26	0.41	0.66	1.05	1.47	2.17	4.54	8.52	16.82	27.83	66.66
0.00	0.00	0.00	0.02	0.02	0.03	0.04	0.17	0.40	0.44	1.33	3.51
0.05	0.21	0.17	0.27	0.41	0.53	1.29	1.40	4.59	10.80	21.86	52.97
1.02	2.99	7.12	10.45	12.91	13.86	18.35	22.82	33.88	38.95	61.45	81.74
0.37	1.31	1.61	2.42	2.73	4.10	6.80	11.41	21.90	44.35	92.09	260.31
0.26	0.75	0.99	1.18	1.56	1.63	2.09	3.78	4.66	10.45	13.42	35.08
1.10	2.29	3.20	3.76	4.08	6.36	11.09	18.22	33.15	55.51	89.44	176.47
0.76	1.19	1.44	1.90	2.48	3.50	5.42	9.37	16.31	26.74	43.07	78.23
0.00	0.00	0.00	0.00	0.00	0.05	0.08	0.06	0.33	0.89	1.82	7.37
0.34	1.10	1.75	1.86	1.60	2.81	5.59	8.79	16.51	27.89	44.56	90.86
0.31	0.40	0.05	0.02	0.02							
0.29	0.37	0.05	0.00	0.02							
0.08	0.05	0.02	0.00	0.00							
0.08	0.09	0.02	0.00	0.00							
0.00	0.02	0.00	0.00	0.00							
0.08	0.16	0.00	0.00	0.00							
0.00	0.00	0.00	0.00	0.00							
0.05	0.00	0.00	0.00	0.00							
0.03	0.02	0.00	0.00	0.00							
0.00	0.00	0.00	0.02	0.00							
0.42	0.54	0.67	0.66	0.48	0.60	0.63	1.34	1.66	2.30	4.47	3.86
0.34	0.42	0.41	0.48	0.28	0.29	0.33	0.87	1.13	1.59	2.48	1.75
0.08	0.12	0.26	0.18	0.21	0.32	0.29	0.47	0.53	0.71	1.99	2.10
0.76	0.96	1.44	2.24	2.80	2.92	4.05	5.41	7.92	18.59	25.18	85.60
0.34	0.56	0.89	1.29	1.49	1.79	2.75	5.59	10.98	26.91	102.86	1022.66
21.93	27.51	35.48	35.55	34.50	38.42	45.55	58.62	80.01	119.87	207.71	562.37
6.96	7.80	10.14	10.48	10.29	10.97	11.43	14.84	15.44	18.94	16.73	23.15
2.22	4.62	5.12	5.11	4.42	5.42	6.21	7.04	8.12	10.00	13.58	14.03
1.67	2.10	3.08	2.44	2.75	2.52	2.88	2.33	3.99	7.17	10.44	15.09
2.12	2.34	3.77	4.14	3.99	4.71	5.88	9.84	15.31	31.87	74.37	272.94
0.34	0.16	0.22	0.34	0.41	0.50	0.71	0.70	1.46	2.04	4.80	8.07
0.16	0.16	0.29	0.34	0.32	0.26	0.17	0.35	0.47	0.89	1.16	4.21
0.97	1.12	1.49	1.27	1.24	1.26	2.21	2.56	2.60	3.81	4.64	9.12
0.18	0.49	0.41	0.45	0.21	0.60	0.25	0.70	0.93	0.80	1.33	2.10
0.52	0.68	0.43	0.52	0.41	0.45	0.58	0.58	0.40	0.62	0.50	1.40
0.13	0.19	0.22	0.18	0.09	0.11	0.04	0.06	0.07	0.18	0.17	0.35
0.50	0.63	0.75	0.75	0.71	0.45	0.88	0.47	0.53	0.53	0.99	2.10
1.75	2.31	2.76	2.90	2.84	3.21	3.84	4.66	7.92	14.25	32.13	139.98
3.66	4.13	5.43	5.70	5.98	7.29	9.93	13.68	22.10	28.06	46.38	68.41
0.73	0.77	1.37	0.93	0.83	0.68	0.54	0.81	0.67	0.71	0.50	1.40

10-3-2 2010年大城市居民年龄别疾病别死亡率(1/10万)(男)

疾病名称(ICD-10)	合计	不满1岁	1～	5～	10～	15～	20～	25～
总计	703.84	576.00	64.35	20.59	16.25	39.26	47.56	51.90
传染病和寄生虫病小计	9.41	18.25	4.66	0.65	0.50	0.32	1.09	1.69
其中：传染病计	9.35	18.25	4.66	0.65	0.50	0.32	1.09	1.65
内：伤寒和副伤寒	0.00	0.00	0.00	0.00	0.00	0.00	0.00	0.00
痢疾	0.02	0.00	0.16	0.00	0.00	0.00	0.00	0.00
肠道其他细菌性传染病	0.11	1.34	0.31	0.09	0.00	0.00	0.00	0.00
呼吸道结核	3.38	0.00	0.00	0.09	0.06	0.06	0.47	0.43
其他结核	0.14	0.00	0.00	0.00	0.00	0.00	0.19	0.13
钩端螺旋体病	0.00	0.00	0.00	0.00	0.00	0.00	0.00	0.00
破伤风	0.04	0.89	0.00	0.00	0.00	0.00	0.00	0.00
百日咳	0.00	0.00	0.00	0.00	0.00	0.00	0.00	0.00
脑膜炎球菌感染	0.10	0.89	0.47	0.09	0.06	0.06	0.00	0.13
败血症	0.43	4.90	0.16	0.09	0.06	0.06	0.05	0.00
流行性乙型脑炎	0.01	0.00	0.16	0.00	0.00	0.00	0.00	0.00
流行性出血热	0.13	0.00	0.00	0.00	0.06	0.00	0.05	0.04
麻疹	0.02	1.34	0.16	0.00	0.00	0.00	0.00	0.04
病毒性肝炎	3.27	1.34	0.16	0.00	0.17	0.13	0.09	0.30
艾滋病	0.49	0.00	0.16	0.00	0.00	0.00	0.09	0.39
寄生虫病计	0.05	0.00	0.00	0.00	0.00	0.00	0.00	0.04
内：疟疾	0.00	0.00	0.00	0.00	0.00	0.00	0.00	0.00
血吸虫病								
肿瘤小计	201.86	10.68	8.55	4.27	2.56	6.63	7.55	8.07
其中：恶性肿瘤计	199.43	10.24	8.55	4.17	2.56	6.44	7.36	7.94
内：鼻咽癌	2.06					0.13	0.00	0.09
食道癌	14.05					0.13	0.05	0.13
胃癌	23.70					0.13	0.14	0.43
结肠、直肠和肛门癌	15.77					0.19	0.09	0.56
肝癌	34.05					0.90	1.27	1.43
肺癌	61.60					0.58	0.42	0.74
乳腺癌								
宫颈癌								
膀胱癌	3.47					0.06	0.00	0.00
白血病	4.59	4.01	2.95	1.95	1.11	2.00	2.74	1.56
良性肿瘤计	0.68	0.45	0.00	0.09	0.00	0.13	0.09	0.09
其他肿瘤计	1.75	0.00	0.00	0.00	0.00	0.06	0.09	0.04
血液、造血器官及免疫疾病小计	1.56	1.34	0.93	0.56	0.22	0.32	0.38	0.22
其中:贫血	1.05	0.89	0.31	0.46	0.17	0.13	0.19	0.17
血液、造血器官及免疫的其他疾病	0.51	0.45	0.62	0.09	0.06	0.19	0.19	0.04
内分泌、营养和代谢疾病小计	17.35	3.56	0.00	0.28	0.22	0.32	0.38	0.61
其中：糖尿病	16.21					0.19	0.38	0.43
内分泌、营养和代谢的其他疾病	1.14	2.67	0.00	0.19	0.22	0.13	0.00	0.17
精神障碍小计	2.83	0.00	0.00	0.00	0.00	0.00	0.33	0.74
神经系统疾病小计	6.59	7.57	3.42	1.30	1.11	1.67	1.79	1.26
其中: 脑膜炎	0.13	1.34	0.62	0.19	0.00	0.00	0.05	0.04
神经系统的其他疾病	6.45	6.23	2.80	1.11	1.11	1.67	1.75	1.22
循环系统疾病小计	293.73	9.79	2.64	0.83	0.83	4.18	7.27	8.85
其中：急性风湿热	0.28	0.00	0.00	0.00	0.00	0.00	0.00	0.09
心脏病计	136.37	7.12	2.33	0.37	0.67	2.77	4.81	5.73
内：慢性风湿性心脏病	2.13					0.13	0.05	0.00
高血压性心脏病	7.99					0.13	0.14	0.09
急性心肌梗死	47.04					0.90	1.79	2.39
其他冠心病	53.79					0.39	0.75	0.91
肺源性心脏病	11.70	0.45	0.00	0.00	0.00	0.13	0.42	0.39
其他心脏病	13.72	4.01	1.71	0.28	0.45	1.09	1.65	1.95

10-3-2　续表1

30～	35～	40～	45～	50～	55～	60～	65～	70～	75～	80～	85岁及以上
79.80	135.46	230.99	359.53	516.59	745.49	1227.38	1966.62	3342.73	5779.53	9946.79	21062.49
3.14	5.66	7.27	11.88	12.16	11.86	17.69	19.50	32.79	46.23	77.84	121.86
3.14	5.62	7.27	11.88	12.07	11.81	17.52	19.50	32.51	45.66	77.84	120.07
0.00	0.00	0.00	0.00	0.00	0.00	0.00	0.00	0.00	0.00	0.00	0.00
0.00	0.00	0.05	0.00	0.00	0.05	0.00	0.00	0.00	0.00	0.00	0.90
0.10	0.00	0.19	0.04	0.09	0.05	0.17	0.24	0.14	0.57	0.38	2.69
0.76	1.66	1.98	4.02	3.99	3.48	5.84	8.01	16.54	18.91	40.99	50.18
0.05	0.09	0.24	0.04	0.00	0.11	0.08	0.36	0.71	1.34	0.38	0.90
0.00	0.00	0.00	0.00	0.00	0.00	0.00	0.00	0.00	0.00	0.00	0.00
0.05	0.05	0.05	0.00	0.09	0.05	0.08	0.00	0.00	0.19	0.00	0.00
0.00	0.00	0.00	0.00	0.00	0.00	0.00	0.00	0.00	0.00	0.00	0.00
0.15	0.00	0.05	0.00	0.09	0.00	0.17	0.00	0.29	0.57	0.75	0.90
0.05	0.23	0.14	0.18	0.14	0.21	0.25	0.72	1.85	4.20	5.26	17.02
0.00	0.05	0.00	0.00	0.00	0.00	0.00	0.00	0.00	0.00	0.00	0.00
0.05	0.05	0.14	0.13	0.09	0.21	0.25	0.36	0.57	0.76	0.38	0.90
0.00	0.00	0.00	0.00	0.00	0.00	0.00	0.00	0.00	0.00	0.00	0.00
0.91	2.30	2.64	6.05	5.85	6.38	6.93	6.70	7.84	9.93	16.92	25.98
0.66	0.78	0.94	0.66	0.86	0.26	1.08	0.48	0.57	0.57	0.38	0.90
0.00	0.05	0.00	0.00	0.09	0.05	0.17	0.00	0.29	0.57	0.00	1.79
0.00	0.05	0.00	0.00	0.00	0.00	0.00	0.00	0.00	0.00	0.00	0.00
17.22	31.99	63.74	119.00	198.16	307.70	494.19	728.23	1033.26	1563.77	2170.24	2996.25
16.91	31.76	62.70	117.81	196.02	304.38	490.10	720.09	1020.00	1547.72	2140.16	2927.26
0.20	0.92	1.51	2.47	3.68	3.95	7.01	7.66	6.99	7.07	7.52	6.27
0.35	1.10	1.98	8.92	17.20	26.62	42.06	56.22	68.58	90.56	129.74	188.16
1.06	2.07	6.09	11.79	21.24	34.26	61.50	87.92	130.32	200.80	272.27	361.99
0.71	1.70	3.54	6.76	12.57	18.13	34.38	53.95	84.26	148.64	225.26	310.92
6.28	12.61	23.59	35.25	50.29	67.58	84.28	115.67	130.60	170.61	218.49	285.83
2.13	4.42	10.95	24.52	50.24	91.14	160.06	246.05	365.85	544.88	678.41	903.18
0.10	0.18	0.42	0.22	1.32	2.53	3.59	8.97	21.39	40.31	69.95	124.55
1.72	2.30	2.78	4.06	3.68	5.48	8.26	12.80	17.39	21.97	36.85	34.94
0.15	0.18	0.71	0.57	0.82	0.47	1.67	1.91	3.42	3.82	6.39	8.96
0.15	0.05	0.33	0.62	1.32	2.85	2.42	6.22	9.84	12.23	23.69	60.03
0.20	0.32	0.94	0.80	1.00	1.48	1.92	3.95	7.41	11.65	21.06	40.32
0.10	0.18	0.52	0.40	0.59	1.00	0.83	3.23	5.13	8.41	15.42	32.26
0.10	0.14	0.42	0.40	0.41	0.47	1.08	0.72	2.28	3.25	5.64	8.06
1.11	1.70	3.49	7.24	12.35	17.13	32.63	52.15	91.82	160.29	270.39	486.53
0.86	1.43	3.07	6.94	11.39	16.34	30.71	49.88	88.97	152.65	256.10	420.23
0.25	0.28	0.42	0.31	0.95	0.79	1.92	2.27	2.85	7.64	14.29	66.30
1.77	2.58	1.89	2.30	2.04	2.16	2.84	5.26	6.84	19.87	34.97	107.52
1.72	1.70	2.31	3.84	3.68	5.38	8.18	12.56	29.23	48.34	93.26	221.31
0.05	0.05	0.00	0.31	0.05	0.16	0.17	0.12	0.43	0.76	0.38	0.00
1.67	1.66	2.31	3.53	3.63	5.22	8.01	12.44	28.80	47.57	92.89	221.31
16.20	34.29	69.59	118.17	177.96	267.79	470.49	821.17	1511.18	2734.35	4774.08	10325.61
0.10	0.28	0.05	0.09	0.23	0.32	0.50	0.60	1.14	1.72	4.14	9.86
9.01	16.98	34.96	55.70	80.61	119.50	205.62	360.05	673.11	1200.38	2243.57	5447.74
0.15	0.46	0.85	0.84	1.45	2.53	6.01	6.70	11.98	16.05	27.08	43.90
0.25	0.60	1.27	1.94	3.04	5.22	10.60	20.22	46.20	77.57	145.16	360.20
4.35	6.95	16.47	24.34	34.63	52.14	78.19	132.54	224.70	374.65	691.20	1614.61
1.72	4.65	8.49	17.93	27.41	40.22	73.10	130.62	258.35	508.01	976.63	2515.10
0.61	0.78	1.42	2.08	3.31	5.69	16.27	34.81	72.71	123.80	221.50	448.00
1.92	3.54	6.46	8.57	10.76	13.71	21.45	35.17	59.17	100.30	182.01	465.92

10-3-2　续表2

疾病名称(ICD-10)	合计	不满1岁	1～	5～	10～	15～	20～	25～
其他高血压病	9.92	0.45	0.00	0.09	0.06	0.00	0.09	0.30
脑血管病	144.60	2.23	0.31	0.37	0.11	1.29	2.17	2.60
循环系统的其他疾病	2.56	0.00	0.00	0.00	0.00	0.13	0.19	0.13
呼吸系统疾病小计	79.26	45.40	6.37	0.37	0.45	1.61	1.37	1.48
其中：肺炎	19.15	37.39	5.44	0.37	0.28	0.84	0.61	0.56
慢性下呼吸道疾病	48.91	1.34	0.00	0.00	0.00	0.13	0.28	0.35
尘肺	0.98	0.00	0.00	0.00	0.00	0.00	0.05	0.00
呼吸系统的其他疾病	10.22	6.68	0.93	0.00	0.17	0.64	0.42	0.56
消化系统疾病小计	21.87	11.57	2.95	0.19	0.11	0.64	0.38	1.30
其中：胃和十二指肠溃疡	2.23	0.00	0.00	0.00	0.00	0.06	0.00	0.13
阑尾炎	0.07	0.00	0.00	0.00	0.00	0.00	0.00	0.04
肠梗阻	1.39	3.12	1.09	0.00	0.11	0.13	0.00	0.04
肝疾病	11.84	1.78	0.31	0.19	0.00	0.19	0.28	0.48
消化系统的其他疾病	6.35	6.68	1.55	0.00	0.00	0.26	0.09	0.61
肌肉骨骼和结缔组织疾病小计	1.12	0.00	0.16	0.00	0.11	0.39	0.05	0.04
泌尿生殖系统疾病小计	7.90	1.34	0.00	0.09	0.22	0.32	0.80	1.00
其中：肾小球和肾小管间质疾病	3.71	0.45	0.00	0.09	0.17	0.19	0.52	0.56
前列腺增生	0.20	0.00	0.00	0.00	0.00	0.00	0.00	0.00
泌尿生殖系统的其他疾病	3.98	0.89	0.00	0.00	0.06	0.13	0.28	0.43
妊娠、分娩和产褥期并发症小计								
其中：直接产科原因计								
内：流产								
妊娠高血压综合征								
梗阻性分娩								
产后出血								
母体产伤								
产褥期感染								
间接产科原因计								
妊娠、分娩和产褥期的其他情况								
围生期疾病小计	2.44	280.88	0.16					
其中：早产儿和未成熟儿	0.68	78.79	0.00					
新生儿产伤和窒息	0.53	60.54	0.00					
新生儿溶血性疾病	0.03	3.12	0.00					
新生儿硬化病	0.01	0.89	0.00					
起源于围生期的其他情况	1.20	137.55	0.16					
先天畸形、变形和染色体异常小计	2.18	134.88	7.62	0.56	0.61	1.09	1.09	0.82
其中：先天性心脏病	1.38	81.90	5.60	0.46	0.50	0.71	0.85	0.56
其他先天畸形、变形和染色体异常	0.80	52.97	2.02	0.09	0.11	0.39	0.24	0.26
诊断不明小计	3.75	6.23	0.78	0.19	0.06	0.64	0.61	1.04
其他疾病小计	6.91	6.68	0.93	0.37	0.11	0.26	0.14	0.30
损伤和中毒外部原因小计	45.09	37.84	25.18	10.94	9.07	20.85	24.34	24.48
其中：机动车辆交通事故	11.64	3.12	4.04	2.60	1.39	5.66	7.69	7.90
机动车以外的运输事故	5.38	1.78	2.18	0.93	0.83	2.90	3.26	3.17
意外中毒	2.84	1.78	0.47	0.37	0.22	0.97	1.23	1.35
意外跌落	7.14	0.89	4.82	0.56	0.83	1.93	2.41	1.82
火灾	0.57	0.00	0.16	0.19	0.06	0.00	0.19	0.30
由自然环境因素所致的意外事故	0.34	0.45	0.00	0.00	0.11	0.06	0.19	0.13
淹死	2.55	0.89	9.95	5.19	4.17	3.28	2.12	1.56
意外的机械性窒息	0.66	13.80	0.62	0.00	0.00	0.19	0.19	0.17
砸死	0.63			0.00	0.17	0.13	0.28	0.43
由机器切割和穿刺工具所致的意外事故	0.19			0.00	0.11	0.26	0.14	0.22
触电	0.91			0.19	0.11	0.39	0.71	1.08
其他意外事故和有害效应	4.44	12.46	2.18	0.74	0.39	1.87	2.12	2.34
自杀	6.86				0.50	2.19	2.97	2.99
被杀	0.93				0.17	1.03	0.85	1.00

10-3-2 续表3

30～	35～	40～	45～	50～	55～	60～	65～	70～	75～	80～	85岁及以上
0.20	0.55	1.70	3.00	6.40	10.17	21.61	31.94	58.03	96.29	126.36	303.75
6.43	15.79	31.28	57.43	88.41	134.48	237.66	421.41	769.21	1417.04	2368.43	4503.34
0.46	0.69	1.60	1.94	2.31	3.32	5.09	7.18	9.70	18.91	31.59	60.93
2.18	4.14	6.61	11.66	19.11	32.10	72.27	156.46	377.40	794.78	1786.66	4531.12
0.86	1.56	2.36	3.75	4.95	7.80	14.52	29.67	77.13	178.25	429.46	1191.69
0.51	1.20	2.69	5.61	10.17	18.45	45.73	102.87	250.79	509.73	1136.83	2724.76
0.00	0.14	0.09	0.13	0.14	0.37	0.83	2.03	6.13	13.95	19.18	36.74
0.81	1.24	1.46	2.16	3.86	5.48	11.18	21.89	43.34	92.85	201.19	577.93
2.33	7.64	15.43	23.06	27.37	29.52	40.06	50.12	84.12	126.86	242.18	506.25
0.25	0.46	0.61	1.19	1.77	1.95	3.09	6.10	9.27	20.44	36.48	77.95
0.00	0.00	0.00	0.04	0.05	0.05	0.00	0.24	0.57	0.38	0.75	2.69
0.10	0.32	0.28	0.35	0.50	0.63	1.59	1.56	5.85	14.52	27.45	65.41
1.57	5.25	11.89	18.07	20.97	20.93	26.04	30.02	41.63	42.60	74.46	96.77
0.41	1.61	2.64	3.40	4.08	5.96	9.35	12.20	26.80	48.91	103.04	263.43
0.05	0.37	0.71	0.71	1.23	1.63	1.50	3.35	3.71	9.17	9.78	32.26
1.32	2.95	4.20	4.11	4.63	7.59	13.85	21.77	36.78	64.19	107.93	225.79
0.91	1.47	1.89	1.72	2.63	3.95	6.93	10.65	16.68	29.23	50.02	86.02
0.00	0.00	0.00	0.00	0.00	0.11	0.17	0.12	0.71	1.91	4.14	18.82
0.41	1.47	2.31	2.39	2.00	3.53	6.76	11.00	19.39	33.05	53.78	120.96
0.41	0.64	0.71	0.66	0.45	0.79	0.42	1.79	2.00	2.87	3.01	4.48
0.30	0.51	0.38	0.40	0.23	0.37	0.08	1.20	1.43	1.72	1.88	0.90
0.10	0.14	0.33	0.27	0.23	0.42	0.33	0.60	0.57	1.15	1.13	3.58
1.22	1.43	2.17	3.80	4.99	5.06	6.09	7.78	11.55	23.12	30.84	81.54
0.35	0.74	1.32	1.81	2.22	2.53	3.09	7.30	14.40	27.51	92.89	873.61
30.58	39.31	50.62	50.49	49.24	52.77	62.17	75.24	100.23	146.54	231.28	507.14
10.38	12.06	15.24	14.93	14.93	16.39	16.61	20.10	19.39	26.37	21.81	34.94
2.79	6.67	7.17	7.07	6.08	6.91	7.84	8.97	11.83	12.23	20.68	17.92
2.23	3.18	4.43	4.02	4.08	3.37	4.09	3.23	4.42	8.98	10.15	17.02
3.44	3.68	6.23	6.41	5.76	7.22	8.68	12.44	19.53	36.68	76.34	223.11
0.51	0.14	0.33	0.44	0.64	0.74	1.00	1.08	2.14	2.10	6.02	10.75
0.25	0.14	0.47	0.44	0.54	0.42	0.25	0.36	0.71	1.15	1.88	6.27
1.22	1.33	2.03	1.55	1.72	1.16	2.92	3.71	3.99	4.39	5.26	9.86
0.35	0.92	0.57	0.75	0.36	1.16	0.50	1.08	1.57	0.96	1.50	4.48
0.91	1.20	0.71	0.88	0.77	0.79	1.00	0.96	0.43	0.76	0.75	2.69
0.20	0.28	0.33	0.31	0.18	0.16	0.08	0.12	0.14	0.00	0.00	0.90
0.96	1.24	1.27	1.28	1.32	0.79	1.42	0.72	1.00	0.57	1.13	1.79
2.53	3.31	4.72	4.81	4.45	4.32	5.26	6.46	9.27	18.15	30.08	91.39
3.75	4.28	5.52	6.45	7.22	8.38	11.77	15.07	24.95	33.43	54.90	84.22
1.06	0.87	1.60	1.15	1.18	0.95	0.75	0.96	0.86	0.76	0.75	1.79

10-3-3 2010年大城市居民年龄别疾病别死亡率(1/10万)(女)

疾病名称(ICD-10)	合计	不满1岁	1～	5～	10～	15～	20～	25～
总计	539.46	447.92	54.63	11.96	9.70	19.24	25.18	28.47
传染病和寄生虫病小计	4.25	10.11	4.86	0.41	0.30	0.56	0.65	0.56
其中：传染病计	4.22	10.11	4.86	0.41	0.30	0.56	0.65	0.56
内：伤寒和副伤寒	0.00	0.00	0.00	0.00	0.00	0.00	0.00	0.00
痢疾	0.01	0.48	0.17	0.00	0.00	0.00	0.00	0.00
肠道其他细菌性传染病	0.12	1.93	0.35	0.00	0.00	0.07	0.00	0.00
呼吸道结核	1.02	0.48	0.00	0.00	0.00	0.07	0.15	0.14
其他结核	0.16	0.00	0.52	0.10	0.06	0.21	0.10	0.14
钩端螺旋体病	0.00	0.00	0.00	0.00	0.00	0.00	0.00	0.00
破伤风	0.02	0.00	0.00	0.00	0.06	0.00	0.00	0.00
百日咳	0.00	0.00	0.00	0.00	0.00	0.00	0.00	0.00
脑膜炎球菌感染	0.06	0.48	0.35	0.00	0.00	0.00	0.00	0.00
败血症	0.33	4.82	0.52	0.00	0.00	0.14	0.05	0.00
流行性乙型脑炎	0.01	0.00	0.00	0.00	0.00	0.00	0.00	0.00
流行性出血热	0.04	0.00	0.00	0.00	0.00	0.00	0.00	0.00
麻疹	0.00	0.00	0.00	0.00	0.00	0.00	0.00	0.00
病毒性肝炎	1.52	0.48	0.17	0.10	0.00	0.07	0.05	0.09
艾滋病	0.14	0.00	0.17	0.00	0.00	0.00	0.15	0.05
寄生虫病计	0.04	0.00	0.00	0.00	0.00	0.00	0.00	0.00
内：疟疾	0.00	0.00	0.00	0.00	0.00	0.00	0.00	0.00
血吸虫病								
肿瘤小计	127.37	8.67	5.90	3.40	2.12	4.20	5.02	5.91
其中：恶性肿瘤计	125.27	7.22	5.55	3.30	2.12	3.99	4.87	5.72
内：鼻咽癌	0.88					0.00	0.10	0.00
食道癌	4.03					0.00	0.00	0.00
胃癌	12.00					0.21	0.35	0.65
结肠、直肠和肛门癌	12.25					0.00	0.15	0.42
肝癌	13.45					0.21	0.55	0.56
肺癌	31.52					0.07	0.30	0.51
乳腺癌	9.76					0.00	0.05	0.33
宫颈癌	3.40					0.14	0.10	0.28
膀胱癌	1.33					0.00	0.00	0.00
白血病	3.41	2.89	3.12	0.72	0.79	1.40	1.15	1.12
良性肿瘤计	0.54	0.96	0.35	0.10	0.00	0.14	0.10	0.05
其他肿瘤计	1.56	0.48	0.00	0.00	0.00	0.07	0.05	0.14
血液、造血器官及免疫疾病小计	1.58	2.41	1.21	0.21	0.24	0.35	0.15	0.42
其中:贫血	1.16	1.44	0.35	0.10	0.12	0.21	0.10	0.33
血液、造血器官及免疫的其他疾病	0.42	0.96	0.87	0.10	0.12	0.14	0.05	0.09
内分泌、营养和代谢疾病小计	20.49	1.93	0.35	0.00	0.18	0.07	0.30	0.56
其中：糖尿病	19.06					0.07	0.25	0.37
内分泌、营养和代谢的其他疾病	1.43	1.93	0.35	0.00	0.12	0.00	0.05	0.19
精神障碍小计	2.94	0.00	0.00	0.00	0.12	0.35	0.20	0.42
神经系统疾病小计	5.64	5.78	3.30	0.52	0.49	0.98	1.25	0.98
其中：脑膜炎	0.10	0.48	0.52	0.00	0.00	0.21	0.05	0.05
神经系统的其他疾病	5.55	5.30	2.78	0.52	0.49	0.77	1.20	0.93
循环系统疾病小计	253.36	9.63	2.43	0.72	1.03	1.89	2.66	3.44
其中：急性风湿热	0.48	0.00	0.00	0.00	0.00	0.00	0.05	0.00
心脏病计	123.75	5.78	1.56	0.52	0.73	0.91	1.30	2.19
内：慢性风湿性心脏病	3.41					0.14	0.05	0.09
高血压性心脏病	8.61					0.00	0.00	0.23
急性心肌梗死	37.35					0.42	0.45	0.60
其他冠心病	53.51					0.07	0.40	0.33
肺源性心脏病	9.80	0.48	0.00	0.00	0.06	0.00	0.05	0.09
其他心脏病	11.06	3.37	1.04	0.31	0.36	0.28	0.35	0.84

10-3-3 续表1

30～	35～	40～	45～	50～	55～	60～	65～	70～	75～	80～	85岁及以上
40.29	62.47	105.87	156.88	232.76	364.05	651.69	1126.34	2157.11	3970.81	7257.12	17187.90
0.76	1.56	1.57	2.88	3.10	4.83	7.76	9.07	16.23	24.91	34.93	62.27
0.76	1.56	1.57	2.88	3.10	4.78	7.76	8.96	16.23	24.25	34.04	62.27
0.00	0.00	0.00	0.00	0.00	0.05	0.00	0.00	0.00	0.00	0.00	0.00
0.00	0.00	0.00	0.00	0.00	0.05	0.00	0.00	0.00	0.00	0.00	0.00
0.00	0.00	0.05	0.00	0.05	0.10	0.17	0.11	0.25	0.66	1.18	4.04
0.22	0.24	0.44	0.70	0.60	1.52	1.50	2.27	4.12	7.92	9.47	13.84
0.11	0.24	0.05	0.00	0.00	0.10	0.42	0.11	0.62	0.66	0.30	0.58
0.00	0.00	0.00	0.00	0.00	0.00	0.00	0.00	0.00	0.00	0.00	0.00
0.00	0.00	0.00	0.05	0.00	0.00	0.08	0.00	0.12	0.00	0.30	0.00
0.00	0.00	0.00	0.00	0.00	0.00	0.00	0.00	0.00	0.00	0.00	0.00
0.00	0.00	0.00	0.05	0.00	0.10	0.25	0.23	0.12	0.00	0.30	0.58
0.00	0.19	0.15	0.09	0.19	0.00	0.08	0.79	1.25	0.99	3.26	10.96
0.00	0.00	0.00	0.05	0.00	0.00	0.00	0.11	0.00	0.00	0.00	0.00
0.00	0.00	0.00	0.09	0.00	0.00	0.17	0.11	0.37	0.16	0.59	0.00
0.00	0.00	0.00	0.00	0.00	0.00	0.08	0.00	0.00	0.00	0.00	0.00
0.27	0.38	0.44	1.11	1.71	2.20	3.75	4.08	5.99	9.73	10.95	15.57
0.05	0.47	0.25	0.32	0.00	0.16	0.00	0.00	0.12	0.16	0.30	0.58
0.00	0.00	0.00	0.00	0.00	0.05	0.00	0.11	0.00	0.66	0.89	0.00
0.00	0.00	0.00	0.00	0.00	0.00	0.00	0.00	0.00	0.00	0.00	0.00
13.16	23.46	43.08	70.99	109.94	163.34	251.17	368.68	588.87	865.92	1168.97	1654.21
13.05	22.85	42.59	69.83	108.88	161.14	248.25	363.80	582.13	852.56	1143.21	1597.71
0.22	0.24	0.54	0.65	1.48	1.57	2.08	3.06	3.12	3.46	4.14	5.77
0.11	0.05	0.34	0.93	1.48	3.41	7.34	14.06	21.47	35.96	51.80	64.58
1.19	2.56	3.38	5.99	9.91	15.06	22.68	37.20	53.31	83.14	116.93	171.82
0.76	1.71	2.84	4.32	8.01	13.59	23.18	34.25	58.67	95.85	136.46	201.23
1.19	2.46	3.87	7.05	12.92	17.16	29.44	46.27	64.54	87.10	108.64	157.41
1.30	2.46	7.40	11.37	20.05	32.70	57.87	95.37	178.90	257.19	329.17	434.17
1.79	3.60	6.86	10.76	17.41	21.99	23.77	19.73	26.22	34.48	46.18	80.72
0.81	1.94	4.31	6.17	5.46	5.77	5.84	5.56	8.74	10.89	15.69	19.03
0.00	0.09	0.15	0.23	0.09	0.68	1.00	3.40	5.49	12.54	25.16	35.75
1.41	1.90	1.76	2.69	2.92	3.62	5.92	8.62	11.86	17.82	19.24	23.64
0.05	0.19	0.29	0.42	0.28	0.58	1.08	1.59	2.12	2.14	4.74	9.80
0.05	0.43	0.20	0.74	0.79	1.63	1.83	3.29	4.62	11.22	21.02	46.70
0.22	0.47	0.34	0.84	1.07	1.78	1.42	2.72	5.74	10.89	17.76	31.14
0.11	0.38	0.20	0.74	0.79	1.15	1.17	1.81	4.74	7.75	13.62	23.64
0.11	0.09	0.15	0.09	0.28	0.63	0.25	0.91	1.00	3.13	4.14	7.50
0.76	1.04	2.45	4.69	6.99	12.54	25.93	58.86	100.50	184.27	290.39	475.10
0.49	0.76	2.11	4.18	6.30	11.91	24.35	56.02	96.63	176.19	274.41	409.95
0.27	0.28	0.34	0.51	0.69	0.63	1.58	2.84	3.87	8.08	15.98	65.15
0.70	0.57	1.03	1.11	0.79	1.31	2.75	2.72	7.62	17.49	42.33	139.53
0.97	1.09	1.62	1.95	2.69	3.62	6.25	8.28	17.85	34.31	69.27	197.19
0.05	0.00	0.00	0.00	0.14	0.05	0.08	0.00	0.37	0.66	0.30	1.15
0.92	1.09	1.62	1.95	2.55	3.57	6.17	8.28	17.48	33.65	68.97	196.04
5.85	10.43	24.65	38.84	66.87	117.89	263.43	494.11	1055.02	2069.04	4014.27	9331.97
0.00	0.09	0.05	0.00	0.32	0.37	1.33	2.15	1.50	2.97	6.51	9.23
3.41	5.02	11.22	15.96	27.05	46.92	112.58	226.70	498.73	985.53	1974.72	5097.56
0.32	0.33	0.74	1.30	1.67	4.15	7.76	11.79	18.10	22.77	32.56	53.05
0.22	0.05	0.49	0.93	1.67	2.31	8.17	14.86	32.83	74.40	156.59	332.11
1.41	1.75	4.71	6.59	10.14	16.32	36.61	72.47	156.55	288.86	564.80	1472.01
0.54	1.09	2.06	3.94	7.73	14.17	38.61	86.75	208.86	438.82	900.48	2456.24
0.11	0.28	0.69	1.30	1.81	3.99	8.92	19.62	40.82	83.97	162.51	364.98
0.81	1.52	2.55	1.90	4.03	5.98	12.51	21.21	41.57	76.71	157.78	419.17

10-3-3 续表2

疾病名称(ICD-10)	合计	不满1岁	1～	5～	10～	15～	20～	25～
其他高血压病	8.50	0.48	0.17	0.00	0.00	0.00	0.05	0.00
脑血管病	119.18	3.37	0.69	0.21	0.30	0.70	1.20	1.26
循环系统的其他疾病	1.46	0.00	0.00	0.00	0.00	0.28	0.05	0.00
呼吸系统疾病小计	58.62	30.82	4.68	0.31	0.24	0.70	0.95	1.40
其中：肺炎	14.77	27.45	3.99	0.21	0.12	0.42	0.35	0.60
慢性下呼吸道疾病	35.84	0.96	0.17	0.00	0.00	0.07	0.10	0.14
尘肺	0.10	0.00	0.00	0.00	0.00	0.00	0.00	0.00
呼吸系统的其他疾病	7.92	2.41	0.52	0.10	0.12	0.21	0.50	0.65
消化系统疾病小计	13.80	6.74	1.04	0.00	0.24	0.35	0.45	0.65
其中：胃和十二指肠溃疡	1.60	0.96	0.00	0.00	0.00	0.07	0.05	0.14
阑尾炎	0.08	0.00	0.00	0.00	0.06	0.00	0.00	0.00
肠梗阻	1.05	1.93	0.35	0.00	0.00	0.07	0.00	0.05
肝疾病	5.41	0.48	0.17	0.00	0.00	0.07	0.30	0.19
消化系统的其他疾病	5.65	3.37	0.52	0.00	0.18	0.14	0.10	0.28
肌肉骨骼和结缔组织疾病小计	2.05	0.00	0.17	0.00	0.36	0.49	0.70	0.88
泌尿生殖系统疾病小计	6.51	0.96	0.17	0.21	0.18	0.56	0.45	0.42
其中：肾小球和肾小管间质疾病	3.46	0.00	0.17	0.21	0.12	0.35	0.20	0.23
前列腺增生								
泌尿生殖系统的其他疾病	3.05	0.96	0.00	0.00	0.06	0.21	0.25	0.19
妊娠、分娩和产褥期并发症小计	0.23					0.00	0.20	0.70
其中：直接产科原因计	0.22					0.00	0.20	0.70
内：流产	0.04					0.00	0.05	0.19
妊娠高血压综合征	0.04					0.00	0.00	0.09
梗阻性分娩	0.00					0.00	0.00	0.00
产后出血	0.05					0.00	0.10	0.05
母体产伤	0.00					0.00	0.00	0.05
产褥期感染	0.02					0.00	0.00	0.14
间接产科原因计	0.01					0.00	0.00	0.00
妊娠、分娩和产褥期的其他情况	0.00					0.00	0.00	0.00
围生期疾病小计	1.73	207.58	0.00					
其中：早产儿和未成熟儿	0.57	68.87	0.00					
新生儿产伤和窒息	0.37	43.83	0.00					
新生儿溶血性疾病	0.00	0.48	0.00					
新生儿硬化病	0.00	0.48	0.00					
起源于围生期的其他情况	0.79	93.92	0.00					
先天畸形、变形和染色体异常小计	1.96	121.37	9.02	0.93	0.61	0.70	0.85	0.74
其中：先天性心脏病	1.27	69.84	6.24	0.72	0.42	0.63	0.70	0.60
其他先天畸形、变形和染色体异常	0.69	51.53	2.78	0.21	0.18	0.07	0.15	0.14
诊断不明小计	2.00	4.82	0.17	0.00	0.12	0.14	0.35	0.47
其他疾病小计	10.77	5.78	1.21	0.00	0.06	0.14	0.30	0.37
损伤和中毒外部原因小计	26.15	28.42	20.12	5.16	3.40	7.77	10.68	10.56
其中：机动车辆交通事故	4.82	4.33	5.38	1.75	1.21	2.52	2.66	2.88
机动车以外的运输事故	2.64	1.44	2.95	0.41	0.36	0.63	1.40	0.88
意外中毒	1.43	1.44	0.69	0.10	0.06	0.35	0.95	0.74
意外跌落	5.48	1.93	1.91	0.41	0.12	0.28	0.90	0.65
火灾	0.33	0.00	0.00	0.31	0.00	0.00	0.15	0.09
由自然环境因素所致的意外事故	0.15	0.00	0.17	0.21	0.00	0.00	0.05	0.00
淹死	1.23	0.48	6.76	1.55	0.73	0.77	0.60	0.70
意外的机械性窒息	0.19	8.67	0.69	0.00	0.00	0.00	0.00	0.05
砸死	0.12			0.00	0.00	0.07	0.00	0.05
由机器切割和穿刺工具所致的意外事故	0.05			0.00	0.00	0.07	0.00	0.00
触电	0.13			0.00	0.00	0.14	0.05	0.00
其他意外事故和有害效应	3.13	7.71	0.87	0.31	0.24	0.35	0.85	0.42
自杀	5.95				0.55	2.31	2.61	3.63
被杀	0.52				0.12	0.28	0.45	0.47

10-3-3　续表3

30～	35～	40～	45～	50～	55～	60～	65～	70～	75～	80～	85岁及以上
0.27	0.52	0.54	1.58	2.45	5.09	12.68	22.45	40.57	66.81	114.85	264.07
2.11	4.60	12.50	20.97	36.31	64.51	135.09	239.17	506.23	1000.87	1900.72	3929.98
0.05	0.19	0.34	0.32	0.74	1.00	1.75	3.63	7.99	12.87	17.46	31.14
1.35	1.85	3.14	4.50	7.87	15.06	30.52	80.86	197.12	466.70	1026.88	2866.76
0.32	0.62	0.78	1.35	1.57	3.73	7.42	17.24	43.32	103.11	255.76	786.46
0.60	0.62	1.23	2.18	4.58	8.50	19.01	53.75	129.96	304.70	653.31	1651.91
0.00	0.00	0.00	0.00	0.00	0.05	0.17	0.00	0.25	0.99	2.96	1.73
0.43	0.62	1.13	0.97	1.71	2.78	3.92	9.87	23.59	57.90	114.85	426.67
0.81	1.80	2.94	4.13	6.67	10.50	17.26	31.07	56.30	97.99	174.95	438.78
0.05	0.05	0.20	0.09	0.32	1.00	1.25	3.06	7.86	13.69	21.02	59.39
0.00	0.00	0.00	0.00	0.00	0.00	0.08	0.11	0.25	0.49	1.78	4.04
0.00	0.09	0.05	0.19	0.32	0.42	1.00	1.25	3.50	7.59	17.46	44.97
0.43	0.66	2.16	2.46	4.68	6.82	10.67	15.99	27.09	35.80	51.21	72.07
0.32	1.00	0.54	1.39	1.34	2.26	4.25	10.66	17.60	40.42	83.48	258.31
0.49	1.14	1.27	1.67	1.90	1.63	2.67	4.20	5.49	11.55	16.28	36.90
0.87	1.61	2.16	3.39	3.52	5.14	8.34	14.86	29.96	48.01	74.89	144.72
0.60	0.90	0.98	2.09	2.32	3.04	3.92	8.17	15.98	24.58	37.59	73.23
0.27	0.71	1.18	1.30	1.20	2.10	4.42	6.69	13.98	23.43	37.30	71.50
0.65	0.81	0.10	0.05	0.05							
0.60	0.76	0.10	0.00	0.05							
0.16	0.09	0.05	0.00	0.00							
0.16	0.19	0.05	0.00	0.00							
0.00	0.05	0.00	0.00	0.00							
0.16	0.33	0.00	0.00	0.00							
0.00	0.00	0.00	0.00	0.00							
0.11	0.00	0.00	0.00	0.00							
0.05	0.05	0.00	0.00	0.00							
0.00	0.00	0.00	0.05	0.00							
0.43	0.43	0.64	0.65	0.51	0.42	0.83	0.91	1.37	1.81	5.62	3.46
0.38	0.33	0.44	0.56	0.32	0.21	0.58	0.57	0.87	1.48	2.96	2.31
0.05	0.09	0.20	0.09	0.19	0.21	0.25	0.34	0.50	0.33	2.66	1.15
0.27	0.47	0.69	0.60	0.56	0.79	2.00	3.18	4.74	14.68	20.72	88.22
0.32	0.38	0.44	0.74	0.74	1.05	2.42	3.97	7.99	26.40	110.71	1118.57
12.67	15.36	19.75	19.86	19.45	24.14	28.94	42.87	62.30	96.84	189.15	597.92
3.30	3.41	4.85	5.80	5.56	5.56	6.25	9.87	11.98	12.54	12.73	15.57
1.62	2.51	2.99	3.06	2.73	3.94	4.59	5.22	4.87	8.08	7.99	11.53
1.08	1.00	1.67	0.79	1.39	1.68	1.67	1.47	3.62	5.61	10.66	13.84
0.70	0.95	1.23	1.76	2.18	2.20	3.09	7.37	11.61	27.71	72.82	305.01
0.16	0.19	0.10	0.23	0.19	0.26	0.42	0.34	0.87	1.98	3.85	6.34
0.05	0.19	0.10	0.23	0.09	0.10	0.08	0.34	0.25	0.66	0.59	2.88
0.70	0.90	0.93	0.97	0.74	1.36	1.50	1.47	1.37	3.30	4.14	8.65
0.00	0.05	0.25	0.14	0.05	0.05	0.00	0.34	0.37	0.66	1.18	0.58
0.11	0.14	0.15	0.14	0.05	0.10	0.17	0.23	0.37	0.49	0.30	0.58
0.05	0.09	0.10	0.05	0.00	0.05	0.00	0.00	0.00	0.33	0.30	0.00
0.00	0.00	0.20	0.19	0.09	0.10	0.33	0.23	0.12	0.49	0.89	2.31
0.92	1.28	0.74	0.88	1.20	2.10	2.42	2.95	6.74	10.89	33.75	171.24
3.57	3.98	5.34	4.92	4.72	6.19	8.09	12.36	19.60	23.43	39.67	58.23
0.38	0.66	1.13	0.70	0.46	0.42	0.33	0.68	0.50	0.66	0.30	1.15

10-4-1　2010年中小城市居民年龄别疾病别死亡率(1/10万)(合计)

疾病名称(ICD-10)	合计	不满1岁	1～	5～	10～	15～	20～	25～
总计	603.88	383.81	92.90	19.99	17.60	30.20	48.06	49.99
传染病和寄生虫病小计	6.95	12.94	6.44	0.82	0.30	0.20	1.34	1.63
其中：传染病计	6.54	12.94	6.44	0.82	0.30	0.20	1.34	1.63
内：伤寒和副伤寒	0.01	0.00	0.00	0.00	0.00	0.00	0.00	0.00
痢疾	0.00	0.00	0.00	0.00	0.00	0.00	0.00	0.00
肠道其他细菌性传染病	0.11	1.23	0.25	0.00	0.00	0.00	0.08	0.00
呼吸道结核	2.67	0.00	0.00	0.00	0.00	0.00	0.33	0.36
其他结核	0.09	0.62	0.25	0.00	0.00	0.00	0.08	0.09
钩端螺旋体病	0.00	0.00	0.00	0.00	0.00	0.00	0.00	0.00
破伤风	0.04	0.62	0.00	0.00	0.00	0.00	0.00	0.00
百日咳	0.00	0.00	0.00	0.00	0.00	0.00	0.00	0.00
脑膜炎球菌感染	0.13	0.62	0.50	0.27	0.10	0.00	0.08	0.09
败血症	0.54	8.01	1.24	0.14	0.10	0.00	0.25	0.09
流行性乙型脑炎	0.00	0.00	0.00	0.00	0.00	0.00	0.00	0.00
流行性出血热	0.00	0.00	0.00	0.00	0.00	0.00	0.00	0.00
麻疹	0.00	0.00	0.00	0.00	0.00	0.00	0.00	0.00
病毒性肝炎	2.25	0.00	0.25	0.14	0.00	0.10	0.17	0.36
艾滋病	0.20	0.00	0.00	0.14	0.00	0.00	0.08	0.45
寄生虫病计	0.41	0.00	0.00	0.00	0.00	0.00	0.00	0.00
内：疟疾	0.00	0.00	0.00	0.00	0.00	0.00	0.00	0.00
血吸虫病								
肿瘤小计	164.02	4.93	7.18	2.19	2.36	4.57	6.27	8.41
其中：恶性肿瘤计	162.66	4.93	6.69	1.92	2.26	4.27	6.10	8.23
内：鼻咽癌	2.40					0.10	0.17	0.00
食道癌	10.62					0.00	0.17	0.09
胃癌	20.96					0.00	0.25	0.72
结肠、直肠和肛门癌	9.97					0.00	0.33	0.27
肝癌	27.68					0.20	1.17	1.45
肺癌	45.31					0.00	0.50	1.08
乳腺癌	3.76					0.00	0.00	0.27
宫颈癌	2.10					0.00	0.00	0.36
膀胱癌	1.63					0.00	0.00	0.00
白血病	3.48	1.23	2.97	0.68	1.08	1.49	1.50	1.08
良性肿瘤计	0.70	0.00	0.25	0.00	0.10	0.00	0.08	0.09
其他肿瘤计	0.66	0.00	0.25	0.27	0.00	0.30	0.08	0.09
血液、造血器官及免疫疾病小计	1.27	1.85	2.23	0.55	0.10	0.40	0.33	0.36
其中:贫血	0.92	0.62	1.49	0.41	0.00	0.30	0.25	0.18
血液、造血器官及免疫的其他疾病	0.34	1.23	0.74	0.14	0.10	0.10	0.08	0.18
内分泌、营养和代谢疾病小计	15.51	3.08	0.74	0.00	0.00	0.20	0.59	0.27
其中：糖尿病	13.19					0.20	0.25	0.18
内分泌、营养和代谢的其他疾病	2.31	3.08	0.25	0.00	0.00	0.00	0.33	0.09
精神障碍小计	2.95	0.00	0.00	0.14	0.10	0.30	0.17	0.18
神经系统疾病小计	4.88	7.39	6.19	1.23	1.18	1.49	0.92	0.72
其中：脑膜炎	0.07	0.00	0.99	0.00	0.10	0.00	0.00	0.00
神经系统的其他疾病	4.81	7.39	5.20	1.23	1.08	1.49	0.92	0.72
循环系统疾病小计	249.67	8.62	5.20	0.96	0.59	2.78	4.26	6.51
其中：急性风湿热	0.75	0.00	0.00	0.00	0.00	0.00	0.00	0.00
心脏病计	125.86	7.39	3.47	0.68	0.39	2.09	3.43	4.52
内：慢性风湿性心脏病	3.04					0.00	0.17	0.09
高血压性心脏病	20.26					0.00	0.00	0.27
急性心肌梗死	23.73					0.60	0.67	1.54
其他冠心病	29.75					0.40	0.50	0.54
肺源性心脏病	30.77	0.00	0.74	0.14	0.00	0.10	0.59	0.72
其他心脏病	18.31	5.54	1.73	0.41	0.30	0.99	1.50	1.36

10-4-1　续表1

30～	35～	40～	45～	50～	55～	60～	65～	70～	75～	80～	85岁及以上
66.02	108.40	156.44	256.14	370.17	602.05	1016.54	1573.64	2978.49	5223.89	10079.05	31669.76
0.98	2.70	2.53	5.70	6.68	10.23	14.84	21.75	33.83	47.07	62.54	129.93
0.89	2.63	2.47	5.54	6.47	9.39	13.63	20.39	32.33	43.78	58.32	108.63
0.00	0.00	0.00	0.00	0.10	0.00	0.00	0.00	0.00	0.00	0.00	0.00
0.00	0.00	0.00	0.00	0.00	0.00	0.00	0.00	0.00	0.00	0.00	0.00
0.00	0.00	0.00	0.08	0.00	0.00	0.00	0.39	0.00	1.09	1.41	8.52
0.36	0.47	0.39	1.40	1.77	3.13	5.30	10.49	18.79	26.27	33.73	55.38
0.00	0.07	0.00	0.00	0.21	0.00	0.15	0.19	0.50	0.36	0.00	2.13
0.00	0.00	0.00	0.00	0.00	0.00	0.00	0.00	0.00	0.00	0.00	0.00
0.00	0.13	0.00	0.08	0.00	0.00	0.15	0.00	0.00	0.36	0.00	0.00
0.00	0.00	0.00	0.00	0.00	0.00	0.00	0.00	0.00	0.00	0.00	0.00
0.00	0.00	0.00	0.00	0.31	0.21	0.00	0.19	1.00	0.00	0.70	0.00
0.00	0.13	0.26	0.08	0.10	0.31	1.06	1.17	2.00	4.01	4.22	14.91
0.00	0.00	0.00	0.00	0.00	0.00	0.00	0.00	0.00	0.00	0.00	0.00
0.00	0.00	0.00	0.00	0.00	0.00	0.00	0.00	0.00	0.00	0.00	0.00
0.00	0.00	0.00	0.00	0.00	0.00	0.00	0.00	0.00	0.00	0.00	0.00
0.27	1.35	1.49	2.97	3.23	4.80	6.06	6.80	8.27	10.95	13.35	23.43
0.09	0.20	0.19	0.83	0.52	0.00	0.00	0.00	0.00	0.00	0.70	0.00
0.09	0.07	0.06	0.17	0.21	0.84	1.21	1.36	1.50	3.28	4.22	21.30
0.00	0.00	0.00	0.00	0.00	0.00	0.00	0.00	0.00	0.00	0.00	0.00
18.02	35.30	62.70	105.35	171.27	278.79	439.38	621.84	919.41	1295.57	1557.11	2935.22
17.66	34.96	61.73	104.52	169.60	276.39	436.20	618.54	913.39	1284.99	1546.57	2911.79
0.36	0.61	1.49	3.06	4.07	4.70	7.87	8.16	10.52	12.04	10.54	31.95
0.27	0.34	0.97	2.89	7.72	20.25	31.49	48.36	64.65	98.87	122.26	204.49
1.43	3.31	6.23	8.10	16.27	32.46	61.32	87.00	134.57	173.67	247.34	372.76
1.16	1.89	3.05	5.62	9.70	13.57	22.71	31.66	58.14	90.85	130.70	262.00
4.46	12.62	17.66	29.17	39.01	56.47	74.04	93.02	124.04	160.53	175.67	355.72
1.78	3.44	10.06	19.83	39.74	70.77	128.70	187.80	290.93	427.97	459.54	886.11
1.07	1.89	3.05	4.54	8.03	8.98	8.78	10.68	12.28	14.96	22.49	38.34
0.27	1.01	1.82	2.97	3.44	4.80	5.15	5.24	7.77	6.93	14.05	38.34
0.09	0.07	0.19	0.74	1.04	0.94	2.27	6.41	11.28	21.16	24.59	53.25
1.61	2.63	2.27	3.97	3.13	4.70	7.87	11.07	10.52	15.69	16.16	27.69
0.09	0.13	0.65	0.58	1.15	1.04	1.51	1.36	3.26	4.74	6.32	14.91
0.27	0.20	0.32	0.25	0.52	1.36	1.67	1.94	2.76	5.84	4.22	8.52
0.54	0.34	0.65	0.50	1.04	1.04	1.21	4.27	5.01	9.85	15.46	29.82
0.27	0.34	0.52	0.25	0.52	0.73	0.61	2.72	3.76	9.12	12.65	27.69
0.27	0.00	0.13	0.25	0.52	0.31	0.61	1.55	1.25	0.73	2.81	2.13
0.80	2.02	2.47	4.79	7.93	13.15	26.34	49.33	89.46	161.63	279.66	707.18
0.71	1.75	2.14	4.13	7.20	12.94	25.89	48.16	84.45	142.29	199.56	470.74
0.09	0.27	0.32	0.66	0.73	0.21	0.45	1.17	5.01	19.34	80.10	236.44
0.62	0.67	0.71	1.65	1.04	1.46	3.79	2.91	7.27	25.90	74.48	240.70
0.54	1.35	1.56	2.73	3.44	5.01	6.36	6.99	18.29	40.50	64.65	253.48
0.00	0.00	0.00	0.00	0.00	0.21	0.00	0.19	0.00	0.73	0.70	0.00
0.54	1.35	1.56	2.73	3.44	4.80	6.36	6.80	18.29	39.77	63.94	253.48
10.88	17.08	31.68	60.48	99.40	171.49	330.67	578.73	1293.79	2461.63	5419.67	17253.50
0.18	0.20	0.26	0.25	0.31	0.73	2.12	0.58	3.51	6.57	15.46	40.47
6.16	9.52	15.51	26.85	43.91	73.27	148.23	262.95	633.24	1216.77	2813.48	9687.52
0.27	0.88	1.04	1.82	2.50	4.28	8.63	8.35	14.28	24.81	42.16	97.98
0.45	0.34	1.23	1.32	3.86	7.83	20.59	40.78	103.74	208.33	518.57	1695.53
2.50	3.44	5.97	7.85	12.73	19.62	32.70	54.57	116.27	195.56	475.71	1618.85
0.71	0.74	2.47	4.38	8.87	15.13	35.73	60.01	151.61	317.78	678.78	2328.16
0.36	1.21	1.17	3.72	6.68	12.84	30.28	62.15	163.88	327.63	744.83	2492.17
1.87	2.90	3.64	7.77	9.28	13.57	20.29	37.09	83.45	142.66	353.44	1454.83

10-4-1 续表2

疾病名称(ICD-10)	合计	不满1岁	1～	5～	10～	15～	20～	25～
其他高血压病	20.50	0.00	0.50	0.14	0.10	0.10	0.00	0.09
脑血管病	101.36	1.23	1.24	0.14	0.10	0.60	0.84	1.54
循环系统的其他疾病	1.20	0.00	0.00	0.00	0.00	0.00	0.00	0.36
呼吸系统疾病小计	65.63	31.42	6.94	0.96	1.08	0.60	1.00	0.99
其中：肺炎	12.08	26.49	3.47	0.55	0.20	0.20	0.08	0.18
慢性下呼吸道疾病	43.15	1.23	0.50	0.00	0.10	0.30	0.25	0.36
尘肺	0.62	0.00	0.00	0.00	0.00	0.00	0.00	0.00
呼吸系统的其他疾病	9.77	3.70	2.97	0.41	0.79	0.10	0.67	0.45
消化系统疾病小计	13.77	4.93	1.24	0.00	0.10	0.40	1.42	0.90
其中：胃和十二指肠溃疡	1.55	1.23	0.00	0.00	0.00	0.00	0.08	0.00
阑尾炎	0.23	0.00	0.00	0.00	0.00	0.00	0.00	0.00
肠梗阻	0.91	0.62	0.00	0.00	0.00	0.10	0.00	0.09
肝疾病	6.62	0.00	0.00	0.00	0.10	0.30	0.67	0.54
消化系统的其他疾病	4.45	3.08	1.24	0.00	0.00	0.00	0.67	0.27
肌肉骨骼和结缔组织疾病小计	1.71	0.00	0.25	0.14	0.20	0.30	0.42	0.36
泌尿生殖系统疾病小计	7.16	1.85	1.24	0.00	0.39	0.30	0.84	1.36
其中：肾小球和肾小管间质疾病	2.81	0.00	0.25	0.00	0.20	0.20	0.50	0.27
前列腺增生	0.10	0.00	0.00	0.00	0.00	0.00	0.00	0.00
泌尿生殖系统的其他疾病	4.25	1.85	0.99	0.00	0.20	0.10	0.33	1.08
妊娠、分娩和产褥期并发症小计	0.10					0.00	0.08	0.09
其中：直接产科原因计	0.10					0.00	0.08	0.09
内：流产	0.00					0.00	0.00	0.00
妊娠高血压综合征	0.01					0.00	0.00	0.09
梗阻性分娩	0.00					0.00	0.00	0.00
产后出血	0.03					0.00	0.08	0.00
母体产伤	0.00					0.00	0.00	0.00
产褥期感染	0.01					0.00	0.00	0.00
间接产科原因计	0.00					0.00	0.00	0.00
妊娠、分娩和产褥期的其他情况	0.00					0.00	0.00	0.00
围生期疾病小计	1.82	160.79	0.99					
其中：早产儿和未成熟儿	0.64	59.14	0.00					
新生儿产伤和窒息	0.48	42.51	0.25					
新生儿溶血性疾病	0.01	0.00	0.00					
新生儿硬化病	0.00	0.00	0.00					
起源于围生期的其他情况	0.69	59.14	0.74					
先天畸形、变形和染色体异常小计	1.84	94.26	7.18	1.78	0.89	0.89	0.84	0.36
其中：先天性心脏病	1.27	62.22	5.70	1.51	0.49	0.79	0.67	0.27
其他先天畸形、变形和染色体异常	0.58	32.04	1.49	0.27	0.39	0.10	0.17	0.09
诊断不明小计	8.33	13.55	1.24	0.41	0.39	0.40	0.50	0.90
其他疾病小计	12.23	4.31	2.23	0.27	0.39	0.60	0.42	0.54
损伤和中毒外部原因小计	46.06	30.80	43.60	10.41	9.54	16.79	28.67	26.40
其中：机动车辆交通事故	9.91	2.46	4.46	1.51	0.98	4.67	7.10	7.68
机动车以外的运输事故	9.24	2.46	3.96	2.46	1.08	4.27	7.77	6.96
意外中毒	2.24	0.00	1.98	0.00	0.39	0.50	1.25	0.54
意外跌落	5.55	1.23	3.22	0.82	0.89	1.19	1.34	1.54
火灾	0.38	0.00	0.25	0.00	0.10	0.00	0.25	0.18
由自然环境因素所致的意外事故	0.38	0.00	0.00	0.00	0.00	0.20	0.08	0.18
淹死	3.52	1.85	24.77	3.42	4.52	1.89	1.92	1.45
意外的机械性窒息	0.70	12.94	0.99	0.27	0.30	0.30	0.25	0.36
砸死	0.39			0.00	0.00	0.00	0.50	0.00
由机器切割和穿刺工具所致的意外事故	0.13			0.00	0.00	0.00	0.25	0.18
触电	0.78			0.27	0.10	0.30	0.84	0.90
其他意外事故和有害效应	3.89	9.24	3.47	1.10	0.98	1.59	2.01	2.17
自杀	8.37				0.20	1.39	4.01	3.25
被杀	0.58				0.00	0.50	1.09	0.99

10-4-1　续表3

30～	35～	40～	45～	50～	55～	60～	65～	70～	75～	80～	85岁及以上
0.27	0.74	1.62	3.47	8.97	14.09	32.25	47.39	107.00	202.49	435.65	1478.26
4.28	6.28	14.09	29.25	45.48	81.83	146.56	263.73	544.28	1027.41	2129.78	5996.12
0.00	0.34	0.19	0.66	0.73	1.57	1.51	4.08	5.76	8.39	25.30	51.12
1.87	3.04	4.54	7.19	13.87	27.56	58.29	115.94	317.24	697.59	1571.16	5657.44
0.36	0.61	1.10	1.74	2.50	3.34	7.42	16.70	48.36	102.16	293.71	1282.30
0.62	1.15	1.82	3.14	7.51	18.58	40.12	83.31	225.28	498.02	1065.24	3437.92
0.00	0.00	0.13	0.08	0.52	0.73	1.06	1.36	5.01	5.84	13.35	19.17
0.89	1.28	1.49	2.23	3.34	4.91	9.69	14.57	38.59	91.58	198.85	918.06
2.59	3.37	5.39	8.51	13.04	19.52	28.16	39.23	71.17	102.16	189.02	453.70
0.36	0.07	0.06	0.33	1.25	1.57	2.73	4.86	9.52	13.50	30.21	66.03
0.00	0.00	0.06	0.08	0.31	0.42	0.30	0.97	1.00	1.46	4.92	6.39
0.09	0.20	0.13	0.08	0.42	0.21	1.21	2.33	6.01	8.39	21.08	48.99
1.61	2.23	4.02	6.69	9.49	12.63	17.26	20.00	30.07	36.48	55.51	104.37
0.54	0.88	1.10	1.32	1.56	4.70	6.66	11.07	24.56	42.32	77.29	227.92
0.54	0.47	0.65	1.07	1.25	1.57	2.42	3.50	6.52	14.23	30.21	74.55
1.07	1.89	2.53	5.29	4.07	9.19	15.44	22.14	40.85	64.21	80.81	189.58
0.09	0.81	1.10	2.07	2.19	3.76	6.51	9.90	16.29	24.81	30.21	48.99
0.00	0.00	0.00	0.00	0.00	0.00	0.30	0.39	1.00	1.09	1.41	4.26
0.98	1.08	1.43	3.22	1.88	5.43	8.63	11.85	23.56	38.31	49.19	136.32
0.09	0.27	0.00	0.08	0.00							
0.09	0.27	0.00	0.08	0.00							
0.00	0.00	0.00	0.00	0.00							
0.00	0.07	0.00	0.00	0.00							
0.00	0.00	0.00	0.00	0.00							
0.09	0.13	0.00	0.08	0.00							
0.00	0.00	0.00	0.00	0.00							
0.00	0.00	0.00	0.00	0.00							
0.00	0.00	0.00	0.00	0.00							
0.00	0.00	0.00	0.00	0.00							
0.36	0.54	0.32	0.41	0.31	0.21	1.06	0.00	1.25	1.82	2.11	2.13
0.27	0.27	0.19	0.33	0.10	0.10	0.76	0.00	0.25	1.46	2.11	2.13
0.09	0.27	0.13	0.08	0.21	0.10	0.30	0.00	1.00	0.36	0.00	0.00
0.71	1.01	1.43	2.73	2.29	3.97	9.69	15.73	39.34	81.73	138.43	698.66
0.89	0.54	1.17	1.74	1.67	3.55	5.00	7.38	17.29	49.25	283.17	2134.32
25.51	37.80	38.04	47.92	42.87	55.32	73.89	83.51	117.78	170.38	309.17	907.41
8.21	11.14	12.53	13.47	11.58	13.46	16.20	15.34	20.05	16.42	26.00	38.34
5.17	9.72	9.41	11.57	10.95	11.48	16.05	16.51	18.79	24.81	28.81	85.20
1.43	1.89	2.08	3.06	2.19	2.71	3.33	4.08	5.26	13.13	12.65	40.47
1.87	3.71	2.99	4.54	2.92	6.37	6.96	6.02	14.78	33.93	67.46	345.07
0.18	0.07	0.19	0.17	0.42	0.21	0.45	0.39	2.00	1.82	4.92	21.30
0.00	0.00	0.13	0.08	0.63	0.52	1.06	0.58	1.00	2.55	4.92	21.30
0.98	1.48	1.43	1.65	0.83	2.40	5.00	7.96	7.77	8.76	30.92	29.82
0.27	0.34	0.91	0.58	0.52	0.73	0.61	1.55	0.50	1.09	1.41	10.65
0.09	0.67	0.39	0.83	0.31	0.84	0.61	0.58	0.00	0.73	2.11	4.26
0.18	0.20	0.06	0.25	0.00	0.21	0.00	0.00	0.50	0.00	0.70	2.13
0.71	0.88	1.10	1.82	0.73	0.73	1.06	0.19	1.75	0.00	0.00	2.13
2.50	3.04	2.79	3.88	3.86	4.59	4.69	7.77	9.77	14.23	24.59	89.46
3.30	3.91	3.51	5.29	7.61	10.54	17.41	21.75	35.33	52.17	103.99	217.27
0.62	0.74	0.52	0.74	0.31	0.52	0.45	0.78	0.25	0.73	0.70	0.00

10-4-2　2010年中小城市居民年龄别疾病别死亡率(1/10万)(男)

疾病名称(ICD-10)	合计	不满1岁	1～	5～	10～	15～	20～	25～
总计	696.40	411.18	115.94	22.73	21.76	41.25	61.20	64.28
传染病和寄生虫病小计	9.43	21.27	9.07	0.26	0.19	0.00	1.79	2.60
其中：传染病计	8.93	21.27	9.07	0.26	0.19	0.00	1.79	2.60
内：伤寒和副伤寒	0.01	0.00	0.00	0.00	0.00	0.00	0.00	0.00
痢疾	0.00	0.00	0.00	0.00	0.00	0.00	0.00	0.00
肠道其他细菌性传染病	0.14	1.18	0.48	0.00	0.00	0.00	0.16	0.00
呼吸道结核	3.79	0.00	0.00	0.00	0.00	0.00	0.49	0.35
其他结核	0.12	0.00	0.48	0.00	0.00	0.00	0.16	0.17
钩端螺旋体病	0.00	0.00	0.00	0.00	0.00	0.00	0.00	0.00
破伤风	0.07	1.18	0.00	0.00	0.00	0.00	0.00	0.00
百日咳	0.00	0.00	0.00	0.00	0.00	0.00	0.00	0.00
脑膜炎球菌感染	0.14	1.18	0.48	0.00	0.00	0.00	0.00	0.17
败血症	0.65	14.18	2.39	0.00	0.00	0.00	0.32	0.17
流行性乙型脑炎	0.00	0.00	0.00	0.00	0.00	0.00	0.00	0.00
流行性出血热	0.00	0.00	0.00	0.00	0.00	0.00	0.00	0.00
麻疹	0.00	0.00	0.00	0.00	0.00	0.00	0.00	0.00
病毒性肝炎	3.14	0.00	0.48	0.00	0.00	0.00	0.32	0.69
艾滋病	0.29	0.00	0.00	0.26	0.00	0.00	0.16	0.69
寄生虫病计	0.50	0.00	0.00	0.00	0.00	0.00	0.00	0.00
内：疟疾	0.00	0.00	0.00	0.00	0.00	0.00	0.00	0.00
血吸虫病								
肿瘤小计	212.30	7.09	9.54	2.09	2.23	6.46	5.68	10.22
其中：恶性肿瘤计	210.69	7.09	9.54	1.83	2.23	6.08	5.52	9.88
内：鼻咽癌	3.16					0.19	0.16	0.00
食道癌	16.10					0.00	0.16	0.17
胃癌	28.06					0.00	0.00	0.52
结肠、直肠和肛门癌	11.64					0.00	0.49	0.52
肝癌	40.10					0.38	0.97	2.25
肺癌	65.61					0.00	0.65	1.56
乳腺癌								
宫颈癌								
膀胱癌	2.56					0.00	0.00	0.00
白血病	4.21	2.36	4.77	1.04	1.12	2.28	1.30	1.21
良性肿瘤计	0.95	0.00	0.00	0.00	0.00	0.00	0.16	0.17
其他肿瘤计	0.65	0.00	0.00	0.26	0.00	0.38	0.00	0.17
血液、造血器官及免疫疾病小计	1.22	1.18	1.91	0.26	0.19	0.19	0.16	0.52
其中:贫血	0.80	0.00	1.43	0.26	0.00	0.00	0.00	0.35
血液、造血器官及免疫的其他疾病	0.42	1.18	0.48	0.00	0.19	0.19	0.16	0.17
内分泌、营养和代谢疾病小计	14.18	3.54	0.48	0.00	0.00	0.19	0.49	0.52
其中：糖尿病	11.98					0.19	0.16	0.35
内分泌、营养和代谢的其他疾病	2.20	3.54	0.00	0.00	0.00	0.00	0.32	0.17
精神障碍小计	2.79	0.00	0.00	0.26	0.00	0.38	0.32	0.00
神经系统疾病小计	5.45	9.45	8.59	1.83	1.12	2.09	0.97	1.04
其中：脑膜炎	0.12	0.00	1.91	0.00	0.00	0.00	0.00	0.00
神经系统的其他疾病	5.34	9.45	6.68	1.83	1.12	2.09	0.97	1.04
循环系统疾病小计	267.29	9.45	3.82	1.31	0.37	3.61	5.19	7.97
其中：急性风湿热	0.65	0.00	0.00	0.00	0.00	0.00	0.00	0.00
心脏病计	130.98	8.27	2.86	0.78	0.19	2.85	3.73	5.72
内：慢性风湿性心脏病	2.41					0.00	0.00	0.17
高血压性心脏病	20.47					0.00	0.00	0.17
急性心肌梗死	26.56					0.95	0.81	1.73
其他冠心病	30.61					0.57	0.81	0.69
肺源性心脏病	32.62	0.00	0.48	0.26	0.00	0.19	0.81	0.69
其他心脏病	18.32	5.91	1.43	0.52	0.19	1.14	1.30	2.25

10-4-2　续表1

30～	35～	40～	45～	50～	55～	60～	65～	70～	75～	80～	85岁及以上
85.91	147.08	205.88	344.76	492.38	806.04	1343.89	2096.02	3871.83	6769.69	12828.08	38349.09
1.57	4.10	4.06	8.33	11.13	14.83	21.05	31.38	48.89	65.09	82.65	167.95
1.39	3.97	4.06	8.01	10.73	13.39	18.97	29.83	46.83	61.12	77.59	155.51
0.00	0.00	0.00	0.00	0.20	0.00	0.00	0.00	0.00	0.00	0.00	0.00
0.00	0.00	0.00	0.00	0.00	0.00	0.00	0.00	0.00	0.00	0.00	0.00
0.00	0.00	0.00	0.16	0.00	0.00	0.00	0.77	0.00	1.59	1.69	12.44
0.70	0.66	0.63	1.92	2.83	4.94	8.30	16.66	31.39	37.31	48.92	80.87
0.00	0.13	0.00	0.00	0.40	0.00	0.30	0.39	0.51	0.00	0.00	0.00
0.00	0.00	0.00	0.00	0.00	0.00	0.00	0.00	0.00	0.00	0.00	0.00
0.00	0.26	0.00	0.16	0.00	0.00	0.30	0.00	0.00	0.00	0.00	0.00
0.00	0.00	0.00	0.00	0.00	0.00	0.00	0.00	0.00	0.00	0.00	0.00
0.00	0.00	0.00	0.00	0.61	0.41	0.00	0.39	0.51	0.00	1.69	0.00
0.00	0.26	0.38	0.00	0.20	0.62	0.89	1.16	2.06	4.76	3.37	18.66
0.00	0.00	0.00	0.00	0.00	0.00	0.00	0.00	0.00	0.00	0.00	0.00
0.00	0.00	0.00	0.00	0.00	0.00	0.00	0.00	0.00	0.00	0.00	0.00
0.00	0.00	0.00	0.00	0.00	0.00	0.00	0.00	0.00	0.00	0.00	0.00
0.52	2.12	2.67	4.33	5.46	6.38	7.71	10.07	10.29	15.87	16.87	37.32
0.00	0.00	0.25	1.28	1.01	0.00	0.00	0.00	0.00	0.00	1.69	0.00
0.17	0.13	0.00	0.32	0.40	1.44	2.08	1.55	2.06	3.97	5.06	12.44
0.00	0.00	0.00	0.00	0.00	0.00	0.00	0.00	0.00	0.00	0.00	0.00
19.34	44.84	74.63	133.61	219.17	371.92	598.27	875.83	1303.65	1896.21	2302.48	4559.59
18.82	44.44	73.62	132.65	217.35	368.84	593.83	871.57	1295.41	1885.10	2283.92	4522.27
0.70	0.93	1.65	4.81	5.87	6.59	10.67	11.62	14.41	18.26	6.75	24.88
0.17	0.53	1.65	4.81	13.56	32.13	50.99	78.63	104.48	157.95	200.73	385.67
1.22	4.10	6.47	10.09	22.06	47.78	88.64	126.67	202.26	256.37	366.03	566.06
1.22	2.25	3.17	7.53	12.34	16.27	26.68	40.67	67.94	119.85	185.55	373.23
6.10	20.77	29.45	46.62	62.53	88.14	108.51	134.80	177.56	241.29	251.33	497.64
2.44	5.42	12.82	29.16	57.68	105.44	197.45	292.46	454.45	692.92	765.81	1480.47
0.17	0.13	0.38	1.12	2.02	1.44	4.15	10.85	18.01	34.92	47.23	111.97
2.09	3.04	2.79	5.13	3.64	5.15	8.60	12.78	15.95	22.22	23.62	37.32
0.00	0.13	0.89	0.80	1.42	1.65	2.67	2.32	4.63	4.76	15.18	24.88
0.52	0.26	0.13	0.16	0.40	1.44	1.78	1.94	3.60	6.35	3.37	12.44
0.70	0.40	0.63	0.64	1.01	0.82	1.48	4.65	5.66	9.52	18.55	31.10
0.35	0.40	0.51	0.16	0.61	0.62	0.59	2.32	4.12	8.73	13.49	24.88
0.35	0.00	0.13	0.48	0.40	0.21	0.89	2.32	1.54	0.79	5.06	6.22
1.22	2.25	3.55	5.61	9.51	13.39	26.39	43.77	88.01	150.81	308.68	796.22
1.05	1.85	3.17	4.97	8.70	13.39	25.79	41.84	81.83	130.96	205.79	534.96
0.17	0.40	0.38	0.64	0.81	0.00	0.59	1.94	6.18	19.84	102.89	261.26
0.70	0.93	1.02	2.24	1.42	2.06	5.34	2.71	9.26	20.64	87.71	230.16
0.87	1.72	1.78	3.68	3.44	7.41	6.23	8.52	21.10	50.80	87.71	292.36
0.00	0.00	0.00	0.00	0.00	0.41	0.00	0.39	0.00	0.79	1.69	0.00
0.87	1.72	1.78	3.68	3.44	7.00	6.23	8.13	21.10	50.00	86.03	292.36
14.29	23.15	43.28	82.99	131.75	227.77	423.95	755.36	1605.24	3020.92	6583.56	20141.83
0.35	0.26	0.25	0.32	0.00	0.82	1.48	1.16	2.57	5.56	16.87	49.76
7.49	13.09	20.31	35.57	58.69	95.76	191.22	339.33	779.20	1475.54	3336.48	11053.74
0.35	0.66	0.76	1.28	2.23	3.50	7.71	5.42	12.87	24.61	38.80	93.31
0.35	0.40	1.27	1.92	5.06	10.30	26.68	48.81	122.49	248.44	632.55	1990.54
2.96	5.03	9.65	11.53	18.01	29.04	41.51	75.92	152.34	240.50	573.51	1872.36
0.70	1.06	3.30	5.13	10.52	21.01	45.06	77.86	174.99	391.31	801.23	2749.44
0.35	1.72	1.14	4.97	9.51	14.21	41.51	81.35	220.79	407.98	922.68	2929.83
2.79	4.23	4.19	10.73	13.36	17.71	28.76	49.97	95.73	162.71	367.72	1418.26

10-4-2 续表2

疾病名称(ICD-10)	合计	不满1岁	1～	5～	10～	15～	20～	25～
其他高血压病	21.71	0.00	0.00	0.26	0.00	0.00	0.00	0.17
脑血管病	112.51	1.18	0.95	0.26	0.19	0.76	1.46	1.56
循环系统的其他疾病	1.44	0.00	0.00	0.00	0.00	0.00	0.00	0.52
呼吸系统疾病小计	73.99	33.08	8.11	0.78	1.49	0.95	1.14	1.04
其中：肺炎	12.99	25.99	4.77	0.52	0.37	0.38	0.16	0.00
慢性下呼吸道疾病	49.43	2.36	0.48	0.00	0.19	0.38	0.16	0.52
尘肺	1.19	0.00	0.00	0.00	0.00	0.00	0.00	0.00
呼吸系统的其他疾病	10.38	4.73	2.86	0.26	0.93	0.19	0.81	0.52
消化系统疾病小计	17.01	5.91	0.95	0.00	0.19	0.76	2.76	0.87
其中：胃和十二指肠溃疡	1.91	2.36	0.00	0.00	0.00	0.00	0.16	0.00
阑尾炎	0.31	0.00	0.00	0.00	0.00	0.00	0.00	0.00
肠梗阻	0.97	1.18	0.00	0.00	0.00	0.19	0.00	0.17
肝疾病	9.01	0.00	0.00	0.00	0.19	0.57	1.30	0.52
消化系统的其他疾病	4.81	2.36	0.95	0.00	0.00	0.00	1.30	0.17
肌肉骨骼和结缔组织疾病小计	1.53	0.00	0.48	0.00	0.19	0.19	0.00	0.17
泌尿生殖系统疾病小计	8.28	1.18	0.48	0.00	0.56	0.57	0.81	1.21
其中：肾小球和肾小管间质疾病	3.24	0.00	0.00	0.00	0.19	0.38	0.32	0.35
前列腺增生	0.20	0.00	0.00	0.00	0.00	0.00	0.00	0.00
泌尿生殖系统的其他疾病	4.84	1.18	0.48	0.00	0.37	0.19	0.49	0.87
妊娠、分娩和产褥期并发症小计								
其中：直接产科原因计								
内：流产								
妊娠高血压综合征								
梗阻性分娩								
产后出血								
母体产伤								
产褥期感染								
间接产科原因计								
妊娠、分娩和产褥期的其他情况								
围生期疾病小计	2.00	172.51	1.43					
其中：早产儿和未成熟儿	0.71	63.80	0.00					
新生儿产伤和窒息	0.51	43.72	0.48					
新生儿溶血性疾病	0.00	0.00	0.00					
新生儿硬化病	0.00	0.00	0.00					
起源于围生期的其他情况	0.78	64.99	0.95					
先天畸形、变形和染色体异常小计	1.92	92.16	7.63	2.35	1.30	0.76	0.65	0.52
其中：先天性心脏病	1.28	60.26	5.73	2.09	0.56	0.57	0.32	0.52
其他先天畸形、变形和染色体异常	0.64	31.90	1.91	0.26	0.74	0.19	0.32	0.00
诊断不明小计	9.22	18.90	0.95	0.52	0.37	0.57	0.65	0.87
其他疾病小计	9.98	3.54	3.82	0.52	0.37	0.95	0.32	0.35
损伤和中毒外部原因小计	59.82	31.90	58.69	12.28	13.21	23.57	40.26	36.38
其中：机动车辆交通事故	13.94	1.18	6.20	1.04	0.74	7.03	9.90	10.91
机动车以外的运输事故	12.76	3.54	6.20	2.09	0.93	5.89	11.85	9.70
意外中毒	2.92	0.00	2.39	0.00	0.74	0.95	1.46	0.87
意外跌落	6.55	1.18	2.86	1.57	1.49	1.52	1.95	1.91
火灾	0.44	0.00	0.48	0.00	0.00	0.00	0.16	0.35
由自然环境因素所致的意外事故	0.54	0.00	0.00	0.00	0.00	0.38	0.16	0.35
淹死	4.33	1.18	34.35	4.44	7.07	2.85	2.76	2.25
意外的机械性窒息	0.97	13.00	1.43	0.52	0.37	0.38	0.49	0.69
砸死	0.61			0.00	0.00	0.00	0.81	0.00
由机器切割和穿刺工具所致的意外事故	0.20			0.00	0.00	0.00	0.32	0.35
触电	1.41			0.26	0.19	0.57	1.62	1.73
其他意外事故和有害效应	5.35	10.63	4.29	1.57	1.49	2.28	3.25	3.64
自杀	9.08				0.19	1.33	4.22	2.77
被杀	0.72				0.00	0.38	1.30	0.87

10-4-2 续表3

30～	35～	40～	45～	50～	55～	60～	65～	70～	75～	80～	85岁及以上
0.35	1.06	2.16	4.49	12.34	22.04	41.21	62.37	131.24	249.23	506.04	1654.64
6.10	8.07	20.18	41.49	59.70	107.09	188.26	348.63	683.99	1279.49	2693.81	7302.81
0.00	0.66	0.38	1.12	1.01	2.06	1.78	3.87	8.23	11.11	30.36	80.87
2.27	4.10	6.73	10.25	20.24	40.36	83.90	156.11	422.54	954.85	2147.29	7116.20
0.52	0.66	1.90	1.92	4.05	5.56	11.27	22.85	63.30	130.96	413.26	1505.35
0.52	1.72	2.67	5.29	10.32	26.98	55.74	111.56	297.48	695.30	1465.83	4472.51
0.00	0.00	0.25	0.16	1.01	1.44	2.08	2.71	10.29	12.70	28.68	55.98
1.22	1.72	1.90	2.88	4.86	6.38	14.82	18.98	51.47	115.88	239.52	1082.36
3.66	5.16	8.50	13.62	20.44	28.42	41.21	52.29	86.46	115.88	234.46	553.62
0.52	0.13	0.13	0.32	2.23	2.47	4.15	6.59	12.87	15.87	43.86	68.42
0.00	0.00	0.00	0.16	0.61	0.62	0.59	1.16	2.06	2.38	6.75	6.22
0.17	0.13	0.13	0.16	0.61	0.41	2.08	3.87	6.18	11.11	15.18	62.20
2.44	3.70	6.60	11.53	15.18	18.74	24.90	27.50	37.06	40.48	69.16	143.07
0.52	1.19	1.65	1.44	1.82	6.18	9.49	13.17	28.31	46.04	99.52	273.70
0.52	0.53	0.76	0.96	1.42	1.03	1.48	2.71	6.69	14.29	38.80	99.53
1.22	1.98	2.79	5.93	4.86	11.33	16.90	25.57	51.47	90.48	106.27	329.68
0.00	0.93	1.02	2.24	3.04	4.74	6.23	11.62	20.59	31.75	47.23	93.31
0.00	0.00	0.00	0.00	0.00	0.00	0.59	0.77	2.06	2.38	3.37	12.44
1.22	1.06	1.78	3.68	1.82	6.59	10.08	13.17	28.82	56.35	55.66	223.94
0.35	0.66	0.51	0.16	0.40	0.41	1.19	0.00	0.51	3.17	1.69	0.00
0.17	0.26	0.25	0.16	0.20	0.21	0.89	0.00	0.51	2.38	1.69	0.00
0.17	0.40	0.25	0.00	0.20	0.21	0.30	0.00	0.00	0.79	0.00	0.00
1.39	1.59	1.90	4.33	3.44	4.12	13.04	21.30	51.47	102.39	185.55	833.54
0.87	0.53	1.65	2.08	1.82	5.15	5.93	10.07	21.62	60.32	290.13	2077.63
36.94	55.16	53.94	70.33	62.33	77.02	97.54	104.98	149.25	214.31	352.54	1119.68
12.37	17.33	17.90	20.35	17.81	18.53	21.64	21.30	25.73	22.22	33.74	55.98
8.19	14.42	12.82	17.30	15.38	18.53	22.83	19.76	24.70	31.75	30.36	136.85
2.09	2.78	3.05	4.49	3.44	3.30	3.85	3.87	7.72	15.08	18.55	55.98
2.44	5.82	4.70	6.73	4.65	10.71	11.27	8.52	16.47	37.31	74.22	335.90
0.17	0.13	0.38	0.32	0.61	0.21	0.59	0.77	2.57	2.38	5.06	24.88
0.00	0.00	0.13	0.16	1.21	1.03	2.08	0.77	2.06	3.97	1.69	24.88
1.39	1.45	1.27	2.08	1.21	2.88	5.63	10.07	7.21	9.52	32.05	37.32
0.35	0.66	1.52	0.96	0.61	1.03	1.19	1.94	0.51	1.59	1.69	6.22
0.17	1.19	0.38	1.60	0.61	1.24	0.89	1.16	0.00	0.79	3.37	6.22
0.17	0.26	0.13	0.16	0.00	0.41	0.00	0.00	1.03	0.00	1.69	6.22
1.39	1.59	2.03	3.36	1.42	1.24	1.78	0.39	2.57	0.00	0.00	0.00
4.36	4.89	4.57	6.09	5.46	6.59	7.41	10.85	13.38	21.43	16.87	80.87
2.96	3.97	4.32	5.61	9.51	10.71	17.49	24.40	44.78	66.67	131.57	348.35
0.87	0.66	0.76	1.12	0.40	0.62	0.89	1.16	0.51	1.59	1.69	0.00

10-4-3 2010年中小城市居民年龄别疾病别死亡率(1/10万)(女)

疾病名称(ICD-10)	合计	不满1岁	1～	5～	10～	15～	20～	25～
总计	506.75	353.98	68.01	16.98	12.94	18.11	34.12	34.40
传染病和寄生虫病小计	4.34	3.86	3.61	1.44	0.42	0.42	0.86	0.57
其中：传染病计	4.02	3.86	3.61	1.44	0.42	0.42	0.86	0.57
内：伤寒和副伤寒	0.00	0.00	0.00	0.00	0.00	0.00	0.00	0.00
痢疾	0.00	0.00	0.00	0.00	0.00	0.00	0.00	0.00
肠道其他细菌性传染病	0.07	1.29	0.00	0.00	0.00	0.00	0.00	0.00
呼吸道结核	1.50	0.00	0.00	0.00	0.00	0.00	0.17	0.38
其他结核	0.05	1.29	0.00	0.00	0.00	0.00	0.00	0.00
钩端螺旋体病	0.00	0.00	0.00	0.00	0.00	0.00	0.00	0.00
破伤风	0.01	0.00	0.00	0.00	0.00	0.00	0.00	0.00
百日咳	0.00	0.00	0.00	0.00	0.00	0.00	0.00	0.00
脑膜炎球菌感染	0.11	0.00	0.52	0.58	0.21	0.00	0.17	0.00
败血症	0.41	1.29	0.00	0.29	0.21	0.00	0.17	0.00
流行性乙型脑炎	0.00	0.00	0.00	0.00	0.00	0.00	0.00	0.00
流行性出血热	0.00	0.00	0.00	0.00	0.00	0.00	0.00	0.00
麻疹	0.00	0.00	0.00	0.00	0.00	0.00	0.00	0.00
病毒性肝炎	1.32	0.00	0.00	0.29	0.00	0.21	0.00	0.00
艾滋病	0.11	0.00	0.00	0.00	0.00	0.00	0.00	0.19
寄生虫病计	0.32	0.00	0.00	0.00	0.00	0.00	0.00	0.00
内：疟疾	0.00	0.00	0.00	0.00	0.00	0.00	0.00	0.00
血吸虫病								
肿瘤小计	113.32	2.57	4.64	2.30	2.50	2.50	6.89	6.43
其中：恶性肿瘤计	112.24	2.57	3.61	2.01	2.30	2.29	6.72	6.43
内：鼻咽癌	1.61					0.00	0.17	0.00
食道癌	4.86					0.00	0.17	0.00
胃癌	13.51					0.00	0.52	0.95
结肠、直肠和肛门癌	8.22					0.00	0.17	0.00
肝癌	14.64					0.00	1.38	0.57
肺癌	24.00					0.00	0.34	0.57
乳腺癌	7.58					0.00	0.00	0.57
宫颈癌	4.31					0.00	0.00	0.76
膀胱癌	0.66					0.00	0.00	0.00
白血病	2.72	0.00	1.03	0.29	1.04	0.62	1.72	0.95
良性肿瘤计	0.43	0.00	0.52	0.00	0.21	0.00	0.00	0.00
其他肿瘤计	0.66	0.00	0.52	0.29	0.00	0.21	0.17	0.00
血液、造血器官及免疫疾病小计	1.32	2.57	2.58	0.86	0.00	0.62	0.52	0.19
其中:贫血	1.06	1.29	1.55	0.58	0.00	0.62	0.52	0.00
血液、造血器官及免疫的其他疾病	0.26	1.29	1.03	0.29	0.00	0.00	0.00	0.19
内分泌、营养和代谢疾病小计	16.90	2.57	1.03	0.00	0.00	0.21	0.69	0.00
其中：糖尿病	14.47					0.21	0.34	0.00
内分泌、营养和代谢的其他疾病	2.43	2.57	0.52	0.00	0.00	0.00	0.34	0.00
精神障碍小计	3.12	0.00	0.00	0.00	0.21	0.21	0.00	0.38
神经系统疾病小计	4.28	5.15	3.61	0.58	1.25	0.83	0.86	0.38
其中：脑膜炎	0.03	0.00	0.00	0.00	0.21	0.00	0.00	0.00
神经系统的其他疾病	4.26	5.15	3.61	0.58	1.04	0.83	0.86	0.38
循环系统疾病小计	231.18	7.72	6.70	0.58	0.83	1.87	3.27	4.91
其中：急性风湿热	0.85	0.00	0.00	0.00	0.00	0.00	0.00	0.00
心脏病计	120.48	6.44	4.12	0.58	0.63	1.25	3.10	3.21
内：慢性风湿性心脏病	3.71					0.00	0.34	0.00
高血压性心脏病	20.05					0.00	0.00	0.38
急性心肌梗死	20.76					0.21	0.52	1.32
其他冠心病	28.85					0.21	0.17	0.38
肺源性心脏病	28.83	0.00	1.03	0.00	0.00	0.00	0.34	0.76
其他心脏病	18.29	5.15	2.06	0.29	0.42	0.83	1.72	0.38

10-4-3　续表1

30～	35～	40～	45～	50～	55～	60～	65～	70～	75～	80～	85岁及以上
45.15	68.09	104.69	161.76	240.20	392.40	674.87	1048.43	2130.79	3908.87	8116.25	28191.51
0.37	1.24	0.93	2.90	1.94	5.50	8.35	12.07	19.54	31.74	48.17	110.14
0.37	1.24	0.80	2.90	1.94	5.29	8.05	10.90	18.56	29.03	44.56	84.22
0.00	0.00	0.00	0.00	0.00	0.00	0.00	0.00	0.00	0.00	0.00	0.00
0.00	0.00	0.00	0.00	0.00	0.00	0.00	0.00	0.00	0.00	0.00	0.00
0.00	0.00	0.00	0.00	0.00	0.00	0.00	0.00	0.00	0.68	1.20	6.48
0.00	0.28	0.13	0.85	0.65	1.27	2.17	4.28	6.84	16.88	22.88	42.11
0.00	0.00	0.00	0.00	0.00	0.00	0.00	0.00	0.49	0.68	0.00	3.24
0.00	0.00	0.00	0.00	0.00	0.00	0.00	0.00	0.00	0.00	0.00	0.00
0.00	0.00	0.00	0.00	0.00	0.00	0.00	0.00	0.00	0.68	0.00	0.00
0.00	0.00	0.00	0.00	0.00	0.00	0.00	0.00	0.00	0.00	0.00	0.00
0.00	0.00	0.00	0.00	0.00	0.00	0.00	0.00	1.47	0.00	0.00	0.00
0.00	0.00	0.13	0.17	0.00	0.00	1.24	1.17	1.95	3.38	4.82	12.96
0.00	0.00	0.00	0.00	0.00	0.00	0.00	0.00	0.00	0.00	0.00	0.00
0.00	0.00	0.00	0.00	0.00	0.00	0.00	0.00	0.00	0.00	0.00	0.00
0.00	0.00	0.00	0.00	0.00	0.00	0.00	0.00	0.00	0.00	0.00	0.00
0.00	0.55	0.27	1.54	0.86	3.17	4.33	3.51	6.35	6.75	10.84	16.20
0.18	0.41	0.13	0.34	0.00	0.00	0.00	0.00	0.00	0.00	0.00	0.00
0.00	0.00	0.13	0.00	0.00	0.21	0.31	1.17	0.98	2.70	3.61	25.91
0.00	0.00	0.00	0.00	0.00	0.00	0.00	0.00	0.00	0.00	0.00	0.00
16.63	25.36	50.22	75.25	120.32	183.08	273.54	366.48	554.80	784.61	1024.92	2089.34
16.45	25.08	49.29	74.57	118.81	181.39	271.68	364.15	550.89	774.48	1020.10	2073.14
0.00	0.28	1.33	1.19	2.15	2.75	4.95	4.67	6.84	6.75	13.25	35.63
0.37	0.14	0.27	0.85	1.51	8.04	11.14	17.92	26.86	48.62	66.24	110.14
1.65	2.48	5.98	5.97	10.12	16.72	32.80	47.12	70.33	103.31	162.59	272.10
1.10	1.52	2.92	3.58	6.89	10.79	18.57	22.59	48.84	66.17	91.53	204.08
2.74	4.13	5.31	10.58	13.99	23.92	38.06	51.02	73.26	91.83	121.64	281.82
1.10	1.38	7.17	9.90	20.66	35.13	56.94	82.57	135.77	202.57	240.87	576.59
2.19	3.86	6.24	9.04	16.57	17.78	17.95	21.42	21.98	27.01	37.34	58.31
0.55	2.07	3.72	6.14	7.10	9.74	10.52	10.52	15.14	12.83	24.09	58.31
0.00	0.00	0.00	0.34	0.00	0.42	0.31	1.95	4.88	9.45	8.43	22.68
1.10	2.21	1.73	2.73	2.58	4.23	7.12	9.35	5.37	10.13	10.84	22.68
0.18	0.14	0.40	0.34	0.86	0.42	0.31	0.39	1.95	4.73	0.00	9.72
0.00	0.14	0.53	0.34	0.65	1.27	1.55	1.95	1.95	5.40	4.82	6.48
0.37	0.28	0.66	0.34	1.08	1.27	0.93	3.89	4.40	10.13	13.25	29.15
0.18	0.28	0.53	0.34	0.43	0.85	0.62	3.12	3.42	9.45	12.04	29.15
0.18	0.00	0.13	0.00	0.65	0.42	0.31	0.78	0.98	0.68	1.20	0.00
0.37	1.79	1.33	3.92	6.24	12.91	26.30	54.91	90.84	170.83	258.94	660.81
0.37	1.65	1.06	3.24	5.60	12.49	25.99	54.52	86.93	151.93	195.11	437.30
0.00	0.14	0.27	0.68	0.65	0.42	0.31	0.39	3.91	18.91	63.83	223.51
0.55	0.41	0.40	1.02	0.65	0.85	2.17	3.12	5.37	30.39	65.04	246.19
0.18	0.96	1.33	1.71	3.44	2.54	6.50	5.45	15.63	31.74	48.17	233.23
0.00	0.00	0.00	0.00	0.00	0.00	0.00	0.00	0.00	0.68	0.00	0.00
0.18	0.96	1.33	1.71	3.44	2.54	6.50	5.45	15.63	31.06	48.17	233.23
7.31	10.75	19.53	36.51	65.00	113.66	233.31	401.15	998.24	1985.83	4588.65	15749.41
0.00	0.14	0.27	0.17	0.65	0.63	2.78	0.00	4.40	7.43	14.45	35.63
4.75	5.79	10.50	17.57	28.20	50.16	103.35	186.16	494.73	996.63	2440.05	8976.06
0.18	1.10	1.33	2.39	2.80	5.08	9.59	11.29	15.63	24.98	44.56	100.42
0.55	0.28	1.20	0.68	2.58	5.29	14.23	32.71	85.95	174.21	437.19	1541.90
2.01	1.79	2.13	3.92	7.10	9.95	23.52	33.10	82.05	157.33	405.87	1486.83
0.73	0.41	1.59	3.58	7.10	9.10	25.99	42.06	129.42	255.23	591.35	2108.78
0.37	0.69	1.20	2.39	3.66	11.43	18.57	42.84	109.88	259.29	617.84	2264.26
0.91	1.52	3.06	4.61	4.95	9.31	11.45	24.15	71.79	125.59	343.25	1473.88

10-4-3　续表2

疾病名称(ICD-10)	合计	不满1岁	1～	5～	10～	15～	20～	25～
其他高血压病	19.24	0.00	1.03	0.00	0.21	0.21	0.00	0.00
脑血管病	89.67	1.29	1.55	0.00	0.00	0.42	0.17	1.51
循环系统的其他疾病	0.95	0.00	0.00	0.00	0.00	0.00	0.00	0.19
呼吸系统疾病小计	56.84	29.61	5.67	1.15	0.63	0.21	0.86	0.95
其中：肺炎	11.12	27.03	2.06	0.58	0.00	0.00	0.00	0.38
慢性下呼吸道疾病	36.56	0.00	0.52	0.00	0.00	0.21	0.34	0.19
尘肺	0.03	0.00	0.00	0.00	0.00	0.00	0.00	0.00
呼吸系统的其他疾病	9.13	2.57	3.09	0.58	0.63	0.00	0.52	0.38
消化系统疾病小计	10.37	3.86	1.55	0.00	0.00	0.00	0.00	0.95
其中：胃和十二指肠溃疡	1.18	0.00	0.00	0.00	0.00	0.00	0.00	0.00
阑尾炎	0.14	0.00	0.00	0.00	0.00	0.00	0.00	0.00
肠梗阻	0.85	0.00	0.00	0.00	0.00	0.00	0.00	0.00
肝疾病	4.12	0.00	0.00	0.00	0.00	0.00	0.00	0.57
消化系统的其他疾病	4.08	3.86	1.55	0.00	0.00	0.00	0.00	0.38
肌肉骨骼和结缔组织疾病小计	1.91	0.00	0.00	0.29	0.21	0.42	0.86	0.57
泌尿生殖系统疾病小计	5.99	2.57	2.06	0.00	0.21	0.00	0.86	1.51
其中：肾小球和肾小管间质疾病	2.35	0.00	0.52	0.00	0.21	0.00	0.69	0.19
前列腺增生								
泌尿生殖系统的其他疾病	3.64	2.57	1.55	0.00	0.00	0.00	0.17	1.32
妊娠、分娩和产褥期并发症小计	0.21					0.00	0.17	0.19
其中：直接产科原因计	0.21					0.00	0.17	0.19
内：流产	0.00					0.00	0.00	0.00
妊娠高血压综合征	0.03					0.00	0.00	0.19
梗阻性分娩	0.00					0.00	0.00	0.00
产后出血	0.07					0.00	0.17	0.00
母体产伤	0.00					0.00	0.00	0.00
产褥期感染	0.01					0.00	0.00	0.00
间接产科原因计	0.00					0.00	0.00	0.00
妊娠、分娩和产褥期的其他情况	0.00					0.00	0.00	0.00
围生期疾病小计	1.62	148.03	0.52					
其中：早产儿和未成熟儿	0.58	54.06	0.00					
新生儿产伤和窒息	0.44	41.19	0.00					
新生儿溶血性疾病	0.01	0.00	0.00					
新生儿硬化病	0.00	0.00	0.00					
起源于围生期的其他情况	0.59	52.78	0.52					
先天畸形、变形和染色体异常小计	1.76	96.54	6.70	1.15	0.42	1.04	1.03	0.19
其中：先天性心脏病	1.25	64.36	5.67	0.86	0.42	1.04	1.03	0.00
其他先天畸形、变形和染色体异常	0.51	32.18	1.03	0.29	0.00	0.00	0.00	0.19
诊断不明小计	7.39	7.72	1.55	0.29	0.42	0.21	0.34	0.95
其他疾病小计	14.59	5.15	0.52	0.00	0.42	0.21	0.52	0.76
损伤和中毒外部原因小计	31.62	29.61	27.31	8.35	5.43	9.37	16.37	15.50
其中：机动车辆交通事故	5.67	3.86	2.58	2.01	1.25	2.08	4.14	4.16
机动车以外的运输事故	5.53	1.29	1.55	2.88	1.25	2.50	3.45	3.97
意外中毒	1.54	0.00	1.55	0.00	0.00	0.00	1.03	0.19
意外跌落	4.49	1.29	3.61	0.00	0.21	0.83	0.69	1.13
火灾	0.30	0.00	0.00	0.00	0.21	0.00	0.34	0.00
由自然环境因素所致的意外事故	0.22	0.00	0.00	0.00	0.00	0.00	0.00	0.00
淹死	2.66	2.57	14.43	2.30	1.67	0.83	1.03	0.57
意外的机械性窒息	0.43	12.87	0.52	0.00	0.21	0.21	0.00	0.00
砸死	0.15			0.00	0.00	0.00	0.17	0.00
由机器切割和穿刺工具所致的意外事故	0.07			0.00	0.00	0.00	0.17	0.00
触电	0.12			0.29	0.00	0.00	0.00	0.00
其他意外事故和有害效应	2.36	7.72	2.58	0.58	0.42	0.83	0.69	0.57
自杀	7.63				0.21	1.46	3.79	3.78
被杀	0.44				0.00	0.62	0.86	1.13

10-4-3 续表3

30～	35～	40～	45～	50～	55～	60～	65～	70～	75～	80～	85岁及以上
0.18	0.41	1.06	2.39	5.38	5.93	22.90	32.33	84.00	162.73	385.40	1386.41
2.38	4.41	7.71	16.21	30.35	55.88	103.04	178.37	411.70	812.97	1727.07	5315.67
0.00	0.00	0.00	0.17	0.43	1.06	1.24	4.28	3.42	6.08	21.68	35.63
1.46	1.93	2.26	3.92	7.10	14.39	31.56	75.56	217.33	478.73	1159.81	4897.80
0.18	0.55	0.27	1.54	0.86	1.06	3.40	10.52	34.19	77.65	208.36	1166.14
0.73	0.55	0.93	0.85	4.52	9.95	23.83	54.91	156.77	330.18	779.23	2899.16
0.00	0.00	0.00	0.00	0.00	0.00	0.00	0.00	0.00	0.00	2.41	0.00
0.55	0.83	1.06	1.54	1.72	3.39	4.33	10.13	26.37	70.90	169.82	832.50
1.46	1.52	2.13	3.07	5.17	10.37	14.54	26.09	56.65	90.48	156.57	401.67
0.18	0.00	0.00	0.34	0.22	0.63	1.24	3.12	6.35	11.48	20.47	64.79
0.00	0.00	0.13	0.00	0.00	0.21	0.00	0.78	0.00	0.68	3.61	6.48
0.00	0.28	0.13	0.00	0.22	0.00	0.31	0.78	5.86	6.08	25.29	42.11
0.73	0.69	1.33	1.54	3.44	6.35	9.28	12.46	23.44	33.09	45.77	84.22
0.55	0.55	0.53	1.19	1.29	3.17	3.71	8.96	21.00	39.16	61.42	204.08
0.55	0.41	0.53	1.19	1.08	2.12	3.40	4.28	6.35	14.18	24.09	61.55
0.91	1.79	2.26	4.61	3.23	6.98	13.92	18.69	30.77	41.86	62.63	116.61
0.18	0.69	1.20	1.88	1.29	2.75	6.81	8.18	12.21	18.91	18.07	25.91
0.73	1.10	1.06	2.73	1.94	4.23	7.12	10.52	18.56	22.96	44.56	90.70
0.18	0.55	0.00	0.17	0.00							
0.18	0.55	0.00	0.17	0.00							
0.00	0.00	0.00	0.00	0.00							
0.00	0.14	0.00	0.00	0.00							
0.00	0.00	0.00	0.00	0.00							
0.18	0.28	0.00	0.17	0.00							
0.00	0.00	0.00	0.00	0.00							
0.00	0.00	0.00	0.00	0.00							
0.00	0.00	0.00	0.00	0.00							
0.00	0.00	0.00	0.00	0.00							
0.37	0.41	0.13	0.68	0.22	0.00	0.93	0.00	1.95	0.68	2.41	3.24
0.37	0.28	0.13	0.51	0.00	0.00	0.62	0.00	0.00	0.68	2.41	3.24
0.00	0.14	0.00	0.17	0.22	0.00	0.31	0.00	1.95	0.00	0.00	0.00
0.00	0.41	0.93	1.02	1.08	3.81	6.19	10.13	27.84	64.15	104.78	628.42
0.91	0.55	0.66	1.37	1.51	1.90	4.02	4.67	13.19	39.84	278.21	2163.84
13.53	19.71	21.39	24.06	22.17	33.02	49.20	61.92	87.91	133.02	278.21	796.86
3.84	4.69	6.91	6.14	4.95	8.25	10.52	9.35	14.65	11.48	20.47	29.15
2.01	4.82	5.85	5.46	6.24	4.23	8.97	13.24	13.19	18.91	27.70	58.31
0.73	0.96	1.06	1.54	0.86	2.12	2.78	4.28	2.93	11.48	8.43	32.39
1.28	1.52	1.20	2.22	1.08	1.90	2.48	3.51	13.19	31.06	62.63	349.84
0.18	0.00	0.00	0.00	0.22	0.21	0.31	0.00	1.47	1.35	4.82	19.44
0.00	0.00	0.13	0.00	0.00	0.00	0.00	0.39	0.00	1.35	7.23	19.44
0.55	1.52	1.59	1.19	0.43	1.90	4.33	5.84	8.30	8.10	30.11	25.91
0.18	0.00	0.27	0.17	0.43	0.42	0.00	1.17	0.49	0.68	1.20	12.96
0.00	0.14	0.40	0.00	0.00	0.42	0.31	0.00	0.00	0.68	1.20	3.24
0.18	0.14	0.00	0.34	0.00	0.00	0.00	0.00	0.00	0.00	0.00	0.00
0.00	0.14	0.13	0.17	0.00	0.21	0.31	0.00	0.98	0.00	0.00	3.24
0.55	1.10	0.93	1.54	2.15	2.54	1.86	4.67	6.35	8.10	30.11	93.94
3.66	3.86	2.66	4.95	5.60	10.37	17.33	19.08	26.37	39.84	84.31	149.01
0.37	0.83	0.27	0.34	0.22	0.42	0.00	0.39	0.00	0.00	0.00	0.00

10-5-1 1990年农村居民主要疾病死亡率及构成

疾病名称	合计				男				女			
	粗死亡率 1/10万	标化死亡率 1/10万	构成(%)	位次	粗死亡率 1/10万	标化死亡率 1/10万	构成(%)	位次	粗死亡率 1/10万	标化死亡率 1/10万	构成(%)	位次
传染病（不含肺结核）	23.20	20.41	3.61	9	27.98	25.74	4.07	9	18.25	15.55	3.06	8
肺结核	11.88	9.83	1.85	8	15.29	13.47	2.22	8	8.35	6.58	1.40	10
寄生虫病	1.31	1.08	0.20	16	1.36	1.21	0.20	16	1.26	0.96	0.21	18
恶性肿瘤	112.36	92.97	17.47	2	140.41	123.92	20.41	2	83.32	64.05	13.96	3
内分泌、营养和代谢及免疫疾病	5.41	4.90	0.84	13	4.63	4.41	0.67	13	6.22	5.45	1.04	11
血液和造血器官疾病	1.28	1.13	0.20	17	1.28	1.22	0.19	17	1.28	1.05	0.21	17
精神病	5.42	4.27	0.84	12	5.08	4.50	0.74	12	5.77	3.98	0.97	12
神经系病	3.60	3.34	0.56	15	3.89	3.74	0.56	15	3.31	2.93	0.55	15
心脏病	69.60	51.48	10.82	4	66.77	58.46	9.70	5	72.53	46.49	12.15	4
脑血管病	103.93	76.41	16.16	3	104.04	91.31	15.12	3	103.81	64.35	17.39	2
呼吸系病	159.67	123.52	24.82	1	161.53	145.97	23.47	1	157.75	105.73	26.43	1
消化系病	32.20	26.97	5.01	6	36.75	33.29	5.34	6	27.49	21.04	4.61	6
泌尿、生殖系病	9.51	7.65	1.48	10	10.42	9.25	1.51	10	8.57	6.43	1.44	9
妊娠.分娩和产褥期并发症	1.06	0.91	0.16	18					2.15	1.84	0.36	16
先天异常	6.03	7.09	0.94	11	6.42	7.35	0.93	11	5.62	6.81	0.94	13
新生儿病	16.17	19.80	2.51	7	18.58	21.95	2.70	7	13.68	17.41	2.29	7
其他疾病	4.57	3.17	0.71	14	3.94	3.46	0.57	14	5.23	2.96	0.88	14
损伤和中毒	68.48	63.47	10.65	5	77.56	73.68	11.27	4	59.09	53.18	9.90	5

10-5-2 1995年农村居民主要疾病死亡率及构成

疾病名称	合计				男				女			
	粗死亡率 1/10万	标化死亡率 1/10万	构成(%)	位次	粗死亡率 1/10万	标化死亡率 1/10万	构成(%)	位次	粗死亡率 1/10万	标化死亡率 1/10万	构成(%)	位次
传染病(不含肺结核)	8.19	15.43	2.85	10	9.65	19.69	3.24	9	6.66	11.38	2.36	10
肺结核	10.21	8.04	1.58	8	13.02	10.81	1.86	7	7.27	5.49	1.23	9
寄生虫病	1.15	0.90	0.18	16	1.31	1.10	0.19	16	0.98	0.69	0.17	18
恶性肿瘤	111.43	88.29	17.25	2	138.60	115.83	19.80	2	83.00	61.90	14.09	3
内分泌、营养和代谢及免疫疾病	5.86	4.82	0.91	11	5.26	4.63	0.75	11	6.50	5.09	1.10	11
血液和造血器官疾病	1.12	0.96	0.17	17	1.03	0.96	0.15	17	1.22	0.94	0.21	17
精神病	4.89	3.44	0.76	13	4.53	3.74	0.65	13	5.26	3.07	0.89	13
神经系病	3.11	2.75	0.48	15	3.35	3.10	0.48	15	2.85	2.39	0.48	15
心脏病	61.98	43.79	9.60	5	62.55	50.67	8.94	5	61.38	37.95	10.42	4
脑血管病	108.05	74.97	16.73	3	113.28	91.43	16.18	3	102.58	61.14	17.41	2
呼吸系病	169.38	123.19	26.23	1	171.23	143.68	24.46	1	167.43	106.95	28.42	1
消化系病	30.17	24.11	4.67	6	35.28	30.11	5.04	6	24.82	18.39	4.21	6
泌尿、生殖系病	8.47	6.58	1.31	9	9.41	7.86	1.34	10	7.49	5.55	1.27	8
妊娠.分娩和产褥期并发症	0.75	0.65	0.12	18					1.54	1.31	0.26	16
先天异常	3.65	5.12	0.57	14	3.98	5.38	0.57	14	3.32	4.84	0.56	14
新生儿病	11.98	19.30	1.85	7	12.74	19.42	1.82	8	11.19	19.15	1.90	7
其他疾病	5.70	3.95	0.88	12	5.08	4.29	0.73	12	6.34	3.63	1.08	12
损伤和中毒	72.71	66.25	11.26	4	84.47	78.59	12.07	4	60.40	53.44	10.25	5

10-5-3 2000年农村居民主要疾病死亡率及构成

疾病名称	合计				男				女			
	粗死亡率 1/10万	标化死亡率 1/10万	构成(%)	位次	粗死亡率 1/10万	标化死亡率 1/10万	构成(%)	位次	粗死亡率 1/10万	标化死亡率 1/10万	构成(%)	位次
传染病(不含肺结核)	5.14	4.61	0.83	11	6.07	5.54	0.91	10	4.16	3.68	0.74	12
肺结核	7.31	5.57	1.19	8	9.10	7.32	1.36	8	5.42	3.95	0.97	10
寄生虫病	0.56	0.43	0.09	17	0.62	0.50	0.09	17	0.50	0.36	0.09	18
恶性肿瘤	112.57	87.33	18.30	3	139.12	112.77	20.82	2	84.62	62.81	15.12	3
内分泌营养和代谢及免疫疾病	6.84	5.32	1.11	10	6.08	5.09	0.91	11	7.64	5.57	1.37	8
血液和造血器官疾病	0.86	0.75	0.14	16	0.82	0.76	0.12	16	0.90	0.74	0.16	17
精神病	4.14	2.80	0.67	12	3.93	3.07	0.59	12	4.36	2.48	0.78	11
神经系病	2.85	2.46	0.46	15	3.07	2.83	0.46	13	2.62	2.09	0.47	15
心脏病	73.43	49.40	11.94	4	72.03	55.14	10.78	5	74.90	44.48	13.39	4
脑血管病	115.20	78.18	18.73	2	124.05	95.37	18.57	3	105.89	63.02	18.93	2
呼吸系病	142.16	98.97	23.11	1	143.40	114.44	21.46	1	140.86	85.85	25.18	1
消化系病	23.89	18.99	3.88	6	28.06	23.57	4.20	6	19.50	14.49	3.48	6
泌尿、生殖系病	9.27	7.06	1.51	7	10.33	8.32	1.55	7	8.15	5.99	1.46	7
妊娠分娩产褥期并发症	0.56	0.50	0.09	18					1.16	1.03	0.21	16
先天异常	2.92	4.71	0.47	13	2.98	4.72	0.45	14	2.85	4.69	0.51	14
新生儿病	6.99	14.43	1.14	9	7.04	14.11	1.05	9	6.93	14.79	1.24	9
其他疾病	2.89	1.98	0.47	14	2.58	2.05	0.39	15	3.22	1.88	0.58	13
损伤和中毒	64.89	57.16	10.55	5	78.66	71.18	11.77	4	50.40	43.47	9.01	5

10-5-4 2010年农村居民主要疾病死亡率及死因构成

疾病名称	合计				男				女			
	粗死亡率 1/10万	标化死亡率 1/10万	构成(%)	位次	粗死亡率 1/10万	标化死亡率 1/10万	构成(%)	位次	粗死亡率 1/10万	标化死亡率 1/10万	构成(%)	位次
传染病(不含呼吸道结核)	4.13	5.24	0.66	11	5.30	6.85	0.74	10	2.92	3.70	0.55	13
呼吸道结核	2.12	2.65	0.34	16	2.99	4.02	0.42	13	1.22	1.48	0.23	16
寄生虫病	0.02	0.03	0.00	20	0.01	0.01	0.00	18	0.03	0.04	0.01	20
恶性肿瘤	144.11	169.53	23.11	2	187.25	239.09	26.14	1	99.00	109.64	18.81	3
血液、造血器官及免疫疾病	0.90	1.17	0.14	17	0.98	1.36	0.14	16	0.81	1.02	0.15	18
内分泌营养和代谢疾病	10.33	12.90	1.66	8	8.99	12.34	1.25	8	11.74	13.41	2.23	7
精神障碍	2.99	4.69	0.48	13	2.79	5.03	0.39	14	3.19	4.37	0.61	12
神经系统疾病	3.84	5.53	0.62	12	3.98	6.45	0.56	12	3.69	4.84	0.70	11
心脏病	111.34	163.08	17.86	3	115.54	196.20	16.13	3	106.95	138.19	20.32	2
脑血管病	145.71	203.30	23.37	1	159.27	255.17	22.23	2	131.54	163.84	24.99	1
呼吸系统疾病	88.25	137.98	14.15	4	95.36	177.79	13.31	4	80.82	110.07	15.36	4
消化系统疾病	14.76	18.42	2.37	6	19.26	25.75	2.69	6	10.05	11.94	1.91	8
肌肉骨骼和结缔组织疾病	0.88	1.11	0.14	18	0.72	1.04	0.10	17	1.05	1.17	0.20	17
泌尿生殖系统疾病	6.31	7.73	1.01	9	7.31	10.24	1.02	9	5.27	5.87	1.00	9
妊娠分娩产褥期并发症	0.13	0.14	0.02	19					0.27	0.29	0.05	19
围生期疾病	2.51	5.91	0.40	14	2.99	6.78	0.42	13	2.01	4.92	0.38	14
先天畸形、变性和染色体异常	2.14	4.03	0.34	15	2.48	4.65	0.35	15	1.79	3.34	0.34	15
诊断不明	4.57	6.68	0.73	10	5.10	7.80	0.71	11	4.01	5.56	0.76	10
其他疾病	12.64	25.47	2.03	7	10.55	27.74	1.47	7	14.83	24.01	2.82	6
损伤和中毒外部原因	52.93	60.05	8.49	5	71.75	82.69	10.02	5	33.25	37.98	6.32	5

10-6-1　2010年农村居民年龄别疾病别死亡率(1/10万)(合计)

疾病名称(ICD-10)	合计	不满1岁	1～	5～	10～	15～	20～	25～
总计	623.47	390.50	158.61	26.00	16.12	38.03	51.89	62.59
传染病和寄生虫病小计	6.27	13.97	15.82	1.22	0.18	0.49	1.17	1.72
其中：传染病计	6.25	13.97	15.82	1.22	0.18	0.49	1.17	1.72
内：伤寒和副伤寒	0.00	0.00	0.00	0.00	0.00	0.00	0.00	0.00
痢疾	0.04	0.00	0.00	0.00	0.00	0.00	0.00	0.00
肠道其他细菌性传染病	0.09	1.45	0.42	0.00	0.00	0.05	0.00	0.00
呼吸道结核	2.12	0.00	0.00	0.00	0.00	0.22	0.28	0.45
其他结核	0.08	0.00	0.42	0.00	0.00	0.00	0.14	0.06
钩端螺旋体病	0.00	0.00	0.00	0.00	0.00	0.00	0.00	0.00
破伤风	0.03	0.58	0.00	0.00	0.00	0.00	0.00	0.00
百日咳	0.00	0.00	0.00	0.00	0.00	0.00	0.00	0.00
脑膜炎球菌感染	0.12	1.45	1.69	0.15	0.00	0.00	0.09	0.06
败血症	0.61	5.24	2.32	0.15	0.04	0.00	0.09	0.13
流行性乙型脑炎	0.02	0.00	0.63	0.08	0.00	0.00	0.00	0.00
流行性出血热	0.01	0.00	0.00	0.00	0.00	0.00	0.00	0.00
麻疹	0.00	0.00	0.00	0.00	0.00	0.00	0.00	0.00
病毒性肝炎	1.74	0.00	0.00	0.15	0.00	0.00	0.14	0.45
艾滋病	0.51	0.00	0.63	0.00	0.09	0.00	0.23	0.25
寄生虫病计	0.02	0.00	0.00	0.00	0.00	0.00	0.00	0.00
内：疟疾	0.00	0.00	0.00	0.00	0.00	0.00	0.00	0.00
血吸虫病								
肿瘤小计	145.21	4.95	12.44	2.81	2.28	4.75	7.18	9.61
其中：恶性肿瘤计	144.11	4.66	10.76	2.81	2.15	4.48	6.95	9.42
内：鼻咽癌	2.08					0.05	0.19	0.38
食道癌	19.66					0.11	0.14	0.45
胃癌	22.57					0.11	0.19	0.57
结肠、直肠和肛门癌	8.07					0.05	0.47	0.89
肝癌	26.87					0.43	0.99	1.78
肺癌	32.82					0.16	0.14	0.96
乳腺癌	2.87					0.00	0.00	0.45
宫颈癌	1.20					0.00	0.05	0.13
膀胱癌	1.14					0.00	0.00	0.00
白血病	3.43	1.75	5.69	1.75	1.27	2.21	2.39	1.78
良性肿瘤计	0.44	0.29	0.84	0.00	0.04	0.11	0.09	0.13
其他肿瘤计	0.67	0.00	0.84	0.00	0.09	0.16	0.14	0.06
血液、造血器官及免疫疾病小计	0.90	2.91	2.95	0.30	0.04	0.22	0.38	0.51
其中:贫血	0.68	0.58	1.69	0.23	0.04	0.11	0.28	0.38
血液、造血器官及免疫的其他疾病	0.22	2.33	1.27	0.08	0.00	0.11	0.09	0.13
内分泌、营养和代谢疾病小计	10.33	0.58	1.05	0.23	0.18	0.32	0.66	0.89
其中：糖尿病	9.62					0.05	0.52	0.76
内分泌、营养和代谢的其他疾病	0.71	0.58	1.05	0.23	0.04	0.27	0.14	0.13
精神障碍小计	2.99	0.00	0.00	0.00	0.00	0.05	0.33	0.83
神经系统疾病小计	3.84	4.95	6.96	1.67	0.44	1.62	1.36	1.27
其中：脑膜炎	0.16	1.75	2.53	0.15	0.00	0.00	0.00	0.06
神经系统的其他疾病	3.68	3.20	4.43	1.52	0.44	1.62	1.36	1.21
循环系统疾病小计	268.80	11.93	4.85	0.84	0.48	2.00	3.76	7.70
其中：急性风湿热	0.62	0.00	0.00	0.00	0.00	0.00	0.05	0.06
心脏病计	111.34	9.02	4.85	0.53	0.31	1.24	2.54	4.90
内：慢性风湿性心脏病	3.51					0.05	0.14	0.57
高血压性心脏病	9.55					0.05	0.00	0.13
急性心肌梗死	43.19					0.43	0.94	1.91
其他冠心病	26.05					0.05	0.28	0.76
肺源性心脏病	18.63	1.45	0.00	0.08	0.04	0.00	0.05	0.38
其他心脏病	10.41	6.11	4.43	0.30	0.09	0.65	1.13	1.15

10-6-1 续表1

30～	35～	40～	45～	50～	55～	60～	65～	70～	75～	80～	85岁及以上
78.73	112.33	180.18	302.62	428.43	682.44	1114.37	1736.31	3256.50	5393.50	9942.09	27088.79
1.80	2.92	4.25	6.20	6.73	10.74	12.24	16.62	22.72	34.39	42.81	113.71
1.80	2.92	4.25	6.20	6.73	10.74	12.24	16.62	22.72	33.67	42.37	112.59
0.00	0.00	0.00	0.00	0.00	0.00	0.00	0.00	0.00	0.00	0.00	1.11
0.00	0.00	0.04	0.06	0.00	0.13	0.00	0.00	0.17	0.48	0.44	2.23
0.00	0.09	0.04	0.00	0.00	0.13	0.00	0.38	0.34	0.48	0.88	0.00
0.37	0.68	0.70	1.55	1.62	3.03	4.69	7.36	12.04	16.84	24.27	59.08
0.00	0.05	0.09	0.23	0.06	0.13	0.09	0.13	0.17	0.24	0.00	0.00
0.00	0.00	0.00	0.00	0.00	0.00	0.00	0.00	0.00	0.00	0.00	0.00
0.06	0.00	0.00	0.00	0.00	0.00	0.18	0.13	0.00	0.24	0.00	0.00
0.00	0.00	0.00	0.00	0.00	0.00	0.00	0.00	0.00	0.00	0.00	0.00
0.06	0.00	0.04	0.06	0.00	0.13	0.09	0.25	0.34	0.24	0.00	1.11
0.00	0.18	0.18	0.23	0.13	0.66	0.83	1.01	2.03	3.85	7.50	27.87
0.06	0.00	0.00	0.00	0.00	0.07	0.00	0.00	0.00	0.00	0.00	0.00
0.00	0.05	0.00	0.00	0.06	0.07	0.00	0.00	0.00	0.00	0.00	0.00
0.00	0.00	0.00	0.00	0.00	0.00	0.00	0.00	0.00	0.00	0.00	0.00
0.37	0.46	1.93	2.30	3.37	4.81	4.14	5.45	4.92	8.42	7.50	13.38
0.62	1.18	0.96	0.86	0.65	0.86	0.64	0.38	0.17	0.24	0.00	0.00
0.00	0.00	0.00	0.00	0.00	0.00	0.00	0.00	0.00	0.72	0.44	1.11
0.00	0.00	0.00	0.00	0.00	0.00	0.00	0.00	0.00	0.00	0.00	0.00
20.21	30.99	59.30	110.61	167.08	266.73	411.19	563.42	839.00	1116.89	1356.30	2092.41
19.96	30.76	58.73	109.58	166.05	265.15	408.89	558.47	834.43	1109.20	1347.03	2073.46
0.25	0.55	2.02	2.58	3.37	4.09	6.08	9.64	9.66	7.46	7.06	23.41
0.50	0.87	3.60	6.83	17.61	33.74	62.04	89.04	134.27	176.77	215.38	346.69
1.74	2.46	4.96	10.27	22.92	39.67	66.55	93.48	156.31	201.30	240.98	354.50
1.30	1.73	2.63	5.11	6.93	12.65	21.63	28.54	48.82	65.90	103.72	166.10
5.58	10.85	20.48	33.92	42.66	57.85	74.93	92.09	124.27	146.23	171.69	234.10
1.98	3.78	8.11	17.97	31.53	57.52	96.75	144.85	212.25	304.23	330.14	488.27
0.93	1.69	3.11	5.45	6.60	7.18	7.46	6.98	7.46	6.97	12.80	18.95
0.50	0.73	1.14	1.89	2.33	2.77	3.13	3.55	2.88	3.85	10.15	6.69
0.00	0.09	0.13	0.40	0.71	0.66	2.49	3.81	8.65	11.30	20.30	44.59
2.67	2.23	2.02	4.59	3.17	5.27	5.89	6.98	9.83	15.15	8.39	16.72
0.06	0.14	0.22	0.57	0.65	0.59	1.01	1.65	2.20	1.44	5.30	1.11
0.19	0.09	0.35	0.46	0.39	0.99	1.29	3.30	2.37	6.25	3.97	17.84
0.19	0.50	0.48	0.80	0.84	0.86	1.01	1.90	4.58	5.29	5.30	16.72
0.12	0.23	0.35	0.75	0.78	0.66	1.01	1.27	4.41	3.37	4.85	15.61
0.06	0.27	0.13	0.06	0.06	0.20	0.00	0.63	0.17	1.92	0.44	1.11
0.56	1.18	2.46	5.28	8.03	13.44	20.99	36.66	73.07	102.21	149.18	239.67
0.43	1.00	2.28	5.05	7.25	12.65	19.88	35.13	70.02	96.44	138.15	216.26
0.12	0.18	0.18	0.23	0.78	0.79	1.10	1.52	3.05	5.77	11.03	23.41
0.74	1.00	1.23	1.21	2.20	1.84	2.85	3.68	8.65	21.16	56.05	251.94
1.05	1.46	1.54	1.61	1.36	2.50	4.23	5.45	12.71	25.73	61.35	201.77
0.00	0.14	0.09	0.17	0.00	0.20	0.18	0.13	0.00	0.72	0.00	1.11
1.05	1.32	1.45	1.44	1.36	2.31	4.05	5.33	12.71	25.01	61.35	200.66
9.42	19.09	41.32	82.14	134.46	235.10	434.48	743.91	1532.55	2718.39	5340.47	14160.86
0.06	0.14	0.22	0.40	0.65	0.72	1.56	2.16	4.07	2.41	9.71	21.18
5.27	10.34	19.25	36.22	51.72	88.43	163.11	275.62	596.58	1067.35	2261.53	6694.16
0.50	0.91	1.40	1.55	2.72	5.14	6.35	10.91	19.50	29.58	51.20	121.51
0.19	0.18	1.05	2.01	2.59	5.47	13.16	26.00	59.51	103.90	205.23	567.42
2.73	5.51	10.31	20.03	26.61	46.52	71.89	117.71	218.86	386.01	819.17	2223.96
0.68	1.37	2.85	6.03	9.58	15.95	39.67	58.60	141.56	256.62	547.29	1794.77
0.25	0.55	1.10	2.41	4.27	7.71	19.05	40.34	111.38	208.03	451.95	1258.57
0.93	1.82	2.54	4.19	5.96	7.64	12.98	22.07	45.77	83.21	186.70	727.94

10-6-1 续表2

疾病名称(ICD-10)	合计	不满1岁	1～	5～	10～	15～	20～	25～
其他高血压病	10.18	0.29	0.00	0.00	0.00	0.00	0.05	0.06
脑血管病	145.71	2.33	0.00	0.23	0.18	0.70	1.08	2.55
循环系统的其他疾病	0.96	0.29	0.00	0.08	0.00	0.05	0.05	0.13
呼吸系统疾病小计	88.25	44.23	19.83	1.06	0.26	0.86	1.27	0.64
其中：肺炎	8.64	38.41	17.08	0.61	0.09	0.49	0.56	0.32
慢性下呼吸道疾病	75.25	0.00	0.00	0.08	0.09	0.16	0.28	0.06
尘肺	0.24	0.00	0.00	0.00	0.04	0.00	0.00	0.00
呼吸系统的其他疾病	4.12	5.82	2.74	0.38	0.04	0.22	0.42	0.25
消化系统疾病小计	14.76	4.36	1.05	0.00	0.31	0.43	0.52	0.89
其中：胃和十二指肠溃疡	2.20	0.00	0.00	0.00	0.09	0.00	0.14	0.00
阑尾炎	0.10	0.00	0.00	0.00	0.09	0.00	0.05	0.00
肠梗阻	0.64	0.87	0.21	0.00	0.00	0.00	0.05	0.06
肝疾病	8.15	0.87	0.21	0.00	0.04	0.38	0.28	0.64
消化系统的其他疾病	3.67	2.62	0.63	0.00	0.09	0.05	0.00	0.19
肌肉骨骼和结缔组织疾病小计	0.88	0.00	0.42	0.00	0.09	0.27	0.19	0.51
泌尿生殖系统疾病小计	6.31	0.29	0.21	0.61	0.35	0.97	0.85	1.27
其中：肾小球和肾小管间质疾病	2.95	0.00	0.21	0.38	0.26	0.65	0.38	0.96
前列腺增生	0.12	0.00	0.00	0.00	0.00	0.00	0.00	0.00
泌尿生殖系统的其他疾病	3.25	0.29	0.00	0.23	0.09	0.32	0.47	0.32
妊娠、分娩和产褥期并发症小计	0.13					0.05	0.61	0.32
其中：直接产科原因计	0.12					0.05	0.56	0.25
内：流产	0.00					0.05	0.00	0.00
妊娠高血压综合征	0.06					0.00	0.38	0.06
梗阻性分娩	0.01					0.00	0.05	0.00
产后出血	0.02					0.00	0.09	0.06
母体产伤	0.00					0.00	0.00	0.06
产褥期感染	0.01					0.00	0.05	0.06
间接产科原因计	0.01					0.00	0.05	0.06
妊娠、分娩和产褥期的其他情况	0.00					0.00	0.00	0.00
围生期疾病小计	2.51	174.01	1.27					
其中：早产儿和未成熟儿	0.77	53.25	0.21					
新生儿产伤和窒息	0.60	41.90	0.00					
新生儿溶血性疾病	0.02	1.45	0.00					
新生儿硬化病	0.05	3.20	0.00					
起源于围生期的其他情况	1.08	74.20	1.05					
先天畸形、变形和染色体异常小计	2.14	76.53	16.03	1.60	0.79	1.57	0.94	0.70
其中：先天性心脏病	1.54	51.21	12.44	1.37	0.57	1.19	0.61	0.38
其他先天畸形、变形和染色体异常	0.60	25.32	3.59	0.23	0.22	0.38	0.33	0.32
诊断不明小计	4.57	9.02	2.74	0.38	0.35	1.03	0.94	1.08
其他疾病小计	12.64	6.11	1.69	0.38	0.22	0.49	0.47	0.45
损伤和中毒外部原因小计	52.93	35.50	71.29	14.90	10.15	22.90	31.27	34.19
其中：机动车辆交通事故	15.31	3.20	11.60	2.66	1.58	8.21	12.54	13.43
机动车以外的运输事故	7.38	0.29	5.91	2.20	0.75	3.57	5.49	5.92
意外中毒	2.56	0.29	3.37	0.23	0.62	1.19	1.55	1.21
意外跌落	6.30	1.16	2.74	0.91	0.57	1.35	1.97	1.59
火灾	0.60	0.00	0.84	0.15	0.04	0.05	0.14	0.13
由自然环境因素所致的意外事故	0.35	0.29	0.00	0.00	0.00	0.00	0.05	0.13
淹死	4.61	2.33	39.23	7.22	5.36	3.51	1.83	2.04
意外的机械性窒息	0.66	18.62	0.84	0.15	0.09	0.00	0.33	0.13
砸死	0.69			0.08	0.09	0.22	0.19	0.32
由机器切割和穿刺工具所致的意外事故	0.12			0.00	0.00	0.00	0.00	0.13
触电	1.11			0.15	0.13	0.27	0.80	1.59
其他意外事故和有害效应	2.44	8.73	4.43	0.76	0.48	1.03	1.50	1.53
自杀	10.01				0.26	2.32	4.04	4.90
被杀	0.77				0.18	1.19	0.85	1.15

10-6-1　续表3

30～	35～	40～	45～	50～	55～	60～	65～	70～	75～	80～	85岁及以上
0.12	0.73	1.05	3.27	5.44	7.97	16.39	26.00	59.84	118.33	210.53	486.04
3.97	7.79	20.35	41.85	75.81	137.06	252.04	438.10	866.81	1520.21	2839.72	6924.92
0.00	0.09	0.44	0.40	0.84	0.92	1.38	2.03	5.26	10.10	18.98	34.56
1.80	2.14	4.65	10.05	19.55	37.36	92.70	183.54	495.88	930.98	2055.42	6434.42
0.50	0.68	0.61	1.89	1.17	3.10	4.97	10.65	25.43	54.11	172.57	879.55
0.87	1.09	3.16	6.43	15.93	31.04	81.74	162.86	453.15	839.83	1798.99	5276.18
0.06	0.05	0.13	0.17	0.39	0.40	0.83	1.01	1.36	0.96	1.77	4.46
0.37	0.32	0.75	1.55	2.07	2.83	5.15	9.01	15.94	36.08	82.09	274.23
1.67	4.10	7.02	12.69	18.26	24.38	33.05	45.92	72.05	105.34	173.01	405.77
0.19	0.46	0.61	1.26	1.81	3.16	3.77	7.10	10.85	22.37	36.63	70.23
0.00	0.00	0.00	0.00	0.06	0.13	0.09	0.25	0.51	1.44	1.32	3.34
0.00	0.05	0.00	0.34	0.32	0.59	0.46	1.52	3.22	6.73	14.12	35.67
1.05	2.73	5.35	9.53	13.08	16.80	21.91	26.64	40.18	45.21	66.65	94.76
0.43	0.87	1.05	1.55	2.98	3.69	6.81	10.40	17.29	29.58	54.29	201.77
0.25	0.32	0.53	0.46	0.97	0.86	1.56	1.90	2.88	8.18	10.15	27.87
1.86	2.42	3.60	5.45	6.02	8.50	10.86	20.29	26.45	48.10	79.00	166.10
0.93	1.55	1.62	2.93	2.91	4.68	5.52	10.15	12.38	19.24	30.01	53.51
0.00	0.00	0.00	0.00	0.00	0.00	0.00	0.00	0.68	1.20	3.09	13.38
0.93	0.87	1.97	2.53	3.11	3.82	5.34	10.15	13.39	27.66	45.90	99.21
0.12	0.32	0.00	0.00	0.00							
0.12	0.32	0.00	0.00	0.00							
0.00	0.00	0.00	0.00	0.00							
0.06	0.18	0.00	0.00	0.00							
0.00	0.05	0.00	0.00	0.00							
0.06	0.05	0.00	0.00	0.00							
0.00	0.00	0.00	0.00	0.00							
0.00	0.00	0.00	0.00	0.00							
0.00	0.00	0.00	0.00	0.00							
0.00	0.00	0.00	0.00	0.00							
0.31	0.59	0.53	0.75	0.32	0.26	0.64	0.51	0.85	1.68	0.00	2.23
0.31	0.50	0.53	0.57	0.19	0.07	0.55	0.51	0.68	1.20	0.00	2.23
0.00	0.09	0.00	0.17	0.13	0.20	0.09	0.00	0.17	0.48	0.00	0.00
1.12	1.91	2.46	3.56	3.04	5.14	3.87	5.83	11.87	26.46	72.82	278.69
0.56	0.96	1.45	1.44	2.78	3.62	4.33	8.75	24.75	55.80	242.31	1947.49
37.07	42.43	49.39	60.39	56.77	71.10	80.36	97.92	128.50	192.88	297.92	749.12
12.27	14.77	17.90	20.78	20.72	25.24	24.85	29.81	28.99	32.95	34.87	32.33
6.63	7.15	8.90	10.62	9.45	9.75	14.18	12.30	13.56	17.08	21.63	28.98
1.80	2.37	2.89	3.10	3.63	3.89	4.14	2.66	5.59	9.14	13.68	26.75
2.98	3.42	4.12	7.06	5.37	7.18	8.10	11.54	17.63	31.02	64.44	325.51
0.19	0.41	0.48	0.29	0.19	0.53	0.55	1.01	2.20	6.49	7.50	23.41
0.25	0.50	0.26	0.63	0.32	0.46	0.46	0.25	1.70	1.20	4.41	5.57
2.17	1.82	2.41	2.35	2.01	3.36	4.14	6.47	8.14	14.67	27.36	46.82
0.37	0.36	0.75	0.80	0.19	0.72	0.46	0.25	0.34	0.48	1.32	4.46
0.87	1.28	0.83	1.32	1.42	0.92	1.10	0.51	0.51	0.24	0.44	4.46
0.31	0.05	0.22	0.40	0.00	0.20	0.28	0.00	0.00	0.48	0.88	0.00
1.55	1.78	1.67	1.89	1.10	1.19	1.10	1.52	1.19	2.16	0.88	2.23
1.80	1.78	1.84	2.93	2.46	3.43	2.67	3.81	4.07	7.70	11.48	54.62
4.71	5.88	6.18	7.58	9.06	13.71	17.67	27.02	44.25	68.78	108.13	191.74
1.18	0.87	0.92	0.63	0.84	0.53	0.64	0.76	0.34	0.48	0.88	2.23

10-6-2　2010年农村居民年龄别疾病别死亡率(1/10万)(男)

疾病名称(ICD-10)	合计	不满1岁	1～	5～	10～	15～	20～	25～
总计	716.41	454.94	187.48	33.22	21.25	48.20	68.95	87.35
传染病和寄生虫病小计	8.29	14.53	19.57	1.44	0.25	0.50	1.35	2.38
其中：传染病计	8.28	14.53	19.57	1.44	0.25	0.50	1.35	2.38
内：伤寒和副伤寒	0.00	0.00	0.00	0.00	0.00	0.00	0.00	0.00
痢疾	0.04	0.00	0.00	0.00	0.00	0.00	0.00	0.00
肠道其他细菌性传染病	0.08	1.68	0.39	0.00	0.00	0.00	0.00	0.00
呼吸道结核	2.99	0.00	0.00	0.00	0.00	0.40	0.36	0.88
其他结核	0.11	0.00	0.39	0.00	0.00	0.00	0.18	0.13
钩端螺旋体病	0.00	0.00	0.00	0.00	0.00	0.00	0.00	0.00
破伤风	0.04	0.56	0.00	0.00	0.00	0.00	0.00	0.00
百日咳	0.00	0.00	0.00	0.00	0.00	0.00	0.00	0.00
脑膜炎球菌感染	0.11	0.56	1.96	0.14	0.00	0.00	0.00	0.00
败血症	0.68	5.59	3.13	0.14	0.08	0.00	0.18	0.13
流行性乙型脑炎	0.02	0.00	0.39	0.14	0.00	0.00	0.00	0.00
流行性出血热	0.02	0.00	0.00	0.00	0.00	0.00	0.00	0.00
麻疹	0.00	0.00	0.00	0.00	0.00	0.00	0.00	0.00
病毒性肝炎	2.45	0.00	0.00	0.29	0.00	0.00	0.18	0.75
艾滋病	0.63	0.00	1.17	0.00	0.08	0.00	0.18	0.13
寄生虫病计	0.01	0.00	0.00	0.00	0.00	0.00	0.00	0.00
内：疟疾	0.00	0.00	0.00	0.00	0.00	0.00	0.00	0.00
血吸虫病								
肿瘤小计	188.47	5.59	12.92	3.31	2.41	5.81	7.28	11.42
其中：恶性肿瘤计	187.25	5.03	12.13	3.31	2.41	5.51	7.10	11.30
内：鼻咽癌	2.98					0.10	0.27	0.63
食道癌	27.03					0.00	0.18	0.63
胃癌	30.87					0.10	0.18	0.38
结肠、直肠和肛门癌	9.53					0.10	0.54	1.26
肝癌	39.83					0.70	1.17	3.01
肺癌	45.36					0.20	0.09	1.51
乳腺癌								
宫颈癌								
膀胱癌	1.71					0.00	0.00	0.00
白血病	4.12	2.24	6.65	2.16	1.74	3.01	2.88	1.88
良性肿瘤计	0.46	0.56	0.00	0.00	0.00	0.20	0.09	0.13
其他肿瘤计	0.76	0.00	0.78	0.00	0.00	0.10	0.09	0.00
血液、造血器官及免疫疾病小计	0.98	3.91	2.35	0.29	0.08	0.40	0.27	0.75
其中:贫血	0.72	0.00	0.39	0.29	0.08	0.20	0.18	0.63
血液、造血器官及免疫的其他疾病	0.27	3.91	1.96	0.00	0.00	0.20	0.09	0.13
内分泌、营养和代谢疾病小计	8.99	1.12	1.57	0.43	0.17	0.40	0.72	1.00
其中：糖尿病	8.27					0.00	0.54	0.75
内分泌、营养和代谢的其他疾病	0.72	1.12	1.57	0.43	0.08	0.40	0.18	0.25
精神障碍小计	2.79	0.00	0.00	0.00	0.00	0.10	0.27	1.26
神经系统疾病小计	3.98	6.71	6.65	1.44	0.58	1.70	1.62	1.76
其中：脑膜炎	0.17	1.68	1.96	0.14	0.00	0.00	0.00	0.13
神经系统的其他疾病	3.81	5.03	4.70	1.29	0.58	1.70	1.62	1.63
循环系统疾病小计	287.37	13.41	5.09	1.01	0.66	2.20	4.85	9.66
其中：急性风湿热	0.43	0.00	0.00	0.00	0.00	0.00	0.00	0.00
心脏病计	115.54	10.62	5.09	0.72	0.42	1.40	3.60	6.40
内：慢性风湿性心脏病	3.00					0.00	0.00	0.38
高血压性心脏病	9.35					0.10	0.00	0.13
急性心肌梗死	47.06					0.50	1.26	2.76
其他冠心病	26.09					0.00	0.54	1.13
肺源性心脏病	19.18	2.24	0.00	0.14	0.08	0.00	0.09	0.38
其他心脏病	10.86	7.82	4.70	0.43	0.08	0.80	1.71	1.63

10-6-2 续表1

30～	35～	40～	45～	50～	55～	60～	65～	70～	75～	80～	85岁及以上
107.44	152.97	251.70	410.61	571.91	910.87	1456.36	2250.97	4160.80	6930.33	12989.75	33449.35
2.24	4.03	6.51	9.44	10.40	14.30	16.77	23.90	32.80	51.53	59.53	152.06
2.24	4.03	6.51	9.44	10.40	14.30	16.77	23.90	32.80	51.00	59.53	152.06
0.00	0.00	0.00	0.00	0.00	0.00	0.00	0.00	0.00	0.00	0.00	0.00
0.00	0.00	0.00	0.11	0.00	0.13	0.00	0.00	0.35	1.06	0.00	0.00
0.00	0.09	0.09	0.00	0.00	0.13	0.00	0.25	0.35	0.53	0.00	0.00
0.75	0.81	1.22	2.73	2.66	4.72	6.31	11.07	17.26	27.09	41.89	81.10
0.00	0.00	0.17	0.23	0.13	0.26	0.18	0.25	0.35	0.00	0.00	0.00
0.00	0.00	0.00	0.00	0.00	0.00	0.00	0.00	0.00	0.00	0.00	0.00
0.12	0.00	0.00	0.00	0.00	0.00	0.18	0.25	0.00	0.53	0.00	0.00
0.00	0.00	0.00	0.00	0.00	0.00	0.00	0.00	0.00	0.00	0.00	0.00
0.12	0.00	0.09	0.11	0.00	0.26	0.00	0.00	0.35	0.00	0.00	0.00
0.00	0.27	0.17	0.34	0.13	0.39	1.08	1.76	2.76	5.31	8.82	30.41
0.00	0.00	0.00	0.00	0.00	0.00	0.00	0.00	0.00	0.00	0.00	0.00
0.00	0.09	0.00	0.00	0.13	0.13	0.00	0.00	0.00	0.00	0.00	0.00
0.00	0.00	0.00	0.00	0.00	0.00	0.00	0.00	0.00	0.00	0.00	0.00
0.37	0.63	2.95	3.87	5.83	6.56	5.59	7.80	6.56	12.22	6.61	23.65
0.62	1.79	1.56	0.91	0.51	0.92	0.90	0.25	0.35	0.53	0.00	0.00
0.00	0.00	0.00	0.00	0.00	0.00	0.00	0.00	0.00	0.53	0.00	0.00
0.00	0.00	0.00	0.00	0.00	0.00	0.00	0.00	0.00	0.00	0.00	0.00
25.55	38.56	77.16	144.37	221.92	368.94	565.34	779.51	1160.00	1600.57	2100.10	3291.21
25.30	38.29	76.55	143.12	220.78	367.23	562.27	773.22	1154.47	1591.54	2087.97	3257.42
0.25	0.81	3.04	3.75	5.20	6.69	9.56	14.59	13.46	10.09	9.92	23.65
1.00	1.34	6.08	11.25	26.88	52.33	94.31	124.55	183.67	260.30	325.21	598.09
2.24	3.23	7.38	14.66	32.97	58.36	99.72	133.86	227.17	290.58	391.36	577.82
1.62	1.79	3.56	5.80	9.26	15.87	26.33	34.97	62.83	88.18	152.13	216.26
9.97	18.20	33.24	56.73	65.69	92.20	112.71	137.63	177.45	222.05	272.30	385.21
2.49	4.75	9.72	25.01	44.76	85.64	141.38	214.88	304.15	463.76	556.72	844.77
0.00	0.18	0.17	0.57	1.39	0.52	3.61	6.29	15.19	19.12	37.48	91.23
2.99	2.87	2.26	6.48	4.06	6.43	7.03	7.30	13.46	16.47	11.02	16.90
0.12	0.09	0.17	0.68	0.76	0.39	1.26	2.26	2.42	2.12	4.41	3.38
0.12	0.18	0.43	0.57	0.38	1.31	1.80	4.03	3.11	6.91	7.72	30.41
0.12	0.63	0.43	0.91	0.89	0.92	0.90	3.02	5.52	5.84	7.72	20.27
0.12	0.36	0.35	0.91	0.76	0.66	0.90	2.01	5.18	3.72	7.72	16.90
0.00	0.27	0.09	0.00	0.13	0.26	0.00	1.01	0.35	2.12	0.00	3.38
0.62	1.61	3.30	5.23	9.51	12.59	19.30	29.44	66.98	92.43	146.62	239.91
0.37	1.52	2.95	5.12	8.50	11.80	18.21	27.68	64.21	87.12	134.49	216.26
0.25	0.09	0.35	0.11	1.01	0.79	1.08	1.76	2.76	5.31	12.13	23.65
1.00	1.17	1.65	1.59	3.30	2.75	2.89	4.28	8.29	23.91	56.22	253.43
1.00	1.34	1.91	1.82	1.39	2.89	4.69	7.30	14.85	31.34	82.68	229.78
0.00	0.18	0.00	0.23	0.00	0.39	0.36	0.25	0.00	0.53	0.00	0.00
1.00	1.17	1.91	1.59	1.39	2.49	4.33	7.05	14.85	30.81	82.68	229.78
12.34	26.09	56.59	109.81	173.35	301.26	541.72	921.42	1877.05	3331.83	6629.92	17091.30
0.00	0.00	0.17	0.45	0.51	0.39	0.90	1.51	3.80	1.59	11.02	16.90
6.86	14.35	25.34	51.38	67.59	116.99	196.38	333.39	718.09	1256.34	2726.27	7903.63
0.25	0.72	1.04	0.91	2.28	4.59	4.51	11.07	23.13	32.40	45.20	145.30
0.12	0.18	1.13	2.16	2.66	6.43	14.61	32.96	64.90	121.65	240.33	658.92
3.99	8.88	14.32	29.33	36.65	64.79	90.35	141.41	266.87	445.16	1029.65	2686.36
1.12	1.79	3.91	9.09	12.30	20.46	45.98	70.20	166.75	301.20	639.40	2098.40
0.25	0.54	1.22	3.18	5.33	9.57	24.89	49.82	139.48	260.30	550.10	1530.72
1.12	2.24	3.73	6.71	8.37	11.15	16.05	27.93	56.96	95.62	221.59	783.94

10-6-2　续表2

疾病名称(ICD-10)	合计	不满1岁	1～	5～	10～	15～	20～	25～
其他高血压病	10.96	0.56	0.00	0.00	0.00	0.00	0.09	0.00
脑血管病	159.27	2.24	0.00	0.14	0.25	0.80	1.17	3.01
循环系统的其他疾病	1.18	0.00	0.00	0.14	0.00	0.00	0.00	0.25
呼吸系统疾病小计	95.36	48.06	21.53	1.58	0.42	0.80	1.26	0.38
其中：肺炎	8.32	43.03	18.79	1.01	0.17	0.50	0.54	0.13
慢性下呼吸道疾病	81.92	0.00	0.00	0.14	0.08	0.00	0.36	0.00
尘肺	0.46	0.00	0.00	0.00	0.08	0.00	0.00	0.00
呼吸系统的其他疾病	4.66	5.03	2.74	0.43	0.08	0.30	0.36	0.25
消化系统疾病小计	19.26	6.71	1.17	0.00	0.33	0.30	0.54	1.51
其中：胃和十二指肠溃疡	2.87	0.00	0.00	0.00	0.00	0.00	0.18	0.00
阑尾炎	0.11	0.00	0.00	0.00	0.08	0.00	0.00	0.00
肠梗阻	0.67	1.68	0.00	0.00	0.00	0.00	0.09	0.00
肝疾病	11.58	1.12	0.39	0.00	0.08	0.30	0.27	1.13
消化系统的其他疾病	4.03	3.91	0.78	0.00	0.17	0.00	0.00	0.38
肌肉骨骼和结缔组织疾病小计	0.72	0.00	0.78	0.00	0.08	0.10	0.18	0.25
泌尿生殖系统疾病小计	7.31	0.00	0.39	1.15	0.58	0.80	0.90	1.88
其中：肾小球和肾小管间质疾病	3.23	0.00	0.39	0.72	0.50	0.60	0.36	1.38
前列腺增生	0.23	0.00	0.00	0.00	0.00	0.00	0.00	0.00
泌尿生殖系统的其他疾病	3.85	0.00	0.00	0.43	0.08	0.20	0.54	0.50
妊娠、分娩和产褥期并发症小计								
其中：直接产科原因计								
内：流产								
妊娠高血压综合征								
梗阻性分娩								
产后出血								
母体产伤								
产褥期感染								
间接产科原因计								
妊娠、分娩和产褥期的其他情况								
围生期疾病小计	2.99	202.88	1.96					
其中：早产儿和未成熟儿	0.80	54.21	0.39					
新生儿产伤和窒息	0.73	50.30	0.00					
新生儿溶血性疾病	0.02	1.12	0.00					
新生儿硬化病	0.04	2.79	0.00					
起源于围生期的其他情况	1.41	94.45	1.57					
先天畸形、变形和染色体异常小计	2.48	91.66	18.79	1.73	0.83	1.50	0.99	0.63
其中：先天性心脏病	1.77	59.24	14.87	1.44	0.58	1.10	0.54	0.38
其他先天畸形、变形和染色体异常	0.72	32.42	3.91	0.29	0.25	0.40	0.45	0.25
诊断不明小计	5.10	9.50	4.31	0.14	0.25	1.20	1.35	1.13
其他疾病小计	10.55	6.71	1.17	0.29	0.17	0.70	0.45	0.38
损伤和中毒外部原因小计	71.75	44.15	89.24	20.42	14.45	31.67	46.93	52.96
其中：机动车辆交通事故	22.88	3.91	15.26	3.60	1.91	11.42	20.23	22.47
机动车以外的运输事故	10.83	0.00	6.26	3.16	1.08	5.21	8.18	9.66
意外中毒	3.40	0.00	3.52	0.29	0.66	1.20	1.89	1.63
意外跌落	8.09	1.12	4.70	1.29	0.75	2.20	3.24	2.89
火灾	0.66	0.00	0.39	0.14	0.00	0.10	0.18	0.25
由自然环境因素所致的意外事故	0.50	0.56	0.00	0.00	0.00	0.00	0.09	0.13
淹死	5.91	3.35	49.32	10.35	8.47	5.31	2.70	3.01
意外的机械性窒息	0.97	22.91	1.17	0.00	0.17	0.00	0.45	0.25
砸死	1.20			0.14	0.08	0.40	0.36	0.63
由机器切割和穿刺工具所致的意外事故	0.21			0.00	0.00	0.00	0.00	0.13
触电	1.99			0.29	0.25	0.50	1.53	2.89
其他意外事故和有害效应	3.52	11.18	6.26	0.86	0.50	1.60	2.43	2.51
自杀	10.61				0.33	2.10	4.67	5.02
被杀	0.99				0.25	1.60	0.99	1.51

10-6-2 续表3

30～	35～	40～	45～	50～	55～	60～	65～	70～	75～	80～	85岁及以上
0.12	0.72	1.56	4.21	7.48	10.10	20.92	31.96	76.30	150.87	275.60	496.72
5.36	10.85	28.64	53.09	96.63	172.60	321.17	551.55	1071.27	1908.68	3593.87	8636.89
0.00	0.18	0.87	0.68	1.14	1.18	2.34	3.02	7.60	14.34	23.15	37.17
2.12	2.42	6.08	12.73	24.47	50.10	122.08	244.32	643.52	1222.34	2786.90	8102.99
0.62	0.81	0.69	1.82	1.65	4.33	6.13	15.35	33.49	63.22	203.95	1003.58
1.00	1.17	4.08	8.53	19.28	40.79	106.04	213.62	586.56	1110.26	2460.59	6758.13
0.12	0.09	0.17	0.34	0.76	0.79	1.62	2.01	2.76	1.59	4.41	13.52
0.37	0.36	1.13	2.05	2.79	4.20	8.30	13.34	20.71	47.28	117.96	327.77
2.12	6.72	11.11	19.33	28.53	35.81	48.15	63.16	101.50	143.43	220.48	533.89
0.37	0.72	0.87	1.71	3.17	4.46	5.77	10.82	14.85	32.94	55.12	87.86
0.00	0.00	0.00	0.00	0.13	0.00	0.18	0.25	0.69	2.12	3.31	3.38
0.00	0.09	0.00	0.34	0.63	1.05	0.72	2.01	3.80	6.37	16.54	37.17
1.50	4.66	8.94	15.46	20.16	25.31	31.74	37.24	60.42	67.47	89.30	145.30
0.25	1.26	1.30	1.82	4.44	4.98	9.74	12.83	21.75	34.53	56.22	260.19
0.12	0.09	0.35	0.11	0.76	0.92	2.16	1.51	3.80	8.50	7.72	27.03
2.74	3.32	4.60	5.91	6.34	9.05	13.16	25.41	33.14	64.28	104.73	270.33
1.37	2.06	2.08	2.96	2.66	4.46	6.13	11.57	15.54	22.84	35.28	84.48
0.00	0.00	0.00	0.00	0.00	0.00	0.00	0.00	1.38	2.66	7.72	40.55
1.37	1.26	2.52	2.96	3.68	4.59	7.03	13.84	16.23	38.78	61.74	145.30
0.37	0.36	0.78	0.68	0.13	0.39	0.72	0.75	1.04	1.59	0.00	3.38
0.37	0.27	0.78	0.68	0.13	0.13	0.72	0.75	0.69	1.59	0.00	3.38
0.00	0.09	0.00	0.00	0.00	0.26	0.00	0.00	0.35	0.00	0.00	0.00
1.37	3.32	3.73	5.80	4.18	7.08	5.95	7.80	13.46	31.87	97.01	266.95
0.50	1.26	1.39	1.93	3.93	3.15	5.05	10.57	29.69	69.59	283.32	2071.37
55.22	62.05	76.12	90.94	82.81	100.73	107.48	128.58	169.17	251.27	406.79	895.45
19.82	23.04	28.64	30.12	32.46	36.20	34.26	42.27	43.85	52.59	57.33	70.96
9.35	10.85	14.84	16.37	13.57	14.30	20.74	17.36	18.99	23.37	37.48	54.07
2.12	3.50	4.43	4.89	5.71	5.64	6.13	3.52	7.60	9.56	15.43	43.93
5.11	5.83	7.20	12.28	8.75	12.33	11.18	16.36	26.24	32.94	74.96	297.36
0.37	0.27	0.61	0.57	0.25	0.66	0.54	1.76	2.76	9.03	7.72	23.65
0.37	0.81	0.43	1.02	0.38	0.66	0.54	0.25	2.42	2.12	7.72	10.14
2.74	2.24	3.38	3.18	2.79	3.67	4.69	6.79	7.94	18.06	30.87	37.17
0.75	0.45	1.30	1.59	0.38	1.18	0.90	0.50	0.35	1.06	2.20	6.76
1.75	2.15	1.48	2.39	2.66	1.57	2.16	0.75	0.69	0.53	1.10	6.76
0.50	0.09	0.43	0.80	0.00	0.39	0.54	0.00	0.00	0.53	1.10	0.00
2.74	3.41	3.30	3.41	1.90	1.97	1.98	3.02	2.42	1.59	2.20	3.38
3.12	3.14	2.78	5.00	3.55	5.51	4.33	5.28	4.49	10.09	16.54	81.10
4.61	5.11	6.08	8.87	9.51	15.87	18.57	29.19	51.44	88.71	151.03	256.81
1.87	1.17	1.22	0.45	0.89	0.79	0.90	1.51	0.00	1.06	1.10	3.38

10-6-3　2010年农村居民年龄别疾病别死亡率(1/10万)(女)

疾病名称(ICD-10)	合计	不满1岁	1～	5～	10～	15～	20～	25～
总计	526.31	320.52	124.87	17.90	10.36	26.13	33.23	37.09
传染病和寄生虫病小计	4.17	13.35	11.44	0.97	0.09	0.47	0.98	1.03
其中：传染病计	4.13	13.35	11.44	0.97	0.09	0.47	0.98	1.03
内：伤寒和副伤寒	0.01	0.00	0.00	0.00	0.00	0.00	0.00	0.00
痢疾	0.04	0.00	0.00	0.00	0.00	0.00	0.00	0.00
肠道其他细菌性传染病	0.10	1.21	0.46	0.00	0.00	0.12	0.00	0.00
呼吸道结核	1.22	0.00	0.00	0.00	0.00	0.00	0.20	0.00
其他结核	0.05	0.00	0.46	0.00	0.00	0.00	0.10	0.00
钩端螺旋体病	0.00	0.00	0.00	0.00	0.00	0.00	0.00	0.00
破伤风	0.02	0.61	0.00	0.00	0.00	0.00	0.00	0.00
百日咳	0.00	0.00	0.00	0.00	0.00	0.00	0.00	0.00
脑膜炎球菌感染	0.14	2.43	1.37	0.16	0.00	0.00	0.20	0.13
败血症	0.54	4.86	1.37	0.16	0.00	0.00	0.00	0.13
流行性乙型脑炎	0.03	0.00	0.91	0.00	0.00	0.00	0.00	0.00
流行性出血热	0.00	0.00	0.00	0.00	0.00	0.00	0.00	0.00
麻疹	0.00	0.00	0.00	0.00	0.00	0.00	0.00	0.00
病毒性肝炎	1.00	0.00	0.00	0.00	0.00	0.00	0.10	0.13
艾滋病	0.38	0.00	0.00	0.00	0.09	0.00	0.29	0.39
寄生虫病计	0.03	0.00	0.00	0.00	0.00	0.00	0.00	0.00
内：疟疾	0.00	0.00	0.00	0.00	0.00	0.00	0.00	0.00
血吸虫病								
肿瘤小计	99.99	4.25	11.89	2.26	2.15	3.52	7.08	7.75
其中：恶性肿瘤计	99.00	4.25	9.15	2.26	1.87	3.28	6.78	7.50
内：鼻咽癌	1.14					0.00	0.10	0.13
食道癌	11.96					0.23	0.10	0.26
胃癌	13.89					0.12	0.20	0.78
结肠、直肠和肛门癌	6.53					0.00	0.39	0.52
肝癌	13.32					0.12	0.79	0.52
肺癌	19.72					0.12	0.20	0.39
乳腺癌	5.65					0.00	0.00	0.90
宫颈癌	2.45					0.00	0.10	0.26
膀胱癌	0.54					0.00	0.00	0.00
白血病	2.71	1.21	4.57	1.29	0.75	1.29	1.87	1.68
良性肿瘤计	0.43	0.00	1.83	0.00	0.09	0.00	0.10	0.13
其他肿瘤计	0.56	0.00	0.91	0.00	0.19	0.23	0.20	0.13
血液、造血器官及免疫疾病小计	0.81	1.82	3.66	0.32	0.00	0.00	0.49	0.26
其中:贫血	0.65	1.21	3.20	0.16	0.00	0.00	0.39	0.13
血液、造血器官及免疫的其他疾病	0.16	0.61	0.46	0.16	0.00	0.00	0.10	0.13
内分泌、营养和代谢疾病小计	11.74	0.00	0.46	0.00	0.19	0.23	0.59	0.78
其中：糖尿病	11.04					0.12	0.49	0.78
内分泌、营养和代谢的其他疾病	0.70	0.00	0.46	0.00	0.00	0.12	0.10	0.00
精神障碍小计	3.19	0.00	0.00	0.00	0.00	0.00	0.39	0.39
神经系统疾病小计	3.69	3.04	7.32	1.94	0.28	1.52	1.08	0.78
其中：脑膜炎	0.15	1.82	3.20	0.16	0.00	0.00	0.00	0.00
神经系统的其他疾病	3.54	1.21	4.12	1.77	0.28	1.52	1.08	0.78
循环系统疾病小计	249.38	10.32	4.57	0.65	0.28	1.76	2.56	5.69
其中：急性风湿热	0.81	0.00	0.00	0.00	0.00	0.00	0.10	0.13
心脏病计	106.95	7.28	4.57	0.32	0.19	1.05	1.38	3.36
内：慢性风湿性心脏病	4.03					0.12	0.29	0.78
高血压性心脏病	9.76					0.00	0.00	0.13
急性心肌梗死	39.15					0.35	0.59	1.03
其他冠心病	26.01					0.12	0.00	0.39
肺源性心脏病	18.06	0.61	0.00	0.00	0.00	0.00	0.00	0.39
其他心脏病	9.93	4.25	4.12	0.16	0.09	0.47	0.49	0.65

10-6-3 续表1

30～	35～	40～	45～	50～	55～	60～	65～	70～	75～	80～	85岁及以上
50.32	70.34	107.11	192.47	278.78	451.82	757.77	1213.14	2384.00	4122.13	7907.29	23957.35
1.36	1.76	1.95	2.90	2.91	7.15	7.52	9.21	12.99	20.22	31.65	94.82
1.36	1.76	1.95	2.90	2.91	7.15	7.52	9.21	12.99	19.34	30.91	93.16
0.00	0.00	0.00	0.00	0.00	0.00	0.00	0.00	0.00	0.00	0.00	1.66
0.00	0.00	0.09	0.00	0.00	0.13	0.00	0.00	0.00	0.00	0.74	3.33
0.00	0.09	0.00	0.00	0.00	0.13	0.00	0.51	0.33	0.44	1.47	0.00
0.00	0.56	0.18	0.35	0.53	1.32	3.01	3.58	7.00	8.35	12.51	48.24
0.00	0.09	0.00	0.23	0.00	0.00	0.00	0.00	0.00	0.44	0.00	0.00
0.00	0.00	0.00	0.00	0.00	0.00	0.00	0.00	0.00	0.00	0.00	0.00
0.00	0.00	0.00	0.00	0.00	0.00	0.19	0.00	0.00	0.00	0.00	0.00
0.00	0.00	0.00	0.00	0.00	0.00	0.00	0.00	0.00	0.00	0.00	0.00
0.00	0.00	0.00	0.00	0.00	0.00	0.19	0.51	0.33	0.44	0.00	1.66
0.00	0.09	0.18	0.12	0.13	0.93	0.56	0.26	1.33	2.64	6.62	26.62
0.12	0.00	0.00	0.00	0.00	0.13	0.00	0.00	0.00	0.00	0.00	0.00
0.00	0.00	0.00	0.00	0.00	0.00	0.00	0.00	0.00	0.00	0.00	0.00
0.00	0.00	0.00	0.00	0.00	0.00	0.00	0.00	0.00	0.00	0.00	0.00
0.37	0.28	0.89	0.70	0.79	3.05	2.63	3.07	3.33	5.27	8.10	8.32
0.62	0.56	0.35	0.81	0.79	0.79	0.38	0.51	0.00	0.00	0.00	0.00
0.00	0.00	0.00	0.00	0.00	0.00	0.00	0.00	0.00	0.88	0.74	1.66
0.00	0.00	0.00	0.00	0.00	0.00	0.00	0.00	0.00	0.00	0.00	0.00
14.92	23.17	41.05	76.18	109.90	163.54	250.46	343.76	529.30	716.76	859.70	1502.22
14.68	22.98	40.52	75.37	108.97	162.08	248.95	340.18	525.63	710.17	852.34	1490.58
0.25	0.28	0.98	1.39	1.45	1.46	2.44	4.60	6.00	5.27	5.15	23.29
0.00	0.37	1.06	2.32	7.93	14.96	28.39	52.95	86.61	107.67	142.06	222.92
1.23	1.67	2.48	5.80	12.43	20.79	31.97	52.43	87.94	127.44	140.58	244.55
0.99	1.67	1.68	4.41	4.50	9.40	16.73	22.00	35.31	47.46	71.40	141.41
1.23	3.24	7.45	10.67	18.65	23.17	35.54	45.78	72.95	83.50	104.52	159.70
1.48	2.78	6.47	10.78	17.72	29.13	50.20	73.66	123.58	172.27	178.86	312.75
1.60	3.34	5.94	10.32	13.36	14.04	14.85	13.56	14.66	11.43	19.87	26.62
0.99	1.48	2.31	3.83	4.76	5.56	6.39	7.16	5.66	7.03	16.93	9.98
0.00	0.00	0.09	0.23	0.00	0.79	1.32	1.28	2.33	4.83	8.83	21.63
2.34	1.58	1.77	2.67	2.25	4.11	4.70	6.65	6.33	14.06	6.62	16.64
0.00	0.19	0.27	0.46	0.53	0.79	0.75	1.02	2.00	0.88	5.89	0.00
0.25	0.00	0.27	0.35	0.40	0.66	0.75	2.56	1.67	5.71	1.47	11.65
0.25	0.37	0.53	0.70	0.79	0.79	1.13	0.77	3.66	4.83	3.68	14.97
0.12	0.09	0.35	0.58	0.79	0.66	1.13	0.51	3.66	3.08	2.94	14.97
0.12	0.28	0.18	0.12	0.00	0.13	0.00	0.26	0.00	1.76	0.74	0.00
0.49	0.74	1.60	5.33	6.48	14.30	22.75	43.99	78.94	110.30	150.89	239.56
0.49	0.46	1.60	4.99	5.95	13.51	21.62	42.71	75.61	104.15	140.58	216.27
0.00	0.28	0.00	0.35	0.53	0.79	1.13	1.28	3.33	6.15	10.30	23.29
0.49	0.83	0.80	0.81	1.06	0.93	2.82	3.07	8.99	18.90	55.94	251.20
1.11	1.58	1.15	1.39	1.32	2.12	3.76	3.58	10.66	21.09	47.11	187.99
0.00	0.09	0.18	0.12	0.00	0.00	0.00	0.00	0.00	0.88	0.00	1.66
1.11	1.48	0.98	1.28	1.32	2.12	3.76	3.58	10.66	20.22	47.11	186.32
6.54	11.86	25.71	53.92	93.90	168.31	322.66	563.47	1200.16	2210.92	4479.55	12718.14
0.12	0.28	0.27	0.35	0.79	1.06	2.26	2.81	4.33	3.08	8.83	23.29
3.70	6.21	13.03	20.75	35.18	59.59	128.43	216.90	479.33	911.00	1951.24	6098.72
0.74	1.11	1.77	2.20	3.17	5.69	8.27	10.74	15.99	27.25	55.20	109.80
0.25	0.19	0.98	1.86	2.51	4.50	11.66	18.93	54.30	89.21	181.80	522.37
1.48	2.04	6.21	10.55	16.13	28.07	52.65	93.61	172.55	337.07	678.63	1996.31
0.25	0.93	1.77	2.90	6.74	11.39	33.09	46.81	117.25	219.73	485.79	1645.29
0.25	0.56	0.98	1.62	3.17	5.83	12.97	30.69	84.27	164.80	386.42	1124.59
0.74	1.39	1.33	1.62	3.44	4.11	9.78	16.11	34.98	72.95	163.40	700.37

10-6-3　续表2

疾病名称(ICD-10)	合计	不满1岁	1～	5～	10～	15～	20～	25～
其他高血压病	9.36	0.00	0.00	0.00	0.00	0.00	0.00	0.13
脑血管病	131.54	2.43	0.00	0.32	0.09	0.59	0.98	2.07
循环系统的其他疾病	0.72	0.61	0.00	0.00	0.00	0.12	0.10	0.00
呼吸系统疾病小计	80.82	40.06	17.84	0.48	0.09	0.94	1.28	0.90
其中：肺炎	8.96	33.39	15.09	0.16	0.00	0.47	0.59	0.52
慢性下呼吸道疾病	68.28	0.00	0.00	0.00	0.09	0.35	0.20	0.13
尘肺	0.02	0.00	0.00	0.00	0.00	0.00	0.00	0.00
呼吸系统的其他疾病	3.56	6.68	2.74	0.32	0.00	0.12	0.49	0.26
消化系统疾病小计	10.05	1.82	0.91	0.00	0.28	0.59	0.49	0.26
其中：胃和十二指肠溃疡	1.51	0.00	0.00	0.00	0.19	0.00	0.10	0.00
阑尾炎	0.09	0.00	0.00	0.00	0.09	0.00	0.10	0.00
肠梗阻	0.62	0.00	0.46	0.00	0.00	0.00	0.00	0.13
肝疾病	4.55	0.61	0.00	0.00	0.00	0.47	0.29	0.13
消化系统的其他疾病	3.29	1.21	0.46	0.00	0.00	0.12	0.00	0.00
肌肉骨骼和结缔组织疾病小计	1.05	0.00	0.00	0.00	0.09	0.47	0.20	0.78
泌尿生殖系统疾病小计	5.27	0.61	0.00	0.00	0.09	1.17	0.79	0.65
其中：肾小球和肾小管间质疾病	2.65	0.00	0.00	0.00	0.00	0.70	0.39	0.52
前列腺增生								
泌尿生殖系统的其他疾病	2.62	0.61	0.00	0.00	0.09	0.47	0.39	0.13
妊娠、分娩和产褥期并发症小计	0.27					0.12	1.28	0.65
其中：直接产科原因计	0.26					0.12	1.18	0.52
内：流产	0.01					0.12	0.00	0.00
妊娠高血压综合征	0.12					0.00	0.79	0.13
梗阻性分娩	0.03					0.00	0.10	0.00
产后出血	0.04					0.00	0.20	0.13
母体产伤	0.01					0.00	0.00	0.13
产褥期感染	0.02					0.00	0.10	0.13
间接产科原因计	0.02					0.00	0.10	0.13
妊娠、分娩和产褥期的其他情况	0.00					0.00	0.00	0.00
围生期疾病小计	2.01	142.65	0.46					
其中：早产儿和未成熟儿	0.73	52.21	0.00					
新生儿产伤和窒息	0.46	32.78	0.00					
新生儿溶血性疾病	0.03	1.82	0.00					
新生儿硬化病	0.05	3.64	0.00					
起源于围生期的其他情况	0.74	52.21	0.46					
先天畸形、变形和染色体异常小计	1.79	60.10	12.81	1.45	0.75	1.64	0.88	0.78
其中：先天性心脏病	1.30	42.49	9.61	1.29	0.56	1.29	0.69	0.39
其他先天畸形、变形和染色体异常	0.48	17.60	3.20	0.16	0.19	0.35	0.20	0.39
诊断不明小计	4.01	8.50	0.91	0.65	0.47	0.82	0.49	1.03
其他疾病小计	14.83	5.46	2.29	0.48	0.28	0.23	0.49	0.52
损伤和中毒外部原因小计	33.25	26.10	50.31	8.71	5.32	12.66	14.16	14.86
其中：机动车辆交通事故	7.41	2.43	7.32	1.61	1.21	4.45	4.13	4.14
机动车以外的运输事故	3.77	0.61	5.49	1.13	0.37	1.64	2.56	2.07
意外中毒	1.68	0.61	3.20	0.16	0.56	1.17	1.18	0.78
意外跌落	4.44	1.21	0.46	0.48	0.37	0.35	0.59	0.26
火灾	0.54	0.00	1.37	0.16	0.09	0.00	0.10	0.00
由自然环境因素所致的意外事故	0.20	0.00	0.00	0.00	0.00	0.00	0.00	0.13
淹死	3.26	1.21	27.44	3.71	1.87	1.41	0.88	1.03
意外的机械性窒息	0.33	13.96	0.46	0.32	0.00	0.00	0.20	0.00
砸死	0.15			0.00	0.09	0.00	0.00	0.00
由机器切割和穿刺工具所致的意外事故	0.03			0.00	0.00	0.00	0.00	0.13
触电	0.20			0.00	0.00	0.00	0.00	0.26
其他意外事故和有害效应	1.32	6.07	2.29	0.65	0.47	0.35	0.49	0.52
自杀	9.39				0.19	2.58	3.34	4.78
被杀	0.54				0.09	0.70	0.69	0.78

10-6-3 续表3

30～	35～	40～	45～	50～	55～	60～	65～	70～	75～	80～	85岁及以上
0.12	0.74	0.53	2.32	3.31	5.83	11.66	19.95	43.97	91.41	167.08	480.78
2.59	4.63	11.88	30.38	54.09	101.17	179.95	322.79	669.53	1198.85	2336.19	6082.08
0.00	0.00	0.00	0.12	0.53	0.66	0.38	1.02	3.00	6.59	16.19	33.27
1.48	1.85	3.19	7.30	14.42	24.50	62.05	121.75	353.42	689.95	1567.03	5612.95
0.37	0.56	0.53	1.97	0.66	1.85	3.76	5.88	17.65	46.58	151.62	818.49
0.74	1.02	2.22	4.29	12.43	21.19	56.41	111.26	324.44	616.12	1357.26	4546.59
0.00	0.00	0.09	0.00	0.00	0.00	0.00	0.00	0.00	0.44	0.00	0.00
0.37	0.28	0.35	1.04	1.32	1.46	1.88	4.60	11.33	26.81	58.15	247.87
1.23	1.39	2.84	5.91	7.54	12.84	17.30	28.39	43.64	73.83	141.32	342.70
0.00	0.19	0.35	0.81	0.40	1.85	1.69	3.33	7.00	13.62	24.29	61.55
0.00	0.00	0.00	0.00	0.00	0.26	0.00	0.26	0.33	0.88	0.00	3.33
0.00	0.00	0.00	0.35	0.00	0.13	0.19	1.02	2.66	7.03	12.51	34.94
0.62	0.74	1.68	3.48	5.69	8.21	11.66	15.86	20.65	26.81	51.52	69.87
0.62	0.46	0.80	1.28	1.45	2.38	3.76	7.93	12.99	25.49	52.99	173.01
0.37	0.56	0.71	0.81	1.19	0.79	0.94	2.30	2.00	7.91	11.78	28.28
0.99	1.48	2.57	4.99	5.69	7.95	8.46	15.09	19.99	34.72	61.83	114.79
0.49	1.02	1.15	2.90	3.17	4.90	4.89	8.70	9.33	16.26	26.50	38.26
0.49	0.46	1.42	2.09	2.51	3.05	3.57	6.39	10.66	18.46	35.33	76.53
0.25	0.65	0.00	0.00	0.00							
0.25	0.65	0.00	0.00	0.00							
0.00	0.00	0.00	0.00	0.00							
0.12	0.37	0.00	0.00	0.00							
0.00	0.09	0.00	0.00	0.00							
0.12	0.09	0.00	0.00	0.00							
0.00	0.00	0.00	0.00	0.00							
0.00	0.00	0.00	0.00	0.00							
0.00	0.00	0.00	0.00	0.00							
0.00	0.00	0.00	0.00	0.00							
0.25	0.83	0.27	0.81	0.53	0.13	0.56	0.26	0.67	1.76	0.00	1.66
0.25	0.74	0.27	0.46	0.26	0.00	0.38	0.26	0.67	0.88	0.00	1.66
0.00	0.09	0.00	0.35	0.26	0.13	0.19	0.00	0.00	0.88	0.00	0.00
0.86	0.46	1.15	1.28	1.85	3.18	1.69	3.84	10.33	21.97	56.68	284.47
0.62	0.65	1.51	0.93	1.59	4.11	3.57	6.91	19.99	44.39	214.92	1886.51
19.12	22.15	22.08	29.22	29.62	41.18	52.08	66.76	89.27	144.58	225.23	677.08
4.81	6.21	6.92	11.25	8.46	14.17	15.04	17.14	14.66	16.70	19.87	13.31
3.95	3.34	2.84	4.75	5.16	5.16	7.33	7.16	8.33	11.87	11.04	16.64
1.48	1.20	1.33	1.28	1.45	2.12	2.07	1.79	3.66	8.79	12.51	18.30
0.86	0.93	0.98	1.74	1.85	1.99	4.89	6.65	9.33	29.44	57.41	339.37
0.00	0.56	0.35	0.00	0.13	0.40	0.56	0.26	1.67	4.39	7.36	23.29
0.12	0.19	0.09	0.23	0.26	0.26	0.38	0.26	1.00	0.44	2.21	3.33
1.60	1.39	1.42	1.51	1.19	3.05	3.57	6.14	8.33	11.87	25.03	51.57
0.00	0.28	0.18	0.00	0.00	0.26	0.00	0.00	0.33	0.00	0.74	3.33
0.00	0.37	0.18	0.23	0.13	0.26	0.00	0.26	0.33	0.00	0.00	3.33
0.12	0.00	0.00	0.00	0.00	0.00	0.00	0.00	0.00	0.44	0.74	0.00
0.37	0.09	0.00	0.35	0.26	0.40	0.19	0.00	0.00	2.64	0.00	1.66
0.49	0.37	0.89	0.81	1.32	1.32	0.94	2.30	3.66	5.71	8.10	41.59
4.81	6.67	6.30	6.26	8.60	11.52	16.73	24.81	37.31	52.30	79.49	159.70
0.49	0.56	0.62	0.81	0.79	0.26	0.38	0.00	0.67	0.00	0.74	1.66

十一、卫生监督

简要说明

一、本章反映我国卫生监督、监测及行政执法情况。主要包括公共场所卫生、生活饮用水卫生、职业卫生、放射卫生等监督、监测、行政执法情况及传染病防治、医疗卫生、采供血卫生监督执法情况。

二、本章数据来源于2010年卫生监督统计年报。

三、除在表下方标明所缺省份外，其他数据包括全国31个省、自治区、直辖市数据。

主要指标解释

卫生监督户次：即卫生监督的生产、经营企业的户次数。

卫生监测合格率：即卫生抽样监测合格件数/监测件数×100%。

11-1　2010年建设项目卫生审查情况

专业类别	建设项目数(个)				投资规模(万元)	选址(预评价)卫生审查		设计卫生审查		竣工验收	
	合计	新建	改建	扩建		通过	未通过	通过	未通过	通过	未通过
总计	72326	60480	8106	3234	417937161	53685	1137	55534	2160	57445	1877
公共场所卫生	55426	47748	6137	1541	39742747	46709	611	47846	1713	49498	1291
生活饮用水卫生	2264	1971	197	96	43130742	1015	28	1509	24	1346	79
职业卫生	7158	4901	643	1136	197251376	2730	374	2131	201	2401	338
放射卫生	2697	1736	805	128	37474916	1454	116	594	81	1545	147
其他	4781	4124	324	333	100337380	1777	8	3454	141	2655	22

11-2-1　2010年公共场所卫生被监督单位情况

指标	总计	住宿场所	沐浴场所	游泳场所	美容美发场所	候车(机、船)场所	其他
单位数	1158205	266482	60744	7541	486733	2266	334439
职工总数(人)	7600428	2084631	416815	64413	1541285	52923	3440361
从业人员数(人)	6472850	1702367	370821	47378	1440829	32098	2879357
持健康合格证明人数(人)	6279189	1662983	360722	46272	1392087	30665	2786460
有集中空调通风系统	56738	19441	3042	892	8979	276	24108
有效卫生许可证(份)	1164242	14785	60870	7576	487871	2344	590796
卫生许可证发放情况(份)	878908	207404	46473	5012	360118	1652	258249
新发	350522	77944	16489	1488	141996	389	112216
变更	30484	7547	1585	286	12351	40	8675
延续	466546	116185	26859	3054	188289	1176	130983
注销	31356	5728	1540	184	17482	47	6375
量化分级管理等级评定情况							
合计	604399	215249	33025	5770	216405	547	133403
A级	13250	7331	791	873	2325	6	1924
B级	112669	46711	7538	2476	33217	100	22627
C级	393544	140767	19929	2018	146216	241	84373
不予评级	84936	20440	4767	403	34647	200	24479

11-2-2　2010年公共场所经常性卫生监督监测情况

指标	总计	住宿场所	沐浴场所	游泳场所	美容美发场所	候车(机/船)场所	其他
卫生监督户次数	2589864	779272	169019	24564	1189822		427187
合格率(%)	91.7	92.1	90.9	90.9	91.4		92.5
卫生监测样品数							
用品	1042890	466197	110708	20674	360228		85083
非用品	2847921	1225093	267562	81735	609274		664257
卫生监测合格率(%)							
用品	92.4	93.4	92.0	86.1	91.9		90.8
非用品	93.1	93.4	92.4	89.7	93.3		93.0

11-2-3　2010年公共场所卫生监督处罚案件（件）

指标	总计	住宿场所	沐浴场所	游泳场所	美容美发场所	候车(机/船)场所	其他
案件数	42996	10271	3016	746	18121	31	10811
结案数	41514	10000	2910	727	17399	31	10447
违法事实							
未取得卫生许可证擅自营业的单位	14041	3069	1022	178	7142	18	2612
卫生质量不符合国家卫生标准和要求，而继续营业的单位	8934	2566	533	431	2980	2	2422
未获得“健康合格证”，从事直接为顾客服务的单位	14872	3558	1382	86	6995	6	2845
拒绝卫生监督的单位	751	197	28		176		350
其他违法行为	5909	1391	308	66	1983	1	2160
处罚程序							
简易程序	24640	6245	1527	467	9274	19	7108
一般程序	16874	3755	1383	260	8125	12	3339
其中：听证	391	136	15		188		52
处罚决定							
警告	15483	4325	1094	343	6470	11	3240
罚款	27111	6194	2193	400	12030	12	6282
罚款金额(万元)	1487.9	304.5	135.6	18.7	532.1	0.9	496.1
停业整顿	466	99	29	6	227	1	104
吊销卫生许可证	31	6	2		19		4
行政复议	56	1		8	10		37
行政诉讼	41	7			34		
结案情况							
自觉履行	35611	8685	2712	704	15319	16	8175
强制执行	373	118	17	1	212		25
不作行政处罚	5296	3112	166	22	1706	15	275

11-3-1　2010年饮用水卫生（供水）被监督单位情况

单位类别	单位数(户)	职工总数(人)	从业人员(人)	持健康合格证明人数(人)	有效卫生许可证(份)	卫生许可证发放情况(份)			
						新发	变更	延续	注销
总计	**68516**	**1273751**	**236963**	**215062**	**52493**	**8758**	**989**	**26821**	**375**
集中式供水单位	26288	513068	151697	139760	26735	4391	451	14400	176
市政	4810	345809	94107	87265	5083	689	158	3089	43
乡镇	21478	167259	57590	52495	21652	3702	293	11311	133
二次供水单位	42228	760683	85266	75302	25758	4367	538	12421	199

11-3-2　2010年饮用水卫生（涉水产品）被监督单位情况

单位类别	单位数(户)	职工总数(人)	从业人员数(人)	产品品种数
总计	**4888**	**214179**	**80725**	**6631**
输配水设备单位	3013	139083	62992	4517
防护材料单位	382	5173	2293	234
水处理材料单位	372	10162	4187	298
化学处理剂单位	546	38874	5368	609
水质处理器单位	575	20887	5885	973

11-3-3　2010年饮用水经常性卫生监督监测情况

单位类别	卫生监督		卫生监测	
	户次数	合格率(%)	合计样品数	合格率(%)
合计	172587	91.0	259297	88.1
集中式供水	90232	89.0	210125	87.0
市政	27781	95.4	121246	93.8
乡镇	62451	86.1	88879	77.8
二次供水	82355	93.1	49172	92.7

11-3-4　2010年涉水产品抽样监测情况

类别	监测件数	合格件数	合格率(%)
总　计	2562	2444	95.4
输配水设备单位	1160	1126	97.1
防护材料单位	107	99	92.5
水处理材料单位	214	208	97.2
化学处理剂单位	316	301	95.3
水质处理器单位	765	710	92.8

11-3-5 2010年饮用水卫生监督处罚案件（件）

指标	总计	集中式供水			二次供水	涉水产品
		合计	市政	乡镇		
案件数	2580	1602	243	1359	809	169
结案数	2461	1528	236	1292	771	162
违法事实						
违反供、管水人员健康管理有关规定	364	267	54	213	97	
新改扩建项目未经选址、设计审查和竣工验收	50	50	9	41		
未取得卫生许可证	774	423	53	370	351	
生产或者销售无卫生许可批件的涉水产品	229	67	19	48		162
生活饮用水不符合卫生标准	950	752	89	663	198	0
其他违法行为	308	137	34	103	164	7
处罚程序						
简易程序	1296	868	95	773	394	34
一般程序	1165	660	141	519	377	128
其中：听证	32	25	2	23	1	6
处罚决定						
责令限期改进	1770	1205	141	1064	452	113
罚款	1493	910	152	758	446	137
罚款金额(万元)	372.7	188.1	51.8	136.3	104.4	80.2
其他	807	420	52	368	362	25
行政复议	2	2	2			
行政诉讼	1	1	1			
结案情况						
自觉履行	2130	1233	187	1046	740	157
强制执行	26	25	7	18	1	0
不作行政处罚	264	235	36	199	24	5

11-4-1 2010年消毒产品被监督单位情况

产品类别	单位数	职工总数(人)	从业人员数(人)	有检验室数	有效卫生许可证(份)	卫生许可证发放情况(份)			
						新发	变更	延续	注销
总计	**9113**	**268796**	**138748**	**4042**	**9147**	**1558**	**375**	**1990**	**249**
消毒剂、消毒器械	2748	89712	31189	1708	2750	551	142	560	76
消毒剂	2056	53471	22248	1231	2058	433	118	413	59
消毒器械	506	31085	7606	395	506	81	21	101	15
生物指示物	10	61	46	4	10		1	7	
化学指示物	21	1202	249	14	21	2	2	8	1
灭菌包装物	155	3893	1040	64	155	35		31	1
卫生用品	6365	179084	107559	2334	6397	1007	233	1430	173
卫生巾/护垫/尿布等排泄物卫生用品	1363	42960	29766	477	1370	152	45	332	30
隐形眼镜护理用	39	2908	970	15	39	4		21	
其他	4963	133216	76823	1842	4988	851	188	1077	143

11-4-2 2010年消毒产品经常性卫生监督监测情况

指标	卫生监督	卫生监测		
		合计	消毒剂、消毒器械	卫生用品
监测样品数	73349	142451	115294	27157
合格率	90.7	92.0		

注：卫生监督系户次数。

11-5-1　2010年职业卫生技术机构被监督单位情况

指标	合计	职业卫生技术服务机构	职业健康检查机构	职业病诊断机构
机构数(个)	5345	1759	3068	518
职工总数(人)	768955	151882	486979	130094
业务人员数(人)	153882	58624	75570	19688
其中：专业技术人数(人)	97985	33849	51935	12201
内：取得相应资格人数(人)	53958	19719	28285	5954
有效资质证数（份）	6234	1882	3769	583
机构资质证发放情况(份)	2888	980	1629	279
新发	896	264	552	80
变更	233	82	111	40
延续	1729	622	950	157
注销	30	12	16	2
批准的职业卫生技术服务的业务范围				
建设项目职业病危害评价资质等级				
甲等	60	60		
乙等	715	715		
职业病危害因素检测与评价	1334	1334		
化学品毒性鉴定资质等级				
甲等	8	8		
乙等	35	35		
丙等	9	9		
丁等	6	6		
放射卫生防护检测与评价	533	533		
放射防护器材和含放射性产品检测	101	101		

11-5-2　2010年职业卫生被监督单位情况

指标	合计	煤炭	石油和天然气	石化	电力	核工业	金属	机械
机构数(个)	239970	10220	2612	1285	2051	27	16504	26801
职工总数(人)	37396000	3221239	1001445	574699	698194	16970	3301715	4521165
职业病危害因素接触总人数(人)	13348301	1943150	215543	290899	269505	6102	1376129	1261067
粉尘类	6234012	1765946	34325	33178	129659	1332	738171	527158
其中：矽尘	1099121	306435	818	1943	7493	229	159832	56488
放射性物质类								
化学物质类	3918488	43507	109339	196289	25044	1798	254904	244742
其中：高毒	740472	4991	6760	58303	3571	1470	68468	53586
物理因素类	4426188	213148	75609	83621	128588	4139	500705	603895
其中：噪声	3037501	147217	61157	60705	84082	1031	293945	421714
生物因素类	71466	6125	263	222	2574	0	1273	2756
职业健康监护档案建立情况								
全部建立	82897	3662	1052	567	1035	18	5873	11207
部分建立	65013	3142	265	230	386	3	4479	7507
职业健康检查								
应检人数(人)	10802293	1383164	181108	251442	215255	4437	1106489	1073929
实检人数(人)	6326049	963209	156110	213589	155765	4033	662694	724415
检出疑似职业病	24555	10289	34	109	830	5	2589	1565
检出职业禁忌或健康损害	62581	11569	247	1400	890	8	7938	5255

11-5-2 续表

电子	化工	医药	建材	交通	铁道	水利	农业	轻工	森林工业	纺织	其他
15502	18025	2745	25767	951	98	205	1741	51482	934	8525	54495
5266908	2453697	508696	1869403	444630	204982	61836	153226	5812273	74328	1685199	5525395
953868	1101800	133459	922409	140199	37117	8459	37869	1996119	33122	753157	1868328
111390	272709	31706	657434	60928	20073	4038	14029	617518	17705	364208	832505
2129	34653	718	150676	8279	9077	472	3030	237678	1143	4419	113609
507705	709466	74630	73905	52511	6642	1969	13513	1031080	7932	58030	505482
57383	128750	9509	7065	7757	2308	488	3415	234783	1851	5426	84588
385620	213698	31658	286428	64853	10354	2745	14335	671619	10807	453061	671305
288960	134116	17153	183328	52886	5410	1024	9317	515171	7413	349071	403801
968	5011	3325	1935	254	573	173	1874	5947	380	6162	31651
5457	7965	1561	8279	563	38	99	555	15905	246	2253	16562
4889	4625	547	6557	261	28	32	391	15121	168	2537	13845
800061	916235	114727	748480	79669	27270	6493	32472	1760674	26162	586687	1487539
417755	645755	89399	400191	53932	16642	3931	18172	649199	11876	242227	897155
417	1068	75	1161	185	117	3	39	1476	32	575	3986
1829	5127	487	3682	675	165	1241	135	16327	98	773	4735

11-5-3 2010年职业卫生监督处罚案件（件）

指标	合计	用人									
		小计	煤炭	石油和天然气	石化	电力	核工业	金属	机械	电子	化工
案件数	6859	6567	554	29	63	36		591	964	212	544
结案数	6661	6386	508	29	63	36		590	947	211	506
违法事实											
违反建设项目职业病危害评价制度有关规定	1074	1050	103	4	46	12		79	115	24	98
用人单位未采取劳动者职业健康监护方面的管理措施	1462	1419	129	7	9	13		90	203	33	108
未将职业健康检查结果如实告知劳动者	721	687	84	9	3	5		61	69	8	71
未按照规定组织职业健康检查或安排未经健康检查的劳动者从事接触职业病危害或禁忌作业	3907	3765	311	11	5	22		373	601	123	265
未按照规定安排职业病、疑似职业病病人进行诊治	171	138	24	1		1		19	17	0	22
用人单位或医疗卫生机构未按照规定报告职业病、疑似职业病	84	79	4					19	20	2	6
用人单位违法造成劳动者生命健康的严重损害	166	165	15					10	16	1	49
拒绝卫生行政部门监督检查	8	8	2								1
超出批准范围从事职业卫生技术服务、职业健康检查或职业病诊断	16										
出具虚假证明文件	1										
收受当事人的财务或者其他好处											
其他违法行为	676	626	16		2	1		46	86	27	40
处罚程序											
简易程序	4368	4144	285	22	60	28		302	533	129	353
一般程序	2293	2242	223	7	3	8		288	414	82	153
其中：听证	190	189	24	2	1	1		21	36	4	12
处罚决定											
责令限期改正	4682	4456	357	23	56	24		377	568	166	363
警告	5459	5236	309	22	56	27		515	845	191	366
罚款	1253	1202	158	7	3	2		90	174	30	107
罚款金额(万元)	2196	2142	205	4	7	6		228	311	85	242
没收违法所得	4										
没收金额(元)	23224										
其他	23	23	7						1	1	
行政复议	12	12	5					1			
行政诉讼	3	3	1						1		
结案情况											
自觉履行	5483	5267	407	26	58	29		518	870	187	391
强制执行	77	76	15					6	17		4
不作行政处罚	976	920	83	2	5	7		63	60	23	101

11-5-3 续表

单位										职业卫生技术服务机构	职业健康检查机构	职业病诊断机构	职业病诊断鉴定成员	其他
医药	建材	交通	铁道	水利	农业	轻工	森林工业	纺织	其他					
55	1111	17	1	3	114	1236	11	138	888	8	23	2		259
54	1091	15	1	3	110	1210	11	138	863	8	12	1		254
11	191	1	1	2	8	232	2	13	108					24
11	310	5			10	165	2	57	267					43
11	178			1		100	2	20	65					34
20	586	8			91	821	3	60	465					142
1	25					15			13					33
2	13				2	5		1	5		3			2
2	56					16								1
	2							3						
										5	5	1		5
											1			
5	59	6			7	187	4	7	133	3	14	1		32
39	847	11	1	3	82	733	10	106	600	5	7			212
15	244	4			28	477	1	32	263	3	5	1		42
1	12	2				41		4	28					1
32	846	14	1	3	95	836	8	104	583	7	18	2		199
34	855	14	1	2	42	1132	10	130	685	8	8			207
6	174	4			68	172	1	28	178	3	5	1		42
28	140	3			5	521	1	28	329	4	3	1		47
										1	1			2
										15764	720			6740
	5			1		8								
	1					3			2					
	1													
34	688	15	1	3	102	1073	11	129	725	5	11	1		199
	21					4		2	7					1
18	288				8	126		5	131	1	1			54

11-6-1　2010年放射卫生被监督单位情况

指标	合计	医用辐射单位	非医用辐射单位
单位数(户)	50609	47046	3563
职工总数(人)	7317235	4815735	2501500
放射工作人员数(人)	243460	205773	37687
持有效放射工作人员证数(份)	201379	178792	22587
有效放射诊疗许可证(份)	47680	47680	
放射诊疗许可证发放情况(份)	33909	33909	
新发	8344	8344	
变更	1606	1606	
延续	23601	23601	
注销	358	358	
在岗期间职业健康检查应检人数(人)	206347	172699	33648
实检人数	182058	152736	29322
其中：检出疑似放射病病人数	429	231	198
检出职业禁忌或健康损害人数	720	651	69
个人剂量应监测人数(人)	225955	193065	32890
实监测人数	199776	170386	29390
其中：超标人数	489	469	20

11-6-2　2010年放射卫生监督处罚案件（件）

指标	总计	医用辐射单位	非医用辐射单位
案件数	2694	2575	119
结案数	2605	2488	117
违法事实			
未取得放射诊疗许可从事放射诊疗工作的	996	996	
未办理诊疗科目登记或者未按照规定进行校验的	302	302	
未经批准擅自变更放射诊疗项目或超出批准范围从事放射诊疗工作的	130	130	
违反建设项目职业病危害评价制度的有关规定	154	123	31
未给从事放射工作的人员办理《放射工作人员证》	348	294	54
未按规定对放射工作人员进行健康检查并建立健康档案	450	413	37
未按规定对放射工作人员进行个人剂量检测并建立个人剂量档案	426	402	24
未按照规定组织放射工作人员培训	152	129	23
未按照规定使用安全防护装置和个人防护用品	250	250	
购置、使用不合格或者国家有关部门规定淘汰的放射诊疗设备	24	24	
使用不具备相应资质的人员从事放射诊疗工作	74	74	
发生放射事件并造成人员健康严重损害	2	2	
发生放射未立即采取应急救援和控制措施或未按照规定及时报告的	6	6	
其他违法行为	271	269	2
处罚程序			
简易程序	1573	1513	60
一般程序	1032	975	57
其中：听证	28	27	1
处罚决定			
责令限期改正	1778	1701	77
警告	1728	1646	82
罚款	1120	1076	44
罚款金额(万元)	416.2	379.1	37.1
吊销许可证	4	4	
其他	38	38	
行政复议	2	2	
行政诉讼			
结案情况			
自觉履行	2031	1916	115
强制执行	15	14	1
不作行政处罚	543	542	1

11-7 2010年医疗卫生监督处罚案件

指标	总计	医疗					
		合计	医院	妇幼保健院	社区卫生服务机构	卫生院	疗养院
案件数(件)	62956	59784	4891	208	2015	2532	32
结案数(件)	61380	58287	4648	189	1990	2442	31
违法事实(件)							
未取得执业许可证擅自执业	10690	10690	120	12	164	114	1
逾期不校验医疗机构执业许可证	2075	2075	90	8	42	85	
出卖/转让/出借医疗机构执业许可证	2114	2114	182	6	84	102	1
诊疗活动超出登记范围	14521	14521	934	31	378	589	1
使用非卫生技术人员	11589	11589	1645	75	545	931	3
出具虚假证明文件	1248	724	108	2	26	49	
违法发布医疗广告	2050	2050	965	7	50	35	10
使用未取得护士执业证书人员或使用未变更执业地点、延续执业注册有效期的护士从事护理活动	1259	1259	152	6	51	115	11
造成、发生医疗事故	451	267	134	2	7	21	
未取得母婴保健技术许可擅自从事母婴保健技术服务活动	859	672	158	4	22	14	1
未获许可开展人类辅助生殖技术	88	88	7			1	
擅自购置、违规使用大型医用设备	557	557	23	3	18	42	
以不正当手段、非法取得执业证书	273						
违反医疗技术规范	315						
未取得资格证或未注册从事医疗工作	358						
其他违法行为	17791	16482	912	71	749	630	6
处罚程序(件)							
简易程序	25068	23879	1421	51	813	850	25
一般程序	36312	34408	3227	138	1177	1592	6
其中：听证	2223	2049	218	5	51	48	
处罚决定							
警告(件)	17592	16907	2140	95	429	918	24
罚款(件)	52867	50557	3304	146	1755	1853	10
罚款金额(万元)	8804.8	8410.2	1525.9	74.6	332.2	441.3	3.3
没收违法所得(件)	858	802	163	3	19	38	
没收金额(万元)	341.7	320.6	133.0	2.8	12.9	9.2	
没收药品器械(件)	3535	3425	51	1	20	9	
责令停止执业(件)	6810	6213	259	11	139	236	
责令限期补办校验手续(件)	1740	1718	88	7	94	101	
责令暂停执业活动(件)	3814	3270	170	15	123	156	1
取缔(件)	5425	4845	113		69	4	1
其他(件)	6799	6607	473	21	185	411	1
行政复议(件)	14	12	3				
行政诉讼(件)	17	17	1				
结案情况(件)							
自觉履行	58584	55724	4427	177	1887	2324	31
强制执行	1174	1111	63	1	10	14	
不作行政处罚	1299	1142	127	10	84	87	

11-7 续表

机构			卫生技术人员						非卫生技术人员
门诊部	诊所	其他	合计	医师	药师	护士	医技	乡村医生	
3682	20780	25644	2183	810	23	102	73	1175	989
3434	20290	25263	2160	810	16	103	72	1159	933
565	5405	4309							
282	712	856							
182	770	787							
811	6197	5580							
1026	4028	3336							
43	202	294	313	59	7	2	8	237	211
427	371	185							
148	561	215							
25	41	37	158	79		9	4	66	26
153	272	48	62	22		1	0	39	125
5	25	50							
19	17	435							
			273	22				251	
			315	108				207	
			358	212				146	
538	3225	10351	722	327	6	84	61	244	587
968	6650	13101	826	157	1	22	12	634	363
2466	13640	12162	1334	653	15	81	60	525	570
146	1148	433	91	72		4		15	83
1460	5158	6683	609	380	4	14	15	196	76
2695	17831	22963	1520	376	1	78	52	1013	790
920.2	2779.5	2333.2	249.7	123.3	0.2	18.3	13.3	94.8	144.8
126	287	166	37	18		4		15	19
59.9	48.6	54.3	5.1	3.2		0.1		1.8	15.9
158	1728	1458	50	13		1		36	60
325	3123	2120	335	142	2	32	20	139	262
183	548	697	3	3					19
281	1379	1145	338	77		15	4	242	206
316	2541	1801	286	43		3	1	239	294
297	2086	3133	174	68		6	3	97	18
3	6	0	2	1		1			
	9	7							
3274	19221	24383	2012	761	5	90	62	1094	848
79	477	467	53	8				45	10
64	468	302	89	39	11	12	8	19	68

11-8　2010年采供血卫生监督处罚案件（件）

	单位合计	血液中心	中心血站	中心血库	脐带血造血干细胞库	其他类型血库	单采血浆站	医疗机构	其他
案件数	90		8	3			35		44
结案数	61		7	3			33		18
违法事实									
非法采集、供应、倒卖血液(血浆、脐带血)	3						2		1
血站、医疗机构出售无偿献血的血液	1		1						
涂改、伪造、转让供浆证件	4						1		3
包装、储运不符国家卫生标准和要求	8						3		5
向医疗机构提供不符国家规定标准的血液	3								3
违反血站、单采血浆站其他规定	7		5	2			33		32
其他违法行为	6		3	3			5		
处罚程序									
简易程序	28		5				10		13
一般程序	33		2	3			23		5
其中：听证	5						4		1
处罚决定									
责令改正	68		5	2			26		35
警告	35		4	2			16		13
罚款	35		1	2			23		9
罚款金额(万元)	57.5		0.3	0.8			55.0		1.5
限期整顿	9			1			7		1
吊销许可证							0		
取缔							1		1
其他	6						1		5
行政复议	1		1				0		
行政诉讼							0		
结案情况									
自觉履行	53		5	2			28		18
强制执行									
不作行政处罚	8		2	1			5		

11-9 2010年传染病防治监督处罚案件（件）

指标	总计	疾病预防控制机构	医疗机构	采供血机构	消毒产品生产单位	消毒产品经营单位	其他有关单位及个人
案件数	28442	72	24204	19	234	2331	1582
结案数	27785	72	23667	19	214	2290	1523
违法事实							
违反《传染病防治法》规定							
违反传染病疫情监测信息报告管理规定	758	12	716	2			28
未依据职责采取/承担传染病疫情防控措施	260		220				40
未按规定提供医疗救治	2		2				0
违反消毒隔离制度	1439	6	1415				18
违反病历管理规定	67		62				5
违反规定导致经血液传播疾病的发生	5		5				0
非法采集或组织他人出卖血液	556	1	520				35
在国家确认的自然疫源地违法建大型建设项目	1						1
用于传染病防治消毒产品不符卫生标准(规范)	300	3	145		9	125	18
导致或可能导致传染病传播流行的	159		141			5	13
违反《突发公共卫生事件应急条例》规定	290		287				3
违反《医疗废物管理条例》规定	11651	35	11436	7			173
违反《病原微生物实验室生物安全管理条例》规定	66	5	61				
违反《疫苗流通和预防接种管理条例》规定	99	3	89				7
违反《艾滋病防治条例》规定	934	1	353				580
违反《血吸虫病防治条例》的规定	69	1	68				
违反《消毒管理办法》规定	12171	10	9241	6	225	2206	483
其他违法行为	1323	4	1009	5	6	59	240
处罚程序							
简易程序	16182	39	14593	11	38	997	504
一般程序	11603	33	9074	8	176	1293	1019
其中：听证	534	1	447		16	35	35
处罚决定							
警告	9205	47	8048	3	26	368	713
罚款	23723	25	20188	13	200	2062	1235
罚款金额(万元)	2523.2	6.1	2026.7	1.1	62.9	264.3	162.3
没收违法所得	42		19			17	6
没收金额(万元)	8.4		4.9			3.0	0.5
暂扣或吊销许可证	8		8				
取缔							
吊销执业证书							
其他	91		85			3	3
行政复议	2		1				1
行政诉讼	1		1				
结案情况							
自觉履行	26706	59	22827	15	207	2224	1374
强制执行	81	1	60		1	9	10
不作行政处罚	913	12	704	4	5	50	138

十二、医疗保障制度

简要说明

一、本章反映我国推行新型农村合作医疗制度、城镇职工和城镇居民基本医疗保险制度、政府医疗救治情况。主要包括参保人数、参保率、基金收入和支出、医疗救助人次和救助金额等。

二、新型农村合作医疗数据来源于新型农村合作医疗年报，城镇职工和城镇居民基本医疗保险数据来源于人力资源与社会保障部，政府医疗救治数据摘自民政部《民政事业年报》。

主要指标解释

参加新农合人数： 指根据本地新农合实施方案到年内新农合筹资截止时已缴纳新农合资金的人口数。

新农合当年基金支出： 指本年度实际从新农合基金账户中支出用于新农合补偿的金额。

新农合本年度筹资总额： 指为本年度筹集的、实际进入新农合专用账户的基金数额。包括本年度中央及地方财政配套资金、农民个人缴纳资金（含民政部门及其他相关部门代缴的救助资金）、新农合基金本年度产生的全部利息收入及其他渠道实际筹集到的新农合基金额。筹资数额以进入新农合专用账户的基金数额为准，不含上年结转资金。

新农合补偿支出受益人次： 指年内新农合参合人员因病就医获得补偿的人次数，包括住院、家庭账户形式、门诊、特殊病种大额门诊、住院正常分娩、体检和其他补偿人次之和。

城镇职工基本医疗保险参保人数： 指报告期末按国家有关规定参加基本医疗保险的人数，包括参加保险的职工人数和退休人员人数。

城镇职工基本医疗保险基金收入： 指根据国家有关规定，由纳入基本医疗保险范围的缴费单位和个人，按国家规定的缴费基数和缴费比例缴纳的基金，以及通过其他方式取得的形成基金来源的款项，包括单位缴纳的社会统筹基金收入、个人缴纳的个人账户基金收入、财政补贴收入、利息收入、其他收入。

城镇职工基本医疗保险基金支出： 指按照国家政策规定的开支范围和开支标准从社会统筹基金中支付给参加基本医疗保险的职工和退休人员的医疗保险待遇支出、从个人帐户基金中支付给参加基本医疗保险的职工和退休人员的医疗费用支出以及其他支出，包括住院医疗费用支出、门急诊医疗费用支出、个人账户基金支出和其他支出。

城镇职工基本医疗保险累计结余： 指截止报告期末基本医疗保险的社会统筹和个人帐户基金累计结余金额。包括银行存款、财政专户、债券投资和其他。

城镇居民基本医疗保险参保人数： 指报告期末按《关于开展城镇居民基本医疗保险试点的指导意见》规定，参加城镇居民基本医疗保险（在经办机构参保登记并已建立当年缴费记录）的人数。包括自愿参加的不属于城镇职工基本医疗保险制度覆盖范围的中小学阶段的学生（包括职业高中、中专、技校学生）、少年儿童和其他非从业城镇居民。

生育保险参保人数： 指报告期末依据有关规定参加生育保险的职工人数。

生育保险基金收入： 指根据国家有关规定，由参加生育保险的单位按照国家规定的缴费基数和缴费比例缴纳的生育保险基金，以及通过其他方式取得的形成基金来源的款项，包括单位缴纳的基金收入、利息收入和其他收入。

生育保险基金支出：指按照国家政策规定的开支范围和开支标准，从生育保险基金中支付给参加生育保险的职工，因妊娠、分娩和计划生育手术而享受的待遇及其他支出，包括生育津贴、医疗费用支出及其他支出。

生育保险基金累计结余：指截止报告期末生育保险基金累计结余金额，包括银行存款、财政专户、债券投资和其他。

12-1　新型农村合作医疗情况

年份	开展新农合县(市、区)(个)	参加新农合人数(亿人)	参合率(%)	人均筹资(元)	当年基金支出(亿元)	补偿受益人次(亿人次)
2005	678	1.79	75.66	42.10	61.75	1.22
2006	1451	4.10	80.66	52.10	155.81	2.72
2007	2451	7.26	86.20	58.90	346.63	4.53
2008	2729	8.15	91.53	96.30	662.31	5.85
2009	2716	8.33	94.19	113.36	922.92	7.59
2010	2678	8.36	96.00	156.57	1187.84	10.87

12-2　2010年各地区新型农村合作医疗情况

地区	县(市、区)数(个)	开展新农合县(市、区)(个)	参加新农合人数(万人)	人均筹资(元)	本年度筹资总额(万元)	补偿受益人次(万人次)
总　计	**2856**	**2678**	**83560.0**	**156.6**	**13083346.40**	**108666.0**
东　部	692	580	22568.2	179.0	4040529.32	38637.7
中　部	1087	1046	34581.9	147.8	5111063.95	40724.9
西　部	1077	1052	26409.9	148.9	3931753.12	29303.3
北　京	16	13	278.5	555.4	154696.58	694.5
天　津	16					
河　北	172	164	4998.1	140.0	699497.83	6592.9
山　西	119	115	2164.6	150.6	326039.07	2570.6
内蒙古	101	98	1214.6	157.6	191385.08	894.3
辽　宁	100	90	1953.6	158.4	309411.83	1399.9
吉　林	60	60	1252.5	150.4	188349.54	627.9
黑龙江	128	121	1400.8	151.2	211837.69	1181.6
上　海	18	10	149.0	757.7	112853.29	2035.2
江　苏	106	86	4370.6	192.0	839029.23	8956.7
浙　江	90	85	2972.1	251.8	748278.47	7758.4
安　徽	105	94	4750.2	151.8	721087.85	4260.2
福　建	85	74	2404.2	152.0	365433.22	278.5
江　西	99	96	3145.0	150.8	474229.29	1968.4
山　东	140	135	6548.7	135.2	885508.10	14605.7
河　南	159	157	7651.5	150.6	1151937.84	11544.6
湖　北	103	97	3833.0	150.3	576204.24	8659.9
湖　南	122	122	4911.5	141.2	693393.99	2685.5
广　东	121	87	3891.5	160.7	625318.60	2909.0
广　西	109	109	3811.3	150.4	573120.34	2448.3
海　南	20	20	474.9	144.2	68486.61	633.3
重　庆	40	39	2200.4	141.5	311284.26	2461.0
四　川	181	175	6285.1	149.0	936726.93	4905.8
贵　州	88	88	3029.2	146.4	443468.93	3949.9
云　南	129	127	3412.2	140.9	480869.55	8043.5
西　藏	73	73	233.6	192.6	44988.41	393.4
陕　西	107	104	2581.4	154.4	398668.22	2433.0
甘　肃	86	86	1910.3	146.3	279397.88	2132.4
青　海	43	43	340.8	165.5	56393.48	275.1
宁　夏	22	21	372.0	145.7	54183.78	535.8
新　疆	98	89	1019.0	158.3	161266.26	830.9

12-3 城镇居民和职工基本医疗保险情况

年份 地区	参保人数(万人)					城镇职工基本医保收支(亿元)		
	合计	城镇居民基本医保	城镇职工基本医保	在职职工	退休人员	基金收入	基金支出	累计结存
2005			13783	10022	3761	6969.0	5401.0	6066.0
2006			15732	11580	4152	1747.1	1276.7	1752.4
2007	22311	4291	18020	13420	4600	2214.2	1551.7	2440.8
2008	31822	11826	19996	14988	5008	2885.5	2019.7	3303.6
2009	40147	18210	21937	16411	5527	3671.9	2797.4	4275.9
2010	43206	19472	23734	…	…	…	…	…
东　部	19935	7557	12378	9663	2714	2155.7	1718.0	2458.0
中　部	12016	6572	5445	3895	1550	780.0	536.1	953.0
西　部	8196	4081	4115	2853	1262	736.2	543.3	864.9
北　京	1084	146	938	747	192	243.1	211.9	187.9
天　津	605	161	444	293	151	88.5	86.2	38.8
河　北	1421	619	802	580	220	135.7	95.5	148.2
山　西	879	344	535	406	129	75.0	54.6	98.0
内蒙古	805	395	410	293	118	65.4	47.4	73.3
辽　宁	1896	549	1347	903	445	202.5	146.9	216.6
吉　林	1243	756	486	339	147	72.0	43.6	90.0
黑龙江	1544	693	851	595	257	139.6	86.0	167.0
上　海	1584	254	1330	957	373	279.4	241.9	175.4
江　苏	3031	1330	1701	1283	419	307.5	243.4	385.0
浙　江	1784	611	1174	962	212	217.5	170.8	313.8
安　徽	1436	866	570	410	160	90.2	66.5	109.4
福　建	1137	633	504	389	115	92.6	72.0	157.2
江　西	1300	785	515	364	152	59.6	38.0	69.6
山　东	2540	1112	1429	1141	288	215.4	176.8	220.6
河　南	1970	1050	920	676	244	111.1	81.1	142.2
湖　北	1812	991	820	584	236	111.5	83.2	135.4
湖　南	1832	1086	746	521	226	121.1	83.0	141.5
广　东	4568	2012	2556	2297	259	348.0	258.7	591.4
广　西	850	461	389	278	111	60.6	41.6	96.4
海　南	284	131	153	111	42	25.7	14.0	23.2
重　庆	769	407	362	242	121	59.6	44.7	77.7
四　川	1913	954	958	641	317	166.8	123.2	223.0
贵　州	567	287	280	194	85	39.9	28.3	45.6
云　南	762	365	397	279	118	92.3	71.0	95.6
西　藏	36	13	23	16	6	8.1	4.9	9.1
陕　西	890	427	463	318	145	81.9	54.9	79.6
甘　肃	557	285	272	195	78	43.8	33.3	41.6
青　海	105	29	76	51	25	20.9	16.6	25.7
宁　夏	186	99	87	63	24	16.1	12.4	19.2
新　疆	755	357	398	283	115	80.7	65.0	78.1

注：①本表数据来源于人力资源与社会保障部；②各地区系2009年数字。

12-4 生育保险情况

年份 地区	年末参加 生育保险人数 (万人)	享受待遇人数 (万人)	基金收支(亿元)		
			基金收入	基金支出	累计结余
2006	6458.90	107.89	62.13	37.49	96.89
2007	7775.26	113.04	83.58	55.62	126.65
2008	9254.11	140.05	113.71	71.48	168.22
2009	10875.67	174.00	132.41	88.26	212.09
2010	12306.00	…	…	…	…
东　部	6602.85	110.73	90.79	65.89	131.80
中　部	2451.65	33.52	20.01	10.49	36.96
西　部	1821.18	29.74	21.61	11.87	43.33
北　京	346.84	12.78	10.68	7.32	15.19
天　津	204.61	4.85	4.92	3.39	9.71
河　北	489.90	6.70	3.76	2.10	4.58
山　西	185.79	0.90	1.89	0.80	3.01
内蒙古	182.93	1.95	1.83	0.95	2.84
辽　宁	531.16	13.45	5.68	4.26	6.81
吉　林	289.93	4.60	1.77	0.85	3.25
黑龙江	270.04	3.26	2.58	1.56	5.36
上　海	625.14	6.54	10.45	10.84	1.95
江　苏	962.46	23.35	16.24	10.99	32.91
浙　江	750.67	10.42	9.55	7.91	11.52
安　徽	303.61	4.55	2.94	1.95	3.66
福　建	317.77	4.54	3.52	2.54	6.81
江　西	162.99	0.67	0.67	0.36	2.40
山　东	703.04	14.40	9.69	6.73	16.47
河　南	379.76	4.01	3.46	1.37	6.00
湖　北	357.11	6.53	2.96	1.32	6.29
湖　南	502.43	8.99	3.75	2.29	6.99
广　东	1586.25	12.54	15.68	9.60	23.97
广　西	199.01	3.16	2.16	1.30	4.91
海　南	84.99	1.17	0.62	0.23	1.89
重　庆	155.55	3.72	2.28	1.19	3.57
四　川	426.41	5.82	4.35	2.95	9.74
贵　州	152.49	1.93	1.09	0.38	2.12
云　南	181.14	2.83	2.59	1.43	6.78
西　藏	14.18	0.25	0.31	0.12	0.39
陕　西	164.38	2.12	1.74	0.66	2.83
甘　肃	71.24	0.75	0.72	0.40	1.38
青　海	6.35	0.15	0.12	0.05	0.33
宁　夏	30.70	0.46	0.35	0.20	0.37
新　疆	236.80	6.60	4.07	2.22	8.08

注：①本表数据来源于人力资源与社会保障部；②各地区系2009年数字。

12-5 民政部门医疗救助情况

年份 地区	城市医疗救助人次			农村医疗救助人次			城市医疗救助支出（万元）	农村医疗救助支出（万元）
	小计	医疗救助	资助参加医疗保险	小计	医疗救助	资助参加合作医疗		
2005	1150000	1150000		8550000			32000.0	57000.0
2006	1872000	1872000		15584000	2413000	13171000	81240.9	114198.1
2007	4420227	4420227		28944383	3770970	25173413	144379.2	280508.0
2008	10862000	4436000	6426000	41919000	7595000	34324000	297000.0	383000.0
2009	15062637	4103725	10958912	47891180	7299800	40591380	412043.1	646245.8
2010	19213211	4600756	14612455	56346619	10192429	46154190	495203.0	834810.0
东　部	2991385	965027	2026358	11079225	1677256	9401969	107941	195613
中　部	9166467	1409593	7756874	17678793	2646923	15031870	221490	288025
西　部	7055359	2226136	4829223	27588601	5868250	21720351	165773	351172
北　京	75013	26791	48222	101231	16549	84682	5001.0	1795.9
天　津	79038	12105	66933	31428	12466	18962	4447.8	1760.5
河　北	350824	94840	255984	2521973	371046	2150927	15026.8	31139.1
山　西	829162	157760	671402	882173	113017	769156	18398.5	18835.5
内蒙古	478927	153645	325282	912212	238307	673905	15519.4	20597.3
辽　宁	581419	228581	352838	861400	112641	748759	14034.0	12519.7
吉　林	1564046	291531	1272515	1357413	239623	1117790	30019.1	22270.7
黑龙江	1393478	153922	1239556	1353667	148058	1205609	50080.2	38083.6
上　海	202722	79476	123246	134890	63087	71803	12307.9	11696.6
江　苏	435011	73662	361349	1515133	227213	1287920	11247.9	35475.2
浙　江	92494	44128	48366	806306	272205	534101	9682.6	38495.6
安　徽	316792	98170	218622	2457913	397264	2060649	14761.1	39988.3
福　建	152369	32383	119986	857279	127395	729884	3062.4	10366.0
江　西	1260526	207136	1053390	2068395	416141	1652254	46365.3	62747.5
山　东	247482	50056	197426	2031165	104865	1926300	13446.4	27258.7
河　南	1106354	83408	1022946	4327373	481731	3845642	16789.2	41149.3
湖　北	1439290	112361	1326929	2468102	251721	2216381	17790.8	22273.1
湖　南	1256819	305305	951514	2763757	599368	2164389	27285.4	42677.0
广　东	556076	272465	283611	1862326	279000	1583326	15751.7	17850.1
广　西	245302	60629	184673	2599439	232613	2366826	5372.8	24598.7
海　南	218937	50540	168397	356094	90789	265305	3932.4	7255.4
重　庆	1077450	281692	795758	2258755	763905	1494850	13354.4	20510.5
四　川	1354745	632445	722300	5456655	1449414	4007241	38556.0	75184.2
贵　州	401100	77413	323687	4797496	789671	4007825	6498.9	34258.9
云　南	1190966	139859	1051107	5319804	556874	4762930	15162.7	45656.6
西　藏	5767	4903	864	78253	26945	51308	3062.9	6175.2
陕　西	206950	109653	97297	1392138	318769	1073369	16735.2	37098.3
甘　肃	343244	166405	176839	1369991	520855	849136	13364.1	38359.7
青　海	520184	315587	204597	946296	531878	414418	7178.7	13772.6
宁　夏	283430	91185	192245	573348	202914	370434	5199.4	10165.2
新　疆	947294	192720	754574	1884214	236105	1648109	25768.0	24795.0

注：本表数据来源于民政部。

十三、人口指标

简要说明

一、本章反映5次人口普查及历年人口方面的基本情况，包括全国及31个省、自治区、直辖市的主要人口指标，如全国人口总数及增长率、城乡人口、性比例、人口年龄结构、人口密度、老少抚养比和受教育程度等。

二、本章资料主要摘自《中国统计年鉴》，市县人口、农业与非农业人口摘自公安部《分市县人口统计资料》。

三、1964年、1982年、1990年、2000年、2010年人口数系人口普查数，其他年份人口数系人口抽样调查推算数。

四、1964年文盲人口为13岁及以上不识字人口，1982年、1990年、2000年文盲人口为15岁及以上不识字或识字很少人口。

主要指标解释

人口数：指一定时点、一定范围内的有生命的个人的总和。年度统计的年末人口数指每年12月31日24时的人口数。年度统计的全国人口总数不包括台湾省、港澳同胞以及海外华侨人数。

城镇人口和乡村人口：其定义有三种口径。第一种口径（按行政建制）：城镇人口指市辖区内和县辖镇的全部人口；乡村人口指县辖乡人口。第二种口径（按常住人口划分）：城镇指设区的市的区人口，不设区的市的街道人口和不设区的市所辖镇的居民委员会人口，县辖镇的居民委员会人口；乡村人口指上述人口以外的全部人口。第三种口径：按国家统计局1999年发布的《关于统计上划分城乡的规定（试行）》计算的。1952～1980年为第一种口径的数据，1981～1999年为第二种口径的数据，2000～2010年按第三种口径计算。

性比例：即男性人数与女性人数之比。计算公式：性比例＝男性人数/女性人数×100。

人口密度：指一定时期单位土地面积上的人口数。计算公式：人口密度＝某地区人口数/该地区土地面积（人/平方公里）。

总抚养比：也称总负担系数。指人口总体中非劳动年龄人口数与劳动年龄人口数之比。通常用百分比表示，说明每100名劳动年龄人口大致要负担多少名非劳动年龄人口。用于从人口角度反映人口与经济发展的基本关系。计算公式：总负担系数＝（0～14人口＋65岁以上人口）/(15～64岁人口)×100%。

少年儿童抚养比：也称少年儿童抚养系数。指某一人口中少年儿童人口数与劳动年龄人口数之比。通常用百分比表示，表明每100名劳动年龄人口要负担多少名少年儿童。计算公式：负担少年系数＝0～14人口/15～64岁人口×100%。

老年人口抚养比：也称老年人口抚养系数。指某一人口中老年人口数与劳动年龄人口数之比。通常用百分比表示，表明每100名劳动年龄人口要负担多少名老年人。老年人口抚养比是从经济角度反映人口老化社会后果的指标之一。计算公式：负担老年系数＝65岁以上人口/(15～64岁人口)×100%。

学龄儿童净入学率指调查范围内已入小学学习的学龄儿童占校内外学龄儿童总数（包括弱智儿童，不包括盲聋哑儿童）的比重。计算公式为：小学学龄儿童入学率＝已入学的小学学龄儿童数/校内外小学学龄儿童总数×100%。

文盲率：指15周岁（或12周岁）及以上不识字或识字很少的人数与15周岁（或12周岁）及以上人口之比。

13-1　人口数及构成

年份	年末总人口（万人）	按城乡分（万人）		城镇人口 %	按农业非农业分（万人）		按性别分（万人）		性比例
		城镇	乡村		农业	非农业	男性	女性	
1952	57482	7163	50319	12.5	49191	8291	29833	27649	107.9
1955	61465	8285	53180	13.5	52130	9335	31809	29656	107.3
1960	66207	13073	53134	19.8	52476	13731	34283	31924	107.4
1965	72538	13045	59493	18.0	60416	12122	37128	35410	104.9
1970	82992	14424	6868	17.4	70332	12660	42686	40306	105.9
1975	92420	16030	76390	17.3	78142	14278	47564	44856	106.0
1978	96259	17245	79014	17.9	81029	15230	49567	46692	106.2
1979	97542	18495	79047	19.0	81356	16186	50192	47350	106.0
1980	98705	19140	79565	19.4	81905	16350	50785	47920	106.0
1981	100072	20171	79901	20.2	82659	16936	51519	48553	106.1
1982	101654	21480	80174	21.1	83320	18334	52352	49302	106.3
1983	103008	22274	80734	21.6	84117	18378	53152	49856	106.5
1984	104357	24017	80340	23.0	83789	19686	53848	50509	106.7
1985	105851	25094	80757	23.7	83478	21054	54725	51126	107.0
1986	107507	26366	81141	24.5	84819	20902	55581	51926	106.8
1987	109300	27674	81626	25.3	85648	21592	56290	53010	106.9
1988	111026	28661	82365	25.8	86427	22551	57201	53825	106.9
1989	112704	29540	83164	26.2	87305	23371	58099	54605	106.9
1990	114333	30195	84138	26.4	90446	23887	58904	55429	106.3
1991	115823	31203	84620	26.9	90093	24418	59466	56357	106.8
1992	117171	32175	84996	27.5	90265	25298	59811	57360	106.9
1993	118517	33173	85344	28.0	90208	26068	60472	58045	106.4
1994	119850	34169	85681	28.5	90036	27318	61246	58604	106.4
1995	121121	35174	85947	29.0	90233	28235	61808	59313	104.2
1996	122389	37304	85085	30.5	90407	29139	62200	60189	103.3
1997	123626	39449	84177	31.9	90692	29891	63131	60495	104.0
1998	124761	41608	83153	33.4	91033	30465	63604	61157	104.1
1999	125786	43748	82038	34.8	91249	31242	64126	61660	104.0
2000	126743	45906	80837	36.2	94244	32499	65437	61306	106.7
2001	127627	48064	79563	37.7	94175	33452	65672	61955	106.0
2002	128453	50212	78241	39.1	93269	35184	66115	62338	106.1
2003	129227	52376	76851	40.5	91550	37677	66556	62671	106.2
2004	129988	54283	75705	41.8	87898	39140	66976	63012	106.3
2005	130756	56212	74544	43.0	89628	41128	67375	63381	106.3
2006	131448	57706	73742	43.9	89162	42286	67728	63720	106.3
2007	132129	59379	72750	44.9	87755	43077	68048	64081	106.2
2008	132802	60667	72135	45.7	88159	43971	68357	64445	106.1
2009	133474	62186	71288	46.6	88294	45029	68652	64822	105.9
2010	133972	66557	67415	49.7	88568	45964	68685	65287	105.2

注：①农业和非农业人口系公安部统计的户籍人口数；②其他人口数摘自《中国统计年鉴》。

13-2 人口基本情况

指标	1990	1995	2000	2005	2006	2007	2008	2009	2010
总人口(万人)	114333	121121	126743	130756	131448	132129	132802	133474	133972
按性别分									
男性人口(万人)	58904	61808	65437	67375	67728	68048	68357	68652	68685
女性人口(万人)	55429	59313	61306	63381	63720	64081	64445	64822	65287
按城乡分									
城镇人口(万人)	30195	35174	45906	56212	57706	59379	60667	62186	66557
农村人口(万人)	84138	85947	80837	74544	73742	72750	72135	71288	67415
按农业非农业分									
农业人口(万人)	90446	92558	94244	89628	89162	87755	88159	88294	88568
非农业人口(万人)	23887	28563	32499	41128.0	42286	43077	43971	45029	45964
性别比重									
男性人口(%)	51.5	51.0	51.6	51.5	51.5	51.5	51.5	51.4	51.3
女性人口(%)	48.5	49.0	48.4	48.5	48.5	48.5	48.5	48.6	48.7
城乡比重									
城镇人口(%)	26.4	29.0	36.2	43.0	43.9	44.9	45.7	46.6	49.7
农村人口(%)	73.6	71.0	63.8	57.0	56.1	55.1	54.3	53.4	50.3
出生率(‰)	21.06	17.12	14.03	12.40	12.09	12.10	12.14	12.13	
死亡率(‰)	6.67	6.57	6.45	6.51	6.81	6.93	7.06	7.08	
自然增长率(‰)	14.39	10.55	7.58	5.89	5.28	5.17	5.08	5.05	
家庭户数万户	27738	31676	34881	39558	40593	40807	41164	36395	
人口年龄构成									
0～14岁人口(%)	27.7	26.6	22.9	20.3	19.8	19.4	19.0	18.5	16.6
15～64岁人口(%)	66.7	67.2	70.1	72.0	72.3	72.5	72.7	73.0	74.5
65岁人口(%)	5.6	6.2	7.0	7.7	7.9	8.1	8.3	8.5	8.9
人口总抚养比(%)	49.9	48.8	42.7	38.9	38.3	37.9	37.4	36.9	34.2
少年儿童抚养比(%)	41.5	39.6	32.7	28.2	27.4	26.8	26.0	25.3	22.3
老年人口抚养比(%)	8.4	9.2	10.0	10.7	10.9	11.2	11.3	11.6	11.9
文化程度人口占总人口比重									
小学(%)	37.2	38.4	35.7	31.2	31.0	29.9	29.3	28.2	26.8
初中(%)	23.3	27.3	34	35.8	36.6	37.8	38.4	39.1	38.8
高中(%)	8.0	8.3	11.1	11.5	12.1	12.6	12.9	12.9	14.0
大专及以上(%)	1.4	2.0	3.6	5.2	5.8	6.2	6.3	6.8	8.9
文盲人口及文盲率									
文盲人口(万人)	18003		8507						
文盲率(%)	15.88		6.72						

注：①总人口包括中国人民解放军现役军人数，不包括香港、澳门特别行政区和台湾省人口；②城镇人口及非农业人口中包括中国人民解放军现役军人；③农业、非农业人口系公安部统计的户籍人口数；④文盲人口指15岁及15岁以上不识字或识字很少的人口。

13-3 各地区总人口（万人）

地区 \ 年份	1990	2000	2004	2005	2006	2007	2008	2009	2010
总 计	**114333**	**126743**	**129988**	**130756**	**131448**	**132129**	**132802**	**133474**	**133972**
东 部	42583	47684	49251	50609	51177	51774	52280	52761	54991
中 部	38266	42182	43037	41738	41797	41847	42025	42169	42249
西 部	32202	36192	37127	35976	36157	36298	36522	36729	36038
北 京	1082	1357	1493	1538	1581	1633	1695	1755	1961
天 津	879	1001	1024	1043	1075	1115	1176	1228	1294
河 北	6108	6674	6809	6851	6898	6943	6989	7034	7185
山 西	2876	3248	3335	3355	3375	3393	3411	3427	3571
内蒙古	2146	2372	2384	2386	2397	2405	2414	2422	2471
辽 宁	3946	4184	4217	4221	4271	4298	4315	4319	4375
吉 林	2466	2682	2709	2716	2723	2730	2734	2740	2746
黑龙江	3521	3807	3817	3820	3823	3824	3825	3826	3831
上 海	1334	1641	1742	1778	1815	1858	1888	1921	2302
江 苏	6706	7327	7433	7475	7550	7625	7677	7725	7866
浙 江	4145	4596	4720	4898	4980	5060	5120	5180	5443
安 徽	5618	6286	6461	6120	6110	6118	6135	6131	5950
福 建	3005	3410	3511	3535	3558	3581	3604	3627	3689
江 西	3771	4149	4284	4311	4339	4368	4400	4432	4457
山 东	8439	8998	9180	9248	9309	9367	9417	9470	9579
河 南	8551	9488	9717	9380	9392	9360	9429	9487	9402
湖 北	5397	5960	6016	5710	5693	5699	5711	5720	5724
湖 南	6066	6562	6698	6326	6342	6355	6380	6406	6568
广 东	6283	7707	8304	9194	9304	9449	9544	9638	10430
广 西	4225	4750	4889	4660	4719	4768	4816	4856	4603
海 南	656	789	818	828	836	845	854	864	867
重 庆	2886	3092	3122	2798	2808	2816	2839	2859	2885
四 川	7836	8602	8725	8212	8169	8127	8138	8185	8042
贵 州	3239	3756	3904	3730	3757	3762	3793	3798	3475
云 南	3697	4241	4415	4450	4483	4514	4543	4571	4597
西 藏	220	258	274	277	281	284	287	290	300
陕 西	3288	3644	3705	3720	3735	3748	3762	3772	3733
甘 肃	2237	2557	2619	2594	2606	2617	2628	2635	2558
青 海	446	517	539	543	548	552	554	557	563
宁 夏	466	554	588	596	604	610	618	625	630
新 疆	1516	1849	1963	2010	2050	2095	2131	2159	2181

注：①1982年、1990年、2000年、2010年系人口普查数，2004~2009年系推算数；②各地区人口不含现役军人数。

13-4 各地区市县人口及城乡人口

地区	2010年农业、非农业人口(人)		2010年市、县人口(人)		2009年城乡人口(万人)		2009年城镇人口比重(%)
	农业	非农业	市	县	城镇	乡村	
总　计	**885676875**	**459636979**	**637359998**	**707953856**	**62186.0**	**71288.0**	**46.6**
东　部	274911683	224202004	308504540	190609147	30052.3	22708.5	56.2
中　部	323593308	132171623	194806682	260958249	18630.9	23538.1	43.0
西　部	287171884	103263352	134048776	256386460	14480.4	22249.2	38.3
北　京	2685863	9931140	11909663	707340	1491.8	263.3	85.0
天　津	3848484	6047143	8116493	1779134	958.1	270.1	78.0
河　北	49776517	23203982	26726095	46254404	3024.8	4009.0	43.0
山　西	23291750	11444498	13807209	20929039	1576.2	1851.1	46.0
内蒙古	14507386	10024580	8809329	15722637	1293.4	1128.7	53.4
辽　宁	20885692	21631063	30243288	12273467	2606.5	1712.5	60.4
吉　林	14901068	12337071	18767547	8470592	1460.7	1278.8	53.3
黑龙江	19833699	18594160	23012135	15415724	2123.4	1702.6	55.5
上　海	1573745	12549457	13433709	689493	1702.0	219.0	88.6
江　苏	36758284	37907620	50736787	23929117	4295.1	3429.9	55.6
浙　江	32790553	14688988	31923836	15555705	2999.2	2180.8	57.9
安　徽	52748039	15502981	22805184	45445836	2581.2	3549.8	42.1
福　建	23314837	11982064	18036226	17260675	1864.3	1762.7	51.4
江　西	34241999	12693452	15662857	31272594	1913.8	2518.4	43.2
山　东	56975516	38386374	53936579	41425311	4576.0	4894.3	48.3
河　南	84285377	23710968	36683535	71312810	3577.0	5910.0	37.7
湖　北	39418130	22071371	39723353	21766148	2631.2	3088.8	46.0
湖　南	54873246	15817122	24344862	46345506	2767.4	3638.6	43.2
广　东	40775915	44439577	57947450	27268042	6110.5	3527.5	63.4
广　西	43004918	10309375	18871637	34442656	1903.6	2952.4	39.2
海　南	5526277	3434596	5494414	3466459	424.0	439.6	49.1
重　庆	21964546	11069952	15607433	17427065	1475.0	1384.0	51.6
四　川	66460969	23551728	33484074	56528623	3167.6	5017.4	38.7
贵　州	35129246	6760706	10605685	31284267	1135.2	2662.8	29.9
云　南	37784545	7497652	10477113	34805084	1554.1	3016.9	34.0
西　藏	2435979	503560	291767	2647772	69.0	221.0	23.8
陕　西	25516034	13222691	14238139	24500586	1640.8	2131.2	43.5
甘　肃	20109349	7011866	8763717	18357498	860.5	1775.0	32.7
青　海	3844906	1654812	1099322	4400396	233.0	323.8	41.9
宁　夏	4003611	2422448	3129969	3296090	288.0	337.0	46.1
新　疆	12410395	9233982	8670591	12973786	860.2	1299.0	39.9

注：①农业、非农业和市、县人口系公安部统计的户籍人口数；②城镇、乡村人口系2009年人口变动抽样调查数字。

13-5　各年龄段人口数

年龄组	1982年人口数（万人）			1990年人口数（万人）			2000年人口数（万人）			2009年人口数（人）		
	合计	男	女	合计	男	女	合计	男	女	合计	男	女
总计	**101654**	**52352**	**49302**	**114333**	**58904**	**55429**	**126743**	**65437**	**61306**	**1164986**	**591871**	**573115**
0～4岁	9470	4898	4572	11644	6105	5539	6898	3765	3133	60158	33140	27018
5～9岁	11074	5703	5371	9934	5163	4771	9015	4830	4185	63000	34705	28296
10～14岁	13181	6784	6397	9723	5019	4704	12540	6535	6005	73359	39749	33610
15～19岁	12537	6381	6156	12016	6165	5851	10303	5288	5015	83516	44170	39345
20～24岁	7436	3788	3648	12576	6423	6153	9457	4794	4664	87637	44001	43636
25～29岁	9256	4774	4482	10427	5351	5076	11760	6023	5737	75481	37678	37803
30～34岁	7296	3793	3503	8388	4371	4017	12731	6536	6195	78735	38833	39901
35～39岁	5422	2857	2565	8635	4457	4178	10915	5614	5301	106040	52579	53461
40～44岁	4844	2583	2261	6371	3334	3037	8124	4224	3900	112356	55862	56494
45～49岁	4740	2507	2233	4909	2586	2323	8552	4394	4158	92367	45647	46719
50～54岁	4082	2153	1929	4562	2411	2151	6330	3280	3050	84335	42441	41893
55～59岁	3389	1749	1640	4171	2184	1987	4637	2406	2231	79114	39592	39522
60～64岁	2736	1371	1365	3397	1748	1649	4170	2168	2003	55690	28348	27342
65～69岁	2126	1017	1109	2633	1292	1341	3478	1755	1723	40114	20277	19837
70～74岁	1435	644	791	1805	834	971	2557	1244	1314	32493	16258	16234
75～79岁	862	350	512	1093	469	624	1593	718	875	22528	10997	11531
80～84岁	371	135	235	535	199	336	799	320	479	11794	5178	6616
85～89岁	109	34	75	191	61	130	303	106	197	4788	1971	2818
90～94岁（人）	218046	59583	158463	351602	94520	257082	783594	229758	553836	1174	361	813
95岁（人）	35294	10729	24565	57851	14549	43302	169756	51373	118383	}308	}83	}225
100岁及以上（人）	3851	1135	2716	6681	1555	5126	17877	4635	13242			

注：1982年、1990年、2000年系人口普查数字，2009年系人口变动抽样调查数字。

13-6 各地区人口年龄结构

地区	年龄别人口(万人)						年龄构成(%)								
	1990			2000			1990			2000			2009		
	0～14岁	15～64岁	65岁以上	0～14岁	15～64岁	65岁以上	0～14岁	15～64岁	65岁以上	0～14岁	15～64岁	65岁以上	0～14岁	15～64岁	65岁以上
总　计	**31300**	**75451**	**6300**	**28979**	**88793**	**8811**	**27.7**	**66.7**	**5.6**	**22.9**	**70.1**	**7.0**	**16.9**	**73.4**	**9.7**
东　部	11196	28735	2652	10152	35198	3783	26.3	67.5	6.2	20.7	71.6	7.7	14.8	75.2	10.0
中　部	10923	25316	2031	9877	28931	2756	28.5	66.2	5.3	23.8	69.6	6.6	17.3	73.3	9.4
西　部	9181	21400	1617	8933	24339	2260	28.5	66.5	5.0	25.1	68.5	6.4	19.3	71.1	9.6
北　京	218	795	69	188	1078	116	20.2	73.5	6.4	13.6	78.0	8.4	9.9	80.0	10.1
天　津	200	622	57	168	750	83	22.8	70.8	6.5	16.8	74.9	8.3	10.1	78.9	11.0
河　北	1774	3980	356	1539	4742	463	29.0	65.1	5.8	22.8	70.3	6.9	16.5	74.6	8.9
山　西	810	1911	155	851	2242	204	28.2	66.5	5.4	25.8	68.0	6.2	17.3	74.7	8.1
内蒙古	610	1449	86	506	1743	127	28.4	67.6	4.0	21.3	73.4	5.4	14.2	77.3	8.5
辽　宁	916	2806	224	749	3157	332	23.2	71.1	5.7	17.7	74.5	7.8	11.0	77.5	11.5
吉　林	645	1709	111	517	2051	160	26.2	69.3	4.5	19.0	75.2	5.9	12.2	78.9	8.9
黑龙江	937	2452	133	697	2792	200	26.6	69.6	3.8	18.9	75.7	5.4	12.3	79.0	8.7
上　海	243	966	125	204	1277	193	18.2	72.4	9.4	12.2	76.3	11.5	7.6	78.4	14.1
江　苏	1592	4658	455	1462	5325	651	23.7	69.5	6.8	19.7	71.6	8.8	13.7	74.3	12.0
浙　江	965	2896	283	845	3418	414	23.3	69.9	6.8	18.1	73.1	8.8	13.9	75.1	11.1
安　徽	1595	3719	304	1528	4012	446	28.4	66.2	5.4	25.5	67.0	7.5	19.3	70.6	10.1
福　建	946	1907	152	799	2445	227	31.5	63.5	5.1	23.0	70.4	6.5	17.1	72.9	10.0
江　西	1199	2380	192	1076	2811	253	31.8	63.1	5.1	26.0	67.9	6.1	22.0	69.9	8.1
山　东	2245	5671	523	1893	6457	729	26.6	67.2	6.2	20.9	71.1	8.0	15.7	74.6	9.7
河　南	2505	5550	499	2401	6211	644	29.3	64.9	5.8	25.9	67.1	7.0	19.2	72.0	8.9
湖　北	1536	3565	297	1379	4269	380	28.5	66.0	5.5	22.9	70.8	6.3	14.5	75.4	10.2
湖　南	1696	4030	340	1428	4543	469	28.0	66.4	5.6	22.2	70.5	7.3	17.2	71.6	11.2
广　东	1880	4031	373	2089	6030	523	29.9	64.2	5.9	24.2	69.8	6.1	17.3	75.2	7.5
广　西	1410	2586	229	1178	2991	320	33.4	61.2	5.4	26.2	66.6	7.1	21.3	69.4	9.3
海　南	217	403	35	216	519	52	33.1	61.5	5.3	27.5	66.0	6.6	20.4	70.8	8.8
重　庆				678	2168	244				21.9	70.2	7.9	18.4	70.0	11.6
四　川	2485	7625	612	1887	5822	620	23.2	71.1	5.7	22.7	69.9	7.5	17.2	70.6	12.2
贵　州	1058	2031	149	1068	2253	204	32.7	62.7	4.6	30.3	63.9	5.8	24.8	66.9	8.3
云　南	1170	2346	181	1116	2915	257	31.7	63.5	4.9	26.0	68.0	6.0	21.5	69.9	8.6
西　藏	78	131	10	82	168	12	35.6	59.8	4.6	31.2	64.3	4.5	19.8	73.2	7.0
陕　西	949	2169	169	902	2490	214	28.9	66.0	5.1	25.0	69.1	5.9	15.8	74.3	9.9
甘　肃	626	1520	91	692	1742	128	28.0	68.0	4.1	27.0	68.0	5.0	18.9	72.8	8.3
青　海	137	295	14	138	358	22	30.7	66.1	3.1	26.6	69.1	4.3	21.0	72.0	7.0
宁　夏	157	292	16	160	377	25	33.8	62.8	3.4	28.4	67.2	4.5	21.4	71.8	6.8
新　疆	501	956	60	526	1312	87	33.0	63.0	4.0	27.3	68.2	4.5	21.2	72.1	6.7

注：1990年、2000年系人口普查数字，2009年各地区系人口变动抽样调查数字。

13-7 各地区性比例、人口密度与抚养比

地区	性比例			人口密度（人/公里²）		少年儿童抚养比			老年人口抚养比		
	1990	2000	2009	1990	2000	1990	2000	2009	1990	2000	2009
总　计	**106.3**	**106.7**	**105.9**	**118**	**132**	**41.5**	**32.7**	**23.0**	**8.4**	**10.0**	**13.2**
北　京	107.0	109.0	104.3	644	823	27.4	17.4	12.4	8.7	10.8	12.6
天　津	103.6	104.0	102.4	777	886	32.2	22.4	12.8	9.2	11.1	14.0
河　北	104.5	103.7	103.6	325	359	44.6	32.5	22.1	8.9	9.8	11.9
山　西	108.4	107.3	104.2	184	211	42.4	38.0	23.1	8.1	9.1	10.8
内蒙古	108.3	107.2	105.0	18	20	42.1	29.0	18.4	5.9	7.3	10.9
辽　宁	104.4	104.0	101.4	270	290	32.6	23.7	14.3	8.0	10.5	14.9
吉　林	104.9	104.9	104.9	132	146	37.7	25.2	15.4	5.4	7.8	11.3
黑龙江	105.1	104.6	103.3	78	81	38.2	25.0	15.6	8.0	7.2	11.0
上　海	104.2	105.7	99.0	2118	2657	25.2	16.0	9.6	12.9	15.1	18.0
江　苏	103.6	102.6	97.3	654	725	34.2	27.5	18.4	9.8	12.2	16.2
浙　江	106.4	105.6	101.9	407	459	33.3	24.7	18.5	9.8	12.1	14.8
安　徽	106.9	106.6	106.6	404	429	42.9	38.1	27.3	8.2	11.1	14.4
福　建	105.6	106.4	100.0	248	286	49.6	32.7	23.4	8.0	9.3	13.8
江　西	107.0	108.3	104.8	226	248	50.4	38.3	31.5	8.1	9.0	11.6
山　东	103.5	102.5	102.3	539	579	39.6	29.3	21.0	9.2	11.3	13.1
河　南	105.1	106.6	102.5	512	554	45.1	38.7	26.6	9.0	10.4	12.4
湖　北	106.5	108.6	105.2	290	324	43.1	32.3	19.2	8.3	8.9	13.5
湖　南	108.0	109.0	104.9	286	304	42.1	31.4	24.1	8.4	10.3	15.6
广　东	104.8	103.8	102.2	353	486	46.6	34.6	23.1	9.3	8.7	10.0
广　西	110.3	112.7	110.8	178	190	54.5	39.4	30.6	8.9	10.7	13.4
海　南	108.9	109.8	114.2	193	232	53.9	41.6	28.8	8.7	10.0	12.4
重　庆		108.0	100.7		375		31.3	26.3		11.3	16.5
四　川	107.5	107.0	100.9	188	172	32.6	32.4	24.4	8.0	10.6	17.3
贵　州	107.4	110.1	107.0	184	200	52.1	47.4	37.1	7.3	9.1	12.4
云　南	105.7	110.1	108.0	94	109	49.9	38.3	30.8	7.7	8.8	12.3
西　藏	100.1	102.6	96.6	1.8	2.1	59.5	48.8	27.0	7.6	7.1	9.6
陕　西	108.0	108.4	102.6	160	175	43.8	36.2	21.3	7.8	8.6	13.3
甘　肃	107.6	107.6	103.8	49	56	41.2	39.7	26.0	6.0	7.3	11.5
青　海	107.6	107.1	101.2	6	7.2	46.4	38.5	29.1	4.8	6.1	9.7
宁　夏	105.5	105.3	104.2	90	108	53.8	42.4	29.8	5.5	6.6	9.5
新　疆	106.6	107.3	102.6	9	12	52.4	40.1	29.4	6.3	6.6	9.2

注：1990年、2000年系人口普查数字，2009年各地区系人口变动抽样调查数字。

13-8 入学率、升学率及每十万人口在校学生数

年份 地区	学龄儿童净入学率(%)	升学率(%)			每十万人口平均在校学生数				
		小学毕业	初中毕业	高中毕业	幼儿园	小　学	初中阶段	高中阶段	高等学校
1990	97.8	74.6	40.6	27.3	1725	10707	3426	1337	326
1995	98.5	90.8	48.3	49.9	2262	11010	3945	1610	457
2000	99.1	94.9	51.1	73.2	1782	10335	4969	2000	723
2003	98.7	97.9	59.6	83.4	1560	9100	5209	2523	1298
2004	98.9	98.1	62.9	82.5	1617	8725	5058	2824	1420
2005	99.2	98.4	69.7	76.3	1676	8358	4781	3070	1613
2006	99.3	100.1	75.7	75.1	1731	8192	4557	3321	1816
2007	99.5	99.9	80.5	70.3	1787	8037	4364	3409	1924
2008	99.5	99.7	83.4	72.7	1873	7819	4227	3463	2042
2009	99.4	99.1	85.6	77.6	2001	7584	4097	3495	2128
2010	99.7	99.7	100.1	82.5	2230	7448	3955	3499	2189
北　京	100.0	99.5	134.8	200.7	1462	3818	1881	2475	6410
天　津	99.7	92.0	110.5	146.9	1756	4314	2441	3040	4432
河　北	99.7	99.9	75.1	62.4	2165	6992	3461	3698	1871
山　西	99.9	99.9	78.3	59.4	1885	8934	5110	4444	2050
内蒙古	99.8	100.0	90.8	54.8	1401	6186	3478	3644	1794
辽　宁	99.9	99.4	88.6	90.0	1806	5229	3151	2947	2659
吉　林	99.8	103.6	78.4	85.8	1192	5344	3209	3053	2695
黑龙江	99.5	99.8	68.1	96.6	1110	4977	3503	2898	2420
上　海	100.0	100.2	100.0	141.1	1874	3554	2257	1982	4393
江　苏	99.9	101.1	90.0	86.1	2517	5158	3337	3677	2786
浙　江	100.0	99.5	99.8	78.6	3263	6350	3452	3151	2303
安　徽	99.9	103.6	69.4	59.7	1529	7936	4854	3687	1742
福　建	100.0	98.6	82.7	69.0	2989	6653	3927	3725	2039
江　西	99.9	100.8	84.0	85.5	2553	9608	4302	3616	2118
山　东	99.9	101.5	88.6	64.7	1921	6656	3630	3330	2153
河　南	99.9	100.5	67.9	51.7	1820	11157	5030	4149	1774
湖　北	99.7	104.8	89.5	73.5	1456	6291	4147	4480	2829
湖　南	99.6	102.9	85.4	68.8	1893	7353	3360	3205	2040
广　东	99.9	96.7	77.3	73.3	2614	9301	5277	3950	1952
广　西	99.2	97.6	68.8	66.3	2343	9069	4289	3081	1436
海　南	81.6	95.0	61.9	101.2	1674	9766	5221	3611	2001
重　庆	99.7	100.1	96.7	89.1	2227	7331	4678	4028	2317
四　川	98.9	101.5	84.7	63.2	2098	7582	4380	3442	1732
贵　州	98.4	95.6	55.8	50.6	1970	12046	5602	2647	1043
云　南	98.3	96.2	58.7	61.0	2029	9776	4505	2578	1298
西　藏	98.8	98.4	53.1	65.2	560	10635	4989	2082	1317
陕　西	99.7	99.7	87.1	75.8	1525	7215	4792	4901	3045
甘　肃	98.3	99.0	72.8	52.6	1365	9611	5369	3969	1806
青　海	99.5	104.4	96.3	35.0	1830	9620	3879	3763	1080
宁　夏	99.7	96.7	82.8	45.2	2022	10857	4856	4167	1721
新　疆	99.4	100.5	63.2	48.3	2302	9264	4823	3208	1430

注：各地区升学率系2009年数字。

13-9 各地区文盲人口和文盲率

地区	1990年文盲人口(万人)			2000年文盲人口(万人)			文盲率(%)	
	合计	城镇	乡村	合计	城镇	乡村	1990	2000
总　计	**18003**	**2693**	**15310**	**8507**	**1842**	**6665**	**15.9**	**6.7**
北　京	94	53	41	59	34	25	8.7	4.2
天　津	78	44	34	49	30	19	8.9	4.9
河　北	929	89	840	448	43	405	15.2	6.7
山　西	325	58	267	138	33	105	11.3	4.2
内蒙古	330	70	260	217	52	164	15.4	9.1
辽　宁	348	135	213	202	78	124	8.8	4.8
吉　林	259	80	179	125	45	80	10.5	4.6
黑龙江	383	139	244	188	77	111	10.9	5.1
上　海	147	66	81	90	65	25	11.0	5.4
江　苏	1156	149	1007	469	143	326	17.2	6.3
浙　江	724	163	561	330	115	215	17.5	7.1
安　徽	1373	131	1242	602	114	489	24.4	10.1
福　建	470	66	404	250	75	175	15.6	7.2
江　西	612	62	550	214	39	175	16.2	5.2
山　东	1423	276	1147	768	169	599	16.9	8.5
河　南	1381	111	1270	543	79	465	16.2	5.9
湖　北	852	144	708	431	110	321	15.8	7.2
湖　南	734	74	660	299	49	251	12.1	4.7
广　东	656	180	476	332	135	197	10.5	3.8
广　西	448	39	409	170	35	136	10.6	3.8
海　南	92	13	79	55	14	41	14.0	7.0
重　庆				215	40	175	14.0	7.0
四　川	1741	217	1524	636	89	547	17.1	7.6
贵　州	786	91	695	490	55	435	24.3	13.9
云　南	941	67	874	488	60	429	25.4	11.4
西　藏	98	6	92	85	9	76	44.4	32.5
陕　西	579	49	530	263	44	218	17.6	7.3
甘　肃	625	56	569	367	32	336	27.9	14.3
青　海	123	11	112	93	14	79	27.7	18.0
宁　夏	103	11	92	75	10	65	22.1	13.4
新　疆	193	43	150	107	26	81	12.8	5.6

附录一　主要社会经济指标

简要说明

一、本章反映我国及31个省、自治区、直辖市主要社会和经济情况。内容包括行政区划、国内生产总值、国民总收入、财政收支、价格指数、城乡居民家庭收支、就业和工资、农村居民贫困状况、城市设施等。

二、本章资料摘自《中国统计年鉴》。国家统计局调整了个别年份数据，历史数据以最近年鉴数据为准。

主要指标解释

地级区划数：包括地级市、地区、自治州、自治盟。

县级区划数：包括县（自治县、旗）、县级市和市辖区数。

国内生产总值（GDP）：指一个国家或地区所有常住单位在一定时期内生产活动的最终成果。

国民总收入：即国民生产总值。指一个国家或地区所有常住单位在一定时期内收入初次分配的最终结果。它等于国内生产总值加上来自国外的净要素收入。与国内生产总值不同，国民总收入是个收入概念，而国内生产总值是个生产概念。

财政收入：指国家财政参与社会产品分配所取得的收入，是实现国家职能的财力保证。财政收入所包括的内容几经变化，目前主要包括各项税收、专项收入（征收排污费收入、征收城市水资源费收入、教育费附加收入等）、其他收入（基本建设贷款归还收入、基本建设收入、捐赠收入等）、国有企业亏损补贴（负收入、冲减财政收入）。

财政支出：国家财政将筹集起来的资金进行分配使用，以满足经济建设和各项事业的需要。主要包括基本建设支出、企业挖潜改造资金、地质勘探费用、科技三项费用、支援农村生产支出、农林水利气象等部门的事业费用、文教科学卫生事业费、抚恤和社会福利救济费、国防支出、行政管理费、价格补贴支出。

商品零售价格指数：是反映城乡商品零售价格变动趋势的一种经济指数。零售价格的调整变动直接影响到城市居民的生活支出和国家的财政收入，影响居民购买力和市场供需平衡，影响消费与积累的比例。因此，计算零售价格指数，可以从一个侧面对上述经济活动进行观察和分析。

居民消费价格指数：是反映一定时期内城乡居民所购买的生活消费品价格和服务项目价格变动趋势和程度的相对数。是对城市居民消费价格指数和农村居民消费价格指数进行综合汇总计算的结果。利用居民消费价格指数，可以观察和分析消费品的零售价格和服务价格变动对城乡居民实际生活费支出的影响程度。

三次产业：是根据社会生产活动历史发展的顺序对产业结构的划分，产品直接取自自然界的部门称为第一产业，对初级产品进行再加工的部门称为第二产业，为生产和消费提供各种服务的部门称为第三产业。我国的三次产业的划分是：第一产业：农业（包括种植业、林业、牧业和渔业）；第二产业：工业（采掘业，制造业，电力、煤气及水的生产和供应业）和建筑业；第三产业：除第一、第二产业以外的其他各业。第三产业分为流通部门和服务部门，具体又分为四个层次：第一层次：流通部门（包括交通运输、仓储及邮电通信业，批发和零售贸易、餐饮业）；第二层次：为生产和生活服务部门（包括金融、保险业务，地质勘查业、水利管理业，房地产业务，社会服务业，农林牧副渔服务业，交通运输辅助业，综合技术服务业等）；第三层次：为提高科学文化水平和居民素质服务部门（包括教育、文化艺术及广播电影电视业，卫生、体育和社会福利业，科学研究业等）；第四层次：为社会公共需要服务部门（包括国家机关、政党机关和社会团体以及军队、警察等）。

就业人员：即从业人员。指在各级国家机关、政党机关、社会团体及企业、事业单位中工作，取得工资或其他形式的劳动报酬的全部人员。包括在岗职工、再就业的离退休人员、民办教师以及在各单位中工作的外方人员和港澳台方人员、兼职人员、借用的外单位人员和第二职业者。不包括离开本单位仍保留劳动关系的职工。各单位的从业人员反映了各单位实际参加生产或工作的全部劳动力。

城镇登记失业人员指有非农业户口，在一定的劳动年龄内，有劳动能力，无业而要求就业，并在当地就业服务机构进行求职登记的人员。

城镇登记失业率城镇失业率指城镇登记失业人数同城镇从业人数与城镇登记失业人数之和的比。计算公式为：城镇登记失业率 = 城镇登记失业人数/（城镇从业人数 + 城镇登记失业人数）× 100%。城镇登记失业率指城镇登记失业人员与城镇单位从业人员（扣除使用的农村劳动力、聘用的离退休人员、港澳台及外方人员）、城镇单位中的不在岗职工、城镇私营业主、个体户主、城镇私营企业和个体从业人员、城镇登记失业人员之和的比。

恩格尔系数：指食物支出在生活消费总支出中所占的比例，即食物支出/生活消费总支出 ×100%。

附录1-1-1　全国行政区划（2010年底）

地区	地级区划数（个）	地级市	县级区划数(个) 合计	县级市	市辖区	县
全国	**333**	**283**	**2856**	**370**	**853**	**1633**
北京市			16		14	2
天津市			16		13	3
河北省	11	11	172	22	36	114
山西省	11	11	119	11	23	85
内蒙古自治区	12	9	101	11	21	69
辽宁省	14	14	100	17	56	27
吉林省	9	8	60	20	20	20
黑龙江省	13	12	128	18	64	46
上海市			18		17	1
江苏省	13	13	106	26	55	24
浙江省	11	11	90	22	32	36
安徽省	17	17	105	5	44	56
福建省	9	9	85	14	26	45
江西省	11	11	99	11	19	70
山东省	17	17	140	31	49	60
河南省	17	17	159	21	50	88
湖北省	13	12	103	24	38	41
湖南省	14	13	122	16	34	72
广东省	21	21	121	23	54	44
广西壮族自治区	14	14	109	7	34	68
海南省	2	2	20	6	4	10
重庆市			40		19	21
四川省	21	18	181	14	43	124
贵州省	9	4	88	9	10	69
云南省	16	8	129	11	12	106
西藏自治区	7	1	73	1	1	71
陕西省	10	10	107	3	24	80
甘肃省	14	12	86	4	17	65
青海省	8	1	43	2	4	37
宁夏回族自治区	5	5	22	2	9	11
新疆维吾尔自治区	14	2	98	19	11	68
香港特别行政区						
澳门特别行政区						
台湾省						

注：县包括自治县（旗）、2个特区和1个林区。

附录1-1-2 城乡基层组织情况

年份 地区	街道数 (个)	乡镇数(个)			村委会数 (个)
		合计	乡	镇	
2000		43735	24043	19692	734715
2001		40161	20606	19555	709257
2002	5576	39240	18639	20601	681000
2003	5751	38290	18064	20226	663000
2004	5904	37334	17451	19883	644000
2005	6152	35473	15951	19522	629079
2006	6355	34675	15306	19369	624428
2007	6434	34369	15120	19249	612712
2008	6524	34301	15067	19234	604285
2009	6686	34169	14847	19322	599127
2010	6923	33981	14571	19410	594658
北　京	140	182	40	142	3944
天　津	108	135	20	115	3828
河　北	266	1960	953	1007	48971
山　西	201	1196	633	563	28120
内蒙古	221	642	179	463	11251
辽　宁	602	905	324	581	11166
吉　林	277	620	194	426	8989
黑龙江	382	896	423	473	9057
上　海	99	111	2	109	1739
江　苏	332	975	98	877	15803
浙　江	341	1171	443	728	29303
安　徽	262	1261	349	912	15546
福　建	173	929	334	595	14432
江　西	141	1398	610	788	16934
山　东	600	1274	156	1118	72943
河　南	493	1878	929	949	47311
湖　北	290	940	199	741	25763
湖　南	258	2161	1052	1109	42863
广　东	436	1145	11	1134	19506
广　西	108	1126	424	702	14355
海　南	18	204	21	183	2567
重　庆	175	839	252	587	8605
四　川	262	4406	2585	1821	47368
贵　州	114	1446	757	689	17672
云　南	80	1286	689	597	12619
西　藏	10	682	542	140	5261
陕　西	175	1570	648	922	27313
甘　肃	124	1227	761	466	16150
青　海	30	366	229	137	4160
宁　夏	43	192	93	99	2320
新　疆	162	858	621	237	8799

附录1-2-1 国内生产总值和财政收支

年份	国内生产总值（亿元）	人均GDP（元）	国家财政收入（亿元）	国家财政支出（亿元）	财政收入占GDP%
1955	910.0	150	249.3	262.7	27.4
1960	1457.0	218	572.3	643.7	39.3
1965	1716.1	240	473.3	460.0	27.6
1970	2252.7	275	662.9	649.4	29.4
1975	2997.3	217	815.6	820.9	27.2
1976	2943.7	316	776.6	806.2	26.4
1977	3201.9	339	874.5	843.5	27.3
1978	3645.2	381	1132.3	1122.1	31.1
1979	4062.6	419	1146.4	1281.8	28.2
1980	4545.6	463	1159.9	1228.8	25.5
1981	4891.6	492	1175.8	1138.4	24.0
1982	5323.4	526	1212.3	1230.0	22.8
1983	5962.7	583	1367.0	1409.5	22.9
1984	7208.1	695	1642.9	1701.0	22.8
1985	9016.0	858	2004.8	2004.3	22.2
1986	10275.2	963	2122.0	2204.9	20.7
1987	12058.6	1112	2199.4	2262.2	18.2
1988	15042.8	1366	2357.2	2491.2	15.7
1989	16992.3	1519	2664.9	2823.8	15.7
1990	18667.8	1644	2937.1	3083.6	15.7
1991	21781.5	1893	3149.5	3386.6	14.5
1992	26923.5	2311	3483.4	3742.2	12.9
1993	35333.9	2998	4349.0	4642.3	12.3
1994	48197.9	4044	5218.1	5792.6	10.8
1995	60793.7	5046	6242.2	6823.7	10.3
1996	71176.6	5846	7408.0	7937.6	10.4
1997	78973.0	6420	8651.1	9233.6	11.0
1998	84402.3	6796	9876.0	10798.2	11.7
1999	89677.1	7159	11444.1	13187.7	12.8
2000	99214.6	7858	13395.2	15886.5	13.5
2001	109655.2	8622	16386.0	18902.6	14.9
2002	120332.7	9398	18903.6	22053.2	15.7
2003	135822.8	10542	21715.3	24649.9	16.0
2004	159878.3	12336	26396.5	28486.9	16.5
2005	183217.5	14053	31649.3	33930.3	17.1
2006	211923.5	16165	38760.2	40422.7	17.9
2007	257305.6	19524	51321.8	49781.4	19.3
2008	314045.4	23708	61330.4	62592.7	19.5
2009	340902.8	25605	68518.3	76299.9	20.4
2010	397983.3	29762	83080.3	89575.4	20.9

注：①本表按当年价格计算；②财政收入包括中央和地方财政收入，财政支出包括中央和地方财政支出。

附录1-2-2　2010年各地区生产总值与财政收支

地　区	地区生产总值（亿元）	人均地区生产总值（元）	地方财政收入（亿元）	地方财政支出（亿元）
北　京	13777.9	70452	2026.8	2319.4
天　津	9108.8	62574	822.0	1124.3
河　北	20197.1	24581	1067.1	2347.6
山　西	9088.1	21522	805.8	1561.7
内蒙古	11655.0	40282	850.9	1926.8
辽　宁	18278.3	35239	1591.2	2682.4
吉　林	8577.1	26595	487.1	1479.2
黑龙江	10235.0	22447	641.7	1877.7
上　海	16872.4	78989	2540.3	2989.7
江　苏	40903.3	44744	3228.8	4017.4
浙　江	27226.8	44641	2142.5	2653.3
安　徽	12263.4	16408	863.9	2141.9
福　建	14357.1	33840	932.4	1411.8
江　西	9435.0	17335	581.3	1562.4
山　东	39416.2	35894	2198.6	3267.7
河　南	22942.7	20597	1126.1	2905.8
湖　北	15806.1	22677	814.9	2090.9
湖　南	15902.1	20428	847.6	2210.4
广　东	45472.8	41166	3649.8	4334.4
广　西	9502.4	16045	621.0	1621.8
海　南	2052.1	19254	178.2	486.1
重　庆	7894.2	22920	655.2	1292.1
四　川	16898.6	17339	1174.6	3590.7
贵　州	4594.0	10309	416.5	1372.3
云　南	7220.1	13539	698.3	1952.3
西　藏	507.5	15295	30.1	470.1
陕　西	10021.5	21688	735.3	1841.6
甘　肃	4119.5	12872	286.6	1246.3
青　海	1350.4	19454	87.7	486.7
宁　夏	1643.4	21777	111.6	432.4
新　疆	5418.8	19942	388.8	1346.9

注：地方财政收入和地方财政支出系2009年数字。

附录1-3　价格指数（上年=100）

年份 地区	商品零售价格指数	中西药品及保健用品	居民消费价格指数	医疗保健	医疗保健服务
1995	114.8	111.5	117.1	111.3	111.1
2000	98.5	100.2	100.4	100.3	111.1
2001	99.2	98.5	100.7	100.3	110.5
2002	98.7	96.5	99.2	98.5	108.2
2003	99.9	98.4	101.2	101.2	108.9
2004	102.8	96.7	103.9	99.1	105.2
2005	100.8	97.6	101.8	99.5	105.2
2006	101.0	99.1	101.5	100.2	103.2
2007	103.8	102.0	104.8	102.1	102.2
2008	105.9	103.1	105.9	102.9	100.5
2009	98.8	101.5	99.3	101.2	101.0
2010	103.1	104.3	103.3	103.3	103.0
北　京	97.8	100.6	102.4	100.4	100.0
天　津	98.9	106.5	103.5	104.2	100.0
河　北	99.0	102.0	103.1	101.6	101.1
山　西	99.1	102.7	103.0	101.5	100.1
内蒙古	99.5	101.1	103.2	100.7	100.0
辽　宁	99.8	102.1	103.0	101.6	101.7
吉　林	99.3	101.5	103.7	101.2	100.7
黑龙江	98.9	102.7	103.9	102.6	101.5
上　海	99.4	100.6	103.1	101.0	102.5
江　苏	98.9	100.8	103.8	100.8	100.8
浙　江	98.8	103.7	103.8	103.4	100.3
安　徽	99.0	101.2	103.1	101.2	100.4
福　建	97.9	100.8	103.2	100.5	100.5
江　西	99.1	101.0	103.0	101.0	100.9
山　东	99.4	100.7	102.9	101.6	102.9
河　南	99.4	101.2	103.5	101.7	101.4
湖　北	98.6	101.4	102.9	101.4	100.5
湖　南	98.5	100.0	103.1	100.1	100.1
广　东	96.8	100.6	103.1	100.7	100.3
广　西	98.0	101.0	103.0	99.9	99.6
海　南	98.5	101.6	104.8	105.7	108.8
重　庆	97.3	99.7	103.2	99.8	100.3
四　川	100.1	101.4	103.2	101.4	100.8
贵　州	97.6	101.0	102.9	100.1	99.6
云　南	100.1	102.5	103.7	102.5	99.9
西　藏	99.5	98.6	102.2	100.4	105.6
陕　西	99.9	102.6	104.0	102.0	100.4
甘　肃	101.8	100.9	104.1	101.4	102.8
青　海	101.6	102.3	105.4	101.7	101.0
宁　夏	99.5	100.9	104.1	101.9	104.5
新　疆	100.4	103.6	104.3	102.2	100.4

注：分地区商品零售价格指数为2009年数据。

附录1-4 就业和工资情况

指标	1995	2000	2003	2004	2005	2006	2007	2008	2009	2010
年底从业人员(万人)	68065	72085	74432	75200	75825	76400	76990	77480	77995	
按三次产业分										
第一产业	35530	36043	36546	35269	33918	32561	31444	30654	29708	
第二产业	15655	16219	16077	16920	18092	19225	20629	21109	21684	
第三产业	16880	19823	21809	23011	23815	24614	24917	25717	26603	
按城乡分										
城镇从业人员	19040	23151	25639	26476	27331	28310	29350	30210	31120	
国有单位	11261	8102	6876	6710	6488	6430	6424	6447	6420	6516
城镇集体单位	3147	1499	1000	897	810	764	718	662	618	597
其他单位	894	2011	3094	3492	4211	4519	4882	5084	5535	5938
乡村从业人员	49025	48934	48793	48724	48494	48090	47640	47270	46875	
乡镇企业	12862	12820	13573	13866	14272	14680	15090	15451	15588	15893
城镇登记失业人数(万人)	520	595	800	827	839	847	830	886	921	908
城镇登记失业率(%)	2.9	3.1	4.3	4.2	4.2	4.1	4.0	4.2	4.3	4.1
城镇单位就业人员平均工资(元)	5348	9333	13969	15920	18200	20856	24721	28898	32244	36539
国有单位	5553	9441	14358	16445	18978	21706	26100	30287	34130	38359
城镇集体单位	3934	6241	8627	9723	11176	12866	15444	18103	20607	24010
其他单位	7728	11238	14843	16519	18362	21004	24271	28552	31350	35801

附录1-5 农村居民贫困状况

指标	2001	2002	2003	2004	2005	2006	2007	2008	2009	2010
贫困标准(元/人)	630	627	637	668	683	693	785	1196	1196	1274
贫困人口(万人)	2927	2820	2900	2610	2365	2148	1479	4007	3597	2688
贫困发生率(%)	3.2	3.0	3.1	2.8	2.5	2.3	1.6	4.2	3.8	2.8

附录1-6-1　城乡居民家庭收支情况

指标	1990	1995	2000	2005	2006	2007	2008	2009	2010
城镇居民家庭									
平均每人全部年收入(元)	1522.8	4288.1	6316.8	11320.8	12719.2	14908.6	17067.8	18858.1	21033.4
其中：可支配收入(元)	1510.2	4283.0	6280.0	10493.0	11759.5	13785.8	15780.8	17174.7	19109.4
人均每年消费性支出(元)	1278.9	3537.6	4998.0	7942.9	8696.6	9997.5	11242.9	12264.6	13471.5
食品	693.8	1766.0	1971.3	2914.4	3111.9	3628.0	4259.8	4478.5	4804.7
衣着	170.9	479.2	500.5	800.5	901.8	1042.0	1165.9	1284.2	1444.3
家庭设备用品及服务	108.5	296.9	439.3	446.5	498.5	601.8	691.8	786.9	908.0
医疗保健	25.7	110.1	318.1	600.9	620.5	699.1	786.2	856.4	871.8
交通及通讯	40.5	171.0	427.0	996.7	1147.1	1357.4	1417.1	1682.6	1983.7
娱乐教育文化服务	112.3	312.7	669.6	1097.5	1203.0	1329.2	1358.3	1472.8	1627.6
居住	60.9	250.2	565.3	808.7	904.2	982.3	1145.4	1228.9	1332.1
杂项商品与服务	66.6	151.4	258.5	277.8	309.5	357.7	418.3	474.2	499.2
平均每人消费性支出构成(%)									
食品(恩格尔系数)	54.3	49.9	39.2	36.7	35.8	36.3	37.9	36.5	35.7
衣着	13.4	13.6	10.0	10.1	10.4	10.4	10.4	10.5	10.7
家庭设备用品及服务	10.1	8.4	8.5	5.6	5.7	6.0	6.2	6.4	6.7
医疗保健	2.0	3.1	6.4	7.6	7.1	7.0	7.0	7.0	6.5
交通及通讯	1.2	4.8	7.9	12.6	13.2	13.6	12.6	13.7	14.7
娱乐教育文化服务	11.1	8.8	12.6	13.8	13.8	13.3	12.1	12.0	12.1
居住	7.0	7.1	10.0	10.2	10.4	9.8	10.2	10.0	9.9
杂项商品与服务	0.9	4.3	5.2	3.5	3.6	3.6	3.7	3.9	3.7
农村居民家庭									
平均每人年总收入(元)	990.4	2337.9	3146.2	4631.2	5025.1	5791.1	6700.7	7115.6	8119.5
其中：纯收入(元)	686.3	1577.7	2253.4	3254.9	3587.0	4140.4	4760.6	5153.2	5919.0
平均每人年总支出(元)	903.5	2138.3	2652.4	4126.9	4485.4	5137.7	5915.7	6333.9	6991.8
人均每年生活消费支出(元)	584.6	1310.4	1670.1	2555.4	2829.0	3223.9	3660.7	3993.5	4381.8
食品	343.8	768.2	820.5	1162.2	1217.0	1389.0	1598.7	1636.0	1800.7
衣着	45.4	89.8	96.0	148.6	168.0	193.4	211.8	232.5	264.0
居住	101.4	182.2	258.3	370.2	469.0	573.8	678.8	805.0	835.2
家庭设备用品及服务	30.9	68.5	75.5	111.4	126.6	149.1	174.0	204.8	234.1
医疗保健	19.0	42.5	87.6	168.1	191.5	210.2	246.0	287.5	326.0
交通及通讯	8.4	33.8	93.1	245.0	288.8	328.4	360.2	402.9	461.1
娱乐教育文化服务	31.4	102.4	186.7	295.5	305.1	305.7	314.5	340.6	366.7
其他商品及服务	4.3	23.1	52.5	54.5	63.1	74.2	76.7	84.1	94.0
平均每人年消费性支出构成(%)									
食品(恩格尔系数)	58.8	58.62	49.13	45.5	43.0	43.1	43.7	41.0	41.1
衣着	7.8	6.85	5.75	5.8	5.9	6.0	5.8	5.8	6.0
居住	17.3	13.9	15.47	14.5	16.6	17.8	18.5	20.2	19.1
家庭设备用品及服务	5.3	5.2	4.52	4.4	4.5	4.6	4.8	5.1	5.3
医疗保健	3.3	3.2	5.24	6.6	6.8	6.5	6.7	7.2	7.5
交通及通讯	1.4	2.6	5.58	9.6	10.2	10.2	9.8	10.1	10.5
娱乐教育文化服务	5.4	7.8	11.18	11.6	10.8	9.5	8.6	8.5	8.4
其他商品及服务	0.7	1.8	3.14	2.1	2.2	2.3	2.1	2.1	2.1

资料来源：城市和农村住户调查。

附录1-6-2　各地区城乡居民家庭收支情况

地区	城市居民家庭人均						农村居民家庭人均					
	可支配收入(元)		其中：消费性支出(元)		恩格尔系数(%)	医疗保健(元)	纯收入(元)		其中：消费性支出(元)		恩格尔系数(%)	医疗保健(元)
	2009	2010	2009	2010	2010	2009	2009	2010	2009	2010	2010	2009
总　计	**17174.7**	**19109.4**	**12264.6**	**13471.5**	**35.7**	**856.4**	**5153.2**	**5919.0**	**3993.5**	**4381.8**	**41.1**	**287.5**
北　京	26738.5	29072.9	17893.3	19934.5	32.1	1389.5	11668.6	13262.3	8897.6	9254.8	32.4	867.9
天　津	21402.0	24292.6	14801.4	16561.8	35.9	1273.4	8687.6	10074.9	4273.2	4936.7	41.7	299.8
河　北	14718.3	16263.4	9678.8	10318.3	32.3	971.3	5149.7	5958.0	3349.7	3844.9	35.1	289.3
山　西	13996.6	15647.7	9355.1	9792.7	31.2	789.9	4244.1	4736.3	3304.8	3663.9	37.5	240.9
内蒙古	15849.2	17698.2	12369.9	13994.6	30.1	992.7	4937.8	5529.6	3968.4	4460.8	37.5	416.9
辽　宁	15761.4	17712.6	12324.6	13280.0	35.1	1018.4	5958.0	6907.9	4254.0	4489.5	38.2	409.6
吉　林	14006.3	15411.5	10914.4	11679.0	32.3	1120.4	5265.9	6237.4	3902.9	4147.4	36.7	511.5
黑龙江	12566.0	13856.5	9629.6	10683.9	35.4	978.8	5206.8	6210.7	4241.3	4391.2	33.8	434.3
上　海	28837.8	31838.1	20992.4	23200.4	33.5	1002.1	12482.9	13978.0	9804.4	10210.5	37.3	738.9
江　苏	20551.7	22944.3	13153.0	14357.5	36.5	808.4	8003.5	9118.2	5804.5	6542.9	38.1	323.0
浙　江	24610.8	27359.0	16683.5	17858.2	34.3	984.6	10007.3	11302.6	7731.7	8928.9	34.2	609.1
安　徽	14085.7	15788.2	10234.0	11512.6	38.0	716.9	4504.3	5285.2	3655.0	4013.3	40.7	227.1
福　建	19576.8	21781.3	13450.6	14750.0	39.3	591.5	6680.2	7426.9	5015.7	5498.3	46.1	219.0
江　西	14021.5	15481.1	9740.0	10618.7	39.5	550.3	5075.0	5788.6	3532.7	3911.6	46.3	232.8
山　东	17811.0	19945.8	12012.7	13118.2	32.1	885.2	6118.8	6990.3	4417.2	4807.2	37.5	301.6
河　南	14371.6	15930.3	9567.0	10838.5	33.0	875.5	4807.0	5523.7	3388.5	3682.2	37.2	242.9
湖　北	14367.5	16058.4	10294.1	11451.0	38.7	694.6	5035.3	5832.3	3725.2	4090.8	43.1	236.3
湖　南	15084.3	16565.7	10828.2	11825.3	36.5	784.7	4909.0	5622.0	4020.9	4310.4	48.4	258.1
广　东	21574.7	23897.8	16857.5	18489.5	36.5	925.6	6906.9	7890.3	5019.8	5515.6	47.7	232.0
广　西	15451.5	17063.9	10352.4	11490.1	38.1	538.2	3980.4	4543.4	3231.1	3455.3	48.5	205.2
海　南	13750.9	15581.1	10086.7	10926.7	44.8	604.2	4744.4	5275.4	3088.6	3446.2	50.0	129.3
重　庆	15748.7	17532.4	12144.1	13335.0	37.6	982.7	4478.4	5276.7	3142.1	3624.6	48.3	242.6
四　川	13839.4	15461.2	10860.2	12105.1	39.5	648.3	4462.1	5086.9	4141.4	3897.5	48.3	258.1
贵　州	12862.5	14142.7	9048.3	10058.3	39.9	535.4	3005.4	3471.9	2422.0	2852.5	46.3	133.2
云　南	14423.9	16064.5	10201.8	11074.1	41.5	708.8	3369.3	3952.0	2924.9	3398.3	47.2	197.6
西　藏	13544.4	14980.5	9034.3	9685.5	50.0	352.3	3531.7	4138.7	2399.5	2666.9	49.7	71.5
陕　西	14128.2	15695.2	10705.7	11821.9	37.1	863.4	3437.6	4105.0	3349.2	3793.8	34.2	329.3
甘　肃	11929.9	13188.6	8890.8	9895.4	37.4	746.8	2980.1	3424.7	2766.5	2942.0	44.7	180.1
青　海	12691.9	13855.0	8786.5	9613.8	39.4	701.4	3346.2	3862.7	3209.4	3774.5	38.2	291.3
宁　夏	14024.7	15344.5	10280.0	11334.4	33.2	921.9	4048.3	4674.9	3347.9	4013.2	38.4	356.4
新　疆	12257.5	13643.8	9327.6	10197.1	36.2	684.0	3883.1	4642.7	2950.6	3457.9	40.3	316.6

附录二　世界各国卫生状况

简要说明

一、本章主要介绍世界各国卫生状况，包括期望寿命、死亡率、卫生服务覆盖、危险因素、卫生资源、卫生经费及人口。

二、本章数据摘自世界卫生组织《2011 世界卫生统计》。

三、部分中国数据系世界卫生组织估算数。

主要指标解释

健康寿命：即出生时的健康寿命。指去除疾病或伤残后，人在健康状态下所能存活的平均年龄。

低出生体重发病率：出生时体重低于 2500g 婴儿数与活产数之比。

5 岁以下儿童发育迟缓率：指 5 岁以下儿童中低于 WHO 年龄别身高参考值至少 2 个标准差的生长迟缓者所占百分比。

5 岁以下儿童低体重率：指 5 岁以下儿童中低于 WHO 年龄别体重参考值至少 2 个标准差的低体重者所占百分比。

5 岁以下儿童超重率：指 5 岁以下儿童中高于 WHO 年龄别体重参考值至少 2 个标准差的超重者所占百分比。

总和生育率：每个妇女度过她的整个育龄期根据现时年龄别生育率可能生育的孩子数。

附录2-1　健康状况

序列	国家	期望寿命(岁)								
		合计			男			女		
		1990	2000	2009	1990	2000	2009	1990	2000	2009
1	阿富汗	44	46	48	42	44	47	46	48	50
2	阿尔巴尼亚	68	70	73	65	68	72	71	73	75
3	阿尔及利亚	67	69	72	66	68	71	69	71	74
4	安道尔	77	80	82	74	76	79	81	83	85
5	安哥拉	42	46	52	38	44	51	45	48	53
6	安提瓜和巴布达	70	72	74	69	71	73	71	74	76
7	阿根廷	73	75	75	69	71	72	76	78	79
8	亚美尼亚	66	70	70	62	67	66	70	73	74
9	澳大利亚	77	80	82	74	77	80	80	82	84
10	奥地利	76	78	80	72	75	78	79	81	83
11	阿塞拜疆	63	64	68	59	62	66	66	67	70
12	巴哈马群岛	71	72	76	67	69	72	74	75	78
13	巴林群岛	74	73	74	73	72	73	74	74	76
14	孟加拉国	54	61	65	54	61	64	53	61	66
15	巴巴多斯岛	74	74	76	70	70	73	77	77	80
16	巴拉若斯	71	69	70	66	63	64	75	74	76
17	比利时	76	78	80	73	75	77	79	81	83
18	伯利兹	73	70	73	71	67	71	75	74	76
19	贝宁湾	55	55	57	53	52	54	58	58	60
20	不丹	55	60	63	53	58	62	56	62	65
21	玻利维亚	60	64	68	57	61	66	63	66	70
22	波黑	72	74	76	69	71	73	75	76	78
23	博茨瓦纳	66	51	61	64	50	59	67	52	62
24	巴西	67	70	73	63	67	70	70	74	77
25	文莱	73	77	77	71	75	76	76	79	77
26	保加利亚	71	72	74	68	68	70	75	75	77
27	布基纳法索	51	51	52	49	48	49	53	53	56
28	布隆迪	50	47	50	48	45	49	51	49	51
29	柬埔寨	59	59	61	54	55	57	63	63	65
30	喀麦隆	55	51	51	54	51	51	55	52	51
31	加拿大	77	79	81	74	77	79	80	82	83
32	佛得角	67	69	71	65	66	66	70	72	75
33	中非	51	46	48	51	46	49	51	45	48
34	乍得	52	49	48	51	48	47	53	50	48
35	智利	72	77	79	69	73	76	76	80	82
36	中国	68	71	74	68	70	72	69	73	76
37	哥伦比亚	70	73	76	66	68	73	75	77	80
38	科摩罗	57	58	60	56	56	58	59	61	62
39	刚果	55	52	55	54	51	53	55	54	57
40	库克岛	69	71	76	67	69	72	72	75	80
41	哥斯达黎加	76	77	79	75	75	77	78	79	81
42	科特迪瓦	52	49	50	50	47	49	56	50	52
43	克罗地亚	72	74	76	69	70	73	76	78	79
44	古巴	74	77	78	72	75	76	76	79	80
45	塞浦路斯	76	77	81	74	75	78	78	79	83
46	捷克	71	75	77	68	72	74	75	79	80
47	朝鲜	68	66	70	66	64	67	70	68	72
48	刚果	48	47	49	47	45	47	49	50	51

附录2-1　续表1

健康寿命(岁) 2007			标化死亡率(1/10万)　2008			寿命损失人年归因(%)　2008			孕产妇死亡率(1/10万) 2008
合计	男	女	传染性疾病	非传染性疾病	伤害	传染性疾病	非传染性疾病	伤害	
36	36	36	713	1117	149	74	18	9	1400
64	64	64	46	716	46	9	76	14	31
62	62	63	202	523	47	43	45	12	120
74	72	76	16	338	27	4	84	12	…
45	44	47	819	842	112	79	14	7	610
66	65	66	86	548	46	17	69	14	…
67	64	69	87	501	48	18	67	16	70
61	59	63	74	902	50	14	77	9	29
74	72	75	18	330	30	6	79	15	8
72	70	74	14	373	34	4	84	12	5
59	59	60	102	935	36	26	66	8	38
65	63	68	91	457	54	24	57	18	49
66	66	66	63	590	33	13	67	20	19
56	56	55	344	702	91	52	34	14	340
67	65	69	86	488	31	16	73	11	64
62	58	66	30	749	125	5	72	23	15
72	70	74	33	367	42	7	78	15	5
60	57	63	119	497	92	28	43	30	94
50	50	50	618	804	87	75	18	7	410
55	54	56	359	735	105	53	33	14	200
58	57	59	253	644	64	55	34	11	180
67	65	68	22	584	29	5	86	9	9
49	49	48	739	606	107	71	19	10	190
64	62	66	97	534	76	20	56	24	58
66	66	67	55	520	24	13	71	16	21
66	63	69	31	693	42	5	86	9	13
43	42	43	801	810	108	82	12	7	560
43	42	43	943	839	124	78	14	8	970
53	51	55	478	748	65	60	31	10	290
45	45	45	861	879	111	75	17	7	600
73	71	75	23	346	32	6	79	14	12
61	59	64	213	538	71	43	40	17	94
42	43	42	1060	870	151	78	14	7	850
40	40	40	1009	866	119	84	11	5	1200
70	67	72	43	419	45	10	71	20	26
66	65	68	58	604	70	15	65	19	38
66	64	69	64	404	97	21	43	36	85
56	55	58	472	789	76	68	24	8	340
48	48	49	692	811	140	73	17	10	580
65	63	66	109	455	31	23	62	15	…
69	68	71	32	409	56	13	62	25	44
47	45	48	904	942	172	71	19	11	470
68	66	70	20	560	48	3	85	11	14
69	68	71	47	468	48	8	78	13	53
70	69	71	17	371	31	4	81	15	10
70	68	72	25	496	43	5	83	13	8
59	57	61	264	548	46	39	52	10	250
45	44	46	932	837	155	82	11	7	670

附录2-1 续表2

序列	国家	期望寿命(岁)								
		合计			男			女		
		1990	2000	2009	1990	2000	2009	1990	2000	2009
49	丹麦	75	77	79	72	75	77	78	79	81
50	吉布提	58	58	60	56	56	58	60	60	62
51	多米尼加	73	74	74	71	72	72	75	76	76
52	多米尼加共和国	68	73	71	68	72	71	69	74	72
53	厄瓜多尔	69	73	75	67	70	73	72	76	78
54	埃及	62	68	71	60	66	69	65	71	73
55	萨尔瓦多	64	70	72	59	67	68	70	74	76
56	赤道几内亚	49	52	53	48	51	53	50	53	54
57	厄立特里亚	36	61	66	28	58	64	51	63	68
58	爱沙尼亚	70	71	75	65	65	70	75	76	80
59	埃塞俄比亚	44	48	54	41	46	53	48	51	56
60	斐济	68	68	69	65	65	66	71	71	73
61	芬兰	75	78	80	71	74	77	79	81	83
62	法国	77	79	81	73	75	78	81	83	85
63	加蓬	62	60	62	59	58	60	64	63	64
64	冈比亚	54	57	60	53	55	58	55	58	61
65	乔治亚	69	71	71	65	68	67	72	74	75
66	德国	75	78	80	72	75	78	78	81	83
67	加纳	60	58	60	60	56	57	60	59	64
68	希腊	77	78	80	75	76	78	79	81	83
69	格林纳达	70	72	73	67	68	69	72	75	77
70	危地马拉	63	67	69	61	64	66	65	70	73
71	几内亚	50	50	52	48	48	49	52	53	55
72	几内亚比绍	45	47	49	42	44	47	48	49	51
73	圭亚那	63	66	67	58	61	64	67	71	70
74	海地	50	55	62	48	54	60	51	57	63
75	洪都拉斯	66	67	69	64	64	67	69	70	73
76	匈牙利	69	72	74	65	68	70	74	76	78
77	冰岛	78	80	82	75	78	80	81	82	83
78	印度	57	61	65	57	60	63	58	62	66
79	印尼	65	68	68	63	66	66	68	70	71
80	伊朗	63	67	73	60	65	70	66	70	75
81	伊拉克	67	68	66	64	65	62	69	70	70
82	爱尔兰	75	76	80	72	74	77	78	79	82
83	以色列	77	79	82	75	77	80	78	81	83
84	意大利	77	79	82	74	76	79	80	82	84
85	牙买加	73	72	71	72	71	69	74	74	74
86	日本	79	81	83	76	78	80	82	85	86
87	约旦	69	70	71	67	68	69	71	73	74
88	哈萨克斯坦	65	63	64	61	58	59	70	68	70
89	肯尼亚	61	54	60	59	52	58	63	56	62
90	基里巴斯	63	66	68	62	64	65	64	68	70
91	科威特	73	76	78	72	75	78	75	76	79
92	吉尔吉斯	65	65	66	61	62	63	68	69	70
93	老挝	50	59	63	50	58	62	51	60	64
94	拉脱维亚	70	71	72	64	65	67	75	76	77
95	黎巴嫩	68	71	74	64	68	71	71	75	77
96	莱索托	60	47	48	55	44	46	65	50	50

附录2-1　续表3

健康寿命(岁) 2007			标化死亡率(1/10万)　2008			寿命损失人年归因(%)　2008			孕产妇死亡率(1/10万) 2008
合计	男	女	传染性疾病	非传染性疾病	伤害	传染性疾病	非传染性疾病	伤害	
72	70	73	27	440	33	5	85	10	5
48	47	50	470	809	80	65	24	10	300
66	65	67	78	632	33	16	74	11	…
63	62	64	147	573	68	42	42	17	100
64	63	66	105	400	81	30	45	25	140
60	59	62	76	749	34	24	65	11	82
61	58	63	127	523	121	22	46	32	110
46	45	46	720	854	117	74	18	8	280
55	54	56	303	670	92	64	23	14	280
66	61	71	21	585	84	4	77	19	12
50	49	51	721	903	139	70	20	9	470
62	60	64	166	752	35	23	67	10	26
72	70	75	11	377	58	3	77	20	8
73	71	76	23	336	38	6	80	14	8
52	50	53	545	660	82	69	21	9	260
51	50	53	525	735	72	73	20	7	400
64	62	67	72	670	46	15	75	10	48
73	71	75	21	394	25	5	87	8	7
50	49	50	608	711	91	66	25	9	350
72	71	74	25	388	29	5	83	12	2
61	61	62	86	580	43	17	70	13	…
60	58	62	225	471	130	45	31	24	110
47	46	48	759	932	121	73	19	8	680
42	40	43	928	916	110	79	15	6	1000
53	52	55	194	677	114	32	47	21	270
54	53	55	545	697	52	72	22	6	300
62	61	64	152	729	61	42	43	14	110
66	62	69	16	648	51	3	87	10	13
74	73	75	18	332	33	5	77	18	5
56	56	57	363	685	99	52	35	13	230
60	60	61	244	647	70	41	45	13	240
61	60	62	82	599	90	28	49	23	30
54	50	58	168	691	280	35	25	40	75
73	71	74	29	385	33	6	78	16	3
73	72	74	31	337	24	10	78	12	7
74	73	76	16	342	25	5	86	9	5
64	62	66	159	518	87	37	42	21	89
76	73	78	40	273	36	9	77	15	6
63	62	64	84	727	62	26	55	19	59
56	53	60	95	985	155	16	59	24	45
48	47	48	624	681	116	76	14	10	530
58	56	60	263	703	23	36	60	4	…
69	69	69	53	399	28	14	64	22	9
57	55	59	112	913	86	30	55	15	81
54	53	54	376	771	107	58	28	13	580
64	59	68	30	666	87	5	77	17	20
62	60	64	47	597	61	13	70	17	26
40	38	41	1255	774	141	77	15	9	530

附录2-1　续表4

序列	国家	期望寿命(岁)								
		合计			男			女		
		1990	2000	2009	1990	2000	2009	1990	2000	2009
97	利比里亚	37	50	56	30	48	54	49	52	57
98	利比亚	69	71	72	67	69	70	72	74	75
99	立陶宛	71	72	73	66	67	68	76	77	79
100	卢森堡	75	78	81	72	75	78	79	81	83
101	马达加斯加	52	59	65	51	57	63	54	61	67
102	马拉维	48	43	47	46	41	44	50	45	51
103	马来西亚	71	72	73	68	69	71	73	74	76
104	马尔代夫	57	67	75	58	67	74	55	67	76
105	马里	49	50	53	47	48	50	50	52	56
106	马耳他	76	78	80	74	76	78	78	80	82
107	马歇尔群岛	62	59	59	59	58	58	65	60	60
108	毛利塔尼亚	57	58	58	56	56	57	58	59	60
109	毛里求斯	69	71	73	66	68	69	73	75	76
110	墨西哥	71	74	76	68	72	73	74	77	78
111	密克罗尼西亚	66	67	69	64	66	68	67	68	70
112	摩纳哥	77	80	82	74	76	78	81	84	85
113	蒙古	62	64	69	59	60	65	66	67	74
114	黑山	76	74	75	73	72	72	79	77	77
115	摩洛哥	65	69	73	63	67	71	68	72	75
116	莫桑比克	48	48	49	43	46	47	52	50	51
117	缅甸	58	62	64	56	59	61	61	65	67
118	纳米比亚	60	53	57	55	50	53	65	57	62
119	瑙鲁	60	59	60	56	54	56	64	65	65
120	尼泊尔	55	62	67	55	61	65	55	63	69
121	荷兰	77	78	81	74	76	78	80	81	83
122	新西兰	75	79	81	72	76	79	78	81	83
123	尼加拉瓜	68	73	74	63	70	71	73	76	77
124	尼日尔	44	51	57	43	51	57	45	51	58
125	尼日利亚	48	48	54	47	47	53	49	48	54
126	纽埃岛	75	72	72	72	68	66	78	76	80
127	挪威	77	79	81	73	76	79	80	81	83
128	阿曼	67	71	74	66	69	72	70	75	77
129	巴基斯坦	59	61	63	58	61	62	60	62	64
130	帕劳群岛	69	70	72	64	67	68	75	74	77
131	巴拿马	73	76	77	72	73	74	75	78	79
132	巴布亚新几内亚	58	61	63	57	60	62	60	63	65
133	巴拉圭	73	74	74	71	71	72	76	77	77
134	秘鲁	69	72	76	67	70	74	72	74	77
135	菲律宾	65	69	70	62	66	67	68	73	73
136	波兰	71	74	76	67	70	71	75	78	80
137	葡萄牙	74	77	79	71	73	76	77	80	82
138	卡塔尔	75	77	78	75	77	78	75	77	79
139	韩国	72	76	80	68	72	77	76	80	83
140	摩尔多瓦	68	68	69	64	64	65	71	71	73
141	罗马尼亚	70	71	73	67	68	70	73	75	77
142	俄罗斯	69	65	68	63	58	62	74	72	74
143	卢旺达	51	47	59	49	45	57	52	49	60
144	圣基茨和尼维斯	68	71	74	65	69	71	71	73	78

附录2-1　续表5

健康寿命(岁) 2007			标化死亡率(1/10万) 2008			寿命损失人年归因(%) 2008			孕产妇死亡率(1/10万) 2008
合计	男	女	传染性疾病	非传染性疾病	伤害	传染性疾病	非传染性疾病	伤害	
48	47	49	782	766	63	82	14	4	990
64	63	66	69	655	60	21	62	18	64
63	58	68	34	637	120	6	71	23	13
73	71	75	25	362	37	5	79	15	17
52	51	53	408	706	55	69	24	7	440
44	43	44	1156	999	189	73	17	10	510
64	62	66	185	526	51	26	58	16	31
64	64	64	59	598	53	23	56	21	37
42	41	43	827	733	72	85	11	4	830
72	71	74	26	391	23	5	86	9	8
52	52	53	343	1289	66	27	64	9	…
51	49	52	575	746	88	72	19	9	550
63	61	65	52	664	42	12	76	12	36
67	65	69	68	493	57	19	61	20	85
62	61	62	203	704	35	41	49	10	…
73	71	76	22	320	42	5	78	16	…
58	55	62	89	713	78	26	53	21	65
65	65	66	17	640	33	5	86	9	15
62	61	63	104	597	37	39	51	10	110
42	42	42	957	908	153	76	15	8	550
50	48	52	461	667	347	41	21	39	240
52	52	53	670	791	160	63	22	15	180
55	53	57	240	1092	149	29	56	15	…
55	55	55	338	620	58	60	31	10	380
73	72	74	28	377	22	6	86	8	9
73	72	74	15	369	37	5	77	18	14
64	63	66	87	499	57	33	49	17	100
44	44	45	730	647	44	90	8	3	820
42	42	42	832	809	76	81	14	5	840
62	56	68	142	558	43	27	58	15	…
73	72	74	27	363	36	6	80	14	7
65	64	67	22	648	39	13	67	20	20
55	56	55	387	711	92	64	26	9	260
64	62	67	144	587	33	24	65	11	…
67	65	68	92	394	59	30	48	22	71
56	55	57	373	748	87	62	28	11	250
64	63	66	93	470	60	35	45	21	95
67	66	67	173	387	52	37	46	17	98
62	59	64	231	599	55	42	45	13	94
67	64	70	28	546	54	5	80	15	6
71	69	73	46	394	28	10	81	9	7
67	68	66	31	392	36	11	55	34	8
71	68	74	29	355	52	7	72	21	18
61	58	63	59	831	90	10	74	16	32
65	63	68	38	643	52	8	80	12	27
60	55	65	71	797	159	11	64	25	39
43	43	44	595	740	92	77	15	8	540
64	62	67	61	640	73	14	63	23	…

附录2-1 续表6

序列	国家	期望寿命(岁)								
		合计			男			女		
		1990	2000	2009	1990	2000	2009	1990	2000	2009
145	圣卢西亚岛	71	74	74	69	71	71	74	77	78
146	圣文森特和格林纳丁斯	71	70	73	68	67	70	74	73	76
147	萨摩亚群岛	63	67	70	62	65	68	64	70	72
148	圣马力诺	79	81	83	76	78	82	82	84	85
149	圣多美和普林西比	65	66	68	63	64	66	66	68	70
150	沙特阿拉伯	68	71	72	66	69	69	71	75	75
151	塞内加尔	57	60	62	54	58	60	59	62	63
152	塞黑	72	72	74	69	69	71	75	74	76
153	塞舌尔	69	72	73	64	67	69	75	76	77
154	塞拉利昂	40	41	49	38	37	48	43	45	50
155	新加坡	75	78	82	73	76	79	77	81	84
156	斯洛伐克	71	73	75	67	69	71	76	77	79
157	斯洛文尼亚	74	76	79	70	72	76	78	80	82
158	所罗门群岛	67	69	71	65	67	69	69	71	72
159	索马里	48	50	51	46	49	51	51	51	51
160	南非	63	56	54	59	54	54	68	59	55
161	西班牙	77	79	82	73	76	78	80	83	85
162	斯里兰卡	68	69	71	63	63	65	74	75	76
163	苏丹	57	58	59	58	58	59	57	58	59
164	苏里南	66	69	72	64	66	68	69	72	75
165	斯威士兰	61	48	49	59	46	47	63	51	50
166	瑞典	78	80	81	75	77	79	80	82	83
167	瑞士	77	80	82	74	77	80	81	83	84
168	叙利亚	67	71	74	64	69	71	70	74	76
169	塔吉克斯坦	63	64	68	60	62	66	65	65	69
170	泰国	68	68	70	65	63	66	71	72	74
171	马其顿	72	72	74	70	69	72	74	75	76
172	东帝汶	50	60	67	48	58	64	53	63	69
173	多哥	54	56	59	52	54	57	57	59	61
174	汤加	68	69	71	64	68	72	73	71	70
175	特立尼达和多巴哥	69	69	70	66	65	66	71	73	75
176	突尼斯	70	73	75	69	71	73	72	75	77
177	土耳其	65	70	75	62	67	72	67	73	77
178	土库曼斯坦	62	62	63	58	59	60	65	65	67
179	图瓦卢	62	63	64	61	63	64	63	63	63
180	乌干达	48	47	52	45	43	48	51	51	57
181	乌克兰	70	68	68	65	62	62	75	73	74
182	阿联酋	73	77	78	71	75	77	76	79	79
183	英国	76	78	80	73	75	78	78	80	82
184	坦桑尼亚	53	51	55	52	49	53	54	53	58
185	美国	75	77	79	72	74	76	79	80	81
186	乌拉圭	72	75	76	69	71	72	76	79	79
187	乌兹别克斯坦	66	66	69	63	63	66	69	68	71
188	瓦努阿图	65	69	71	64	68	69	66	70	72
189	委内瑞拉	72	74	75	70	71	71	74	77	78
190	越南	65	70	72	63	68	70	67	72	74
191	也门	58	61	65	57	59	63	58	62	67
192	赞比亚	46	42	48	44	40	46	48	44	50
193	津巴布韦	61	45	49	58	43	47	63	47	50

附录2-1 续表7

健康寿命(岁) 2007			标化死亡率(1/10万) 2008			寿命损失人年归因(%) 2008			孕产妇死亡率(1/10万) 2008
合计	男	女	传染性疾病	非传染性疾病	伤害	传染性疾病	非传染性疾病	伤害	
66	64	69	81	517	53	20	60	20	…
63	60	66	115	596	58	24	60	17	…
61	60	63	194	683	35	34	55	10	…
75	74	76	19	312	14	7	86	7	…
53	52	54	279	605	45	67	25	8	…
62	61	64	86	644	68	20	55	25	24
51	50	52	509	665	58	77	17	6	410
65	64	66	17	712	36	4	88	8	8
63	60	65	149	591	48	21	66	14	…
35	34	37	1042	763	92	85	10	5	970
73	71	75	66	313	21	11	78	11	9
67	64	70	35	595	47	6	81	13	6
71	69	74	21	405	50	4	80	16	18
59	59	60	196	623	27	51	41	8	100
45	44	46	736	967	199	74	14	11	1200
48	47	48	983	635	72	79	15	6	410
74	71	76	24	351	23	7	83	10	6
63	61	65	79	623	233	11	39	50	39
50	50	50	377	897	148	59	24	17	750
61	58	64	126	572	74	30	52	18	100
42	42	42	1200	867	208	72	16	12	420
74	72	75	20	358	32	5	83	12	5
75	73	76	17	323	30	5	82	13	10
63	62	65	56	619	45	23	61	16	46
57	58	57	229	730	29	62	32	6	64
62	59	65	153	675	106	24	55	22	48
66	65	66	24	688	24	6	88	6	9
53	52	55	444	560	51	76	18	6	370
51	49	52	635	716	63	76	18	6	350
63	64	62	173	670	29	30	61	8	…
62	59	64	104	673	71	22	59	19	55
66	65	67	134	465	36	34	53	13	60
66	64	67	53	590	31	21	68	11	23
55	53	57	166	1016	74	35	52	13	77
58	58	58	266	1015	55	28	62	10	…
42	41	44	810	888	179	76	13	11	430
60	55	64	94	823	112	14	70	17	26
68	68	68	73	406	38	14	57	30	10
72	71	73	36	401	25	8	83	9	12
45	45	45	782	745	120	78	13	8	790
70	68	72	34	418	53	9	72	19	24
67	64	70	55	524	49	12	74	14	27
59	58	60	104	838	44	34	55	10	30
61	61	62	175	687	30	35	56	10	…
66	64	68	71	433	101	20	42	38	68
64	62	66	122	607	66	29	56	15	56
54	53	55	232	807	91	61	26	13	210
40	39	40	961	938	176	75	15	10	470
39	40	38	1552	622	73	87	9	4	790

附录2-2　5岁以下儿童死亡率

序列	国家	新生儿死亡率(‰) 2009	婴儿死亡					
			合计			男		
			1990	2000	2009	1990	2000	2009
1	阿富汗	53	167	148	134	179	159	144
2	阿尔巴尼亚	7	41	23	13	48	27	16
3	阿尔及利亚	17	50	40	29	54	43	31
4	安道尔	1	7	4	3	8	4	3
5	安哥拉	42	153	126	98	160	132	103
6	安提瓜和巴布达	6	25	17	11	31	21	11
7	阿根廷	9	24	17	13	27	19	15
8	亚美尼亚	13	48	32	20	51	34	21
9	澳大利亚	3	8	5	4	9	6	5
10	奥地利	3	8	5	4	9	5	4
11	阿塞拜疆	15	78	58	30	87	64	33
12	巴哈马群岛	6	17	13	8	19	14	9
13	巴林群岛	6	14	10	9	13	11	10
14	孟加拉国	30	102	66	41	108	70	44
15	巴巴多斯岛	6	15	13	10	18	13	10
16	巴拉若斯	5	20	15	11	24	18	13
17	比利时	2	8	5	4	9	5	4
18	伯利兹	8	35	23	16	39	27	17
19	贝宁湾	32	111	89	75	117	94	79
20	不丹	34	91	68	52	99	73	57
21	玻利维亚	22	84	62	40	89	66	42
22	波黑	10	21	14	12	23	16	14
23	博茨瓦纳	22	46	66	43	47	67	43
24	巴西	12	46	28	17	51	31	19
25	文莱	3	9	6	5	11	6	6
26	保加利亚	5	14	14	10	16	15	11
27	布基纳法索	37	110	102	91	114	106	94
28	布隆迪	43	113	107	101	125	118	111
29	柬埔寨	30	85	80	68	94	88	75
30	喀麦隆	37	91	96	95	99	104	102
31	加拿大	4	7	5	5	8	6	5
32	佛得角	12	49	33	23	59	40	28
33	中非	45	115	119	112	118	123	116
34	乍得	46	120	122	124	127	130	132
35	智利	5	18	9	7	20	10	7
36	中国	11	37	30	17	31	25	14
37	哥伦比亚	12	28	22	16	33	26	19
38	科摩罗	36	90	81	75	99	90	82
39	刚果	36	67	74	80	69	76	83
40	库克岛	8	16	15	13	12	19	17
41	哥斯达黎加	6	16	12	10	17	13	10
42	科特迪瓦	39	105	97	83	116	107	92
43	克罗地亚	4	10	7	5	12	7	5
44	古巴	3	11	6	5	13	8	5
45	塞浦路斯	2	11	5	3	12	5	5
46	捷克	2	11	4	3	13	5	3
47	朝鲜	18	23	42	26	24	44	28
48	刚果	51	126	126	126	131	131	131

附录2-2 续表1

率(‰)			5岁以下儿童死亡率(‰)								
女			合计			男			女		
1990	2000	2009	1990	2000	2009	1990	2000	2009	1990	2000	2009
154	136	123	250	222	199	262	232	208	237	210	189
33	19	11	51	27	15	64	34	19	38	20	11
46	36	27	61	46	32	66	50	35	55	42	29
6	4	3	9	5	4	9	5	4	8	4	3
146	120	94	258	212	161	274	225	170	242	199	150
18	12	10	29	19	12	31	23	12	27	15	11
21	15	11	28	20	15	31	22	17	25	18	14
45	30	18	56	36	22	63	40	24	49	31	19
7	5	4	9	6	5	10	7	6	8	6	5
7	4	4	10	6	5	10	6	5	9	5	4
68	50	26	98	69	33	109	77	37	85	60	29
14	12	8	25	20	12	28	22	13	21	18	12
14	10	9	16	13	12	16	14	13	17	11	11
96	61	39	148	90	52	151	92	53	144	88	51
12	13	9	17	14	11	20	14	11	15	15	11
17	13	9	24	17	12	27	20	14	20	15	10
7	4	3	10	6	5	11	7	5	8	5	4
31	19	14	43	27	18	47	30	20	39	24	16
104	84	70	184	144	118	189	148	121	180	141	115
84	62	48	148	106	79	158	113	84	137	98	73
80	59	38	122	86	51	124	87	52	120	84	50
19	12	11	23	17	14	26	20	16	21	14	13
46	65	42	60	99	57	62	102	59	57	95	55
40	25	16	56	34	21	62	37	22	50	31	19
8	6	5	11	8	7	12	8	7	11	8	6
12	12	8	18	16	11	20	18	12	15	15	10
106	98	87	201	188	166	203	189	168	200	186	165
102	96	91	189	178	166	203	190	178	176	165	154
76	71	61	117	106	88	126	115	95	107	97	80
84	87	87	148	156	154	154	163	161	141	149	147
6	5	5	8	6	6	9	7	6	7	5	5
39	26	18	63	41	27	74	48	32	52	34	23
111	115	108	175	183	171	174	183	170	175	184	171
112	114	116	201	205	209	206	210	214	197	201	204
16	9	7	22	11	8	24	12	9	19	10	8
43	35	20	46	36	19	39	31	17	52	41	22
23	18	13	35	26	19	41	30	22	29	22	16
80	72	67	128	114	104	138	123	112	117	104	95
64	71	78	104	116	128	108	121	134	99	111	122
20	10	9	18	17	15	15	21	18	21	12	12
14	10	9	18	13	11	20	14	12	16	11	10
94	87	74	152	142	118	159	148	124	145	135	113
9	6	5	12	8	6	14	8	6	10	7	6
9	5	5	13	8	6	15	10	7	11	7	6
10	5	2	12	6	3	13	7	5	11	6	2
9	4	3	12	5	4	14	6	4	11	5	3
22	40	25	45	58	33	47	61	35	43	55	31
120	120	120	199	199	199	207	207	207	190	190	190

附录2-2　续表2

序列	国家	新生儿死亡率(‰) 2009	婴儿死亡					
			合计			男		
			1990	2000	2009	1990	2000	2009
49	丹麦	2	7	5	3	9	6	3
50	吉布提	35	95	84	75	108	95	85
51	多米尼加	7	15	15	8	18	16	9
52	多米尼加共和国	17	48	32	27	51	34	28
53	厄瓜多尔	11	41	28	20	47	32	23
54	埃及	11	66	38	18	77	44	21
55	萨尔瓦多	7	48	28	15	52	30	16
56	赤道几内亚	40	120	102	88	129	109	94
57	厄立特里亚	17	92	58	39	103	65	44
58	爱沙尼亚	2	12	9	4	14	10	4
59	埃塞俄比亚	35	124	91	67	140	103	76
60	斐济	9	19	16	15	21	18	17
61	芬兰	2	6	4	3	6	4	3
62	法国	2	7	4	3	8	5	4
63	加蓬	25	68	61	52	81	73	62
64	冈比亚	32	104	93	78	111	100	84
65	乔治亚	19	41	31	26	44	33	28
66	德国	2	7	4	3	8	5	4
67	加纳	26	76	68	47	82	73	50
68	希腊	2	9	6	3	10	7	3
69	格林纳达	8	33	17	13	32	17	15
70	危地马拉	17	57	39	33	58	39	33
71	几内亚	40	137	111	88	152	124	97
72	几内亚比绍	46	142	129	115	157	142	127
73	圭亚那	21	47	39	29	60	49	37
74	海地	27	105	81	64	113	87	69
75	洪都拉斯	14	43	33	25	47	36	27
76	匈牙利	3	15	9	5	17	10	5
77	冰岛	1	5	3	2	6	3	3
78	印度	34	84	68	50	83	67	50
79	印尼	19	56	40	30	62	43	33
80	伊朗	17	55	38	26	62	43	29
81	伊拉克	23	42	38	36	45	41	38
82	爱尔兰	2	8	6	3	9	7	4
83	以色列	3	10	6	4	11	6	4
84	意大利	2	8	5	3	9	5	4
85	牙买加	12	28	27	26	30	29	28
86	日本	1	5	3	2	5	4	3
87	约旦	15	32	25	22	37	29	25
88	哈萨克斯坦	15	51	38	26	58	43	29
89	肯尼亚	27	64	66	55	70	72	60
90	基里巴斯	19	65	49	37	68	52	40
91	科威特	7	14	9	11	15	10	12
92	吉尔吉斯	17	63	44	32	68	48	35
93	老挝	22	108	64	46	122	71	52
94	拉脱维亚	5	14	11	7	16	12	8
95	黎巴嫩	7	33	21	11	36	22	12
96	莱索托	33	74	86	61	79	91	65

附录2-2　续表3

率(‰)			5岁以下儿童死亡率(‰)								
女			合计			男			女		
1990	2000	2009	1990	2000	2009	1990	2000	2009	1990	2000	2009
6	4	3	9	6	4	10	6	4	8	5	4
82	72	65	123	106	93	137	119	104	108	94	82
12	13	8	18	17	10	21	18	11	14	15	9
45	30	25	62	39	32	67	42	34	57	36	29
35	24	17	53	34	24	58	37	26	48	31	22
54	31	15	89	47	21	103	54	24	75	39	18
44	25	13	62	33	17	68	37	18	56	30	15
111	95	82	198	168	145	206	174	150	190	162	140
81	51	34	150	89	55	162	96	60	137	81	50
10	7	3	16	11	4	18	13	5	14	9	4
108	79	58	210	148	104	225	159	112	193	137	96
17	14	14	22	18	18	25	19	20	19	17	15
6	3	3	7	4	3	7	5	3	7	4	3
6	4	3	9	5	4	10	6	5	8	5	4
54	48	41	93	83	69	104	93	77	81	73	60
96	87	73	153	131	103	163	140	110	142	122	96
37	28	23	47	35	29	51	38	32	42	31	26
6	4	3	9	5	4	10	6	5	8	5	4
70	62	43	120	106	69	132	117	75	107	94	61
9	5	3	11	7	4	11	8	4	10	6	4
33	18	11	40	20	14	40	19	16	40	21	13
56	38	32	76	48	40	75	48	39	77	49	40
121	98	78	231	185	142	246	198	151	214	172	131
127	115	103	240	218	193	264	240	212	215	196	173
34	28	21	61	45	35	80	59	46	41	31	24
97	74	59	152	113	87	158	117	90	147	109	83
39	30	23	55	40	30	58	42	31	52	38	28
13	9	5	17	11	6	19	12	6	15	10	6
5	2	2	6	3	3	7	4	4	6	3	3
85	68	51	118	93	66	111	87	62	126	99	70
51	35	27	86	56	39	93	61	42	77	51	35
47	33	22	73	47	31	82	54	35	63	41	27
39	35	33	53	48	44	58	52	48	48	43	40
8	5	3	10	7	4	11	8	5	9	6	4
9	5	4	12	7	5	13	8	5	11	6	4
7	4	3	9	5	4	10	6	4	8	5	4
25	25	24	33	32	31	35	34	32	32	30	29
4	3	2	6	5	3	7	5	4	6	4	3
27	21	18	39	30	25	42	31	27	37	28	24
44	33	22	60	44	29	69	51	33	51	38	24
58	59	50	99	105	84	106	112	90	92	97	78
62	45	34	89	63	46	93	64	47	84	62	46
13	7	10	17	11	13	18	13	14	16	10	12
57	40	29	75	51	37	80	55	39	69	47	34
94	55	40	157	86	59	166	91	62	148	81	55
11	9	6	17	13	8	20	15	9	15	11	7
30	19	10	40	24	12	45	27	14	35	21	11
70	81	57	93	124	84	98	132	89	87	116	78

附录2-2　续表4

序列	国家	新生儿死亡率(‰) 2009	婴儿死亡					
			合计			男		
			1990	2000	2009	1990	2000	2009
97	利比里亚	37	165	133	80	178	144	86
98	利比亚	11	32	23	17	32	23	17
99	立陶宛	3	10	8	5	11	8	6
100	卢森堡	1	8	4	1	9	4	2
101	马达加斯加	21	102	65	40	109	70	43
102	马拉维	30	129	99	69	135	103	72
103	马来西亚	3	16	9	6	17	10	6
104	马尔代夫	8	80	42	11	83	43	12
105	马里	50	139	120	101	147	127	107
106	马耳他	2	10	6	6	12	7	6
107	马歇尔群岛	15	39	32	29	40	33	30
108	毛利塔尼亚	41	81	77	74	86	82	79
109	毛里求斯	9	21	16	13	23	20	14
110	墨西哥	7	36	22	15	40	24	16
111	密克罗尼西亚	16	45	38	32	45	38	32
112	摩纳哥	2	7	4	3	8	4	3
113	蒙古	11	73	49	24	86	58	29
114	黑山	6	12	13	7	12	14	8
115	摩洛哥	20	69	46	33	79	53	38
116	莫桑比克	41	155	123	96	160	127	99
117	缅甸	33	84	62	54	94	70	61
118	纳米比亚	19	49	50	34	58	58	39
119	瑙鲁	24	8	41	36	11	62	46
120	尼泊尔	26	99	63	39	98	63	38
121	荷兰	3	7	5	4	8	6	4
122	新西兰	3	9	6	4	10	7	5
123	尼加拉瓜	12	51	34	22	58	39	25
124	尼日尔	35	144	107	76	148	110	78
125	尼日利亚	39	125	114	86	134	122	92
126	纽埃岛	8	13	35	15	8	40	17
127	挪威	2	7	4	3	8	4	4
128	阿曼	6	37	18	9	39	19	10
129	巴基斯坦	42	101	85	70	105	89	74
130	帕劳群岛	7	18	14	13	22	18	15
131	巴拿马	10	25	19	16	26	21	17
132	巴布亚新几内亚	26	67	57	52	68	59	53
133	巴拉圭	12	34	25	19	39	29	22
134	秘鲁	11	62	35	19	69	39	22
135	菲律宾	15	41	29	26	46	32	29
136	波兰	4	16	8	5	17	9	6
137	葡萄牙	2	11	6	4	13	7	4
138	卡塔尔	4	18	12	7	20	12	8
139	韩国	2	8	6	5	8	6	5
140	摩尔多瓦	8	30	21	15	37	25	18
141	罗马尼亚	6	23	19	10	26	21	11
142	俄罗斯	6	23	20	11	26	23	12
143	卢旺达	33	103	108	70	111	116	76
144	圣基茨和尼维斯	10	22	18	13	28	15	14

附录2-2　续表5

率(‰)			5岁以下儿童死亡率(‰)								
女			合计			男			女		
1990	2000	2009	1990	2000	2009	1990	2000	2009	1990	2000	2009
151	122	73	247	198	112	257	207	117	236	189	107
32	23	17	36	25	19	36	25	19	36	25	18
10	9	4	13	11	6	15	11	7	12	11	5
7	4	1	10	5	2	11	6	2	8	5	2
94	60	38	167	100	58	174	104	60	160	96	55
123	94	65	218	164	110	229	173	116	206	156	104
14	8	5	18	10	6	19	11	7	16	9	5
78	42	10	113	53	13	114	55	14	111	51	11
130	112	94	250	217	191	258	225	198	241	210	184
8	5	6	11	7	7	13	8	6	9	6	7
38	31	28	48	39	35	49	39	36	48	38	35
75	71	69	129	122	117	136	128	123	122	115	111
18	12	12	23	18	15	27	22	17	20	14	14
32	20	13	45	26	17	49	29	18	41	23	15
45	37	31	58	47	39	58	47	39	57	46	38
6	3	3	8	5	4	9	5	4	7	4	4
59	40	20	101	63	29	117	73	33	85	53	24
12	11	6	14	14	8	14	15	9	14	12	7
58	39	28	89	55	38	98	61	41	79	49	34
150	119	93	232	183	142	235	186	144	229	181	140
73	54	47	118	85	71	131	94	79	104	75	63
41	41	28	73	76	47	84	88	55	61	64	40
5	17	25	9	51	44	12	78	58	6	22	30
99	63	39	142	85	48	144	86	49	140	84	48
6	5	4	9	6	5	10	7	5	8	6	4
7	6	4	11	8	6	13	9	6	9	7	5
44	29	19	67	42	26	74	46	28	61	38	23
140	104	73	305	227	160	310	230	163	300	223	158
116	106	80	212	190	138	217	195	142	206	185	134
19	30	12	13	36	17	8	40	21	19	32	14
6	3	3	9	5	4	10	5	4	7	4	3
35	17	9	48	22	12	50	23	12	47	21	12
96	81	67	130	108	87	130	108	87	130	108	87
14	9	11	21	16	15	25	19	18	17	13	11
23	18	14	30	26	23	33	27	24	28	25	22
65	56	51	91	77	68	95	80	71	87	73	65
29	22	17	42	30	23	47	34	25	37	27	20
55	31	17	78	40	21	86	44	24	69	35	19
36	26	23	59	38	33	64	41	36	53	34	30
14	7	5	18	9	6	20	10	7	16	8	6
10	5	3	14	8	4	16	9	5	12	7	4
15	11	7	22	13	9	25	14	10	20	12	9
8	6	4	9	6	5	9	7	5	8	6	5
24	16	11	37	24	17	45	30	20	28	19	13
21	17	9	31	22	12	34	24	13	27	20	11
19	18	10	27	24	12	31	27	14	23	21	11
95	100	65	171	180	111	185	195	120	156	165	101
16	22	13	26	21	15	32	16	16	20	26	14

附录2-2 续表6

序列	国家	新生儿死亡率(‰) 2009	婴儿死亡 合计 1990	合计 2000	合计 2009	男 1990	男 2000	男 2009
145	圣卢西亚岛	11	17	14	19	20	15	18
146	圣文森特和格林纳丁斯	8	20	19	11	21	21	12
147	萨摩亚群岛	12	40	28	21	42	43	33
148	圣马力诺	1	14	5	1	12	6	2
149	圣多美和普林西比	27	62	56	52	65	60	55
150	沙特阿拉伯	11	35	20	18	37	21	19
151	塞内加尔	31	73	61	51	79	66	55
152	塞黑	4	23	11	6	24	13	7
153	塞舌尔	7	15	12	8	19	10	10
154	塞拉利昂	49	166	150	123	176	159	130
155	新加坡	1	7	3	2	8	3	3
156	斯洛伐克	3	12	8	6	14	10	7
157	斯洛文尼亚	2	8	5	2	10	6	2
158	所罗门群岛	15	31	30	30	32	31	30
159	索马里	53	109	109	109	110	110	110
160	南非	19	48	54	43	54	61	49
161	西班牙	2	7	4	3	8	5	4
162	斯里兰卡	9	23	17	13	26	20	15
163	苏丹	37	78	73	69	75	70	67
164	苏里南	12	44	33	24	48	37	25
165	斯威士兰	20	67	71	52	71	75	55
166	瑞典	2	6	3	2	7	4	2
167	瑞士	3	7	5	4	7	5	4
168	叙利亚	8	30	19	14	36	22	17
169	塔吉克斯坦	24	91	75	52	106	87	60
170	泰国	8	26	17	12	30	19	13
171	马其顿	6	32	17	10	33	18	11
172	东帝汶	27	138	84	48	155	94	54
173	多哥	32	89	78	64	103	90	74
174	汤加	9	19	18	17	23	19	18
175	特立尼达和多巴哥	23	30	30	31	33	34	33
176	突尼斯	11	40	23	18	44	26	20
177	土耳其	12	69	36	18	75	40	20
178	土库曼斯坦	20	81	59	41	93	68	48
179	图瓦卢	15	42	35	29	43	37	29
180	乌干达	31	111	94	79	125	105	89
181	乌克兰	7	18	17	13	22	20	16
182	阿联酋	4	15	10	7	16	11	7
183	英国	3	8	6	5	9	6	5
184	坦桑尼亚	34	99	86	68	102	88	70
185	美国	4	10	7	7	11	8	7
186	乌拉圭	7	22	14	11	24	16	12
187	乌兹别克斯坦	17	61	53	32	65	56	34
188	瓦努阿图	8	33	21	14	33	21	14
189	委内瑞拉	10	27	20	15	30	23	17
190	越南	12	39	24	19	39	23	19
191	也门	29	88	72	51	94	77	54
192	赞比亚	35	108	99	86	119	110	96
193	津巴布韦	29	54	69	56	56	72	59

附录2-2　续表7

率(‰)			5岁以下儿童死亡率(‰)								
女			合计			男			女		
1990	2000	2009	1990	2000	2009	1990	2000	2009	1990	2000	2009
14	13	19	21	16	20	25	17	20	18	15	20
19	17	10	25	23	12	26	26	13	24	20	12
38	10	8	50	34	25	51	47	36	49	18	14
16	4	0	15	5	2	12	6	3	18	4	0
58	53	49	95	85	78	98	89	81	91	82	75
33	19	17	43	23	21	47	25	23	39	21	19
67	56	46	151	120	93	161	128	99	140	111	86
22	9	5	26	13	7	28	15	8	25	11	6
11	13	7	17	14	10	21	13	11	12	14	8
157	142	116	285	250	192	300	263	202	270	237	182
7	2	2	9	4	3	10	4	3	8	4	2
10	7	5	14	10	7	16	12	8	12	8	6
7	4	2	10	6	3	12	6	3	8	5	3
31	30	29	38	37	36	37	36	35	39	38	37
107	107	107	180	180	180	178	178	178	182	182	182
42	47	37	62	77	62	70	88	70	53	66	53
7	4	3	9	6	4	10	6	4	8	5	4
20	15	11	28	21	16	33	24	18	24	17	13
81	76	72	124	115	108	116	108	102	131	122	115
39	30	23	51	38	26	55	41	27	47	35	25
64	68	49	92	105	73	95	108	75	90	102	71
5	3	2	7	4	3	8	5	3	6	3	3
6	4	4	9	6	4	9	6	5	8	5	4
24	15	11	36	22	16	44	26	19	29	17	13
76	63	43	117	94	61	136	109	71	97	78	51
22	15	10	32	20	13	36	22	15	27	18	12
30	16	9	36	19	10	37	20	12	35	18	9
120	73	42	184	106	56	207	120	64	158	92	49
75	65	54	150	124	98	171	141	111	129	106	84
16	16	15	22	20	19	24	22	20	20	19	18
27	26	29	34	34	35	38	40	38	31	29	32
35	20	15	50	27	21	54	31	23	45	24	18
62	33	17	84	42	20	92	45	22	76	38	18
67	49	35	99	71	45	112	81	52	84	61	39
41	32	29	53	42	35	54	42	35	52	43	35
97	82	69	184	154	128	203	170	140	165	138	114
14	13	10	21	19	15	26	24	19	16	14	11
13	9	6	17	11	7	19	12	8	15	10	7
7	5	4	10	6	5	11	7	6	8	6	5
96	84	66	162	139	108	161	138	107	163	141	109
8	7	6	11	9	8	13	9	8	10	8	7
21	12	10	25	16	13	27	19	15	23	14	12
57	49	30	74	62	36	77	65	38	70	60	35
33	21	14	40	25	16	39	24	16	42	26	17
23	17	13	32	23	17	35	26	20	28	20	15
40	24	20	55	29	24	58	31	25	53	28	23
82	67	47	125	100	66	128	103	68	121	97	64
95	88	77	179	166	141	196	182	155	161	149	127
52	66	54	81	116	89	84	120	93	78	111	[illegible]

附录2-3 卫生服务覆盖

序列	国家	产前检查率(至少4次)(%) 2000～2010	熟练卫生人员接生比例(%) 2000～2010	1岁儿童疫苗接种率(%) 2009			DOTS结核病人检出率(%) 2009	DOTS下结核病人完成治疗% 2008	HIV感染者接受ARV治疗率(%) 2007
				流感	百白破	乙肝			
1	阿富汗	…	14	83	83	83	48	88	…
2	阿尔巴尼亚	67	99	98	98	98	94	91	…
3	阿尔及利亚	…	95	93	93	91	100	90	20
4	安道尔	…	…	97	99	96	89	100	…
5	安哥拉	471	49	73	73	73	75	70	25
6	安提瓜和巴布达	…	100	99	99	98	67	100	…
7	阿根廷	89	99	90	94	90	67	44	73
8	亚美尼亚	71	98	…	93	93	70	73	12
9	澳大利亚	92	99	92	92	92	89	80	…
10	奥地利	…	…	83	83	83	48	47	…
11	阿塞拜疆	45	89	…	73	46	75	56	14
12	巴哈马群岛	…	99	96	96	95	89	74	…
13	巴林群岛	100	97	97	98	98	89	8	…
14	孟加拉国	21	18	…	94	95	44	91	7
15	巴巴多斯岛	…	100	93	93	93	89	100	…
16	巴拉若斯	…	100	19	96	98	140	71	20
17	比利时	…	…	97	99	97	88	76	…
18	伯利兹	…	96	97	97	97	72	83	49
19	贝宁湾	61	78	83	83	83	47	89	49
20	不丹	…	72	…	96	96	100	91	…
21	玻利维亚	72	71	85	85	85	64	84	22
22	波黑	…	100	80	90	90	91	92	…
23	博茨瓦纳	73	95	…	96	93	62	65	79
24	巴西	87	98	99	99	98	86	71	80
25	文莱	…	100	99	99	99	89	87	…
26	保加利亚	…	100	…	94	96	86	85	…
27	布基纳法索	18	54	81	82	81	14	76	35
28	布隆迪	…	34	92	92	92	25	90	23
29	柬埔寨	27	44	…	94	91	60	95	67
30	喀麦隆	60	59	80	80	80	70	77	25
31	加拿大	…	100	80	80	17	93	78	…
32	佛得角	72	78	…	99	99	44	74	…
33	中非	…	53	54	54	54	60	71	21
34	乍得	17	21	22	23	22	26	…	13
35	智利	…	100	97	97	97	130	72	82
36	中国	…	96	…	97	95	75	94	19
37	哥伦比亚	83	96	92	92	92	70	76	38
38	科摩罗	…	62	38	83	83	46	90	…
39	刚果	75	86	91	91	91	69	76	17
40	库克岛	…	98	82	82	82	37	50	…
41	哥斯达黎加	…	99	87	86	87	93	89	>95
42	科特迪瓦	45	57	81	81	81	27	76	28
43	克罗地亚	…	100	96	96	97	76	58	…
44	古巴	…	100	96	96	96	120	88	>95
45	塞浦路斯	…	100	96	99	96	91	58	…
46	捷克	…	100	99	99	99	70	68	…
47	朝鲜	95	97	…	93	92	93	89	0
—	刚果	47	74	77	77	77	46	87	24

附录2-3　续表1

序列	国家	产前检查率(至少4次)(%) 2000～2010	熟练卫生人员接生比例(%) 2000～2010	1岁儿童疫苗接种率(%) 2009			DOTS结核病人检出率(%) 2009	DOTS下结核病人完成治疗% 2008	HIV感染者接受ARV治疗率(%) 2007
				流感	百白破	乙肝			
49	丹麦	…	…	89	89	…	79	41	…
50	吉布提	7	93	89	89	89	71	84	16
51	多米尼加	…	100	99	99	99	46	100	…
52	多米尼加共和国	95	98	77	82	85	60	75	38
53	厄瓜多尔	58	99	75	75	75	51	78	42
54	埃及	66	79	…	97	97	63	89	9
55	萨尔瓦多	78	84	91	91	91	92	91	51
56	赤道几内亚	37	65	…	33	…	89	56	31
57	厄立特里亚	41	28	99	99	99	58	76	13
58	爱沙尼亚	…	100	95	95	95	89	60	…
59	埃塞俄比亚	12	6	79	79	79	50	84	29
60	斐济	…	99	99	99	99	91	90	…
61	芬兰	…	100	98	99	…	110	72	…
62	法国	…	…	97	99	42	77	…	…
63	加蓬	63	87	…	45	45	42	53	42
64	冈比亚	…	57	98	98	98	47	84	18
65	乔治亚	75	98	…	88	54	100	73	…
66	德国	…	100	94	93	90	91	68	…
67	加纳	78	59	94	94	94	31	86	15
68	希腊	…	…	83	99	95	92	…	…
69	格林纳达	…	99	99	99	99	120	33	…
70	危地马拉	…	51	92	92	92	33	83	37
71	几内亚	50	46	58	57	58	26	78	27
72	几内亚比绍	…	39	68	68	68	59	70	20
73	圭亚那	…	83	98	98	98	90	69	45
74	海地	54	26	…	59	…	…	…	41
75	洪都拉斯	81	67	98	98	98	68	85	47
76	匈牙利	…	100	99	99	…	82	53	22
77	冰岛	…	…	97	96	…	110	80	…
78	印度	50	47	…	66	21	67	87	…
79	印尼	82	73	…	82	82	67	91	15
80	伊朗	94	97	…	99	99	74	83	5
81	伊拉克	…	80	…	65	58	48	88	…
82	爱尔兰	…	100	93	93	…	89	76	…
83	以色列	…	…	93	93	96	89	81	…
84	意大利	68	99	96	96	96	66	…	…
85	牙买加	87	98	90	90	90	78	64	43
86	日本	…	100	…	98	…	89	48	…
87	约旦	94	99	98	98	98	100	84	…
88	哈萨克斯坦	…	100	97	98	99	80	64	23
89	肯尼亚	47	44	75	75	75	85	85	38
90	基里巴斯	…	65	86	86	86	81	96	…
91	科威特	…	100	98	98	94	89	80	…
92	吉尔吉斯	…	98	…	95	96	66	84	14
93	老挝	…	20	…	57	67	68	93	>95
94	拉脱维亚	…	100	95	95	94	94	33	15
95	黎巴嫩	71	98	74	74	74	78	77	26
96	莱索托	70	62	83	83	83	93	73	26

附录2-3　续表2

序列	国家	产前检查率（至少4次）(%) 2000～2010	熟练卫生人员接生比例(%) 2000～2010	1岁儿童疫苗接种率(%) 2009			DOTS结核病人检出率(%) 2009	DOTS下结核病人完成治疗% 2008	HIV感染者接受ARV治疗率(%) 2007
				流感	百白破	乙肝			
97	利比里亚	66	46	64	64	64	52	79	17
98	利比亚	…	100	98	98	98	82	69	…
99	立陶宛	…	100	98	98	95	81	82	18
100	卢森堡	…	100	99	99	95	…	…	…
101	马达加斯加	49	44	78	78	78	44	81	4
102	马拉维	57	54	93	93	93	49	87	35
103	马来西亚	…	100	95	95	95	76	78	35
104	马尔代夫	85	95	…	98	98	83	45	…
105	马里	35	49	74	74	75	16	82	41
106	马耳他	…	100	73	73	86	89	60	…
107	马歇尔群岛	77	94	83	93	93	110	97	…
108	毛利塔尼亚	16	61	64	64	64	24	68	23
109	毛里求斯	…	100	99	99	99	41	87	22
110	墨西哥	88	94	89	89	71	99	85	57
111	密克罗尼西亚	…	92	73	91	88	150	47	…
112	摩纳哥	…	…	99	99	99	…	…	…
113	蒙古	…	99	97	95	97	75	87	…
114	黑山	…	99	87	92	87	85	85	…
115	摩洛哥	31	63	99	99	98	93	85	31
116	莫桑比克	53	55	74	76	72	46	84	24
117	缅甸	43	37	…	90	90	64	85	15
118	纳米比亚	70	81	…	83	…	76	82	88
119	瑙鲁	40	97	99	99	99	…	100	…
120	尼泊尔	29	19	…	82	82	73	89	7
121	荷兰	…	100	97	97	…	89	85	…
122	新西兰	…	96	98	92	93	89	73	…
123	尼加拉瓜	78	74	98	98	98	90	89	30
124	尼日尔	15	33	70	70	70	36	81	10
125	尼日利亚	45	39	…	42	41	19	78	26
126	纽埃岛	…	100	99	99	99	…	…	…
127	挪威	…	…	94	92	…	91	84	…
128	阿曼	…	100	98	98	98	89	98	…
129	巴基斯坦	28	39	85	85	85	63	90	3
130	帕劳群岛	…	100	48	49	69	140	…	…
131	巴拿马	…	89	84	84	84	94	79	56
132	巴布亚新几内亚	55	53	64	64	64	73	64	38
133	巴拉圭	91	97	94	92	94	78	81	22
134	秘鲁	93	83	93	93	93	97	82	48
135	菲律宾	78	62	…	87	85	57	88	31
136	波兰	…	100	88	99	98	84	74	36
137	葡萄牙	…	100	96	96	96	86	87	…
138	卡塔尔	…	100	99	99	99	89	73	…
139	韩国	…	100	…	94	94	89	84	…
140	摩尔多瓦	89	100	47	85	89	68	62	…
141	罗马尼亚	76	99	…	97	95	79	37	73
142	俄罗斯	…	100	…	98	98	84	57	16
143	卢旺达	24	52	97	97	97	19	87	71
144	圣基茨和尼维斯	…	100	97	99	98	84	80	…

附录2-3　续表3

序列	国家	产前检查率（至少4次）(%) 2000～2010	熟练卫生人员接生比例(%) 2000～2010	1岁儿童疫苗接种率(%) 2009			DOTS结核病人检出率(%) 2009	DOTS下结核病人完成治疗% 2008	HIV感染者接受ARV治疗率(%) 2007
				流感	百白破	乙肝			
145	圣卢西亚岛	…	100	95	95	95	41	94	…
146	圣文森特和格林纳丁斯	…	99	99	99	99	34	100	…
147	萨摩亚群岛	58	81	72	72	72	51	71	…
148	圣马力诺	…	…	92	92	92	…	…	…
149	圣多美和普林西比	72	82	…	98	98	49	94	…
150	沙特阿拉伯	…	100	98	98	98	89	61	…
151	塞内加尔	40	52	86	86	86	31	84	56
152	塞黑	…	99	94	95	93	89	86	17
153	塞舌尔	…	…	…	99	99	57	100	…
154	塞拉利昂	56	42	75	75	75	31	86	20
155	新加坡	…	100	…	97	97	89	81	…
156	斯洛伐克	…	100	99	99	99	89	93	…
157	斯洛文尼亚	…	100	95	96	…	80	80	…
158	所罗门群岛	65	86	77	81	81	61	94	…
159	索马里	6	33	…	31	…	42	81	…
160	南非	56	91	67	69	67	74	76	28
161	西班牙	…	…	96	96	96	89	…	…
162	斯里兰卡	93	99	…	97	97	70	85	14
163	苏丹	…	49	76	84	76	52	81	1
164	苏里南	…	90	87	87	87	25	59	45
165	斯威士兰	79	74	95	95	95	67	68	42
166	瑞典	…	…	98	98	…	89	87	…
167	瑞士	…	100	95	95	…	89	…	…
168	叙利亚	42	95	80	80	77	88	86	…
169	塔吉克斯坦	49	88	93	93	93	44	82	6
170	泰国	80	99	…	99	98	69	82	61
171	马其顿	…	98	82	96	95	98	89	…
172	东帝汶	55	30	…	72	72	84	85	…
173	多哥	…	62	89	89	89	10	79	19
174	汤加	…	98	99	99	99	33	100	…
175	特立尼达和多巴哥	…	98	90	90	90	89	67	…
176	突尼斯	68	95	…	99	99	86	86	29
177	土耳其	74	91	96	96	92	77	92	…
178	土库曼斯坦	83	100	…	96	97	92	83	…
179	图瓦卢	67	98	84	89	92	120	78	…
180	乌干达	48	42	64	64	64	44	70	33
181	乌克兰	75	99	81	90	84	78	62	8
182	阿联酋	…	100	92	92	92	61	68	…
183	英国	…	…	93	93	…	94	78	…
184	坦桑尼亚	62	51	85	85	85	77	88	31
185	美国	…	99	93	95	92	89	85	…
186	乌拉圭	…	99	95	95	95	96	83	56
187	乌兹别克斯坦	…	100	98	98	98	50	81	24
188	瓦努阿图	…	74	…	68	59	78	91	…
189	委内瑞拉	…	95	83	83	83	68	83	…
190	越南	29	88	…	96	94	54	92	26
191	也门	14	36	67	66	66	67	85	…
192	赞比亚	60	47	81	81	80	80	88	46
193	津巴布韦	71	60	73	73	73	46	74	17

附录2-4　环境危险因素

序列	国家	安全饮用水普及率(%)						卫生厕所普及率(%)					
		城市		农村		合计		城市		农村		合计	
		2000	2008	2000	2008	2000	2008	2000	2008	2000	2008	2000	2008
1	阿富汗	37	78	17	39	21	48	43	60	27	30	30	37
2	阿尔巴尼亚	100	96	94	98	97	97	97	98	83	98	89	98
3	阿尔及利亚	93	85	84	79	89	83	99	98	82	88	92	95
4	安道尔	100	100	100	100	100	100	100	100	100	100	100	100
5	安哥拉	49	60	39	38	44	50	67	86	13	18	40	57
6	安提瓜和巴布达	95	95	89	…	91	…	98	98	94	…	95	…
7	阿根廷	98	98	78	80	96	97	91	91	74	77	89	90
8	亚美尼亚	99	98	83	93	93	96	95	95	79	80	89	90
9	澳大利亚	100	100	100	100	100	100	100	100	100	100	100	100
10	奥地利	100	100	100	100	100	100	100	100	100	100	100	100
11	阿塞拜疆	93	88	58	71	76	80	90	51	70	39	80	45
12	巴哈马群岛	98	98	86	…	97	…	100	100	100	100	100	100
13	巴林群岛	100	100	…	…	…	…	100	100	…	…	…	…
14	孟加拉国	86	85	77	78	79	80	51	56	26	52	32	53
15	巴巴多斯岛	100	100	100	100	100	100	99	100	100	100	100	100
16	巴拉若斯	100	100	100	99	100	100	91	91	96	97	92	93
17	比利时	100	100	…	100	…	100	…	100	…	100	…	100
18	伯利兹	100	99	82	100	91	99	71	93	25	86	47	90
19	贝宁湾	76	84	57	69	64	75	51	24	8	4	24	12
20	不丹	98	99	79	88	81	92	71	87	50	54	52	65
21	玻利维亚	94	96	62	67	82	86	52	34	19	9	39	25
22	波黑	99	100	96	98	97	99	99	99	93	92	96	95
23	博茨瓦纳	100	99	90	90	95	95	60	74	28	39	45	60
24	巴西	96	99	57	84	89	97	83	87	37	37	74	80
25	文莱	…	…	…	…	…	…	…	…	…	…	…	…
26	保加利亚	100	100	97	100	99	100	100	100	96	100	99	100
27	布基纳法索	83	95	51	72	56	76	33	33	4	6	9	11
28	布隆迪	89	83	69	71	71	72	43	49	42	46	42	46
29	柬埔寨	60	81	33	56	38	61	51	67	9	18	16	29
30	喀麦隆	84	92	41	51	63	74	54	56	39	35	47	47
31	加拿大	100	100	99	99	100	100	100	100	99	99	100	100
32	佛得角	86	85	73	82	80	84	61	65	19	38	41	54
33	中非	85	92	49	51	63	67	32	43	16	28	22	34
34	乍得	46	67	30	44	34	50	21	23	3	4	7	9
35	智利	98	99	65	75	93	96	95	98	67	83	91	96
36	中国	97	98	71	82	80	89	69	58	53	52	59	55
37	哥伦比亚	98	99	73	73	91	92	83	81	51	55	74	74
38	科摩罗	93	91	85	97	88	95	42	50	22	30	29	36
39	刚果	95	95	35	34	70	71	19	31	21	29	20	30
40	库克岛	99	98	87	…	95	…	100	100	99	100	100	100
41	哥斯达黎加	99	100	95	91	97	97	96	95	95	96	96	95
42	科特迪瓦	87	93	66	68	75	80	38	36	10	11	22	23
43	克罗地亚	100	100	98	97	99	99	99	99	98	98	99	99
44	古巴	95	96	78	89	91	94	99	94	95	81	98	91
45	塞浦路斯	100	100	100	100	100	100	100	100	100	100	100	100
46	捷克	100	100	100	100	100	100	100	99	98	97	99	98
47	朝鲜	100	100	100	100	100	100	58	…	60	…	59	…
48	刚果	85	80	28	28	45	46	45	23	17	23	25	23

附录2-4　续表1

低出生体重发生率(%) 2000～2009	5岁以下儿童 2000～2009			成人(>15岁)肥胖率(%) 2000～2009		成人(>15岁)平均饮酒精量(L) 2005	成人(>15岁)吸烟率(%) 2006		未成年人(13～15岁)吸烟率(%) 2000～2010	
	发育迟缓率(%)	低体重率(%)	超重率(%)	男	女		男	女	男	女
…	59.3	32.9	4.6	…	…	<0.1	…	…	13.1	3.2
7	27.0	6.6	25.2	…	…	4.9	42.6	3.8	17.6	6.7
6	15.9	3.7	12.9	…	…	0.6	28.8	0.2	25.5	5.7
…	…	…	…	…	…	12.8	35.6	27.7	…	…
12	50.8	27.5	5.3	…	…	4.7	…	…	…	…
5	…	…	…	…	…	9.5	…	…	24.3	15.9
7	8.2	2.3	9.9	…	19.4	7.8	34.7	25.7	26.1	29.7
7	18.2	4.2	11.7	…	15.5	11.5	61.0	2.7	10.9	4.3
7	…	…	…	25.6	24.0	9.9	22.0	19.0	…	…
7	…	…	…	13.0	9.0	12.7	46.7	41.3	…	…
10	26.8	8.4	13.9	4.3	17.9	8.0	…	0.6	…	…
11	…	…	…	…	…	11.0	…	…	17.8	15.1
…	…	…	…	…	…	3.7	21.8	2.9	28.0	11.7
22	43.2	41.3	1.1	…	1.7	0.0	47.0	3.7	9.1	5.1
14	…	…	…	…	…	7.6	18.0	3.0	34.5	23.2
4	4.5	1.3	9.7	…	…	11.1	64.4	21.6	31.6	22.2
…	…	…	…	11.9	13.4	9.7	33.3	24.4	…	…
14	22.2	4.9	13.7	…	…	5.8	24.8	3.0	21.8	15.3
15	44.7	20.2	11.4	…	5.8	1.1	18.0	2.0	14.6	5.8
9	37.5	12.0	5.2	…	…	0.2	…	…	27.6	11.6
6	27.1	4.3	8.5	…	17.4	2.8	34.3	29.1	24.7	16.6
5	11.8	1.6	25.6	16.5	25.2	9.6	48.7	35.1	16.3	10.5
13	29.1	10.7	10.4	…	…	4.5	…	…	27.0	20.5
8	7.1	2.2	7.3	8.9	16.0	6.2	19.4	12.0	28.7	30.8
…	…	…	…	…	…	1.7	…	…	…	…
9	8.8	1.6	13.6	13.4	19.2	10.9	49.0	38.0	26.4	31.8
16	44.5	37.4	7.7	…	2.4	4.7	20.8	10.3	22.6	11.5
11	63.1	38.9	1.4	…	…	6.2	…	…	20.7	16.8
9	39.5	28.8	2.0	…	1.5	2.0	49.1	6.6	7.2	3.0
11	36.4	16.6	9.6	…	2.4	4.7	11.9	2.0	14.0	8.2
6	…	…	…	22.9	23.2	7.8	24.0	18.0	…	…
6	…	…	…	…	…	2.5	16.1	4.5	14.7	11.7
13	44.6	21.8	10.8	…	…	1.6	…	…	29.5	34.5
22	44.8	33.9	4.4	…	1.5	0.4	15.3	2.3	20.9	13.9
6	2.0	0.5	9.5	19.0	25.0	6.8	42.0	33.8	29.8	39.8
3	21.8	6.8	9.2	2.4	3.4	4.4	59.5	3.7	7.1	4.1
6	16.2	5.1	4.2	10.4	16.2	4.3	…	…	27.0	27.8
25	46.9	25.0	21.5	…	…	0.2	26.7	12.4	21.8	14.8
13	31.2	11.8	8.5	…	7.5	2.0	11.4	0.9	27.6	20.4
3	…	…	…	57.4	65.7	5.4	42.0	34.2	33.7	36.3
7	…	…	…	…	…	4.2	25.7	7.3	15.9	13.1
17	40.1	16.7	9.0	…	…	4.5	14.4	2.2	26.3	10.9
5	…	…	…	21.6	22.7	12.5	38.5	29.1	23.3	25.6
5	4.6	3.9	…	8.0	15.4	4.5	42.9	29.4	19.8	15.0
…	…	…	…	12.9	11.8	9.3	…	…	13.2	8.4
7	2.6	2.1	4.4	23.9	22.3	14.8	34.8	27.2	35.8	34.1
7	43.1	20.6	…	…	…	…	58.4	…	…	…
10	45.8	28.2	6.8	…	2.4	2.0	12.7	2.4	36.5	29.3

附录2-4　续表2

序列	国家	安全饮用水普及率(%)						卫生厕所普及率(%)					
		城市		农村		合计		城市		农村		合计	
		2000	2008	2000	2008	2000	2008	2000	2008	2000	2008	2000	2008
49	丹麦	100	100	100	100	100	100	100	100	100	100	100	100
50	吉布提	88	98	61	52	83	92	76	63	11	10	65	56
51	多米尼加	100	…	90	…	97	…	86	…	75	…	83	…
52	多米尼加共和国	97	87	84	84	92	86	79	87	67	74	74	83
53	厄瓜多尔	92	97	81	88	88	94	90	96	65	84	80	92
54	埃及	99	100	95	98	97	99	79	97	47	92	61	94
55	萨尔瓦多	92	94	60	76	79	87	89	89	72	83	82	87
56	赤道几内亚	45	…	42	…	43	…	60	…	46	…	51	…
57	厄立特里亚	70	74	50	57	54	61	16	52	2	4	4	14
58	爱沙尼亚	100	99	99	97	100	98	96	96	94	94	95	95
59	埃塞俄比亚	87	98	19	26	29	38	24	29	4	8	7	12
60	斐济	43	…	51	…	47	…	87	…	55	…	70	…
61	芬兰	100	100	100	100	100	100	100	100	100	100	100	100
62	法国	100	100	100	100	100	100	…	100	…	100	…	100
63	加蓬	95	95	47	41	85	87	37	33	30	30	36	33
64	冈比亚	95	96	77	86	86	92	49	68	49	65	49	67
65	乔治亚	95	100	78	96	87	98	95	96	91	93	93	95
66	德国	100	100	100	100	100	100	100	100	100	100	100	100
67	加纳	88	90	59	74	72	82	14	18	5	7	9	13
68	希腊	100	100	97	99	99	100	99	99	96	97	98	98
69	格林纳达	97	97	93	…	94	…	96	96	97	97	97	97
70	危地马拉	96	98	86	90	91	94	89	89	72	73	80	81
71	几内亚	84	89	50	61	61	71	28	34	11	11	16	19
72	几内亚比绍	79	83	49	51	58	61	48	49	22	9	30	21
73	圭亚那	97	98	86	93	89	94	86	85	80	80	82	81
74	海地	67	71	50	55	56	63	38	24	16	10	24	17
75	洪都拉斯	94	95	69	77	80	86	74	80	45	62	58	71
76	匈牙利	100	100	98	100	99	100	100	100	100	100	100	100
77	冰岛	100	100	100	100	100	100	100	100	100	100	100	100
78	印度	94	96	77	84	82	88	49	54	13	21	23	31
79	印尼	90	89	68	71	77	80	69	67	39	36	52	52
80	伊朗	99	98	84	…	94	…	86	…	78	…	83	…
81	伊拉克	94	91	51	55	80	79	77	76	63	66	72	73
82	爱尔兰	100	100	…	100	…	100	…	100	…	98	…	99
83	以色列	100	100	100	100	100	100	100	100	…	100	…	100
84	意大利	100	100	…	100	…	100	…	…	…	…	…	…
85	牙买加	98	98	87	89	93	94	82	82	84	84	83	83
86	日本	100	100	100	100	100	100	100	100	100	100	100	100
87	约旦	99	98	91	91	97	96	93	98	78	97	90	98
88	哈萨克斯坦	99	99	91	90	96	95	97	97	97	98	97	97
89	肯尼亚	87	83	42	52	51	59	19	27	46	32	41	31
90	基里巴斯	77	…	50	…	62	…	43	…	20	…	30	…
91	科威特	…	99	…	99	…	99	…	100	…	100	…	100
92	吉尔吉斯	98	99	73	85	82	90	93	94	93	93	93	93
93	老挝	76	72	39	51	46	57	57	86	14	38	22	53
94	拉脱维亚	100	100	96	96	99	99	82	82	71	71	78	78
95	黎巴嫩	100	100	100	100	100	100	100	100	87	…	98	…
96	莱索托	93	97	74	81	77	85	43	40	32	25	34	29

附录2-4 续表3

低出生体重发生率(%) 2000～2009	5岁以下儿童 2000～2009			成人(>15岁)肥胖率(%) 2000～2009		成人(>15岁)平均饮酒精量(L) 2005	成人(>15岁)吸烟率(%) 2006		未成年人(13～15岁)吸烟率(%) 2000～2010	
	发育迟缓率(%)	低体重率(%)	超重率(%)	男	女		男	女	男	女
5	…	…	…	11.8	11.0	11.3	35.3	29.8	…	…
10	32.6	29.6	13.4	…	…	1.7	…	…	22.7	14.3
10	…	…	…	…	…	8.1	…	…	30.4	19.8
11	10.1	3.4	8.3	…	…	5.8	17.3	13.3	18.4	11.9
10	29.0	6.2	5.1	…	14.6	4.1	23.4	5.8	31.2	26.1
13	30.7	6.8	20.5	18.2	39.5	0.2	27.6	1.4	20.0	3.8
7	24.6	6.1	5.8	…	25.6	2.5	…	…	18.2	11.0
13	35.0	10.6	8.3	…	…	4.6	…	…	25.1	17.3
14	43.7	34.5	1.6	2.3	3.4	0.8	16.0	1.1	7.8	4.6
4	…	…	…	17.5	18.3	16.2	47.8	25.3	33.8	27.8
20	50.7	34.6	5.1	…	0.7	0.6	9.0	0.8	9.9	4.9
10	…	…	…	15.1	32.7	2.1	21.8	3.6	17.5	10.1
4	…	…	…	15.4	16.0	10.0	33.3	23.0	…	…
…	…	…	…	16.1	17.6	13.2	36.4	26.9	…	…
14	26.3	8.8	5.6	…	8.2	7.9	…	…	…	…
20	27.6	15.8	2.7	…	…	2.4	29.2	2.6	34.0	36.6
5	14.7	2.3	21.0	…	…	4.2	57.0	5.6	15.2	2.8
…	1.3	1.1	3.5	20.5	21.1	11.7	37.2	25.7	…	…
13	28.6	14.3	5.9	…	9.3	1.5	9.5	0.7	14.1	10.6
…	…	…	…	26.0	18.2	9.2	63.4	39.4	17.1	14.4
9	…	…	…	…	…	10.8	…	…	24.5	16.7
12	54.3	17.7	5.6	…	…	2.4	24.1	4.1	19.7	13.3
12	40.0	20.8	…	…	3.0	0.2	…	…	30.8	20.0
24	28.1	17.2	…	…	…	3.2	…	…	11.5	10.3
19	18.2	10.8	6.8	14.3	26.9	7.2	…	…	25.3	16.0
25	29.7	18.9	3.9	…	6.3	5.2	…	…	21.7	23.9
10	29.9	8.6	5.8	…	18.8	3.2	…	3.4	22.8	18.2
9	…	…	…	12.1	18.3	12.5	45.4	35.3	27.9	26.7
4	…	…	…	12.4	12.3	7.1	29.3	23.8	…	…
28	47.9	43.5	1.9	1.3	2.8	0.6	33.2	3.8	19.0	8.3
9	40.1	19.6	11.2	1.1	3.6	<0.1	61.7	5.2	41.0	6.2
7	…	…	…	9.2	19.2	<0.1	29.6	5.4	32.9	19.5
15	27.5	7.1	15.0	26.2	38.2	0.2	29.6	3.4	17.7	15.2
…	…	…	…	16.0	17.0	13.4	33.8	28.2	…	…
8	…	…	…	19.8	25.4	2.5	30.5	18.5	…	…
…	…	…	…	7.4	8.9	8.0	34.0	19.5	…	…
12	3.7	2.2	…	…	…	3.5	20.5	9.2	31.3	24.6
8	…	…	…	2.9	3.3	8.0	42.4	12.6	…	…
13	12.0	3.6	4.7	21.1	20.1	0.4	61.1	9.6	34.1	19.4
6	17.5	4.9	14.8	…	…	6.2	42.9	9.1	12.2	7.8
8	35.8	16.5	5.8	…	6.3	1.9	25.9	2.0	14.9	14.5
…	…	…	…	41.7	58.9	1.6	…	…	43.2	31.6
…	…	…	…	36.4	47.9	<0.1	36.9	4.3	25.0	11.3
5	18.1	2.7	10.7	…	…	2.8	46.4	2.0	10.3	4.4
11	47.6	31.6	1.3	0.7	3.0	5.8	64.0	15.3	7.8	3.9
5	…	…	…	12.3	18.1	10.2	53.4	24.1	41.8	33.9
6	16.5	4.2	16.7	…	…	1.7	30.6	7.1	65.8	54.1
13	45.2	16.6	6.8	…	16.1	1.9	…	…	26.4	21.7

附录2-4　续表4

序列	国家	安全饮用水普及率(%)						卫生厕所普及率(%)					
		城市		农村		合计		城市		农村		合计	
		2000	2008	2000	2008	2000	2008	2000	2008	2000	2008	2000	2008
97	利比里亚	75	79	49	51	63	68	51	25	10	4	32	17
98	利比亚	72	…	68	…	71	…	97	97	96	96	97	97
99	立陶宛	…	…	…	…	…	…	…	…	…	…	…	…
100	卢森堡	100	100	100	100	100	100	100	100	100	100	100	100
101	马达加斯加	78	71	33	29	45	41	17	15	9	10	11	11
102	马拉维	94	95	58	77	63	80	51	51	56	57	55	56
103	马来西亚	100	100	96	99	98	100	95	96	93	95	94	96
104	马尔代夫	99	99	82	86	87	91	100	100	42	96	58	98
105	马里	74	81	42	44	51	56	57	45	36	32	42	36
106	马耳他	100	100	100	100	100	100	100	100	…	100	…	100
107	马歇尔群岛	83	92	96	99	88	94	93	83	57	53	81	72
108	毛利塔尼亚	52	52	48	47	50	49	39	50	11	9	22	26
109	毛里求斯	100	100	100	99	100	99	95	93	94	90	94	91
110	墨西哥	97	96	81	87	93	94	88	90	42	68	76	85
111	密克罗尼西亚	94	95	92	…	92	…	59	…	16	…	26	…
112	摩纳哥	100	100	…	…	…	100	100	100	…	…	…	100
113	蒙古	93	97	35	49	68	76	65	64	26	32	48	50
114	黑山	…	100	…	96	…	98	…	96	…	86	…	92
115	摩洛哥	98	98	58	60	80	81	83	83	43	52	65	69
116	莫桑比克	77	77	25	29	41	47	51	38	16	4	27	17
117	缅甸	83	75	66	69	71	71	74	86	53	79	59	81
118	纳米比亚	99	99	72	88	81	92	68	60	15	17	32	33
119	瑙鲁	…	90	…	…	…	90	…	50	…	…	…	50
120	尼泊尔	95	93	81	87	83	88	42	51	17	27	20	31
121	荷兰	100	100	100	100	100	100	100	100	100	100	100	100
122	新西兰	100	100	…	100	…	100	…	…	…	…	…	…
123	尼加拉瓜	90	98	59	68	77	85	57	63	32	37	46	52
124	尼日尔	79	96	34	39	41	48	23	34	2	4	5	9
125	尼日利亚	71	75	32	42	49	58	34	36	24	28	28	32
126	纽埃岛	100	100	100	100	100	100	100	100	100	100	100	100
127	挪威	100	100	100	100	100	100	…	100	…	100	…	100
128	阿曼	85	92	73	77	82	88	97	97	61	…	87	…
129	巴基斯坦	95	95	85	87	88	90	85	72	30	29	48	45
130	帕劳群岛	78	…	95	…	90	…	92	96	52	…	65	…
131	巴拿马	98	97	80	83	92	93	77	75	53	51	69	69
132	巴布亚新几内亚	88	87	32	33	39	41	67	71	41	41	44	45
133	巴拉圭	89	99	44	66	69	86	88	90	40	40	67	70
134	秘鲁	91	90	56	61	81	82	80	81	28	36	65	68
135	菲律宾	94	93	84	87	90	91	78	80	64	69	72	76
136	波兰	100	100	…	100	…	100	…	96	…	80	…	90
137	葡萄牙	99	99	98	100	99	99	99	100	95	100	97	100
138	卡塔尔	100	100	100	100	100	100	100	100	100	100	100	100
139	韩国	97	100	71	88	92	98	…	100	…	100	…	100
140	摩尔多瓦	97	96	88	85	92	90	86	85	72	74	78	79
141	罗马尼亚	97	…	70	…	85	…	88	88	54	54	73	72
142	俄罗斯	99	98	88	89	96	96	93	93	70	70	87	87
143	卢旺达	86	77	62	62	65	65	33	50	24	55	25	54
144	圣基茨和尼维斯	99	99	99	99	99	99	96	96	96	96	96	96

附录2-4　续表5

低出生体重发生率(%) 2000～2009	5岁以下儿童 2000～2009			成人(>15岁)肥胖率(%) 2000～2009		成人(>15岁)平均饮酒精量(L) 2005	成人(>15岁)吸烟率(%) 2006		未成年人(13～15岁)吸烟率(%) 2000～2010	
	发育迟缓率(%)	低体重率(%)	超重率(%)	男	女		男	女	男	女
14	39.4	20.4	4.2	…	5.7	3.5	13.1	…	14.2	11.8
…	21.0	5.6	22.4	…	…	0.0	…	…	11.0	5.0
4	…	…	…	20.6	19.2	12.5	49.9	21.7	38.4	28.8
8	…	…	…	…	…	11.7	38.8	30.4	…	…
16	52.8	36.8	6.2	…	1.0	0.8	…	…	33.2	14.3
14	53.2	15.5	11.3	…	2.4	1.1	21.4	5.4	16.7	11.4
11	…	…	…	13.9q	18.8q	0.5	52.6	2.6	35.1	9.4
22	31.9	25.7	3.9	…	…	…	44.5	11.8	8.5	3.4
19	38.5	27.9	4.7	…	5.2	0.5	18.3	2.5	23.1	8.8
6	…	…	…	22.2	19.3	5.3	32.1	20.7	…	…
18	…	…	…	…	…	…	35.7	6.1	29.4	21.6
34	24.2	16.7	…	…	16.7	<0.1	33.7	5.1	27.5	17.7
14	…	…	…	5.6	13.7	2.6	34.2	0.9	20.3	7.7
8	15.5	3.4	7.6	24.2	34.5	5.1	36.4	12.4	27.8	28.5
18	…	…	…	…	…	3.3	29.8	18.0	51.9	39.8
…	…	…	…	…	…	…	…	…	…	…
5	27.5	5.3	14.2	7.2	12.5	1.4	45.6	6.5	25.7	16.0
4	7.9	2.2	15.6	…	…	…	…	…	6.6	5.9
15	23.1	9.9	13.3	8.2	11.0	0.5	30.4	0.2	12.5	8.2
15	47.0	21.2	6.3	…	3.9	1.5	20.9	3.1	12.7	7.4
15	40.6	29.6	2.4	…	…	0.1	42.6	14.8	22.5	8.2
16	29.6	17.5	4.6	…	11.7	6.5	24.1	9.5	31.9	29.9
27	…	…	…	50.3	56.0	2.3	47.5	54.0	…	…
21	49.3	38.8	0.6	…	0.9	0.2	35.8	27.9	13.0	5.3
…	…	…	…	8.6	10.8	9.5	33.3	27.5	…	…
6	…	…	…	24.7	26.0	9.3	22.2	20.0	18.7	21.5
8	18.8	4.3	5.2	33.1	35.2	3.7	…	…	30.4	20.5
27	54.8	39.9	3.5	…	3.2	<0.1	…	…	11.8	5.6
12	41.0	26.7	10.5	…	6.0	9.7	11.9	1.0	19.2	11.1
0	…	…	…	…	…	7.7	…	…	…	…
5	…	…	…	11.0	8.0	6.4	30.5	29.7	…	…
9	…	…	…	16.7	23.8	0.7	20.5	1.3	4.9	1.7
32	41.5	31.3	4.8	…	…	<0.1	35.4	6.5	12.4	7.5
…	…	…	…	…	…	11.3	37.7	9.3	58.3	42.4
10	19.1	3.9	…	14.4	21.8	5.9	…	…	10.5	6.5
11	43.9	18.1	3.4	…	…	1.5	…	…	55.4	40.3
9	…	…	…	…	…	6.4	32.9	15.2	20.8	12.9
8	29.8	5.4	9.1	11.5	12.5	3.1	…	…	21.5	16.5
21	33.8	20.7	2.4	3.0	5.7	4.2	53.2	12.2	28.3	17.5
6	…	…	…	15.7	19.9	9.5	29.6	37.7	26.0	31.7
8	…	…	…	15.0	13.4	12.2	33.7	15.5	…	…
…	…	…	…	…	…	0.9	…	…	25.2	13.1
4	…	…	…	2.8	3.5	11.8	53.3	5.7	14.9	10.6
6	11.3	3.2	9.1	…	18.2	…	44.7	5.4	20.8	7.1
8	12.8	3.5	8.3	7.7	9.5	10.5	45.5	24.1	18.4	10.4
6	…	…	…	11.8	20.1	11.0	70.1	27.7	30.1	24.4
6	51.7	18.0	6.7	…	1.1	7.0	…	…	13.3	9.5
11	…	…	…	…	…	10.3	…	…	10.4	7.8

附录2-4　续表6

序列	国家	安全饮用水普及率(%)						卫生厕所普及率(%)					
		城市		农村		合计		城市		农村		合计	
		2000	2008	2000	2008	2000	2008	2000	2008	2000	2008	2000	2008
145	圣卢西亚岛	98	98	98	98	98	98	89	…	89	…	89	…
146	圣文森特和格林纳丁斯	…	…	93	…	…	…	…	…	96	96	…	…
147	萨摩亚群岛	92	…	88	…	89	…	100	100	100	100	100	100
148	圣马力诺	…	…	…	…	…	…	…	…	…	…	…	…
149	圣多美和普林西比	89	89	73	88	82	89	28	30	15	19	22	26
150	沙特阿拉伯	97	97	…	…	…	…	100	100	…	…	…	…
151	塞内加尔	92	92	59	52	72	69	53	69	9	38	27	51
152	塞黑	…	99	…	98	…	99	…	96	…	88	…	92
153	塞舌尔	100	100	75	…	87	…	…	97	100	…	…	…
154	塞拉利昂	75	86	46	26	57	49	21	24	6	6	12	13
155	新加坡	100	100	…	…	…	100	100	100	…	…	…	100
156	斯洛伐克	100	100	100	100	100	100	100	100	99	99	100	100
157	斯洛文尼亚	…	100	…	99	…	99	…	100	…	100	…	100
158	所罗门群岛	94	…	65	…	70	…	98	98	18	…	31	…
159	索马里	36	67	17	9	23	30	44	52	10	6	21	23
160	南非	99	99	75	78	89	91	65	84	47	65	57	77
161	西班牙	100	100	100	100	100	100	100	100	100	100	100	100
162	斯里兰卡	96	98	73	88	77	90	88	88	80	92	81	91
163	苏丹	79	64	63	52	69	57	51	55	24	18	34	34
164	苏里南	98	97	73	81	91	93	90	90	65	66	83	84
165	斯威士兰	87	92	51	61	59	69	64	61	46	53	50	55
166	瑞典	100	100	100	100	100	100	100	100	100	100	100	100
167	瑞士	100	100	100	100	100	100	100	100	100	100	100	100
168	叙利亚	95	94	77	84	86	89	95	96	79	95	87	96
169	塔吉克斯坦	92	94	47	61	59	70	91	95	84	94	86	94
170	泰国	98	99	96	98	97	98	94	95	92	96	93	96
171	马其顿	100	100	99	99	100	100	92	92	81	82	88	89
172	东帝汶	77	86	56	63	61	69	64	76	32	40	40	50
173	多哥	83	87	39	41	55	60	24	24	5	3	12	12
174	汤加	100	100	100	100	100	100	98	98	96	96	96	96
175	特立尼达和多巴哥	95	98	91	93	91	94	92	92	92	92	92	92
176	突尼斯	98	99	76	84	90	94	95	96	57	64	81	85
177	土耳其	96	100	87	96	93	99	96	97	71	75	87	90
178	土库曼斯坦	…	97	…	…	…	…	…	99	…	97	…	98
179	图瓦卢	94	98	91	97	93	97	90	88	81	81	86	84
180	乌干达	85	91	52	64	56	67	28	38	32	49	32	48
181	乌克兰	100	98	92	97	97	98	98	97	91	90	96	95
182	阿联酋	100	100	100	100	100	100	98	98	95	95	97	97
183	英国	100	100	100	100	100	100	…	100	…	100	…	100
184	坦桑尼亚	84	80	44	45	53	54	31	32	35	21	34	24
185	美国	100	100	94	94	99	99	100	100	99	99	100	100
186	乌拉圭	100	100	100	100	100	100	100	100	99	99	100	100
187	乌兹别克斯坦	98	98	83	81	89	87	97	100	93	100	94	100
188	瓦努阿图	86	96	52	79	59	82	78	66	42	48	50	51
189	委内瑞拉	…	…	…	…	…	…	…	…	…	…	…	…
190	越南	94	99	72	92	77	94	78	94	43	67	51	75
191	也门	77	72	67	57	70	62	84	94	24	33	39	52
192	赞比亚	89	87	36	46	54	60	53	59	47	43	49	49
193	津巴布韦	99	99	71	72	80	82	64	56	36	37	45	44

附录2-4 续表7

低出生体重发生率(%) 2000～2009	5岁以下儿童 2000～2009			成人(>15岁)肥胖率(%) 2000～2009		成人(>15岁)平均饮酒精量(L) 2005	成人(>15岁)吸烟率(%) 2006		未成年人(13～15岁)吸烟率(%) 2000～2010	
	发育迟缓率(%)	低体重率(%)	超重率(%)	男	女		男	女	男	女
11	…	…	…	…	…	12.7	28.4	12.1	22.4	14.5
8	…	…	…	…	…	5.9	18.8	6.0	22.0	16.6
…	…	…	…	44.9	66.3	3.6	58.5	22.9	25.8	20.4
…	…	…	…	…	…	…	…	…	…	…
8	29.3	13.1	…	…	…	5.4	22.2	9.7	…	…
…	9.3	5.3	6.1	28.3	43.8	0.5	22.9	3.7	21.2	9.1
19	20.1	14.5	2.4	…	7.2	0.3	18.5	1.4	20.4	9.6
6	8.1	1.8	19.3	…	…	10.1	39.6	26.7	10.8	9.6
…	…	…	…	15.0	35.2	11.9	32.3	6.4	27.1	25.3
14	37.4	21.3	10.1	…	9.3	6.5	…	…	20.3	24.1
8	4.4	3.3	2.6	6.7	4.7	2.1	36.3	5.9	10.5	7.5
7	…	…	…	13.5	15.0	11.0	41.3	20.3	28.5	24.5
…	…	…	…	16.5	13.8	10.5	31.6	21.3	16.9	24.2
13	32.8	11.5	2.5	5.2	14.5	1.1	…	…	43.9	37.0
…	42.1	32.8	4.7	…	…	0.0	…	…	15.5	12.3
…	…	…	…	8.8	27.4	7.0	29.5	9.4	29.3	20.1
…	…	…	…	15.7	15.4	10.0	37.0	27.2	…	…
17	17.3	21.1	1.6	…	7.2	0.3	32.4	2.1	12.4	5.8
…	37.9	31.7	5.3	…	…	1.4	27.8	3.0	9.5	4.3
11	…	…	…	…	…	5.4	17.0	2.8	20.7	16.6
9	29.5	6.1	11.4	3.9	23.1	5.0	23.0	2.7	15.8	8.6
…	…	…	…	13.0	12.0	6.6	17.3	23.3	…	…
…	…	…	…	8.7	7.8	10.1	32.5	23.1	…	…
9	28.6	10.0	18.7	15.5	27.7	1.1	42.9	…	31.9	18.9
10	33.1	14.9	6.7	…	7.1	0.4	…	…	6.8	2.8
9	15.7	7.0	8.0	3.3	10.2	6.5	43.1	2.0	24.0	7.5
6	11.5	1.8	16.2	…	…	5.8	…	…	11.9	11.7
12	55.7	40.6	5.7	…	…	0.3	…	…	60.2	53.4
12	26.9	20.5	…	…	…	1.0	…	…	17.7	7.9
3	…	…	…	56.1	74.9	4.0	62.3	15.0	…	…
19	5.3	4.4	4.9	…	…	6.0	…	…	20.8	17.8
5	9.0	3.3	8.8	5.8	15.3	1.1	57.6	7.3	20.1	3.8
11	15.6	3.5	9.1	15.6	23.9	1.3	51.3	19.5	14.4	7.4
4	…	…	…	…	10.3	2.3	…	…	…	…
5	10.0	1.6	6.3	46.6	67.6	1.3	53.6	20.9	41.6	32.7
14	38.7	16.4	4.9	…	4.1	11.9	18.9	4.2	17.3	15.3
4	22.9	4.1	26.5	…	11.3	8.5	64.5	24.1	29.8	22.2
…	…	…	…	17.1	31.4	0.3	25.0	2.6	25.2	13.2
8	…	…	…	24.0	24.0	11.5	26.1	23.5	…	…
10	44.4	16.7	4.9	…	4.4	5.2	23.8	4.0	12.4	8.8
8	3.9	1.3	8.0	31.1	33.2	8.5	25.4	19.3	15.4	11.1
8	13.9	6.0	9.4	18.0	22.0	6.6	38.7	28.5	21.4	24.5
5	19.6	4.4	12.8	5.4	7.1	1.8	23.4	3.4	2.7	1.6
10	…	…	…	14.4	25.2	0.8	49.6	7.2	34.1	19.6
8	15.6	3.7	6.1	…	…	6.9	31.6	26.5	11.0	7.2
5	30.5	20.2	3.0	0.3	0.6	1.2	44.0	2.4	6.5	1.5
…	57.7	43.1	5.0	…	…	0.0	29.1	5.8	14.5	10.5
11	45.8	14.9	8.4	…	5.4	2.3	20.9	4.6	25.7	25.6
11	35.8	14.0	9.1	3.9	7.2	3.8	32.9	4.2	14.9	8.2

附录2-5 卫生资源

序列	国家	人数 2000～2010			每万人口 2000～2010			每万人口医院床位 2000～2009
		医师	口腔医师	护士和助产士	医师	口腔医师	护士和助产士	
1	阿富汗	7248	1035	17257	2	0	5	4
2	阿尔巴尼亚	3626	1035	12746	12	3	40	29
3	阿尔及利亚	40857	11010	65919	12	3	20	17
4	安道尔	249	47	280	37	7	42	26
5	安哥拉	1165	222	18485	1	0	14	8
6	安提瓜和巴布达	…	…	…	…	…	…	17
7	阿根廷	122623	35592	18685	32	9	5	41
8	亚美尼亚	11088	1163	14601	37	4	49	41
9	澳大利亚	62800	14500	201300	30	7	96	39
10	奥地利	39123	4619	64475	48	6	78	78
11	阿塞拜疆	32388	2522	71833	38	3	84	79
12	巴哈马群岛	…	…	…	…	…	…	32
13	巴林群岛	1103	273	2856	14	4	37	20
14	孟加拉国	43315	2742	39992	3	0	3	4
15	巴巴多斯岛	489	94	1311	18	4	49	76
16	巴拉若斯	46965	4784	121114	49	5	126	112
17	比利时	31274	7671	3085	30	7	3	53
18	伯利兹	241	12	570	8	0	20	12
19	贝宁湾	542	37	7129	1	<0.05	8	5
20	不丹	52	65	545	0	0	3	17
21	玻利维亚	10329	5997	18091	12	7	21	11
22	波黑	5540	629	18332	14	2	47	30
23	博茨瓦纳	591	38	5006	3	0	28	18
24	巴西	329041	219827	1243804	17	12	65	24
25	文莱	564	82	1941	14	2	49	26
26	保加利亚	27480	6288	35650	36	8	47	64
27	布基纳法索	921	28	10539	1	<0.05	7	9
28	布隆迪	200	14	1348	0	<0.05	2	7
29	柬埔寨	3393	258	11736	2	0	8	…
30	喀麦隆	3124	147	26042	2	0	16	15
31	加拿大	62307	38310	327224	19	12	101	34
32	佛得角	310	11	714	6	0	13	21
33	中非	331	13	1613	1	<0.05	4	12
34	乍得	345	15	2499	0	<0.05	3	4
35	智利	17250	6750	10000	11	4	6	23
36	中国	1905436	51012	1854818	14	0	14	30
37	哥伦比亚	58761	33951	23940	14	8	6	10
38	科摩罗	115	29	588	2	0	7	22
39	刚果	401	12	3492	1	<0.05	8	16
40	库克岛	20	10	80	12	6	47	63
41	哥斯达黎加	5204	1905	3653	13	5	9	13
42	科特迪瓦	2746	274	9231	1	0	5	4
43	克罗地亚	11799	3265	25397	26	7	56	53
44	古巴	72416	20158	97800	64	18	86	60
45	塞浦路斯	1950	715	3361	23	9	40	37
46	捷克	36921	6974	87070	36	7	86	81
47	朝鲜	74597	8315	93414	33	4	41	132
48	刚果	5827	159	28789	1	<0.05	5	8

注：①中国系2009年数字；②医师数系执业医师数（不含口腔医师），护士和助产士系注册护士数；③每万人口医院床位系医疗机构床位数。

附录2-5 续表1

序列	国家	人数 2000～2010			每万人口 2000～2010			每万人口医院床位2000～2009
		医师	口腔医师	护士和助产士	医师	口腔医师	护士和助产士	
49	丹麦	18673	4587	79407	34	8	145	35
50	吉布提	185	99	666	2	1	8	…
51	多米尼加	…	…	…	…	…	…	38
52	多米尼加共和国	15670	7000	15352	19	8	18	10
53	厄瓜多尔	18335	2062	20586	15	2	17	6
54	埃及	225565	33476	280561	28	3	35	21
55	萨尔瓦多	11542	4669	2929	16	5	4	8
56	赤道几内亚	153	15	271	3	<0.5	5	19
57	厄立特里亚	215	16	2505	1	<0.5	6	12
58	爱沙尼亚	4490	1237	8985	34	9	68	56
59	埃塞俄比亚	1806	93	19158	0	<0.5	2	2
60	斐济	380	60	1660	5	1	20	21
61	芬兰	14455	4135	81825	27	9	155	68
62	法国	213821	41799	548429	35	7	89	72
63	加蓬	395	66	6778	3	1	50	13
64	冈比亚	62	23	927	0	<0.5	6	11
65	乔治亚	19951	1219	17119	45	3	39	33
66	德国	292129	63485	895000	35	8	108	83
67	加纳	2033	148	24974	1	<0.5	11	9
68	希腊	67540	14694	40874	60	13	37	48
69	格林纳达	…	…	…	…	…	…	26
70	危地马拉	…	…	…	…	…	…	6
71	几内亚	940	33	401	1	<0.5	0	3
72	几内亚比绍	78	6	953	1	<0.5	6	10
73	圭亚那	366	30	1738	5	<0.5	23	19
74	海地	…	…	…	…	…	…	13
75	洪都拉斯	3676	1371	8528	6	2	13	7
76	匈牙利	31024	5064	63435	31	4	63	71
77	冰岛	1188	301	4976	39	10	165	75
78	印度	660801	78096	1430555	6	1	13	9
79	印尼	65722	13709	465662	3	<0.5	20	6
80	伊朗	61870	13210	98020	9	2	16	14
81	伊拉克	21925	4766	43850	7	1	14	13
82	爱尔兰	13763	2702	68483	32	6	157	53
83	以色列	25314	7814	42812	36	11	62	58
84	意大利	246834	28566	379213	42	6	65	39
85	牙买加	2253	212	4374	9	1	17	17
86	日本	264515	94882	531210	21	7	41	139
87	约旦	15226	4536	25046	25	8	40	18
88	哈萨克斯坦	57387	5717	115944	39	4	78	77
89	肯尼亚	4506	1340	37113	1	<0.5	12	14
90	基里巴斯	30	3	260	3	<0.5	30	15
91	科威特	5340	1054	13554	18	3	46	18
92	吉尔吉斯	12395	1021	30495	23	2	57	51
93	老挝	1614	…	5724	3	…	10	12
94	拉脱维亚	6753	1510	10929	30	7	48	76
95	黎巴嫩	13214	4964	8324	35	11	22	34
96	莱索托	89	16	1123	1	<0.5	6	13

附录2-5 续表2

序列	国家	人数 2000～2010			每万人口 2000～2010			每万人口医院床位 2000～2009
		医师	口腔医师	护士和助产士	医师	口腔医师	护士和助产士	
97	利比里亚	51	4	978	0	<0.05	3	7
98	利比亚	12009	3792	42982	19	6	68	37
99	立陶宛	12413	2206	24813	37	7	73	81
100	卢森堡	1365	381	5330	29	8	113	63
101	马达加斯加	3150	57	5661	2	<0.05	3	3
102	马拉维	257	211	3896	0	0	3	11
103	马来西亚	25102	3640	72847	9	1	27	18
104	马尔代夫	552	4	1539	16	0	45	26
105	马里	729	12	4383	1	<0.05	3	6
106	马耳他	1257	179	2712	31	4	66	78
107	马歇尔群岛	38	7	172	6	1	25	…
108	毛利塔尼亚	445	93	2303	1	0	7	4
109	毛里求斯	1303	233	4604	11	2	37	33
110	墨西哥	303519	148456	417665	29	14	40	17
111	密克罗尼西亚	62	13	249	6	1	23	33
112	摩纳哥	…	…	…	…	…	…	…
113	蒙古	7584	513	9605	28	2	35	60
114	黑山	1233	248	3442	20	4	55	40
115	摩洛哥	20682	2668	29689	6	1	9	11
116	莫桑比克	548	159	6214	0	0	3	8
117	缅甸	23709	2549	41424	5	1	8	6
118	纳米比亚	774	90	5750	4	0	28	27
119	瑙鲁	10	1	69	7	1	49	35
120	尼泊尔	5384	359	11825	2	0	5	50
121	荷兰	64417	8390	2444	39	5	2	48
122	新西兰	9757	1877	44491	24	5	109	62
123	尼加拉瓜	2045	243	5862	4	0	11	9
124	尼日尔	288	16	2115	0	<0.05	1	3
125	尼日利亚	55376	3781	224943	4	0	16	5
126	纽埃岛	4	3	15	40	30	150	52
127	挪威	19104	4188	69176	41	9	148	39
128	阿曼	5194	557	11233	19	2	41	20
129	巴基斯坦	139555	9822	95538	8	1	6	6
130	帕劳群岛	26	5	118	13	3	59	50
131	巴拿马	4431	2231	8158	15	8	28	22
132	巴布亚新几内亚	333	46	3159	1	0	5	…
133	巴拉圭	6355	3182	10261	11	6	18	13
134	秘鲁	27272	3570	37672	9	1	13	15
135	菲律宾	93862	45903	488434	12	6	60	5
136	波兰	82397	13038	220174	21	3	57	52
137	葡萄牙	40095	7093	56709	38	7	53	35
138	卡塔尔	2313	486	6185	28	6	74	25
139	韩国	95013	23912	255402	20	5	53	86
140	摩尔多瓦	11167	1566	27815	27	4	67	61
141	罗马尼亚	41455	4360	90698	19	2	42	65
142	俄罗斯	614183	45628	1214292	43	3	85	97
143	卢旺达	221	35	4050	0	<0.05	5	16
144	圣基茨和尼维斯	46	17	198	11	4	47	55

附录2-5　续表3

序列	国家	人数　2000～2010			每万人口　2000～2010			每万人口医院床位2000～2009
		医师	口腔医师	护士和助产士	医师	口腔医师	护士和助产士	
145	圣卢西亚岛	70	7	320	5	1	22	28
146	圣文森特和格林纳丁斯	89	5	447	8	0	38	30
147	萨摩亚群岛	50	6	173	3	0	9	10
148	圣马力诺	…	…	…	…	…	…	…
149	圣多美和普林西比	81	11	308	5	1	19	32
150	沙特阿拉伯	24802	6049	55429	9	2	21	22
151	塞内加尔	741	105	5254	1	0	4	3
152	塞黑	20013	2455	43569	20	3	44	54
153	塞舌尔	121	94	634	15	12	79	39
154	塞拉利昂	95	24	991	0	<0.05	2	4
155	新加坡	8323	1463	26792	18	3	59	32
156	斯洛伐克	16201	2697	35539	30	5	66	68
157	斯洛文尼亚	4854	1216	16009	25	6	82	47
158	所罗门群岛	89	52	694	2	1	15	14
159	索马里	300	…	965	0	…	1	…
160	南非	34829	5995	184459	8	1	41	28
161	西班牙	162600	25697	226300	37	6	52	34
162	斯里兰卡	10279	1743	40678	5	1	19	31
163	苏丹	10813	772	32439	3	0	8	7
164	苏里南	191	4	688	5	0	16	31
165	斯威士兰	171	32	6828	2	0	63	21
166	瑞典	32495	7541	104958	36	8	116	…
167	瑞士	29680	3987	116249	41	6	160	55
168	叙利亚	30702	16169	38070	15	8	19	15
169	塔吉克斯坦	13267	1003	33165	20	2	50	61
170	泰国	18918	4129	96704	3	1	15	22
171	马其顿	5187	1175	8833	26	6	43	46
172	东帝汶	79	45	1795	1	1	22	…
173	多哥	349	19	1816	1	<0.05	3	9
174	汤加	30	58	302	3	6	29	24
175	特立尼达和多巴哥	1543	294	4677	12	2	36	27
176	突尼斯	12535	2528	34551	12	2	33	20
177	土耳其	110482	17985	144229	15	2	19	28
178	土库曼斯坦	12104	701	22419	24	1	45	41
179	图瓦卢	7	2	64	6	2	58	56
180	乌干达	3361	440	37625	1	0	13	4
181	乌克兰	143728	19169	388444	31	4	85	87
182	阿联酋	9215	2053	19529	19	4	41	19
183	英国	165317	31145	621755	27	5	103	39
184	坦桑尼亚	300	230	9440	0	0	2	11
185	美国	793648	463663	2927000	27	16	98	31
186	乌拉圭	13197	2476	19595	37	7	56	29
187	乌兹别克斯坦	71627	4748	295781	26	2	108	48
188	瓦努阿图	26	3	380	1	0	17	37
189	委内瑞拉	48000	13680	28000	19	6	11	13
190	越南	107131	…	88025	12	…	10	28
191	也门	7127	2375	13746	3	1	7	7
192	赞比亚	649	56	8369	1	0	7	19
193	津巴布韦	2086	310	9357	2	0	7	30

附录2-6 卫生经费

序列	国家	卫生总费用占GDP%		卫生总费用构成(%)			
				政府卫生支出		个人卫生支出	
		2000	2008	2000	2008	2000	2008
1	阿富汗	6.2	7.4	3.0	21.5	97.0	78.5
2	阿尔巴尼亚	6.4	6.8	36.1	39.4	63.9	60.6
3	阿尔及利亚	3.5	5.4	73.3	86.1	26.7	13.9
4	安道尔	7.6	7.5	64.8	69.9	35.2	30.1
5	安哥拉	2.4	3.3	79.2	85.0	20.8	15.0
6	安提瓜和巴布达	4.8	4.7	69.0	68.6	31.0	31.4
7	阿根廷	7.7	7.4	64.9	71.3	52.1	42.7
8	亚美尼亚	6.5	3.8	17.4	44.5	82.6	55.5
9	澳大利亚	8.0	8.5	66.8	65.4	33.2	29.1
10	奥地利	9.9	10.5	76.8	73.7	23.2	20.9
11	阿塞拜疆	4.7	4.3	18.5	19.3	81.5	80.7
12	巴哈马群岛	5.9	7.2	47.6	47.7	52.4	52.3
13	巴林群岛	3.9	3.7	67.5	69.9	32.5	30.1
14	孟加拉国	2.8	3.3	39.0	31.4	61.0	68.6
15	巴巴多斯岛	6.3	6.7	65.8	63.8	34.2	36.2
16	巴拉若斯	6.4	5.6	76.6	72.2	23.4	27.8
17	比利时	9.0	11.1	67.5	66.8	23.0	25.3
18	伯利兹	3.7	4.5	58.3	70.2	41.7	29.8
19	贝宁湾	4.3	4.1	43.8	51.7	56.2	48.3
20	不丹	6.7	5.5	79.3	82.5	20.7	17.5
21	玻利维亚	6.1	4.5	60.1	65.7	39.9	34.3
22	波黑	7.1	10.3	57.6	58.2	42.4	41.8
23	博茨瓦纳	4.7	7.6	62.2	78.2	37.8	21.8
24	巴西	7.2	8.4	40.3	44.0	59.7	56.0
25	文莱	3.0	2.3	86.5	85.5	13.5	14.5
26	保加利亚	6.0	7.1	59.6	57.8	40.4	37.7
27	布基纳法索	5.1	5.9	39.6	59.1	60.4	40.9
28	布隆迪	6.5	13.0	32.4	40.0	67.6	60.0
29	柬埔寨	5.8	5.7	22.5	23.8	77.5	76.2
30	喀麦隆	4.6	5.3	22.0	22.7	78.0	77.3
31	加拿大	8.8	9.8	70.4	69.5	29.6	30.5
32	佛得角	4.6	4.4	73.5	73.1	26.5	26.9
33	中非	3.8	4.3	41.4	39.3	58.6	60.7
34	乍得	6.3	6.4	42.5	50.6	57.5	49.4
35	智利	6.6	7.5	52.1	44.0	47.9	56.0
36	中国	4.6	4.3	38.3	47.3	61.7	52.7
37	哥伦比亚	6.8	5.9	80.9	83.9	19.1	16.1
38	科摩罗	2.8	3.5	54.1	60.4	45.9	39.6
39	刚果	2.1	2.7	57.7	49.9	42.3	50.1
40	库克岛	3.8	4.3	90.6	91.1	9.5	8.9
41	哥斯达黎加	6.5	9.4	76.8	66.9	23.2	33.1
42	科特迪瓦	5.0	5.4	26.3	16.9	73.7	83.1
43	克罗地亚	7.8	7.8	86.1	84.9	13.9	15.1
44	古巴	6.7	12.0	90.9	95.5	9.1	4.5
45	塞浦路斯	5.7	6.0	41.7	41.0	58.3	56.3
46	捷克	6.5	7.1	90.3	80.1	9.7	17.5
47	朝鲜	…	…	…	…	…	…
48	刚果共和国	4.2	7.3	3.5	54.2	96.5	45.8

附录2-6　续表1

政府卫生支出占政府总支出%		社会医保支出占政府卫生支出%		人均卫生费用(美元)		人均政府卫生支出(美元)	
2000	2008	2000	2008	2000	2008	2000	2008
6.7	3.7	0	0	8	47	<1	10
7.0	8.2	20.4	38.2	75	281	27	110
9.0	10.6	35.5	31.0	63	272	46	234
19.1	21.3	88.1	88.0	1289	3331	836	2327
3.2	6.8	0	0	15	148	12	126
12.1	11.0	0	0	411	651	284	447
14.7	13.7	59.5	58.5	589	610	382	435
4.6	7.2	0	0	41	143	7	64
15.3	17.1	0	0	1728	4180	1155	2734
14.7	15.8	58.8	59.9	2361	5201	1814	3834
4.2	2.5	0	0	30	240	6	46
14.5	13.1	1.8	4.0	1072	1481	510	706
10.2	10.3	0.4	1.4	488	1043	329	729
7.6	7.4	0	0	9	17	4	5
11.7	10.8	0	0	640	974	421	621
10.7	8.2	5.8	4.0	66	351	51	253
12.3	14.8	85.4	84.2	2025	5243	1368	3501
6.7	10.8	0	7.2	123	202	72	142
9.7	8.8	0.5	0.5	15	32	7	17
12.6	13.0	0	0	53	100	42	83
9.8	8.9	62.0	66.9	61	78	37	51
11.4	14.0	97.7	95.1	106	506	61	294
7.6	16.6	0	0	155	530	96	414
4.1	6.0	0	0	265	721	107	317
6.3	7.0	0	0	541	834	468	713
8.5	11.2	12.7	60.3	95	482	57	278
8.8	16.3	0.8	0.4	11	37	5	22
8.7	11.8	21.6	15.9	7	19	2	7
8.7	9.0	0	0	17	43	4	10
6.6	6.1	3.1	3.3	27	65	6	15
15.1	17.2	2.0	2.1	2082	4445	1465	3090
9.6	10.1	36.1	27.4	57	152	42	111
10.1	11.0	0	0	10	20	4	8
13.1	13.8	0	0	10	49	4	25
14.1	15.6	15.0	14.5	324	762	169	335
11.1	10.3	57.2	66.3	44	146	17	69
16.4	18.3	60.2	70.1	161	317	130	266
9.5	8.0	0	0	10	28	6	17
4.8	5.3	0	0	22	81	13	40
9.8	11.7	0	0	178	442	161	402
21.7	26.1	89.6	86.2	265	618	203	413
7.2	4.6	0	0	30	61	8	10
14.5	17.6	97.6	91.0	375	1230	323	1044
11.9	15.5	0	0	184	672	167	642
6.4	5.8	0	0.3	740	1909	308	782
14.1	13.3	89.5	93.9	362	1469	327	1176
…	…	…	…	…	…	…	…
1.3	17.5	0	0	11	13	<1	7

附录2-6　续表2

序列	国家	卫生总费用占GDP%		卫生总费用构成(%)			
				政府卫生支出		个人卫生支出	
		2000	2008	2000	2008	2000	2008
49	丹麦	8.3	9.9	82.4	80.1	17.6	15.3
50	吉布提	5.8	6.9	67.8	76.5	32.2	23.5
51	多米尼加	5.9	6.0	69.0	62.5	31.0	37.5
52	多米尼加共和国	6.3	5.7	34.5	37.1	65.5	62.9
53	厄瓜多尔	4.2	5.7	31.2	39.5	68.8	54.0
54	埃及	5.4	4.8	40.5	42.2	59.5	57.8
55	萨尔瓦多	8.0	6.0	45.2	59.6	54.8	40.4
56	赤道几内亚	1.9	1.9	49.9	77.2	50.1	22.8
57	厄立特里亚	5.3	3.1	47.6	44.9	52.4	55.1
58	爱沙尼亚	5.3	6.1	77.5	77.8	22.5	20.6
59	埃塞俄比亚	4.3	4.3	53.6	51.9	46.4	48.1
60	斐济	4.0	3.5	79.8	75.3	20.2	24.7
61	芬兰	7.2	8.8	71.1	70.7	28.9	24.5
62	法国	10.1	11.2	79.4	75.9	20.6	21.4
63	加蓬	2.5	2.6	42.0	43.7	58.0	56.3
64	冈比亚	5.8	5.5	33.6	48.1	66.4	51.9
65	乔治亚	7.0	8.7	17.6	30.9	82.4	69.1
66	德国	10.3	10.5	79.8	74.6	20.2	22.0
67	加纳	7.2	7.8	41.4	50.0	58.6	50.0
68	希腊	7.9	10.1	60.0	60.9	40.0	39.1
69	格林纳达	6.1	6.7	68.4	48.9	31.6	51.1
70	危地马拉	5.5	6.5	39.8	35.7	60.2	64.3
71	几内亚	5.3	5.5	12.4	13.6	87.6	86.4
72	几内亚比绍	6.2	8.6	16.2	17.7	83.8	82.3
73	圭亚那	5.5	8.1	84.5	87.3	15.5	12.7
74	海地	6.1	6.1	27.7	22.1	72.3	77.9
75	洪都拉斯	5.4	6.3	56.7	58.6	43.3	41.4
76	匈牙利	7.0	7.2	70.7	68.9	29.3	28.5
77	冰岛	9.8	9.2	78.9	81.8	18.4	16.5
78	印度	4.6	4.2	27.5	32.4	72.5	67.6
79	印尼	2.0	2.3	36.6	54.4	63.4	45.6
80	伊朗	4.6	5.5	41.6	42.4	58.4	57.6
81	伊拉克	1.4	3.3	28.7	70.2	71.3	29.8
82	爱尔兰	6.1	8.7	75.3	76.9	24.7	23.1
83	以色列	7.3	7.6	63.8	58.4	36.2	41.6
84	意大利	8.1	8.7	72.5	76.3	27.5	23.7
85	牙买加	5.5	4.8	52.6	50.4	47.4	49.6
86	日本	7.7	8.3	81.3	80.5	18.7	18.0
87	约旦	9.7	9.4	48.3	62.7	51.7	37.3
88	哈萨克斯坦	4.2	3.9	51.0	58.5	49.0	41.5
89	肯尼亚	4.2	4.2	45.3	36.3	54.7	63.7
90	基里巴斯	8.0	12.5	94.1	84.3	5.9	15.7
91	科威特	2.6	2.0	73.8	76.3	26.2	23.7
92	吉尔吉斯	4.7	5.7	44.3	48.4	55.7	51.6
93	老挝	3.2	4.0	32.5	17.6	67.5	82.4
94	拉脱维亚	6.0	6.6	54.4	60.0	45.6	40.0
95	黎巴嫩	10.7	8.5	30.4	48.3	69.6	51.7
96	莱索托	6.7	7.6	50.9	63.3	49.1	36.7

附录2-6 续表3

政府卫生支出占政府总支出%		社会医保支出占政府卫生支出%		人均卫生费用（美元）		人均政府卫生支出（美元）	
2000	2008	2000	2008	2000	2008	2000	2008
12.6	15.3	0	0	2474	6133	2039	4916
12.0	15.3	11.3	8.8	44	80	30	61
6.6	11.8	0	0	237	337	163	210
15.9	10.4	17.0	24.7	170	261	59	97
6.4	6.9	28.0	42.8	54	231	17	91
7.3	5.9	24.3	21.6	76	97	31	41
14.3	11.9	44.2	40.7	176	217	80	129
7.8	7.0	0	0	42	545	21	420
3.7	3.0	0	0	9	10	4	4
11.3	11.9	88.2	83.3	220	1074	170	836
8.5	11.5	0	0	5	14	3	7
10.3	10.2	0	0	85	154	67	116
10.6	12.6	19.5	20.2	1692	4481	1202	3168
15.5	16.0	94.3	93.1	2184	4966	1734	3768
5.7	6.6	5.7	13.5	103	264	43	115
8.8	11.6	0	0	19	27	6	13
6.5	7.3	44.3	44.7	45	258	8	80
18.2	18.0	87.3	90.8	2366	4720	1888	3523
10.8	8.5	0	37.5	18	55	8	28
10.1	13.0	45.9	51.8	918	3110	551	1894
13.2	11.3	0	0	259	438	177	214
16.7	15.9	52.3	48.0	95	184	38	66
4.0	4.3	1.8	1.6	19	21	2	3
2.3	4.0	5.3	3.0	10	26	2	5
10.0	14.5	0	0	51	122	43	107
16.0	9.5	0	0	26	40	7	9
15.3	15.5	16.2	29.7	62	121	35	71
10.6	10.2	83.9	85.9	326	1119	231	771
18.4	13.1	33.4	34.0	2996	4862	2363	3976
3.9	4.4	16.9	17.2	21	45	6	15
4.5	6.2	6.2	12.3	16	51	6	28
8.4	8.7	57.8	66.6	226	254	94	108
1.3	3.1	0	0	17	109	5	76
14.7	16.0	1.2	0.8	1538	5253	1159	4041
9.6	10.0	67.5	66.1	1451	2093	925	1222
12.7	13.6	0.1	0.1	1547	3343	1122	2551
6.6	5.7	0	0	190	256	100	129
16.0	17.9	80.9	81.5	2827	3190	2298	2568
11.0	16.3	9.6	21.2	169	325	82	204
9.2	8.3	0	0	51	333	26	195
9.1	5.8	12.2	10.9	17	33	8	12
13.7	16.8	0	0	65	171	61	144
5.5	6.1	0	0	438	990	323	755
12.0	11.5	10.0	69.5	13	54	6	26
5.1	3.7	1.4	12.1	10	34	3	6
8.8	10.2	0	0	198	979	107	587
8.0	12.3	53.1	55.7	488	604	149	292
6.5	8.2	0	0	28	60	14	38

附录2-6 续表4

序列	国家	卫生总费用占GDP%		卫生总费用构成(%)			
				政府卫生支出		个人卫生支出	
		2000	2008	2000	2008	2000	2008
97	利比里亚	9.3	11.9	14.3	33.0	85.7	67.0
98	利比亚	3.3	3.0	57.2	70.3	42.8	29.7
99	立陶宛	6.5	6.6	69.7	68.3	30.3	27.4
100	卢森堡	7.5	6.8	69.8	74.8	14.9	15.9
101	马达加斯加	3.7	4.4	66.5	70.2	33.5	29.8
102	马拉维	6.0	9.1	46.3	60.6	53.7	39.4
103	马来西亚	3.2	4.3	52.4	44.1	47.6	55.9
104	马尔代夫	8.7	13.7	46.8	61.2	53.2	38.8
105	马里	6.3	5.6	32.9	47.1	67.1	52.9
106	马耳他	6.8	7.3	72.5	75.2	27.5	24.8
107	马歇尔群岛	20.3	14.0	97.9	97.2	2.1	2.8
108	毛利塔尼亚	3.9	2.6	78.9	61.4	21.1	38.6
109	毛里求斯	3.8	5.5	52.0	34.8	48.0	65.2
110	墨西哥	5.1	5.9	46.6	46.9	53.4	53.1
111	密克罗尼西亚	8.2	13.3	93.9	90.3	6.1	9.6
112	摩纳哥	3.2	3.6	87.1	87.4	12.9	12.6
113	蒙古	4.9	3.8	80.1	81.4	19.9	18.6
114	黑山	7.9	8.4	69.1	67.0	30.9	33.0
115	摩洛哥	4.2	5.3	29.4	36.3	70.6	63.7
116	莫桑比克	5.9	4.7	71.9	75.2	28.1	24.8
117	缅甸	2.1	2.3	13.4	7.5	86.6	92.5
118	纳米比亚	6.1	6.9	68.9	54.6	31.1	45.4
119	瑙鲁	11.3	14.0	73.2	78.4	26.8	21.5
120	尼泊尔	5.1	6.0	24.9	37.7	75.1	62.3
121	荷兰	8.0	9.9	63.1	75.3	32.0	16.5
122	新西兰	7.7	9.7	78.0	80.2	22.0	19.8
123	尼加拉瓜	7.0	9.4	53.5	54.6	46.5	45.4
124	尼日尔	3.5	5.9	51.4	57.7	48.6	42.3
125	尼日利亚	4.6	5.2	33.5	36.7	66.5	63.3
126	纽埃岛	8.0	13.5	97.8	98.6	1.5	1.4
127	挪威	8.4	8.5	76.2	78.6	17.0	15.6
128	阿曼	3.1	2.1	81.8	75.5	18.2	24.5
129	巴基斯坦	3.0	2.6	21.2	32.3	78.8	67.7
130	帕劳群岛	10.6	10.8	80.1	78.1	19.9	21.9
131	巴拿马	7.8	7.2	68.1	69.3	31.9	30.7
132	巴布亚新几内亚	4.0	3.2	81.7	80.1	18.3	19.9
133	巴拉圭	9.2	6.0	40.1	40.1	59.9	59.9
134	秘鲁	4.7	4.5	58.7	59.4	41.3	40.6
135	菲律宾	3.4	3.7	47.6	34.7	52.4	65.3
136	波兰	5.5	7.0	70.0	67.4	30.0	26.0
137	葡萄牙	8.8	10.6	72.5	67.4	27.5	28.5
138	卡塔尔	2.3	2.0	68.8	79.7	31.2	20.3
139	韩国	4.8	6.5	45.5	53.9	54.5	40.2
140	摩尔多瓦	6.1	10.7	52.6	50.6	47.4	49.4
141	罗马尼亚	5.2	5.4	67.7	78.9	32.3	18.0
142	俄罗斯	5.4	4.8	59.9	64.3	40.1	35.7
143	卢旺达	4.2	9.4	39.2	47.8	60.8	52.2
144	圣基茨和尼维斯	5.5	5.8	60.3	57.9	39.7	42.1

附录2-6　续表5

政府卫生支出占政府总支出%		社会医保支出占政府卫生支出%		人均卫生费用（美元）		人均政府卫生支出（美元）	
2000	2008	2000	2008	2000	2008	2000	2008
9.0	17.2	0	0	19	26	3	9
6.0	5.5	0	0	212	458	121	322
11.6	12.8	88.3	86.0	213	931	148	636
13.9	13.7	86.5	89.7	3438	7998	2401	5979
15.5	14.6	0	0	9	22	6	15
9.0	12.1	0	0	9	18	4	11
6.2	6.9	0.6	0.8	128	353	67	156
11.1	13.8	0	3.6	200	566	93	346
9.6	11.1	0	0	16	39	5	18
12.0	12.3	0	0	640	1374	464	1032
21.1	14.6	35.0	12.3	418	351	409	341
9.9	4.9	0	0	16	27	13	17
8.7	8.3	0	0	145	402	76	140
16.6	15.0	67.6	55.2	324	588	151	276
10.5	18.9	21.4	20.3	170	306	160	276
14.2	15.8	98.1	98.5	2673	7188	2328	6285
10.7	7.5	24.5	33.0	22	73	18	60
16.9	13.6	99.0	97.9	112	610	77	409
4.0	6.6	0	25.0	54	149	16	54
17.9	12.6	0.3	0.3	14	21	10	15
1.2	0.7	3.1	1.7	3	12	<1	<1
13.1	12.1	1.8	2.6	131	284	90	155
11.2	18.5	0	0	372	653	272	512
7.7	11.3	0	0	12	24	3	9
11.4	16.2	93.9	93.3	1909	5243	1204	3948
15.6	18.3	0	11.2	1055	2917	823	2340
13.1	18.7	27.0	25.5	54	105	29	57
10.3	14.8	2.7	1.1	5	21	3	12
4.2	6.4	0	0	17	73	6	27
6.3	12.6	0	0	322	1348	315	1330
15.2	16.7	18.5	16.3	3146	8019	2396	6299
7.1	4.9	0	0	249	459	203	347
2.3	3.1	5.8	4.4	15	22	3	7
12.0	16.6	0	0	660	961	529	750
21.3	13.5	50.0	44.4	306	493	208	342
9.9	7.4	0	0	26	39	21	31
17.5	12.3	53.0	83.2	122	161	49	65
14.9	15.6	49.5	43.1	96	200	57	119
7.0	6.1	14.7	21.7	33	68	16	24
9.4	10.9	82.6	89.4	247	971	173	655
14.9	15.4	1.3	1.2	967	2434	702	1641
5.0	6.8	0	0	659	1778	453	1417
9.7	12.3	77.3	78.8	543	1245	247	671
9.5	13.0	0	75.8	22	181	11	91
9.2	11.8	89.4	86.6	87	517	59	408
12.7	9.2	40.3	38.7	96	568	57	365
8.2	18.2	6.4	4.2	9	45	4	22
9.5	8.0	0	0	387	651	233	377

附录2-6 续表6

序列	国家	卫生总费用占GDP%		卫生总费用构成(%)			
				政府卫生支出		个人卫生支出	
		2000	2008	2000	2008	2000	2008
145	圣卢西亚岛	5.4	7.0	58.5	58.8	41.5	41.2
146	圣文森特和格林纳丁斯	5.6	5.2	64.0	61.9	36.0	38.1
147	萨摩亚群岛	5.6	5.9	71.0	84.7	29.1	15.3
148	圣马力诺	7.5	7.1	86.0	85.5	14.0	14.5
149	圣多美和普林西比	11.1	8.7	32.4	37.6	67.6	62.4
150	沙特阿拉伯	4.3	3.6	71.6	68.2	28.4	31.8
151	塞内加尔	4.3	5.7	36.8	55.4	63.2	44.6
152	塞黑	7.4	10.0	70.1	62.5	29.9	37.5
153	塞舌尔	5.3	4.2	75.3	74.8	24.7	25.2
154	塞拉利昂	14.6	13.3	7.3	6.5	92.7	93.5
155	新加坡	2.8	3.3	44.9	34.1	55.1	65.9
156	斯洛伐克	6.6	8.0	85.0	67.1	15.0	28.1
157	斯洛文尼亚	8.3	8.3	74.0	68.6	26.0	26.2
158	所罗门群岛	5.2	5.3	91.6	93.4	8.4	6.6
159	索马里	…	…	…	…	…	…
160	南非	8.5	8.2	40.5	39.7	59.5	60.3
161	西班牙	7.2	9.0	71.6	69.7	28.4	26.9
162	斯里兰卡	3.7	4.1	48.3	43.7	51.7	56.3
163	苏丹	3.3	6.9	27.5	33.1	72.5	66.9
164	苏里南	8.0	7.2	48.8	48.5	51.2	51.5
165	斯威士兰	5.7	5.8	58.6	60.8	41.4	39.2
166	瑞典	8.2	9.4	84.9	78.1	15.1	16.8
167	瑞士	10.2	10.7	55.4	59.1	44.6	40.9
168	叙利亚	4.9	3.1	40.4	38.8	59.6	61.2
169	塔吉克斯坦	4.6	5.0	20.4	27.7	79.6	72.3
170	泰国	3.4	4.1	56.1	74.3	43.9	25.7
171	马其顿	8.8	6.8	57.5	68.2	42.5	31.8
172	东帝汶	8.8	13.9	70.9	82.9	29.1	17.1
173	多哥	4.8	6.2	29.9	24.5	70.1	75.5
174	汤加	5.6	5.0	71.9	75.4	28.1	24.6
175	特立尼达和多巴哥	7.8	4.7	21.4	48.9	28.3	51.1
176	突尼斯	6.0	6.4	54.9	54.1	45.1	45.9
177	土耳其	4.9	6.1	62.9	73.1	37.1	26.9
178	土库曼斯坦	4.0	1.9	79.6	57.8	20.4	42.2
179	图瓦卢	12.4	9.7	99.6	99.7	0.4	0.3
180	乌干达	6.6	8.4	26.8	17.4	73.2	82.6
181	乌克兰	5.6	6.8	52.1	55.9	47.9	44.1
182	阿联酋	3.2	2.5	76.6	67.1	23.4	32.9
183	英国	7.0	8.7	79.3	82.6	20.7	17.4
184	坦桑尼亚	3.8	4.5	43.4	72.3	56.6	27.7
185	美国	13.4	15.2	43.2	47.8	56.8	52.2
186	乌拉圭	11.2	7.8	54.6	63.1	45.4	36.9
187	乌兹别克斯坦	5.7	4.9	44.1	50.5	55.9	49.5
188	瓦努阿图	3.7	3.9	74.4	83.5	25.6	16.5
189	委内瑞拉	5.7	5.4	41.5	44.9	58.5	55.1
190	越南	5.4	7.2	30.1	38.5	69.9	61.5
191	也门	4.5	4.8	53.8	30.8	46.2	69.2
192	赞比亚	5.7	5.9	51.3	62.0	48.7	38.0
193	津巴布韦	…	…	…	…	…	…

附录2-6 续表7

政府卫生支出占政府总支出%		社会医保支出占政府卫生支出%		人均卫生费用(美元)		人均政府卫生支出(美元)	
2000	2008	2000	2008	2000	2008	2000	2008
11.7	10.8	4.9	2.7	244	407	143	239
10.8	9.5	0	0	176	279	113	173
11.8	14.9	0.3	0.8	73	179	52	152
20.4	13.6	100	85.4	2150	4336	1849	3709
9.0	13.2	0	0	61	95	20	36
9.2	8.4	0	0	386	676	276	461
8.5	11.9	8.8	4.0	20	62	8	34
13.5	14.1	92.5	92.4	44	499	31	312
8.4	10.1	5.0	3.3	402	459	302	344
3.9	4.2	0	0	22	47	2	3
6.2	7.8	4.8	13.2	648	1404	291	479
10.7	15.4	86.5	91.1	249	1395	211	936
13.2	12.9	93.7	98.0	829	2238	614	1536
17.9	14.4	0	0	42	68	39	63
…	…	…	…	…	…	…	…
10.9	10.4	3.3	3.0	251	459	101	182
13.2	15.2	9.6	6.7	1030	3132	738	2182
6.9	7.9	0.3	0.1	33	83	16	36
8.3	9.8	8.1	11.6	12	97	3	32
9.7	13.6	40.7	43.1	152	423	74	205
11.6	8.5	0	0	78	141	46	86
12.6	13.8	0	0	2277	4858	1933	3794
16.0	19.9	72.8	72.6	3519	6988	1951	4131
6.5	4.6	0	0	57	71	23	27
6.5	5.0	0	0	6	37	1	10
9.9	14.2	9.4	9.0	67	164	38	122
14.8	13.6	97.4	94.9	157	328	90	224
12.7	11.9	0	0	34	63	24	52
8.0	8.0	12.5	12.4	16	38	5	9
15.2	14.2	0	0	88	140	63	105
5.8	8.8	0	0	492	908	105	444
8.1	10.4	28.9	49.4	122	248	67	134
9.8	12.8	55.5	60.1	204	623	129	456
13.7	7.0	6.5	6.5	45	69	36	40
5.9	8.0	0	0	160	291	159	291
7.3	10.5	0	0	15	44	4	8
8.4	8.6	0	0.8	36	268	19	150
7.6	8.9	0	0	699	1427	535	958
14.3	15.1	0	0	1767	3771	1400	3116
9.1	18.0	0	3.3	10	22	4	16
17.1	18.7	33.5	27.8	4703	7164	2032	3426
20.5	13.8	27.4	57.6	773	725	422	457
6.0	8.6	0	0	32	51	14	26
9.8	13.5	0	0	48	104	35	87
8.0	8.4	34.6	31.4	273	597	113	268
6.6	9.3	19.7	32.2	22	76	6	29
8.3	4.3	0	0	25	65	13	20
9.4	15.3	0	0	18	68	9	42
…	…	…	…	…	…	…	…

附录2-7 人口与社会经济

序列	国家	总人口（千人）2009	0～14岁人口% 2009	60岁以上人口% 2009	人口年增长率(%) 1989～1999	人口年增长率(%) 1999～2009	城镇人口% 1990	城镇人口% 2000	城镇人口% 2009
1	阿富汗	28150	46	4	5.1	3.4	18	21	24
2	阿尔巴尼亚	3155	24	13	-0.6	0.3	36	42	47
3	阿尔及利亚	34895	27	7	2.0	1.5	52	60	66
4	安道尔	86	14	22	2.4	2.7	95	92	88
5	安哥拉	18498	45	4	2.9	2.9	37	49	58
6	安提瓜和巴布达	88	27	12	1.9	1.5	35	32	30
7	阿根廷	40276	25	15	1.3	1.0	87	90	92
8	亚美尼亚	3083	20	14	-1.4	0.0	67	65	64
9	澳大利亚	21293	19	19	1.2	1.2	85	87	89
10	奥地利	8364	15	23	0.5	0.5	66	66	67
11	阿塞拜疆	8832	24	9	1.3	0.9	54	51	52
12	巴哈马群岛	342	26	10	1.8	1.3	80	82	84
13	巴林群岛	791	26	4	2.9	2.2	88	88	89
14	孟加拉国	162221	31	6	2.0	1.6	20	24	28
15	巴巴多斯岛	256	17	15	-0.3	0.1	33	36	40
16	巴拉若斯	9634	15	18	-0.1	-0.5	66	70	74
17	比利时	10647	17	23	0.3	0.5	96	97	97
18	伯利兹	307	35	6	2.9	2.2	47	48	52
19	贝宁湾	8935	43	5	3.3	3.3	34	38	42
20	不丹	697	31	7	0.0	2.5	16	25	36
21	玻利维亚	9863	36	7	2.2	1.9	56	62	66
22	波黑	3767	15	19	-1.9	0.4	39	43	48
23	博茨瓦纳	1950	33	6	2.5	1.4	42	53	60
24	巴西	193734	26	10	1.6	1.2	75	81	86
25	文莱	400	27	6	2.7	2.0	66	71	75
26	保加利亚	7545	13	24	-1.0	-0.7	66	69	71
27	布基纳法索	15757	46	3	2.8	3.3	14	17	20
28	布隆迪	8303	38	4	1.4	2.6	6	8	11
29	柬埔寨	14805	33	6	2.9	1.7	13	17	22
30	喀麦隆	19522	41	5	2.7	2.3	41	50	58
31	加拿大	33573	17	20	1.1	1.0	77	79	80
32	佛得角	506	36	5	2.2	1.6	44	53	60
33	中非	4422	41	6	2.5	1.9	37	38	39
34	乍得	11206	46	4	3.2	3.2	21	23	27
35	智利	16970	23	13	1.6	1.1	83	86	89
36	中国	1353311	20	12	1.1	0.7	28	36	44
37	哥伦比亚	45660	29	8	1.8	1.5	68	72	75
38	科摩罗	676	38	5	2.3	2.2	28	28	28
39	刚果	3683	40	6	2.2	2.1	54	58	62
40	库克岛	20	33	8	-0.1	1.2	57	64	75
41	哥斯达黎加	4579	26	9	2.5	1.8	51	59	64
42	科特迪瓦	21075	41	6	3.3	2.2	40	44	49
43	克罗地亚	4416	15	23	0.1	-0.3	54	56	57
44	古巴	11204	18	17	0.5	0.1	73	76	76
45	塞浦路斯	871	18	18	1.4	1.2	67	69	70
46	捷克	10369	14	22	-0.1	0.1	75	74	73
47	朝鲜	23906	22	14	1.3	0.5	58	60	63
48	刚果	66020	47	4	3.3	2.9	28	30	35

附录2-7　续表1

生命登记覆盖人口% 2000～2009		总和生育率			成人识字率(%) 2000～2008	人均国民收入(美元，购买力评价)			日均<1美元(购买力评价)人口% 2000～2008
出生	死亡	1990	2000	2009		1990	2000	2009	
6	…	8.0	7.7	6.5	…	…	…	…	…
99	50～74	2.9	2.2	1.9	99	2820	4380	8300	<2.0
>90	75～89	4.7	2.6	2.3	73	4340	5130	8110	…
>90	25～49	1.3	1.4	1.3	…	…	…	…	…
29	…	7.2	6.8	5.6	70	1840	1860	5190	54.3
>90	>75	…	2.7	2.1	99	8120	11520	17670	…
>90	90～100	3.0	2.5	2.2	98	5170	8870	14090	3.4
>90	50～74	2.5	1.7	1.7	100	2040	2090	5410	3.7
>90	90～100	1.9	1.8	1.8	…	16690	25700	38210	…
>90	90～100	1.5	1.4	1.4	…	19230	28290	37960	…
>90	50～74	3.0	2.0	2.2	100	…	2090	9020	<2.0
…	90～100	2.6	2.2	2.0	…	…	…	…	…
>90	90～100	3.7	2.6	2.2	91	10830	20070	…	…
10	…	4.4	3.0	2.3	55	500	820	1550	49.6
>90	90～100	1.7	1.5	1.5	…	…	…	…	…
>90	90～100	1.9	1.2	1.3	100	4710	5210	12740	2.0
>90	90～100	1.6	1.6	1.8	…	18640	28240	36550	…
94	90～100	4.5	3.6	2.8	…	2970	4640	…	…
60	…	6.7	6.0	5.4	41	790	1130	1510	47.3
…	…	5.9	3.8	2.6	53	1300	2380	5290	26.2
74	…	4.9	4.1	3.4	91	2010	2930	4250	11.9
>90	…	1.7	1.4	1.2	98	…	4920	8680	2.0
72	…	4.7	3.4	2.8	83	4990	8090	12840	…
91	75～89	2.8	2.4	1.8	90	5050	6830	10200	5.2
>90	90～100	3.2	2.5	2.1	95	35700	42140	…	…
>90	90～100	1.7	1.2	1.4	98	4980	6140	12750	<2.0
64	…	6.8	6.3	5.8	29	520	810	1170	56.5
60	…	6.6	5.8	4.5	66	340	310	390	81.3
66	…	5.8	3.9	2.9	78	…	870	1820	25.8
70	…	5.9	5.0	4.5	76	1430	1520	2190	32.8
>90	90～100	1.7	1.5	1.6	…	18800	27670	37410	…
…	…	5.3	3.7	2.7	84	1160	1970	3530	20.6
49	…	5.8	5.4	4.7	55	580	660	750	62.4
9	…	6.7	6.6	6.1	33	580	640	…	61.9
99	90～100	2.6	2.1	1.9	99	4430	8880	13440	<2.0
…	<25	2.3	1.8	1.8	94	800	2340	6890	15.9
90	90～100	3.1	2.6	2.4	93	4180	5730	8600	16.0
83	…	5.5	4.3	3.9	74	880	970	1300	46.1
81	…	5.4	4.8	4.3	…	…	…	…	…
>90	>75	…	3.2	2.5	…	…	…	…	…
>90	75～89	3.2	2.4	1.9	96	4340	6630	10930	2.0
55	…	6.3	5.2	4.5	55	1170	1440	1640	23.3
>90	90～100	1.7	1.4	1.4	99	9510	10600	19040	<2.0
>90	90～100	1.8	1.6	1.5	100	…	…	…	…
>90	90～100	2.4	1.7	1.5	98	12530	18150	…	…
>90	90～100	1.8	1.1	1.5	…	…	14650	23610	…
99	…	2.4	2.0	1.9	100	…	…	…	…
31	…	7.1	6.9	5.9	67	2080	2020	3040	54.1

附录2-7　续表2

序列	国家	总人口（千人）2009	0～14岁人口% 2009	60岁以上人口% 2009	人口年增长率(%)		城镇人口%		
					1989～1999	1999～2009	1990	2000	2009
49	丹麦	5470	18	23	0.4	0.3	85	85	87
50	吉布提	864	36	5	2.9	2.0	76	83	88
51	多米尼加	67	27	12	-0.1	-0.2	68	71	74
52	多米尼加共和国	10090	31	9	1.8	1.5	55	62	70
53	厄瓜多尔	13625	31	9	1.9	1.1	55	60	66
54	埃及	82999	32	7	2.0	1.9	43	43	43
55	萨尔瓦多	6163	32	10	1.2	0.4	49	58	61
56	赤道几内亚	676	41	4	3.4	2.8	35	39	39
57	厄立特里亚	5073	42	4	1.3	3.6	16	18	21
58	爱沙尼亚	1340	15	22	-1.3	-0.3	71	69	69
59	埃塞俄比亚	82825	44	5	3.1	2.6	13	15	17
60	斐济	849	31	8	1.0	0.6	42	48	53
61	芬兰	5326	17	24	0.4	0.3	61	61	64
62	法国	62343	18	23	0.4	0.6	74	76	78
63	加蓬	1475	36	6	2.9	2.0	69	80	86
64	冈比亚	1705	42	5	3.8	3.0	38	49	57
65	乔治亚	4260	17	19	-1.3	-1.2	55	53	53
66	德国	82167	14	26	0.4	0.0	73	73	74
67	加纳	23837	38	6	2.7	2.2	36	44	51
68	希腊	11161	14	24	0.8	0.2	59	60	61
69	格林纳达	104	28	9	0.4	0.3	32	31	31
70	危地马拉	14027	42	6	2.3	2.5	41	45	49
71	几内亚	10069	43	5	3.3	2.0	28	31	35
72	几内亚比绍	1611	43	5	2.4	2.3	28	30	30
73	圭亚那	762	30	9	0.1	0.1	30	29	28
74	海地	10033	36	6	2.0	1.7	29	36	48
75	洪都拉斯	7466	37	6	2.5	2.0	40	44	48
76	匈牙利	9993	15	22	-0.1	-0.2	66	65	68
77	冰岛	323	21	16	1.0	1.5	91	92	92
78	印度	1198003	31	7	1.9	1.6	26	28	30
79	印尼	229965	27	9	1.5	1.3	31	42	53
80	伊朗	74196	24	7	1.8	1.2	56	64	69
81	伊拉克	30747	41	5	3.0	2.5	70	68	66
82	爱尔兰	4515	21	16	0.6	1.9	57	59	62
83	以色列	7170	28	14	3.0	1.9	90	91	92
84	意大利	59870	14	26	0.0	0.5	67	67	68
85	牙买加	2719	29	11	0.8	0.7	49	52	53
86	日本	127156	13	30	0.3	0.1	63	65	67
87	约旦	6316	34	6	4.3	2.9	72	78	78
88	哈萨克斯坦	15637	24	10	-0.9	0.4	56	56	58
89	肯尼亚	39802	43	4	3.0	2.6	18	20	22
90	基里巴斯	98	31	7	1.6	1.7	35	43	44
91	科威特	2985	23	4	-0.1	3.5	98	98	98
92	吉尔吉斯	5482	29	7	1.2	1.2	38	35	36
93	老挝	6320	38	5	2.6	1.8	15	22	32
94	拉脱维亚	2249	14	22	-1.1	-0.6	69	68	68
95	黎巴嫩	4224	25	10	2.4	1.3	83	86	87
96	莱索托	2067	39	7	1.6	1.1	14	20	26

附录2-7　续表3

生命登记覆盖人口% 2000～2009		总和生育率			成人识字率(%) 2000～2008	人均国民收入(美元，购买力评价)			日均<1美元(购买力评价)人口% 2000～2008
出生	死亡	1990	2000	2009		1990	2000	2009	
>90	90～100	1.7	1.8	1.8	…	17990	28220	37800	…
89	…	6.2	4.8	3.8	…	…	1610	2480	18.8
>90	>75	3.0	2.3	2.1	…	4050	5310	8460	…
78	50～74	3.5	2.9	2.6	88	2580	4770	8110	4.4
85	75～89	3.7	3.0	2.5	84	3510	4430	8100	4.7
>90	90～100	4.6	3.3	2.8	66	2240	3570	5680	<2.0
99	50～74	4.0	2.9	2.3	84	2610	4510	6420	6.4
32	…	5.9	5.8	5.3	93	1330	5340	19330	…
…	…	6.2	5.4	4.5	65	…	610	…	…
>90	90～100	1.9	1.3	1.7	100	7270	9530	18890	<2.0
7	…	7.1	6.2	5.2	36	390	460	930	39.0
>90	90～100	3.4	3.1	2.7	…	2410	3560	4530	…
>90	90～100	1.7	1.7	1.8	…	17110	25460	34730	…
>90	90～100	1.8	1.8	1.9	…	17320	25680	33930	…
89	…	5.2	4.1	3.2	87	9700	9960	12450	4.8
55	…	6.1	5.6	5.0	45	760	920	1330	34.3
>90	75～89	2.2	1.6	1.6	100	4100	2260	4700	13.4
>90	90～100	1.4	1.3	1.3	…	18590	25700	36780	…
71	<25	5.6	4.7	4.2	66	640	900	1530	30.0
>90	90～100	1.4	1.3	1.4	97	13050	18460	28840	…
…	>75	3.8	2.6	2.3	…	3460	5920	7710	…
>90	75～89	5.6	4.8	4.0	74	2360	3470	4570	11.7
43	…	6.7	6.0	5.3	38	550	760	940	70.1
39	…	5.9	5.9	5.7	51	860	940	1060	48.8
93	50～74	2.6	2.5	2.3	…	760	1980	…	…
81	<25	5.4	4.3	3.4	…	…	…	…	54.9
94	…	5.1	4.0	3.2	84	1760	2500	3710	18.2
>90	90～100	1.8	1.3	1.4	99	8370	11740	18570	<2.0
>90	90～100	2.2	2.0	2.1	…	20590	28060	33550	…
41	<25	4.0	3.3	2.7	63	890	1560	3250	41.6
53	…	3.1	2.5	2.1	92	1440	2200	3720	29.4
>90	50～74	4.8	2.2	1.8	82	4510	6800	11470	<2.0
95	…	6.0	5.0	4.0	78	…	…	3330	…
>90	90～100	2.1	1.9	2.0	…	11920	24680	33510	…
>90	90～100	3.0	2.9	2.8	…	11370	21480	27110	…
>90	90～100	1.3	1.2	1.4	99	17320	25400	31360	…
>90	…	2.9	2.6	2.4	86	3880	5570	7230	<2.0
>90	90～100	1.6	1.3	1.3	…	19160	25950	33470	…
>90	25～49	5.5	3.9	3.0	92	2250	3220	5730	<2.0
>90	75～89	2.8	1.9	2.3	100	…	4460	10320	2.0
60	25～49	6.0	5.0	4.9	87	980	1120	1570	19.7
92	>75	4.6	4.3	3.0	…	2390	3370	3310	…
>90	90～100	3.5	2.4	2.2	94	…	35480	…	…
>90	75～89	3.9	2.7	2.5	99	1810	1250	2200	3.4
72	…	6.0	4.6	3.4	73	680	1130	2200	44.0
>90	90～100	1.9	1.2	1.4	100	7800	8010	16510	2.0
>90	…	3.1	2.4	1.8	90	5010	7730	13400	…
26	…	4.9	4.1	3.3	90	1070	1290	1800	43.4

附录2-7　续表4

序列	国家	总人口（千人）2009	0～14岁人口% 2009	60岁以上人口% 2009	人口年增长率(%)		城镇人口%		
					1989～1999	1999～2009	1990	2000	2009
97	利比里亚	3955	43	5	1.8	4.0	45	54	61
98	利比亚	6420	30	7	2.0	2.0	76	76	78
99	立陶宛	3287	15	21	-0.4	-0.7	68	67	67
100	卢森堡	486	18	19	1.3	1.2	81	84	82
101	马达加斯加	19625	43	5	3.0	2.8	24	27	30
102	马拉维	15263	46	5	2.3	2.9	12	15	19
103	马来西亚	27468	29	8	2.6	1.9	50	62	71
104	马尔代夫	309	28	6	2.5	1.4	26	28	39
105	马里	13010	44	4	1.9	2.3	23	28	33
106	马耳他	409	16	21	0.8	0.6	90	92	94
107	马歇尔群岛	62	31	7	1.2	1.8	65	68	71
108	毛利塔尼亚	3291	39	4	2.7	2.6	40	40	41
109	毛里求斯	1288	23	11	1.2	0.9	44	43	42
110	墨西哥	109610	28	9	1.8	1.1	71	75	78
111	密克罗尼西亚	111	37	6	1.3	0.3	26	22	23
112	摩纳哥	33	18	23	0.9	0.3	100	100	100
113	蒙古	2671	26	6	0.8	1.2	57	57	57
114	黑山	624	19	18	1.2	-0.5	48	59	60
115	摩洛哥	31993	28	8	1.6	1.2	48	53	56
116	莫桑比克	22894	44	5	2.8	2.5	21	31	38
117	缅甸	50020	27	8	1.4	0.8	25	28	33
118	纳米比亚	2171	37	6	2.7	2.0	28	32	37
119	瑙鲁	10	31	7	1.2	0.2	100	100	100
120	尼泊尔	29331	37	6	2.5	2.1	9	13	18
121	荷兰	16592	18	21	0.6	0.5	69	77	82
122	新西兰	4266	20	18	1.3	1.1	85	86	87
123	尼加拉瓜	5743	35	6	2.2	1.3	52	55	57
124	尼日尔	15290	50	4	3.3	3.6	15	16	17
125	尼日利亚	154729	43	5	2.5	2.4	35	43	49
126	纽埃岛	1	33	8	-2.0	-2.7	31	34	39
127	挪威	4812	19	21	0.5	0.8	72	76	78
128	阿曼	2845	31	5	2.8	1.9	66	72	72
129	巴基斯坦	180808	37	6	2.5	2.2	31	33	37
130	帕劳群岛	20	31	7	2.6	0.8	70	70	82
131	巴拿马	3454	29	10	2.0	1.8	54	66	74
132	巴布亚新几内亚	6732	40	4	2.6	2.5	15	13	12
133	巴拉圭	6349	34	7	2.4	1.9	49	55	61
134	秘鲁	29165	30	9	1.8	1.3	69	71	72
135	菲律宾	91983	34	7	2.2	1.9	49	59	66
136	波兰	38074	15	19	0.1	-0.1	61	62	61
137	葡萄牙	10707	15	23	0.2	0.5	48	54	60
138	卡塔尔	1409	16	2	2.7	8.7	92	95	96
139	韩国	48333	17	15	0.8	0.5	74	80	82
140	摩尔多瓦	3604	17	16	-0.4	-1.4	47	45	41
141	罗马尼亚	21275	15	20	-0.4	-0.4	53	53	54
142	俄罗斯	140874	15	18	0.0	-0.4	73	73	73
143	卢旺达	9998	42	4	0.4	3.0	5	14	19
144	圣基茨和尼维斯	52	27	12	1.1	1.3	35	33	32

附录2-7　续表5

生命登记覆盖人口% 2000～2009		总和生育率			成人识字率(%) 2000～2008	人均国民收入(美元，购买力评价)			日均<1美元(购买力评价)人口% 2000～2008
出生	死亡	1990	2000	2009		1990	2000	2009	
4	…	6.5	5.9	5.0	58	…	300	290	83.7
…	…	4.8	3.2	2.6	88	…	…	16400	…
>90	90～100	2.0	1.3	1.4	100	9330	8460	16750	<2.0
>90	90～100	1.6	1.7	1.7	…	28830	46750	59550	…
75	…	6.3	5.6	4.6	71	720	790	…	67.8
…	…	7.0	6.2	5.5	73	440	600	760	73.9
>90	50～74	3.7	3.0	2.5	92	4590	8370	13710	<2.0
>90	75～89	6.1	2.8	2.0	98	…	2930	5250	…
53	…	6.4	5.8	5.4	26	480	710	1190	51.4
>90	90～100	2.0	1.6	1.3	92	10430	17830	…	…
96	…	5.7	4.4	3.6	…	…	…	…	…
56	…	5.9	5.1	4.4	57	1190	1410	1960	21.2
>90	90～100	2.2	2.0	1.8	88	4380	8060	13270	…
…	90～100	3.4	2.5	2.2	93	5980	8960	14100	4.0
…	…	5.0	4.3	3.5	…	…	2840	3240	…
>90	>75	1.1	1.2	1.5	…	…	…	…	…
>90	90～100	4.2	2.2	2.0	97	1420	1800	3330	2.2
>90	90～100	1.9	1.8	1.6	…	…	6330	13320	2.0
85	25～49	4.0	2.7	2.3	56	1860	2510	4400	2.5
31	…	6.2	5.7	5.0	54	270	420	880	74.7
65	<25	3.4	2.5	2.3	92	…	…	…	…
67	…	5.2	4.0	3.3	88	2920	4170	6350	…
83	…	…	3.5	3.2	…	…	…	…	…
35	…	5.2	4.0	2.8	58	520	800	1180	55.1
>90	90～100	1.6	1.7	1.7	…	17490	30040	39780	…
>90	90～100	2.1	1.9	2.0	…	13630	19680	27870	…
81	50～74	4.8	3.3	2.7	78	1330	1790	2540	15.8
32	…	7.9	7.5	7.1	29	470	500	660	65.9
30	…	6.6	5.9	5.2	60	920	1130	2070	64.4
>90	>75	…	…	…	…	…	…	…	…
>90	90～100	1.9	1.8	1.9	…	17380	35640	54880	…
…	75～89	6.6	4.4	3.0	87	10450	15270	…	…
27	…	6.1	4.7	3.9	54	1260	1690	2680	22.6
>90	…	2.8	2.0	1.8	…	…	…	…	…
>90	90～100	3.0	2.7	2.5	94	4170	6840	12180	9.5
…	…	4.8	4.5	4.0	60	1180	1620	2260	…
…	75～89	4.5	3.7	3.0	95	2950	3370	4430	6.5
93	50～74	3.8	2.9	2.5	90	3120	4760	8120	7.7
>90	90～100	4.3	3.5	3.0	94	1710	2440	4060	22.6
>90	90～100	2.0	1.3	1.3	100	5150	10470	18440	<2.0
>90	90～100	1.5	1.4	1.4	95	11050	17380	23750	…
>90	90～100	4.4	3.1	2.4	93	…	…	…	…
>90	90～100	1.6	1.4	1.2	…	8180	17130	27310	…
>90	90～100	2.4	1.6	1.5	98	3310	1490	3010	2.4
>90	90～100	1.9	1.3	1.3	98	…	…	…	…
>90	90～100	1.9	1.2	1.4	100	7990	6650	18350	2.0
82	…	6.8	5.9	5.3	70	510	580	1060	76.6
…	>75	2.6	2.2	1.8	…	5960	9740	13640	…

附录2-7 续表6

序列	国家	总人口(千人)2009	0～14岁人口%2009	60岁以上人口%2009	人口年增长率(%)		城镇人口%		
					1989～1999	1999～2009	1990	2000	2009
145	圣卢西亚岛	172	26	9	1.3	1.0	29	28	28
146	圣文森特和格林纳丁斯	109	27	9	0.1	0.1	41	44	47
147	萨摩亚群岛	179	39	7	0.9	0.2	21	22	23
148	圣马力诺	31	14	26	1.1	1.7	90	93	94
149	圣多美和普林西比	163	41	5	1.9	1.7	44	53	61
150	沙特阿拉伯	25721	32	4	2.6	2.4	77	80	82
151	塞内加尔	12534	44	4	2.8	2.6	39	41	43
152	塞黑	9850	18	19	0.7	-0.3	50	51	52
153	塞舌尔	84	23	11	1.2	0.5	49	51	55
154	塞拉利昂	5696	43	4	0.2	3.2	33	36	38
155	新加坡	4737	16	15	2.9	1.9	100	100	100
156	斯洛伐克	5406	15	17	0.3	0.1	56	56	57
157	斯洛文尼亚	2020	14	22	0.3	0.2	50	51	48
158	所罗门群岛	523	39	5	2.8	2.6	14	16	18
159	索马里	9133	45	4	0.9	2.4	30	33	37
160	南非	50110	31	7	2.1	1.3	52	57	61
161	西班牙	44904	15	22	0.3	1.2	75	76	77
162	斯里兰卡	20238	24	12	0.9	0.8	17	16	15
163	苏丹	42272	39	6	2.5	2.1	27	36	44
164	苏里南	520	29	9	1.4	1.2	68	72	75
165	斯威士兰	1185	39	5	2.4	1.1	23	23	25
166	瑞典	9249	17	25	0.4	0.4	83	84	85
167	瑞士	7568	15	23	0.7	0.6	73	73	74
168	叙利亚	21906	35	5	2.7	3.1	49	52	55
169	塔吉克斯坦	6952	37	5	1.7	1.3	32	26	26
170	泰国	67764	22	11	1.0	0.9	29	31	34
171	马其顿	2042	18	17	0.6	0.2	58	63	67
172	东帝汶	1134	45	5	1.2	3.3	21	24	28
173	多哥	6619	40	5	2.9	2.6	30	37	43
174	汤加	104	37	8	0.4	0.6	23	23	25
175	特立尼达和多巴哥	1339	21	10	0.6	0.4	9	11	14
176	突尼斯	10272	23	10	1.5	0.9	58	63	67
177	土耳其	74816	27	9	1.7	1.3	59	65	69
178	土库曼斯坦	5110	29	6	2.2	1.4	45	46	49
179	图瓦卢	10	33	8	0.7	0.5	41	46	50
180	乌干达	32710	49	4	3.3	3.2	11	12	13
181	乌克兰	45708	14	21	-0.4	-0.8	67	67	68
182	阿联酋	4599	19	2	5.5	4.1	79	78	78
183	英国	61565	17	22	0.3	0.5	89	89	90
184	坦桑尼亚	43739	45	5	3.0	2.7	19	22	26
185	美国	314659	20	18	1.2	1.0	75	79	82
186	乌拉圭	3361	23	18	0.7	0.2	89	91	92
187	乌兹别克斯坦	27488	29	6	2.0	1.2	40	37	37
188	瓦努阿图	240	39	5	2.4	2.6	19	22	25
189	委内瑞拉	28583	30	8	2.2	1.8	84	90	94
190	越南	88069	26	9	1.8	1.3	20	24	28
191	也门	23580	44	4	4.0	2.9	21	26	31
192	赞比亚	12935	46	5	2.8	2.4	39	35	36
193	津巴布韦	12523	40	6	2.0	0.1	29	34	38

附录2-7 续表7

生命登记覆盖人口% 2000～2009		总和生育率			成人识字率 (%) 2000～2008	人均国民收入 (美元，购买力评价)			日均<1美元 (购买力评价) 人口% 2000～2008
出生	死亡	1990	2000	2009		1990	2000	2009	
>90	90～100	3.4	2.3	2.0	…	4790	6930	8860	…
>90	90～100	3.0	2.4	2.1	…	3050	5020	8830	…
>90	…	4.8	4.5	3.9	99	2770	2710	4270	…
>90	>75	…	1.3	1.5	…	…	…	…	…
69	…	5.4	4.6	3.7	88	…	…	1850	28.4
…	25～49	5.8	4.2	3.0	86	14780	17530	…	…
55	…	6.7	5.6	4.9	42	990	1270	1810	33.5
>90	75～89	2.1	1.7	1.6	98	…	5820	11530	2.0
>90	>75	2.7	2.2	1.9	92	9460	15340	16790	2.0
51	…	5.5	5.4	5.2	40	440	360	790	53.4
>90	75～89	1.8	1.5	1.3	95	17650	32900	49780	…
>90	90～100	2.0	1.3	1.3	…	7710	10810	21600	…
>90	90～100	1.5	1.2	1.4	100	…	17490	26340	<2.0
80	…	5.9	4.6	3.8	…	1140	1970	1860	…
3	…	6.6	6.5	6.4	…	…	…	…	…
92	90～100	3.7	2.9	2.5	89	5540	6610	10050	26.2
>90	90～100	1.3	1.2	1.5	98	13210	21140	31880	…
>90	50～74	2.5	2.2	2.3	91	1450	2670	4720	14.0
33	…	6.0	5.1	4.1	69	650	1070	1990	…
>90	75～89	2.7	2.7	2.4	91	3780	4410	…	…
30	…	5.7	4.2	3.5	87	2660	3660	4790	62.9
>90	90～100	2.0	1.6	1.9	…	19070	27730	38590	…
>90	90～100	1.5	1.4	1.5	…	25380	34060	46990	…
95	75～89	5.5	3.8	3.2	84	2070	3150	4620	…
88	50～74	5.2	4.0	3.4	100	2210	850	1950	21.5
99	50～74	2.1	1.8	1.8	94	2820	4860	7640	<2.0
>90	90～100	2.1	1.7	1.4	97	5490	5850	10550	2.0
53	…	5.3	7.1	6.4	…	…	…	…	…
78	…	6.3	5.1	4.2	65	600	690	850	38.7
>90	…	4.6	4.2	3.9	99	2240	3450	4570	…
96	90～100	2.4	1.6	1.6	99	7190	11350	24970	…
>90	25～49	3.6	2.1	1.8	78	2810	4600	7810	2.6
94	50～74	3.1	2.4	2.1	89	4200	8730	13710	2.6
96	…	4.3	2.8	2.4	100	…	1930	6980	…
50	>75	3.8	3.6	3.2	…	…	…	…	…
21	…	7.1	6.8	6.3	75	380	670	1190	51.5
>90	90～100	1.9	1.1	1.4	100	5950	3180	6180	2.0
…	75～89	4.4	2.7	1.9	90	40090	41690	…	…
>90	90～100	1.8	1.7	1.9	…	16040	26020	37230	…
22	…	6.2	5.7	5.5	73	610	770	1350	88.5
>90	90～100	2.0	2.0	2.1	…	22850	35690	45640	…
>90	90～100	2.5	2.2	2.1	98	5090	8180	12900	2.0
100	75～89	4.2	2.8	2.2	99	…	1420	2910	46.3
26	…	4.9	4.5	3.9	81	2570	3230	4290	…
>90	90～100	3.4	2.8	2.5	95	6800	8380	12220	3.5
>90	…	3.7	2.3	2.0	93	610	1400	2790	21.5
22	…	8.1	6.3	5.1	61	1270	1710	2330	17.5
14	…	6.5	6.2	5.7	71	820	840	1280	64.3
74	25～49	5.2	3.9	3.4	91	0	0	…	…